常见病中成药疗法

（第3版）

主　审　金世元

主　编　王育杰　王秀娟

副主编　李　明　段延萍　董晓英

编　委（以姓氏笔画为序）

王秀娟　王育杰　师一民　刘春生　刘喜红

许　志　孙　超　孙秋苗　李　明　李德亮

陈振振　罗良涛　赵　更　段延萍　徐大鹏

董晓英　魏秋祥

人民卫生出版社

图书在版编目（CIP）数据

常见病中成药疗法/王育杰,王秀娟主编.—3版.—北京:人民卫生出版社,2018

ISBN 978-7-117-26279-8

Ⅰ.①常… Ⅱ.①王… ②王… Ⅲ.①常见病-中药疗法 Ⅳ.①R243

中国版本图书馆 CIP 数据核字（2018）第 072781 号

| 人卫智网 | www.ipmph.com | 医学教育、学术、考试、健康,购书智慧智能综合服务平台 |
| 人卫官网 | www.pmph.com | 人卫官方资讯发布平台 |

常见病中成药疗法
（第 3 版）

主　　编：王育杰　王秀娟
出版发行：人民卫生出版社（中继线 010-59780011）
地　　址：北京市朝阳区潘家园南里 19 号
邮　　编：100021
E - mail：pmph @ pmph.com
购书热线：010-59787592　010-59787584　010-65264830
印　　刷：北京铭成印刷有限公司
经　　销：新华书店
开　　本：850×1168　1/32　印张：25　插页：4
字　　数：626 千字
版　　次：2000 年 3 月第 1 版　　2018 年 10 月第 3 版
　　　　　2023 年 10 月第 3 版第 3 次印刷（总第 7 次印刷）
标准书号：ISBN 978-7-117-26279-8
定　　价：78.00 元
打击盗版举报电话：010-59787491　E-mail：WQ @ pmph.com
（凡属印装质量问题请与本社市场营销中心联系退换）

内容提要

　　本书设医理药理篇、辨证论治篇、鉴方别药篇和辨体用药篇，共四篇。其中，"辨证论治篇"为本书重点，主要介绍了一百余种常见疾病的中成药疗法和一千余种临床常用的中成药。书中所列的病证均为常见病和多发病，且多为中成药治疗有较好疗效者；书中所选的中成药均为市场有售、治疗有验者。为充分体现中医辨证论治的特色和中成药的自身特点，书中全部使用中医病证名，对西医病名则予以适当联系。本书采用病药结合的体例，论病力求简明，论药务求实用。选择药物时依照首选药、参考药、鉴别用药的顺序排列。

　　为便于初中级医务人员和业外人士更好地使用本书，设立"医理药理篇"，对中医基础理论、中医诊病的特点与原理、中药组方原理及中成药服用方法等做了简要介绍。对一些容易混淆的中成药则另立"鉴方别药篇"进行比较鉴别，以避免误用。近些年有关亚健康问题，已成为全社会普遍关注的热点，本书将设"辨体用药篇"以满足大众需求。亚健康虽然与常见病密切相关，但毕竟不属于常见病范畴，为体现本书的严谨性，将辨体用药内容列为附篇。

　　本书可供广大中西医医务人员、医学院校师生、中药调剂人员、药品经营人员、患者及广大中医药爱好者阅读和参考。

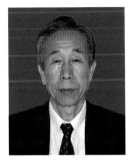

王育杰,毕业于北京中医药大学,为该校首届硕士研究生。中医教授,主任医师。曾任首都医科大学中药系主任兼中药教研室主任,中华中医药学会中成药分会委员,北京中医药学会临床药学专业委员会委员,北京市卫生系统高级职称评审委员会委员。

从事中医临床、教学、科研工作50年,擅长治疗内科、妇科、皮肤科疾病。对冠心病、脑血管病、脾胃病、肾病、糖尿病、急慢性鼻炎、咽喉炎、气管炎、关节炎、咳嗽、气喘、高血脂、高血压、顽固性头痛、腰腿痛、重度失眠、习惯性便秘、阳痿、疲劳综合征、肿瘤、痤疮、湿疹、荨麻疹、扁平疣、黄褐斑、月经不调、痛经、乳腺增生、盆腔炎、带下病、习惯性流产、产后关节痛、更年期综合征等的治疗具有丰富的从医经验。

主编医学专著5部,代表作为《本草纲目》(金陵版排印本)、《常见病中成药疗法》《中医养生学精华》《中医救治术举隅》等。其中《本草纲目》(金陵版排印本)由人民卫生出版社于1999年11月出版,并于2004年8月发行第2版,累计印刷13次。《常见病中成药疗法》一书也已经发行了3版。《中医养生学精华》《中医救治术举隅》系与香港中文大学合作研究项目,由香港商务印书馆于2005年及2007年在香港出版发行。在《中国医药学报》《北京中医药大学学报》《中药通报》《北京中医药》《现代中医药》《中医教育》等期刊发表学术论文50余篇。

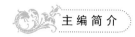

主持并完成科研课题 5 项,"中药性味归经的鉴别研究""银翘散袋泡剂的研制""止痒润肤霜的药效学研究""关于中医药学特色与优势的研究"获学院科研成果奖,《常见病中成药疗法》获大学优秀教材奖。先后两次赴日本出席国际会议,分别在大会作"药食合用疗法的研究与应用""中医学对衰老的认识及其抗衰老对策"的演讲。曾四次应邀赴香港讲学、行医。

应北京多家医疗单位之邀,长期从事疑难病、常见病的诊疗工作。近年来与相关单位合作开发养生茶剂、酒剂、膏方等十余种,疗效显著,颇受患者好评。

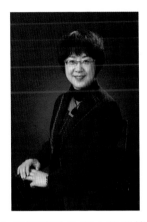

　　王秀娟，首都医科大学中医药学院教授、主任医师，博士研究生导师，中医药学院党委书记。北京中药学会理事、中药药理与中成药专业委员会副主任委员，中国中医药信息研究会中医临床药学分会理事会常务理事。

　　1984 年毕业于北京中医学院，从事中医临床及中药学教学科研工作 30 余年，主讲本科生及研究生中药学、中成药学、中医内科常见病与合理用药及临床中药学等课程。主要研究方向为中药药效作用基础与中药资源可持续利用研究，为中药资源学学科、临床中药学学科带头人。近年来负责和参与国自然课题 4 项，主持市教委科技面上课题 2 项、中医药专项重点课题 3 项。近年来发表核心期刊论文 60 余篇，其中 SCI 论文 6 篇，主编专业教材 2 部、学术著作 5 部。负责金世元全国名老中医药专家学术思想与经验继承研究工作，建立金世元国医大师传承工作室。

　　作为全国名老中医药专家高忠英的学术思想与经验继承人，通过跟师学习和长期实践，临证经验丰富，擅长中医内科、妇科病治疗。尤其擅常肺系疾病如肺纤维化、久咳、久喘、过敏性鼻炎等慢性疾病，脾胃系疾病包括慢性萎缩性胃炎伴癌前病变、胃癌术后、胃溃疡、慢性结肠炎等，妇科疾病如月经病不调、痛经、多囊卵巢综合征等的治疗。

前　言

随着生活水平的提高,生活节奏的加快及疾病谱的变化,人们对中成药的需求日益增多。但在现实生活中,不合理使用中成药的现象普遍存在,如不遵循中医药理论体系,用西医的观点指导使用中成药;或对中成药的组成及功效主治不甚了解,用药时仅凭药名望文生义,主观臆测其主治;或随意扩大用药范围;或滥用、误用补剂;或忽视某些中成药的毒性与副作用等。有人将疗效欠佳、不良反应增多归咎于中成药本身,显然有失公允。为此,作者曾于 2000 年编写出版了《常见病中成药疗法》第 1 版,目的在于系统完整地介绍与中成药有关的中医药理论知识,帮助读者有效合理地使用中成药。

该书出版后深受广大读者的厚爱,曾多次印刷,并在 2009 年发行了第 2 版。针对当前中成药的使用情况及一些热心读者的建议,该书第 2 版已经不能充分满足市场需求,经与出版社协商,决定对该书进行再次修订。此次修订意在与时俱进,注重实用,突出实效,为此着重做了以下几项工作。

1. 删除"非处方药篇"　因为中成药当中有相当一部分属于非处方药,上一版非处方药篇与辨证论治篇药物之间存在较多重复,故将其删除。

2. 尽可能减少重复内容　临床中经常存在使用同一种药治疗不同疾病的情形,因此上一版书中有些药物多次重复出现,如少腹逐瘀丸、牛黄解毒丸和龙胆泻肝丸等。为了避免文字内容的重复,在辨证论治篇中,凡属治疗中的参考药,在同一章重复出现时,只写药名,具体剂型规格和用法用量等内容一律省

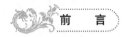

略,只在药名后标明详见本章某节。但若是属于治疗中的首选药,因其用法特殊,当再次出现时,药物组成、方解、剂型规格、用法用量等内容仍予保留。其他篇章也参考辨证论治篇做相应处理。

3. 完善相关内容　在大力删减文字的同时,对一些实用性较强的内容做了进一步充实,使其日臻完善。如上一版某些药物的剂型与规格还有所缺失,此次则做了增补,特别注意将近几年临床中使用较为广泛的剂型,如滴丸、浓缩丸、软胶囊、颗粒剂等尽可能收录其中,以方便医生患者选用。又如我们发现很多患者,甚至一些医务人员将藿香正气丸与藿香正气水误认为是一种药,不加以区别对待。其实两者虽然治疗作用相近,但在药物组成及相关剂型方面还是有明显区别的,故在鉴方别药篇增加了此二药的鉴别对比以正本清源。

4. 优选药物剂型　目前中成药的剂型较多,究竟使用哪一种剂型更为合理是一个亟待解决的问题。本书从三个方面做出选择,一是有利于疗效,二是减少不良反应,三是方便服用。在辨证论治篇中,我们对每一种病证首选药的所有剂型逐一进行比对,从中选择出最佳剂型。例如感冒中的风热证,原首选药是银翘解毒丸,本次变更为银翘解毒颗粒,因为颗粒剂发挥药效的时速优于丸剂。又如感冒中的暑湿证,原首选药为藿香正气丸,本次变更为藿香正气软胶囊,因为软胶囊不仅起效时速优于丸剂,而且服用更为便捷,目前已在临床中广为使用。

5. 增设辨体用药篇　近几年中医"治未病"的理念,得到了社会的广泛认同。当今社会中亚健康人群占了绝大多数,其中大部分人均属于中医所说的偏颇(不良)体质。对偏颇体质需要进行长期的调理与养护,而使用中成药则是其中的有效手段之一,属于治未病的范畴。由于本书所讨论的内容是各科常见疾病,未病本不属于疾病范畴,但其往往又是发病的基础,与疾病的发生密切相关。从某种意义上讲我们可以把未病看作是疾病的另类,广大的亚健康患者可以从治未病中获益。故将辨体用药收录此书。为有别于常见病,将其列入附篇内容。

此次编写工作以 2015 年版《中华人民共和国药典》(一部)为基准,并参照了《国家基本药物目录》及北京市某些三甲医院药品目录中的相关内容,对入选的中成药逐一进行核对,以确保所选用的中成药的相关内容具有权威性、精准性、实用性。

本次收录的病证均以人民卫生出版社出版发行的全国高等中医药院校教材为依据,共收录内科病证 30 种,妇产科病证 22 种,儿科病证 14 种,皮外科病证 24 种,五官科病证 13 种,骨伤科病证 8 种,总计 111 种。收录中成药 1000 余种,能基本满足临床对中成药的需求。

这次编写工作得到了中国中医科学院广安门医院、北京中医医院、首都医科大学宣武医院、北京百草园中医诊所、北京同仁堂药店(总店)的支持与协助,在此一并致谢。由于学识水平所限,书中如有错谬及不当之处,敬请广大读者批评指正。

王育杰　王秀娟

2018 年 8 月

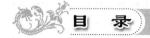

目 录

医理药理篇

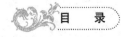

目　录

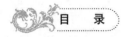

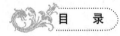

附篇 辨体用药

医理药理篇

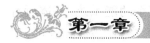

医门导论

中医药学有着数千年的悠久历史,并以其卓著的临床疗效为保障人类健康作出了巨大的贡献。然而,所有这些都离不开其独特的理论体系。

第一节　中医学的基本特点

中医理论体系的基本特点有二:一是整体观念,二是辨证论治。现分述如下:

一、整体观念

整体是指各个局部的统一性、完整性和联系性。中医学非常重视人体自身的统一性、完整性及其与自然界的相互关系,认为人体是一个有机的整体,构成人体的各个组成部分之间在结构上是不可分割的,在功能上是相互协调、相互为用的,在病理上则是相互影响的。同时也认识到人体与自然环境有密切的关系,人类在能动地适应自然和改造自然的斗争中,维持着机体的正常生命活动。

因此,整体观念是指机体自身的整体性、机体内外环境的统一性。这一观念贯穿于中医生理、病理、诊断、治疗等各个方面。

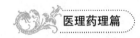

（一）人体是有机的整体

人体由若干脏器、组织、器官所组成，而这种组成是以五脏为中心，配以六腑，通过经络系统"内属于腑脏，外络于肢节"的联络作用而实现的。这便为有机整体的统一性奠定了组织学基础。五脏代表整个人体的五个功能系统，人体所有的组织器官都可以归属于这五个系统之中。人以五脏为中心，通过经络系统，把六腑、五体、五官九窍、四肢百骸等组合成一个有机的整体，并通过精、气、血、津液的作用，完成机体统一的功能活动。因此，人体各个组成部分都不是孤立的，即在组织结构上，中医学突出以五脏为中心的整体观。

中医学在整体观念指导下，认为人体正常生理活动一方面要靠每个脏腑组织发挥各自的功能，另一方面又要靠脏腑间相辅相成的协同作用和相反相成的制约作用，才能维持生理平衡。即每个脏腑各自有不同的功能，又有整体活动下的分工合作和有机配合，这便是人体局部与整体的统一。

中医学不仅从整体来探索生命活动的规律，而且在分析病证的病理变化机制时也注重整体，着眼于分析局部病变所反映的整体病理状态及局部病变对整体的影响，把局部病理变化与整体病理反应统一起来考虑，即某一局部的病理变化往往与全身脏腑、气血、阴阳的虚实盛衰有关。

正是由于各个脏腑组织器官在生理上的相互联系和病理上的相互影响决定了诊察病人时，可以通过观察分析五官、形体、色脉等外在的病理表现，分析、揣测内在脏腑的病变情况，从而对病证作出正确的判断，并进行治疗。如五脏通过经络直接或间接地与舌体联系，脏腑的精气上荣于舌，脏腑的病变也必然影响精气的变化而反映于舌象。因此中医舌诊为辨证不可缺少的客观依据。

整体观念融贯于中医学的各个方面，治疗用药也强调以整体观念为指导。对于局部病变，主张从整体出发加以调治。如眼目的病变很多,而肝和目的关系十分密切,"肝开窍于目",故临床治疗眼部疾患,常常从调肝着手而获疗效。又如心开窍于舌,心与小肠有着内在联系(相表里),所以可用清心泻小肠火的方法来治疗口舌糜烂等病证。综上所述,中医学在阐述人体的生理功能、病理变化以及对疾病的诊断、治疗时,都贯穿着"人体是有机的整体"这个基本观点。

(二) 人与自然界的统一性

人类生活在自然界中,自然界存在着人类赖以生存的必要条件。自然界的变化必然会直接或间接地影响人体,而人体则相应地产生某些反应。属于生理范围内的,即是生理上的适应性调节;超越了生理范围的,即是病理性反应。具体表现在:

1. 自然环境对人体的影响 自然环境对人体功能的影响涉及许多方面,其中主要有季节气候、昼夜晨昏及地理环境对人体的影响。

(1)季节气候对人体的影响:季节气候在四时气候变化中存在春温、夏热、长夏湿、秋燥、冬寒的变化规律。在四时气候的规律性变化影响下,生物表现出春生、夏长、长夏化、秋收、冬藏等相应的生理适应性变化。人亦不例外,人体的功能活动也与季节气候的变化相适应。如春夏阳气发泄,气血易趋于体表,表现为皮肤松弛、疏泄多汗等,而汗液的排泄又有助于调节体温,以适应自然环境;秋冬阳气收敛,气血易趋向于里,表现为皮肤致密,少汗而多尿,故既可保证人体水液代谢排出的正常,又能保证人体阳气不过分地向外耗散。人体的脉象也有四时相应的变化,如春夏脉多浮大,秋冬脉多沉小,这便是机体受四时更替的影响,在气血运行方面所引起的适应性调节反应。气候温和,日光明亮,则人体的血液濡润流畅而卫气充盛外浮;如果气候寒冷,日光阴晦,则人体的血液就会滞涩不畅而卫气沉伏。

(2)昼夜晨昏对人体的影响:中医学认为,即使在一天之内,随着昼夜晨昏的变化,人体的阴阳气血也进行着相应的调

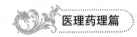

节。古人"以一日分为四时,朝则为春,日中为夏,日入为秋,夜半为冬。"虽然昼夜的寒温变化并没有四季那样明显,但长期以来的规律性更替,使人体的功能也产生了类似的节律性变化以适应环境的改变。如人体阳气白天多趋于表、夜间多趋于里,人的生活规律也应与之相适应,白日劳作,夜晚休息。反之,对人体生理活动会造成不良影响,久则影响健康。

(3)地方区域对人体的影响:地区气候有着一定的差异,地理环境和生活习惯亦有所不同,在一定程度上也影响着人体的生理功能。如我国东南方的气候多湿热,其人腠理多疏稀,皮肤多细腻,体格多瘦削;而西北方的气候多燥寒,其人腠理多致密,皮肤多粗糙,体格偏壮实。这是人们生活在不同的地理环境中,受环境的长期影响,逐渐在功能方面表现出的适应性变化。一旦易地居处,环境突然变化,许多人初期都感不适应,甚则患病。如南方人初到北方会感口、咽、鼻及皮肤干燥,而北方人初到南方易生痤疮、痈疖等,但经过一定时间,大多数人便可适应。

2. 社会环境对人体的影响　人生活在社会中,由于社会环境的不同而造成人体身心功能上的某些差异。社会环境的各种因素,一方面通过对人精神情志的影响而影响人体的生理功能,也就是说社会安定和生活的安宁是健康的必要条件;另一方面通过对自然环境的影响而影响人体的生理功能,如空气、水土、噪声等均能对人体健康产生影响。因此,社会环境与人体的统一性也是一个不可忽视的问题。

由于人与自然界存在着密切的关系,所以因时、因地、因人制宜也就成为中医治疗学上的重要原则。在临床治疗中,必须注意分析外在环境和内在整体的有机联系,从而进行有效的治疗。

二、辨证论治

辨证论治,包括辨证和论治两个方面,它是中医学认识疾病和治疗疾病的基本原则,是中医学的基本特点之一。

辨,有审辨、辨别、分辨之意;证,指证候、证据,是对机体在疾病发展过程中某一阶段所出现的各种症状和体征的病理概括。辨证,就是将四诊(望、闻、问、切)所收集的资料,通过分析、综合,辨清疾病的原因、性质、部位以及邪正之间的关系,概括、判断为某种性质的证。由于证包括了病变的部位、原因、性质以及邪正关系,反映出疾病发展过程中某一阶段病理变化的本质,因而它比症状更全面、更深刻、更准确地揭示了疾病的本质。论治,又称施治,是根据辨证的结果确定相应的治疗原则和治疗方法。

辨证,是确定治疗原则和方法的前提和依据;论治,是治疗疾病的手段和方法。治疗原则和治疗方法是否正确,取决于辨证的准确性;而辨证是否准确,又需通过治疗效果来检验。二者在诊治疾病过程中相互联系而不可分割。因此,辨证论治的过程实质上就是中医学认识疾病和解除病痛的过程。

中医学的辨证论治作为指导临床诊治疾病的基本法则,它引导人们辨证地看待病和证的关系,既应看到一种病常可体现出多种不同的"证",又需注意不同的病在其发展过程的某些阶段又可以出现类同的"证"。因此,在临床治疗时,还可以根据辨证的结果,分别采取"同病异治"或"异病同治"的方法。

所谓"同病异治",是指同一种疾病,由于发病的时间、地区以及患者机体的反应性不同,或处于不同的发展阶段,所以表现的证不同,因而治法也不一样。如感冒,可分为风寒感冒、风热感冒、暑湿感冒等,治疗则分别采用辛温解表法、辛凉解表法、祛湿解表法等。

所谓"异病同治",是指不同的疾病,在其发展过程中,由于出现了相同的病机,因而可采用同一方法治疗。例如,久泻脱肛、胃下垂、子宫下垂、肾下垂等不同疾病,因其都表现出中气下陷证,故均可采用益气升提之补中益气汤治疗。

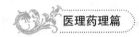

由此可见,中医治病主要不是着眼于"病"的异同,而是取决于"证"的性质。相同的证,代表着类同的主要矛盾,可以用基本相同的治疗方法;不同的证,提示其本质特点不同,就必须用不同的治法。故有"证同治亦同,证异治亦异"的说法。由于"证"实质上代表着病机(疾病发生、发展、变化的机制)特点,故"同病异治、异病同治"的关键在于病机的异同。这种针对疾病发展过程中不同的机制和不同的本质矛盾,用不同的方法加以治疗的法则,就是辨证论治的精神实质和精髓所在。

第二节　阴阳五行学说

阴阳五行学说是阴阳学说和五行学说的总称,是我国古代用以认识和解释自然界的宇宙观和认识论,是我国古代的唯物论和辨证法。阴阳五行学说贯穿于中医学理论体系的各个方面,用以说明人类生命的起源、人体生理功能、病理变化,并指导疾病的诊断和治疗。阴阳五行学说是中医学理论的一个重要组成部分,对中医学的发展产生了深远的影响。

一、阴阳学说

阴阳学说渗透到中医学领域,成为中医学独特的思维方法,广泛用来阐释人体的生命活动、病理变化,并指导着疾病的诊断、防治。

(一)阴阳的基本特征和概念

阴阳的最初涵义是很朴素的,指的是日光的向背,向日为阳,背日为阴。后来古人逐渐认识到一切事物或现象都同时存在着相反的两种属性,即存在着相互对立着的两个方面。因此阴阳便被引申为一切事物或现象本身存在的相互对立的两个方面,如气候的冷暖,方位的上下、左右、内外,运动状态的躁动和宁静等等。一般地说,凡是剧烈运动的、外向的、上升的、温热的、明亮的都属于阳;而相对静止的、内守的、下降的、寒冷的、晦暗的都属于阴。即以自然现象而言,天为阳,地为阴;火为阳,水为阴;动者为阳,静者为阴。以人体而言,则将对于人体具有推动、温煦、兴奋等作用的物质和功能归属于阳;对人体具有凝聚、滋润、抑制等作用的物质和功能归属于阴。

由此可见,阴阳是对自然界相互关联的某些事物和现象对立双方属性的概括,既可代表相互对立的两种事物,又可代表同一事物内部相互对立的两个方面。

这里需要强调运用阴阳概念分析事物的阴阳属性,必须是同一范畴、同一层次的相对事物或现象才具有意义;而且事物的阴阳属性不是绝对的,而是相对的。这种相对性表现在:第一,相互关联的事物,其中对立的一方改变,另一方的阴阳属性也随之改变;第二,在一定的条件下,阴阳可以相互转化,即阴可以转化为阳,阳也可转化为阴;第三,阴阳是无限可分的,阴阳中仍有阴阳可分。因此,《素问·阴阳离合论》曰:"阴阳者,数之可十,推之可百,数之可千,推之可万,万之大不可胜数,然其要一也。"

(二)阴阳学说的基本内容

阴阳学说是用阴阳属性来概括自然界相互关联的某些事物和现象,并用阴阳的对立统一运动来说明事物的发生、发展和变化规律的一门学说。其内容包括:

1. 阴阳的对立制约 一切事物或现象其内部都同时存在着相反的两种属性,即存在着对立的阴、阳两个方面。这种对立着的双方必然要相互抑制约束对方。寒凉与温热,即是相互对立的阴阳两个方面。温热可以驱散寒凉,而寒凉又可降低温热,这便是阴阳的相互制约。就人体的生理功能而言,功能之亢奋为阳,抑制为阴,二者相互制约,从而维持人体功能的动态平衡。对立的阴阳两个方面并非各不相关地共处于一个统一体中,而是时刻都在相互制约着对方。

2. 阴阳的互根互用　阴阳双方存在着相互依存、相互为用的关系。互根，即阴和阳任何一方都不能脱离对方而单独存在，每一方都以其相对的另一方存在为自己存在的前提和条件。如热为阳，寒为阴；没有热也就无所谓寒；没有寒也就无所谓热。上为阳，下为阴；没有上，也就无所谓下；没有下，也就无所谓上。互用，是指在相互依存的基础上，阴阳双方不断地资生、促进和助长对方。如人体物质与功能之间的相互依存、相互促进与资生。因此说"阳根于阴，阴根于阳；无阳则阴无以生，无阴则阳无以化。""阴在内，阳之守也；阳在外，阴之使也。"

3. 阴阳的消长平衡　阴或阳通过制约对方达到平衡，然而阴阳之间的平衡不是静止的和绝对的平衡，而是在一定限度、时间内的阴消阳长、阳消阴长之中维持着的相对的动态平衡。如以四时变化而言，从冬至春及夏，气候从寒冷逐渐转暖变热，即是"阴消阳长"的过程；由夏至秋及冬，气候由炎热逐渐转凉变寒，即是"阳消阴长"的过程。四时气候的变迁，寒暑的更易，便是"阴阳消长"的过程；四季的温热寒凉在消长中维持其平衡。这种由于阴和阳相互制约、相互消长，使得阴精平和，阳气固秘，即取得统一，达到动态平衡，便称为"阴平阳秘"。

4. 阴阳的相互转化　阴阳对立双方在一定的条件下，可以各自向其相反的方向转化，即阴可以转化为阳，阳也可以转化为阴。阴阳相互转化，一般多发生在事物发展变化中"极"的阶段，即所谓"物极必反""重阴必阳，重阳必阴""寒极生热，热极生寒"。从四季气候变迁来看，由春温发展到夏热之极点，就是向寒凉转化的起点；秋凉发展到冬寒之极点，就是向温热转化的起点。其他如昼夜的更迭、天地云雨的变化以及人体生理功能兴奋与抑制的交替，无不体现着阴阳的相互转化。

综上所述，阴阳学说从阴阳的对立制约，互根互用，消长平衡和相互转化几个不同角度来阐述阴阳之间的相互关系及其运动变化规律，对于指导人们认识自然界、认识生命现象具有重要的指导意义。

（三）阴阳学说在中医学中的应用

阴阳学说作为中医理论体系的重要组成部分，用来说明人体的组织结构、生理功能、疾病发生发展规律，并指导临床诊断和治疗。

1. 说明人体的组织结构　根据阴阳对立统一的观点，中医学认为人体是一个有机整体，人体内部充满着阴阳对立统一的关系。"人生有形，不离阴阳"。人体脏腑组织的阴阳属性，就大体部位来说，上部为阳，下部为阴；体表属阳，体内属阴。就其背腹四肢内外侧而言，则背部属阳，腹部属阴；四肢外侧为阳，四肢内侧为阴。以脏腑来分，五脏属里，藏精气而不泻，故为阴；六腑属表，传化物而不藏，故为阳。五脏之中，又各有阴阳所属，心、肺居于上部（胸腔）属阳，肝、脾、肾位于下部（腹腔）属阴。如具体到每一脏腑，则又有阴阳之分。即心有心阴、心阳；肾有肾阴、肾阳等等。

总之，人体组织结构的上下、内外、表里、前后各部分之间，以及内脏之间，都有阴阳可分，都包含阴阳的对立统一。

2. 说明人体的生理功能　阴阳学说认为，人的正常生命活动是阴阳双方保持对立统一、协调平衡的结果。如以物质与功能而言，物质属阴，功能属阳，而物质与功能之间的关系就体现着阴阳的相反相成，对立统一。生理功能是以体内物质为基础的，没有物质基础的功能是不存在的；而生理活动一方面消耗着物质，另一方面又促进物质的新陈代谢，有助于物质的摄入和能量的贮藏。人体物质与功能的关系，就是阴阳相互制约、相互依存、相互消长的关系，并借此达到一个动态平衡。

人体的内外、表里、上下各部分之间，以及机体的物质与物质、功能与功能、物质与功能之间，必须经常处于协调、和谐状态，才能维持各项正常的生理活动。

3. 说明人体的病理变化　既然中医学把阴阳的相对协调、

和谐视作健康的标志,那么疾病的发生及其病理变化过程,便是与某些原因所导致的阴阳失调紧密相关。阴阳失调则是中医学对疾病发生及其发展机制的高度概括,这自然便也成为中医学中各种疾病的基本病机。阴阳是互根互用的,又是相互制约的,两者始终处于动态的消长变化之中,所以阴阳失调就会导致一方的偏盛或偏衰而发生疾病。那么,进一步分析,造成阴阳失调的原因虽然很多,很复杂,但都关系到正气与邪气两个方面。正气与邪气都可以根据阴阳的特性来区别各自的属性,而正邪斗争的结果导致阴阳的偏盛偏衰,因此也就决定着疾病的发生和发展变化。这里正气是指机体的结构与功能,包括抗病、康复能力,又常简称为"正"。邪气则泛指各种致病因素,又简称为"邪"。正气分阴阳,包括阴液和阳气两部分;邪气亦有阴邪和阳邪之分,如六淫致病因素中的寒、湿之邪便为阴邪,而风、暑、热、火、燥为阳邪。人体的正气不足,常导致阴阳偏衰,如阴液不足而致阴虚,阳气不足而致阳虚;而邪气亢盛,常导致阴阳的偏盛,或为阴盛,或为阳盛。总之疾病的过程就是邪正斗争的过程,邪正之间的相互作用、相互斗争的情况,皆可用阴阳的消长失调,即偏盛偏衰概括地加以说明。因此,无论疾病的病理变化如何复杂,其机制不外阴阳的失调。

4. 用于疾病的诊断 由于疾病的发生、发展和变化的内在机制在于阴阳失调,所以任何疾病均万变不离其宗,对于疾病的诊断古人强调:"善诊者,察色按脉,先别阴阳"。

(1)阴阳区分症状属性:一般来说,色黄、赤属阳,青、白、黑属阴;色鲜明属阳,晦黯属阴;声高气粗者属阳,声低气怯者属阴;恶热属阳,恶寒属阴;口干而渴属阳,口润不渴属阴;便秘溲赤属阳,便溏溲清属阴;躁动不安属阳,蜷卧安静属阴;脉浮、数、滑、实属阳,沉、迟、涩、虚属阴;病位在上、在外属阳,在下、在内属阴等等。

(2)阴阳为辨证总纲:中医的辨证方法很多,但八纲辨证是最基本的方法。八纲是指阴、阳、表、里、寒、热、虚、实,而八纲之中阴阳又是统率其他六纲的总纲,即表证、实证、热证属阳,里证、虚证、寒证属阴。因此,阴阳既可区分四诊中的一个具体脉症,又可概括整个病证的属性,故为辨证的总纲。

5. 用于疾病的治疗

(1)确定治疗原则:由于疾病发生发展的基本病机是阴阳失调,因此调整阴阳,补其不足,泻其有余,恢复阴阳的相对平衡就是治疗的基本原则。

1)阴阳偏盛的治疗原则:若阴或阳某一方偏盛形成实证时,则应采用"损其有余"的原则,即"实者泻之"。阳盛则热,属实热证,宜用寒凉药以制其阳,治热以寒,即"热者寒之"。阴盛则寒,属实寒证,宜用温热药以制其阴,治寒以热,即"寒者热之"。

2)阴阳偏衰的治疗原则:若阴或阳某一方偏衰形成虚证时,则应采用"补其不足"的原则,即"虚者补之"。阴虚不能制阳而致阳亢者,属虚热证,一般不能用寒凉药直折其热,须用滋阴壮水法,以抑制阳亢火盛,即"壮水之主,以制阳光";而阳虚不能制阴而致阴盛者,属虚寒证,不能用辛温发散药以散阴寒,而应用扶阳益火之法,以消退阴盛,即"益火之源,以消阴翳"。

此外,由于阴阳的互根互用,所以对阴阳偏衰的治疗还应注意阴中求阳、阳中求阴,如说"善补阳者,必于阴中求阳,则阳得阴助而生化无穷;善补阴者,必于阳中求阴,则阴得阳升而源泉不竭"。如因气虚而造成的病变,治疗时在益气药中应适当加入养血之品;而由血虚所致的病变,在补血药中也应适当佐以益气之品。

(2)归纳药物性能:药性有寒热温凉,即寒凉属阴,温热属阳;药味有酸苦甘辛咸,即酸、苦、咸属阴;辛、甘、淡属阳。药物作用趋势有升降浮沉,即沉降属阴,升浮属阳。因此,治疗疾病首先须根据病证的阴阳偏胜偏衰情况确定治疗原则,然

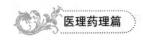

后再结合药物性能的阴阳属性,选择相应的药物,便可纠正由疾病引起的阴阳失调状态,从而达到治愈疾病之目的。

二、五行学说

五行学说,是研究木火土金水的概念、特性、生克制化乘侮规律,并用以阐释宇宙万物的发生、发展、变化及相互关系的古代哲学思想。中医学在解释人与自然的关系、人体自身整体联系和系统性、人体各系统之间的相互联系,以及临床诊断、治疗用药等各个层面,都广泛地运用了五行理论。

(一)五行学说的基本概念

五行,指木、火、土、金、水五种物质的运动。古人认识到木、火、土、金、水是人们生活中不可缺少的五种基本物质,后来在五行原始说的基础上加以引申为世界上一切事物,都是由这五种基本物质之间的运动变化而生成的,同时还以五行之间的生、克关系来阐释事物之间的相互联系。

(二)五行学说的基本内容

1. 五行的特性　木的特性:古人云:"木曰曲直"。引申为具有生长、升发、条达舒畅等作用或性质的事物,均归属于木。

火的特性:古人云:"火曰炎上"。引申为具有温热、升腾作用的事物,均归属于火。

土的特性:古人云:"土爰稼穑"。引申为具有生化、承载、受纳作用的事物,均归属于土。

金的特性:古人云:"金曰从革"。引申为具有清洁、肃降、收敛等作用的事物,均归属于金。

水的特性:古人云:"水曰润下"。引申为具有寒凉、滋润、向下运行的事物,均归属于水。

2. 事物五行属性的归类　五行学说以五行各自的特性为依据,运用取象比类、推演络绎的方法,将自然界千姿百态、千变万化的各种事物和现象分别归属于木、火、土、金、水五大类,而

每一类事物和现象之间都有着相同的或相似的特定属性,彼此构成了一定的联系。

中医学在天人相应的思想指导下,以五行为中心,以空间结构的五方、时间结构的五季、人体结构的五脏为基本框架,将自然界的各种事物和现象以及人体的生理病理现象,按其属性归纳,从而将人体的生命活动与自然界的事物和现象联系起来,形成了联系人体内外环境的五行结构系统,用以说明人与自然环境的统一。

事物属性的五行归类表

自然界					五行	人体				
五味	五色	五气	五方	五季		五脏	六腑	五官	形体	情志
酸	青	风	东	春	木	肝	胆	目	筋	怒
苦	赤	暑	南	夏	火	心	小肠	舌	脉	喜
甘	黄	湿	中	长夏	土	脾	胃	口	肉	思
辛	白	燥	西	秋	金	肺	大肠	鼻	皮毛	悲
咸	黑	寒	北	冬	水	肾	膀胱	耳	骨	恐

这种用"五行"归纳事物的方法,已经不是木、火、土、金、水的本身,而是按其特点抽象地概括不同的事物。因此,医学上所沿用的五行,实际是五种不同特性以及它们之间关系的抽象概括。

3. 五行的生克制化 五行学说并不是独立的、静止的把事物归属于五行,而是以五行的相生、相克联系来探索和阐述事物间的相互联系和相互协调。同时,还以五行的乘侮来探索和阐述事物间的协调平衡遭到破坏后的相互影响。

(1)五行相生:五行相生是指一事物对另一事物具有促进、助长和资生的作用。

相生的次序是:木生火,火生土,土生金,金生水,水生木。

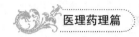

在五行的相生关系中,任何一行均有"生我""我生"两方面的关系,生我者为母,我生者为子,这种相生关系称为"母子关系"。如水生木,水为木之母;木生火,火为木之子。

(2)五行相克:五行相克即这一事物对另一事物的生长和功能具有制约的作用。

相克的次序是:木克土,土克水,水克火,火克金,金克木。

在五行相克关系中,任何一行均有"克我"和"我克"两方面的关系,克我者为所不胜,我克者为所胜,这种相克关系称为"所胜"与"所不胜"关系。如金克木,金为木之所不胜;木克土,土为木之所胜。

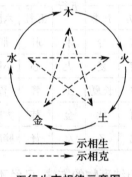

→ 示相生
- - → 示相克

五行生克规律示意图

(3)五行制化:五行制化是指五行之间既相互资助、生化,又相互制约、拮抗,从而维持其相互协调平衡的关系。

五行制化关系是五行生克关系的结合并存状态,没有生就没有事物的发生和成长;没有制,事物就会产生过度的亢奋而失去协调。只有生中有克,克中有生,在这种相反相成关系中,事物才能维持平衡和不断发展变化。

4. 五行的相乘与相侮 五行的相乘与相侮是五行生克制化的异常状态。

(1)五行相乘:是指五行中一行对其所胜的过度制约或

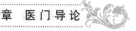

克制。

五行相乘的原因有两个方面,即过亢和不足,五行中某一行过亢,可乘其所胜;五行中某一行不足,可被所不胜来乘。

(2)五行相侮:是指五行中一行对其所不胜的反向制约和克制。又称"反克"。

五行相侮的原因也有两个方面,即过亢和不足,五行中某一行过亢,可侮其所不胜;五行中某一行不足,可被所胜来侮。

从中可知,乘侮可同时发生,五行中某一行过亢,可乘其所胜,侮其所不胜;五行中某一行不足,可被所不胜来乘,被所胜来侮。

(三)五行学说在中医学中的应用

1. 说明脏腑的生理功能与相互联系 五行学说在将人体的内脏分属于五行的同时,还以五行的特性来说明五脏的生理功能,如木有生发、条达的特性,肝喜条达而恶抑郁,有疏泄的功能,故以肝属"木";火性温热,有炎上的特性,心阳有温煦的作用,故以心属"火";土有生化万物的特性,脾为气血化生之源,故以脾属"土";金有清肃、收敛的特性,肺有肃降的作用,故以肺属"金";水有滋润、寒润、下行、闭藏的特性,肾有藏精,主水的功能,故以肾属"水"。

运用五行的生克制化理论,还可说明脏腑生理功能的内在联系,即五脏之间既有相互资生、又有相互制约,保持协调平衡的关系。如相生关系中,木生火,指肝脏贮藏血液和调节血量,协助心完成主血脉的功能;火生土,指心阳温煦脾土,促进脾的运化;土生金,指脾所运化吸收的水谷精微充养于肺,可促进肺的呼吸运动,助肺主气的功能;金生水,指肺主通调水道,协助肾完成水液代谢;水生木,指肾藏精,精能化血以助肝主藏血。相克关系中,如肾阴能制约心阳,防止心阳偏亢,即水克火;心阳温煦肺,防止肺宣发肃降过度,制约和调节呼吸,即火克金;肺气有清肃下降的作用,能抑制肝气过度的升发,即金克木;肝气条达

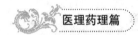
舒畅,可以疏通脾土壅滞,即木克土;脾运化水液,防止肾所主的水液泛滥为患,即土克水。

2. 说明五脏病变的相互影响　五脏发生病变可相互影响,本脏病可传到他脏,他脏病可传到本脏,这种病理上的相互影响称传变。用五行说明五脏病变的相互影响包括,相生关系的传变和相克关系的传变。

(1)相生关系的传变:相生关系的传变包括"母病及子"和"子病犯母"两方面。所谓母病及子,是指疾病从母脏传及子脏。如肾精不足可致肝血不足,从而形成肝肾精血不足。所谓子病犯母,是指疾病从子脏传及母脏。如心血不足可致肝血不足,从而形成心肝血虚。

(2)相克关系的传变:相克关系的传变包括"相乘"和"相侮"两方面。如木旺可乘土,称为"木乘土";土虚可被木乘,称为"土虚木乘"。木旺可反侮于金,称为"木侮金",金虚可被木侮,称为"金虚木侮"。

3. 用于疾病的诊断、治疗和脏腑用药　人体是一个有机的整体,人体内脏的病变或其相互关系的异常,皆可从其色泽、声音、形态、口味、脉象、舌苔等方面反映出来。在临床实际运用时,我们就可以根据四诊所得的资料,联系五行所属及其生克乘侮的变化规律,来推断病情。如面色青、喜食酸、脉弦可诊断为肝病;面赤、口苦、脉洪可诊断为心火亢盛。脾虚病人,面见青色,为木来乘土;心脏病人,面见黑色,为水来乘火等。

疾病的发生发展有时与脏腑生克关系异常有关,因此在治疗疾病时,除对所病之脏进行治疗外,还应根据五行的生克乘侮规律来调整各脏腑之间的相互关系,控制其传变,以达到治疗的目的。《难经·七十七难》:"见肝之病,则知肝当传之于脾,故先实其脾气",就是运用五行生克关系指导治疗的具体体现。后世医家根据五行生克乘侮关系又制定了治疗原则和方法。如根据相生规律确定的治则有:补母和泻子。补母,即"虚则补其母"，用于母子关系的虚证。泻子，即"实则泻其子"，用于母子关系的实证。根据相生规律确定的治疗方法有：滋水涵木法；益火补土法；培土生金法；金水相生法。根据相克规律确定的治则有：抑强和扶弱。此治则是针对五脏相克失常所产生的相乘或相侮的病理状态，根据乘侮产生的原因，即太过，或不及，太过者，治疗以抑制过度亢奋的一方为主，不足者，治疗以扶持虚弱的一方为主。根据相克规律确定的治疗方法有：抑木扶土法；培土制水法；佐金平木法；泻南补北法。

临床运用五行生克规律治疗，应根据疾病情况全面考虑，确定补母、泻子、抑强、扶弱治疗主次关系，以免顾此失彼。

五行学说还将五脏及药物的色、味分归于五行，按"同气相求"的原则，认为凡是药物的色、味与五脏的五行属性相同者，期间有某种亲合关系，药物进入人体后可直接归走于相应的脏，能够调整该脏的功能。具体而言，色青、味酸的药物入肝；色赤、味苦的药物入心；色黄、味甘的药物入脾；色白、味辛的药物入肺；色黑、味咸的药物入肾。临床脏腑用药，除色味外，还应结合药物的四气和升、降、浮、沉等理论综合考虑，不可拘泥于色和味两者。

第三节　藏　象　学　说

藏，是指藏于躯体内的脏腑组织器官；象，是指表现于外的生理、病理现象。藏象，即是藏于体内的脏器及其表现于外的生理功能、病理变化。藏象学说，则是通过对人体生理、病理现象的观察，研究人体各个脏腑的生理功能、病理变化及诊断治疗规律的学说。

藏象学说的形成，虽以一定的古代解剖知识为基础，但其发展主要是基于"有诸内者，必形诸外"的观察研究方法，即通过对人体生理、病理现象的长期观察以及反复的医疗实践，并从病

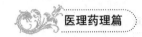

理现象和治疗效果来分析和反证机体的某些生理功能,因而其观察分析的结果必然超越人体解剖学的脏腑范围。所以,藏象学说中的脏腑的名称虽与现代人体解剖学的脏器名称相同,但在生理、病理的含义中却不完全相同。因此,藏象学说中的脏腑不单纯是一个解剖学的概念,更重要的则是概括了人体某一系统生理和病理学的概念。

脏腑是人体内脏的总称。包括五脏(心、肝、脾、肺、肾),六腑(胆、胃、大肠、小肠、膀胱、三焦),奇恒之腑(脑、髓、骨、脉、胆、女子胞)。五脏的共同生理特点是化生和贮藏精气,藏而不泻;六腑的共同生理特点是受盛和传化水谷,泻而不藏;奇恒之腑在形态学上多为中空器官,与六腑有相近之处,在功能上多贮藏人体阴精,藏而不泻,与五脏相似,但奇恒之腑的功能远没有五脏功能那样重要。藏象学说是以五脏为中心,六腑往往配属于五脏。下面分别介绍其各自的生理功能。

一、五脏

(一) 心

1. 主血脉　心主血脉是指全身的血液都在脉中运行,依赖于心脏的搏动而输送到全身,发挥其营养作用。脉,指经脉,是气血运行的通道,中医称之为"血府",而脉又与心相连,血液的运行有赖于心脏的正常搏动。这样心脏、脉和血液就构成一个相对独立的系统而为心所主。

心脏有规律地跳动,与心脏相通的脉管亦随之产生有规律的搏动,称之为"脉搏"。在人体的某些部位,可以直接触及脉搏的跳动。例如在颈侧部(人迎脉)、手腕部(寸口脉)、足背部(趺阳脉)均可触及脉搏的跳动。中医通过触摸这些部位脉搏的跳动,来了解全身气血的盛衰,作为临床诊断疾病的依据,称之为"诊脉"。

心脏的搏动还可以在左乳下触及,中医将此部位称之为

"虚里"。触摸虚里跳动有助于对心病的诊断。

人体面部的气血比较丰富,心脏气血的盛衰亦常通过面部的颜色与光泽显现于外,故称心"其华在面"。望面色,亦是中医诊察疾病的重要方法。

中医学认为,心脏的搏动主要依赖于心气,即心的阳气。心气充沛才能维持正常的心力、心率和心律,血液才能在脉内正常地运行,周流不息,营养全身。血液的正常运行也有赖于血液本身的充盈,若血液虚少、血脉不充同样也能直接影响血液的运行。此外,血液的正常运行还必须以脉道的通畅作为其条件。因此,心气充沛、血液充盈、脉道通利是血液正常运行的最基本的前提条件。

心主血脉的功能是否正常可表现于面色、脉象、舌色和心胸部感觉几个方面。心主血脉的功能正常则面色红润而有光泽,脉象和缓、均匀而有力,舌色淡红,心胸部无不适的感觉。若心气不足,血液亏虚,脉道不利,势必形成血行不畅或血脉空虚,而见面色淡白无华,脉象细弱无力,舌色淡白,心悸怔忡等症,甚则因心脉瘀阻而见面色晦黯,唇舌青紫,脉象结代,心前区憋闷或刺痛等。若心的阳气偏亢也可使血行加速而见面赤、心烦、舌红、脉数等症。

2. 主神明　心主神明,也称"心主神志""心藏神"。神有广义和狭义之分。广义的神是指整个人体生命活动的外在表现,如整个人体的形象以及面色、眼神、言语、应答、肢体活动姿态等,又称为"神气",是中医望诊的重要内容;狭义的神,是指人的精神、意识、思维活动。心主神明,是指心具有主宰人体五脏六腑、形体官窍的一切生理活动和人的精神意识思维活动的功能。中医学认为,人的神志活动虽然归属于五脏,但与心的关系最为密切,这是因为心为君主之官,神明之府,是精神活动产生和依附的脏器。故《灵枢·本神》说:"所以任物者,谓之心",这是说接受外界客观事物的信息并作出反应的是心。《灵枢·

19

邪客》亦说:"心者,五脏六腑之大主也,精神之所舍也",更加明确指出心是产生神志活动的场所。所以张介宾在《类经》中指出:"心为五脏六腑之大主,而总统魂魄,兼该意志,故忧动于心则肺应,思动于心则脾应,怒动于心则肝应,恐动于心则肾应,此所以五志唯心所使也。"又说:"情志之伤,虽五脏各有所属,然求其所由,则无不从心而发。"人的精神意识思维活动,虽可分属于五脏,但主要归属于心主神明的生理功能。因此,心主神明的生理功能正常,则精神振奋,神志清晰,思维敏捷,对外界信息的反应灵敏。若心主神明的功能异常,便可影响人的精神意识思维活动,表现为失眠、多梦、神志不宁,甚则谵狂;还可见反应迟钝、健忘、目光呆滞、精神萎顿,甚则昏迷、不省人事等症。

心主血脉的功能和主神明的功能是密切相关的。人的神志活动以气血为其物质基础,故《素问·八正神明论》说"血气者,人之神"。心主血脉,推动血液在脉中循行全身,为神志活动提供物质基础;而精神意识思维活动在一定条件下能够影响人体各方面生理功能的协调平衡。因此,心主血脉的功能异常可出现神志的改变,而精神意识思维活动的异常也可影响心主血脉的功能。

3. 心的在志、在液、在体和在窍

(1)在志为喜:心在志为喜,是指心的生理功能与精神情志活动的"喜"有关。《素问·天元纪大论》说:"人有五脏化五气,以生喜怒思忧恐。"《素问·阴阳应象大论》亦说:"在脏为心……在志为喜"即是说五志之中喜为心志。喜乐愉悦一般说来属于良性刺激,所以《素问·举痛论》说:"喜则气和志达,营卫通利"。但是。喜乐过度则又可使心神受伤神志涣散而不能集中或内守,故《灵枢·本神》又说:"喜乐者,神惮散而不藏"。应当指出,由于心为神明之主,故不仅喜能伤心,而且五志过极均能损伤心神,出现神志病变。

(2)在液为汗:汗液是人体津液经过阳气的蒸化从汗孔排

出之液体。《素问·阴阳别论》说："阳加于阴谓之汗"。同时汗液的排泄还有赖于卫气对腠理的开阖作用,腠理开则汗出,腠理闭则无汗。由于汗为津液所化生,血与津液又同出一源,均为水谷精气所化生,因此有"血汗同源"之说,而心主血,故又有"汗为心之液"的说法。汗与心的这种内在联系具有一定的临床意义,如心气虚损,则可见自汗;心阳暴脱,即可见大汗淋漓。反之,汗出过多也可损伤心脏阳气。

　　(3)在体合脉,其华在面:在体合脉是指全身的血脉统属于心,即心主血脉。其华在面,是说心的生理功能正常与否可以反映于面部的色泽变化。中医学认为,五脏精气的盛衰均可以显现于与之相通应的某些体表组织器官上,称为五华,观察五华的改变对诊察内脏疾患具有一定意义。心主血脉,人体面部的血脉分布比较丰富,因此心脏气血的盛衰可从面部的颜色与光泽上反映于外。若心气旺盛,血脉充盈,则面部红润而有光泽;如心阳虚损不足,则可见面色㿠白或滞黯;若心血虚少,则可见面色苍白无华;心血瘀阻,则见面色青紫等。故《素问·五脏生成》说："心之合脉也,其荣色也"。

　　(4)在窍为舌:心开窍于舌,是指舌为心之外窍,又称"舌为心之苗"。舌的主要功能是司味觉,表达语言。心的经脉上通于舌,舌的功能要靠心的精气之充养才能维持。舌的味觉功能和正确的表达语言,有赖于心主血脉和心主神明的生理功能,如果心的生理功能异常,则可导致味觉的改变和语言表达的障碍,同时由于舌面无表皮覆盖,血管又极其丰富,因此从舌质的色泽即可以直接察知气血情况。如心的阳气不足,则可见舌质淡白胖嫩;心的阴血不足,则舌质红绛瘦瘪;心火上炎,可见舌红,甚则生疮;心血瘀阻,则舌质黯紫,或有瘀斑;心主神明的功能异常,可见舌卷、舌强、语謇或失语等症。舌不但为心之苗,且与其他脏腑的关系亦十分密切,因此,舌诊是中医望诊中的重要内容,为最具中医特色的诊断方法之一。

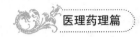

（二）肺

1. 主气司呼吸　肺主气包括主呼吸之气与主一身之气两方面。机体在新陈代谢的过程中，需要不断地从自然界摄取清气，排出体内的浊气，而肺是体内外气体交换的场所，通过肺的呼吸运动，吸入自然界的清气，呼出体内的浊气，实现机体与外在环境之间清浊之气的交换，以维持人体的生命活动。人体的气，是由先天之精气、水谷之精气、自然界的清气三者结合而成，而自然界的清气是由肺所吸入的，故肺司呼吸的功能正常与否直接影响着气的生成。呼吸均匀和调，则体内浊气能排出，自然界清气能吸入，气的生成来源充足；若呼吸功能减弱，吸入清气不足，势必影响气的生成而导致全身性的气虚，以致诱发其他疾患。

2. 主宣发肃降　宣发，是升宣、发散之意，即肺气具有向上升宣和向外发散的作用，主要体现于三个方面：一是通过肺的气化，排出体内的浊气；二是将脾所转输的津液和水谷精微布散到全身，外达于皮毛；三是宣发卫气，调节腠理之开合，将代谢后的津液化为汗液排出体外。

肃降，是清肃、下降之意，是指肺气具有向下的通降和保持呼吸道洁净的作用，亦体现于三方面：一是吸入自然界的清气；二是将肺吸入的清气和由脾转输至肺的津液和水谷精微向下布散；三是肃清肺和呼吸道内的异物，以保持呼吸道的洁净。

肺气的宣发和肃降是肺气功能活动相反相成的两个方面，是肺的其他生理功能得以正常发挥的前提条件。肺气的宣降正常，则气道通畅，呼吸自如，气血津液布散于周身，汗、尿排泄正常。如果肺气的宣发和肃降发生障碍，就会引起"肺气不宣""肺失肃降"或"肺气上逆"等病理变化，影响肺的各种功能而出现咳嗽、喘促、胸闷、尿少、无汗或自汗、水肿等症。

3. 通调水道　通，即疏通；调，即调节；水道，是水液运行和排泄的通道。肺的通调水道功能，是指肺的宣发和肃降对体内津液的输布、运行和排泄起着疏通和调节的作用。通过肺的宣发,水液向上、向外输送,布散全身,外达皮毛,代谢后的水液变成汗液排出体外;通过肺的肃降,水液向下、向内输送,而成为尿液生成之源,继而经肾的蒸腾气化,将代谢后的水液化为尿液排出体外。故有"肺主行水""肺为水之上源"之说。如果肺的通调水道功能减退,便可致水液停聚而生痰饮、水肿等。

4. 朝百脉主治节　　朝,即聚会。肺朝百脉,即是指全身的血液都通过经脉而聚会于肺,通过肺的呼吸进行气体交换,然后再输布全身。全身的血和脉均统属于心,心脏的搏动是血液运行的基本动力;而血液的运行又依赖于气的推动,随着气的升降而运行至全身。肺主一身之气,由于肺的呼吸调节全身的气机,所以,血液的运行亦有赖于肺气的调节,肺有助心行血的功能。在病理上,肺气壅塞可导致心的血脉运行不畅,甚至血脉瘀滞,出现心悸、胸闷、唇舌青紫等症状。

治节,即治理和调节。肺主治节,是指肺有辅佐心脏、治理调节全身气血津液运行等作用。其中以治理调节气机为关键,气行则血行,气行则津液亦行。中医学认为,气血津液是构成人体的基本物质,也是维持人体生命活动的基本物质。肺通过对气血津液的调节,进而对全身的功能活动具有调节作用。前面已述心藏神,为全身的主宰,称为君主之官;而肺辅助心治理调节全身的气血津液,故称为"相傅之官"。治理调节不利,必将影响脏腑经络、形体官窍的功能活动,而出现各种病变。

5. 肺的在志、在液、在体和在窍

(1)在志为忧:以五志分属五脏,则肺在志为忧,若以七情配属五脏,则悲、忧同属于肺。悲哀和忧伤虽属于不良情志刺激,但在一般情况下并不都导致人体发病,只有在过度悲伤情况下,才能成为致病因素。它对人体的主要影响是使气不断地消耗。故《素问·举痛论》说:"悲则气消……悲则心系急,肺布叶举,而上焦不通,营卫不散,热气在中,故气消矣。"

（2）在液为涕：涕，具有润泽鼻窍的功能，并能防御外邪，有利于肺的呼吸。故《素问·宣明五气》说："五脏化五液……肺为涕。"在正常情况下，涕液润泽鼻窍而不外流。如风寒犯肺，则鼻流清涕；风热犯肺，则鼻流黄稠涕；燥邪伤肺，则鼻干而无涕。

（3）在体合皮，其华在毛：皮毛依赖于卫气津液的温养与润泽，具有分泌汗液，抵御外邪，调节体温等生理功能，是人体的外围屏障，称作人身之"藩篱"。肺与皮毛在生理与病理上存在着十分密切的内在联系，主要有以下两方面：①肺输精于皮毛。肺的生理功能正常，则皮肤致密，毫毛光泽，抗御外邪侵袭的能力亦较强；反之，肺气虚损，宣发卫气和输精于皮毛的功能减弱，则卫表不固，抗御外邪侵袭之能力低下，即可出现多汗或自汗，或皮毛憔悴枯槁等病理表现。②皮毛助肺呼吸。中医学把汗孔称为"气门"，汗孔不仅排泄汗液，实际上也随着肺气的宣发和肃降进行着体内外的气体交换。所以唐容川在《医经精义》中指出，皮毛亦有"宣肺气"的作用，并指出"遍身毛窍，俱暗随呼吸之气以为鼓伏"。

（4）在窍为鼻，喉为肺之门户：鼻为肺之窍，鼻与喉相通而联于肺，鼻与喉皆是呼吸道的重要部分。鼻的通气与嗅觉、喉的通气和发声功能，均依赖于肺气才能完成。在病理情况下，肺的功能失常，常引发鼻与喉的病变，可见鼻塞、流涕、喷嚏、喉痒、喉痛、音哑或失声等；而外邪侵袭，也常从口鼻而入，引发肺的病变。

（三）脾

1. **主运化**　运，即转运，输送；化，即消化，吸收。脾主运化，是指脾具有把水谷（饮食物）化为精微，并将精微物质转输至全身的生理功能。脾的运化功能，包括运化水谷和运化水液。

运化水谷，即是对饮食物的消化和吸收。饮食入胃后，对饮食物的消化和吸收，实际上是在胃和小肠内进行的，但是必须依赖于脾的运化功能才能将水谷化为精微。同样,也有赖于脾的转输和散精功能,才能把水谷精微布散至全身。脾的运化功能,依赖于脾气。运化功能的正常,称作"脾气健运"。脾气健运,其运化水谷的功能旺盛,才能为化生精、血、津液提供足够的养料和精微物质,亦才能使全身各个脏腑组织器官得到充分的营养,而进行正常的生理活动。反之,若脾气虚弱,其运化功能低下,则称为"脾失健运",即是对饮食物的消化和吸收的功能发生障碍,从而出现食欲不振、食后腹胀、大便溏薄等症状。同时,由于不能为气血津液等的生成和机体各部输送足够的营养物质,继而造成气血虚衰、津液不足等全身性的营养障碍,出现面色萎黄,精神委顿,四肢乏力,肌肉消瘦等。

运化水液,是指脾对水液的吸收、转输和排泄作用,是人体水液代谢的一个重要环节。实际上,脾的运化水谷和水液这两个方面是同时进行的。饮液亦经胃的受纳和初步消化,其进一步消化及其转输和布散,同样是靠脾气的运化作用完成的。即饮入胃后,经过脾、胃和小肠的作用化生津液,津液生成后,则由脾上输于肺,经肺的宣发和肃降作用,内而灌养五脏六腑,外而滋润肌腠皮毛;其浊者一部分化为汗液排出体外,一部分则经肾下达膀胱而为尿。可见脾在机体水液的代谢过程中起着转输的重要作用。若脾气健旺,则水液得以正常代谢,可防止水液在体内潴留,也就从根本上杜绝了水湿痰饮等病理产物的形成。反之,脾失健运,则水液在体内停滞不化,形成水湿痰饮,甚至导致水肿。

由于人出生后,全赖于脾胃运化的水谷精微化生气血以维持生命活动,故有"脾胃为后天之本""气血生化之源"的说法,这实际上是对饮食营养和消化吸收功能的重要生理意义在理论上的高度概括。脾胃为后天之本的理论,在防治疾病方面具有重要意义。在日常生活中,应注意饮食营养,饮食有节,保养脾胃,才能防止疾病的发生。如金代医家李杲在《脾胃论·脾胃盛衰论》中说:"百病皆由脾胃衰而生也"。在临床治疗用药时,也应慎用苦寒、燥烈之品,以防损伤脾胃之气。

2. 主升 升,即上升。脾气的运动特点以上升为主。主要体现在升清,即水谷精微等营养物质的吸收和上输于心、肺、头目,通过心肺的作用化生气血,以营养全身。脾的升清,是与胃的降浊相对而言的,藏象学说中常以脾升胃降来概括整个消化系统的生理功能。脾能升清,则水谷精微才能正常吸收和输布,气血生化有源,机体生命活动旺盛。若脾不升清,则气血生化无源,而见神疲乏力、头晕目眩、腹胀、泄泻等症。另外,还体现于升举,脏腑之间升降相因,协调平衡,是维持人体内脏相对恒定位置的重要因素。如脾气不能升举而下陷(又称中气下陷),则可见久泄脱肛,甚或内脏下垂等病症。

3. 主统血 统,即统摄、控制。脾统血,是指脾有统摄血液在经脉之中运行,防止其溢出脉外的作用。统血的作用是通过气的固摄作用实现的。而脾为气血生化之源,脾气健运,气血生化有源,则气的固摄血液的功能正常,血液即不溢出脉外。反之,脾失健运,脾不统血,便可导致各种出血,如肌衄、便血、尿血、崩漏等。

4. 脾的在志、在液、在体和在窍

(1)在志为思:思虑过度,最主要的是影响气的正常运行,导致气滞与气结。因此,思虑过度多影响脾的运化功能,导致脾胃呆滞,运化失常,消化吸收功能障碍,而出现脘腹胀闷、食欲不振、头目眩晕等症,即所谓"思则气结"。

(2)在液为涎:涎为口津,是唾液中较清稀的部分,有保护、润泽口腔的作用,在进食时分泌较多,有助于食物的吞咽和帮助消化。在正常情况下,涎液上行于口,但不溢出口外。若脾胃不和,则往往可导致涎液分泌的急剧增加,出现口涎自出等现象。

(3)在体合肌肉,主四肢:《素问·痿论》指出:"脾主身之肌肉。"只有脾气健运,气血生化有源,周身肌肉才能得到水谷精微的充养,从而保持肌肉丰满,健壮有力。若脾失健运,气血化源不足,肌肉失养,则可致肌肉瘦削无力,甚则痿软不用。四肢与躯干相对而言,为人体肌肉丰厚之处。人体的四肢同样需要脾胃运化的水谷精微等营养方能维持其正常的生理活动,四肢的营养输送,全赖于清阳的升腾与宣发。脾主运化与升清,脾气健运,则四肢的营养充足,其活动亦强劲有力;若脾失健运,清阳不升,布散无力,则四肢营养不足,可见四肢倦怠无力,甚则瘦弱不用。临床上在治疗以四肢痿废不用为主要表现的痿证时,常从脾胃着手,称为"治痿独取阳明"。

(4)在窍为口,其华在唇:人的饮食及口味与脾的运化功能直接相关。只有脾气强健,则饮食、口味才能正常;如果脾失健运,则不仅可见食欲不振,还可见到口味异常,如口淡无味、口腻、口甜等。口唇的色泽与全身的气血相关,由于脾胃为气血生化之源,所以口唇的色泽不但能反映全身的气血状况,也可反映脾胃运化水谷精微的功能状态。故《素问·五脏生成》说:"脾之合肉也,其荣唇也。"如脾失健运,气血生化无源,则可见口唇色淡无华,甚则萎黄不泽。

(四) 肝

1. 主疏泄　疏,即疏通;泄,即宣泄、发泄、升发。肝具有疏通发泄全身气、血、津液等,促使其畅达宣泄的作用。肝的疏泄功能,主要表现在:

(1)调畅气机:气机,即气的升降出入运动。机体的脏腑、经络、器官等的活动,全赖于气的升降出入运动。由于肝的生理特点是主升、主动,对于气机的疏通、畅达是一个重要的因素。因此,肝的疏泄功能是否正常,对于气的升降出入运动的平衡协调起着调节作用。这就是说,肝的疏泄功能正常,则气机调畅,气血和调,脏腑、经络、器官等的活动也就正常。若肝的疏泄功能失常,既可由于升发不足导致气机不畅、气机郁结而见胸胁、乳房、少腹胀痛等症;又可因为升发太过导致肝气上逆、肝火上

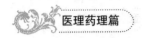

炎而见头目胀痛、面红目赤等症。

（2）调畅情志：情志活动，是人体对外界客观事物的反应，属于心理活动范畴，但与肝的疏泄功能有密切的关系。这是因为正常的情志活动有赖于气血的和调，而肝的疏泄功能正常，则气机调畅，血脉通利，对外界刺激的适应调节能力增强，于是便可保持良好的心态，表现出性格开朗、心情舒畅。反之，肝失疏泄，肝气郁结，则使情志不畅而致心情抑郁、多愁善感；或肝的升发太过，气火上逆，而性情急躁、动辄发怒。

（3）促进脾胃的消化功能：脾胃对饮食物的消化及将水谷精微吸收、转输，将糟粕排出体外，是以脾的升清和胃的降浊来概括的。脾的升清和胃的降浊必须协调才能使饮食物的消化运动正常进行。肝的疏泄功能正常，则气机调畅，脾升胃降也就得到保障。可见，肝的疏泄功能正常是脾胃消化功能的重要条件。若肝的疏泄功能失常，则既可影响到脾的运化和升清，又可影响到胃的受纳腐熟和降浊，进而影响饮食物的消化吸收而致气血化生不足。

此外，肝的疏泄功能对于促进血液的运行、津液的输布排泄亦具有重要作用。因血的运行、津液的输布和排泄，均有赖于气的推动。肝的疏泄功能正常，保证了气机调畅，则血运通畅，水道通利，继而避免形成气滞、血瘀或津液停阻之病变。另外，妇女的月经来潮和男子的排精等亦与肝气的疏泄功能密切相关。

2. 主藏血　肝藏血是指肝具有贮藏血液和调节血量的生理功能。肝内必须贮存一定的血量以制约肝的阳气升腾，勿使过亢，以维护肝的疏泄功能使之冲和条达；同时肝还可调节血量。人体各部分的血液随着不同的生理情况而改变其血流量。当人在休息和睡眠时，机体的血液需要量减少，多余的血液便贮藏于肝；当运动或工作时，机体的血液需要量增加，肝脏就排出贮藏的血液，以供应机体活动的需要。由于肝脏对血液有贮藏和调节作用，故中医称"肝为血海"，各个脏腑组织器官得到了肝血的滋养才能发挥正常的生理功能。如果肝脏有病，藏血功能失常，不仅会引起血虚，而且也能引起机体许多部分的血液濡养不足而致的病变。如肝血不足，不能濡养于目，则两目干涩昏花，或为夜盲；若不能濡养于筋，则动作迟缓，筋脉拘急，肢体麻木，屈伸不利等。

3. 肝的在志、在液、在体和在窍

（1）在志为怒：怒是一种不良的情志刺激。一方面，怒可以伤肝，导致疏泄失常，肝气亢奋，血随气涌，可见面红目赤，甚则可见吐血、衄血、猝然昏倒、不省人事；另一方面，如肝失疏泄，也可致情志失常，表现为情绪不稳，心烦易怒。

（2）在液为泪：泪具有润泽和保护眼睛的功能。泪与肝的关系密切，在病理情况下，可见泪的分泌异常。如肝的阴血不足，则两目干涩；如肝经风热，可见两目红赤，羞光流泪；肝经湿热，可见目眵增多等症。

（3）在体合筋，其华在爪：筋膜附着于骨而聚于关节，是联结关节肌肉、主司运动的组织。筋膜有赖于肝血的充分滋养才能强健有力，活动自如。如果肝血虚少，血不养筋，则可见肢体麻木、屈伸不利，甚则拘挛震颤；若热邪侵袭人体，燔灼肝经，劫夺肝阴，筋膜失养，则可见四肢抽搐，颈项强直，角弓反张等动风之象。故《素问·至真要大论》说："诸风掉眩，皆属于肝。"爪乃筋之延伸到体外的部分，故称"爪为筋之余"。爪甲的荣枯可反映肝血的盛衰。肝血充足，爪甲坚韧明亮，红润光泽；若肝的阴血不足，爪甲失荣，则爪甲脆薄、颜色枯槁，甚则变形脆裂。

（4）在窍为目：肝的经脉上连于目系，目的视力正常与否，有赖于肝气之疏泄和肝血之荣养，故说"肝开窍于目"。若肝之阴血不足，则可见两目干涩，视物昏花或夜盲；肝火上炎，可见两目红肿热痛；肝阴虚而阳亢，可见头目眩晕。应指出，不但肝开窍于目，五脏六腑之精气皆上注于目，故观察眼睛的变化，即可了解全身功能的盛衰。"五轮学说"把眼睛各部分属五脏，黑睛

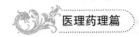

为风轮,属肝;两眦血络为血轮,属心;上下眼睑为肉轮,属脾;白睛为气轮,属肺;瞳孔为水轮,属肾。"五轮学说"对眼科疾患的辨证论治具有重要指导意义。

(五)肾

1. 主藏精　肾藏精是指肾对于精气具有闭藏的作用。肾所藏之精,就其来源而言,有先天之精和后天之精。先天之精禀受于父母,是构成人体的原始物质,与生俱来;后天之精是指出生以后,来源于摄入的饮食物,通过脾胃的消化吸收功能而生成的水谷之精气,以及脏腑生理活动中化生的精气通过代谢平衡后的剩余部分,藏之于肾。

虽然先天之精与后天之精的生成来源不同,但都归藏于肾。两者的关系是相互依存,相互为用的,即先天之精有赖于后天之精的不断培养和充养才能充分发挥其生理效应;后天之精的化生又依赖于先天之精的活力的资助。它们之间的这种关系可以概括为"先天生后天,后天养先天"。两者相辅相成,在肾中密切结合而组成肾中精气。

肾中精气的主要生理功能是促进机体的生长、发育和逐步具备生殖能力。《素问·上古天真论》说:"女子七岁,肾气盛,齿更发长;二七而天癸至,任脉通,太冲脉盛,月事以时下,故有子;三七,肾气平均,故真牙生而长极;四七,筋骨坚,发长极,身体盛壮;五七,阳明脉衰,面始焦,发始堕;六七,三阳脉衰于上,面皆焦,发始白;七七,任脉虚,太冲脉衰少,天癸竭,地道不通,故形坏而无子也。丈夫八岁,肾气实,发长齿更;二八,肾气盛,天癸至,精气溢泻,阴阳和,故能有子;三八,肾气平均,筋骨劲强,故真牙生而长极;四八,筋骨隆盛,肌肉满壮;五八,肾气衰,发堕齿槁;六八,阳气衰竭于上,面焦,发鬓斑白;七八,肝气衰,筋不能动,天癸竭,精少,肾脏衰,形体皆极;八八,则齿发去。"这里明确地指出,机体生、长、壮、老的自然规律与肾中精气的盛衰密切相关。人在出生后由于先天之精不断得到后天之精的培养、补充,肾中精气亦逐步充盛,出现了幼年时期的齿更、发长等生理现象。随着肾中精气的不断充盛,发展到一定阶段产生一种促进和维持性功能的物质,称作"天癸",于是男子产生精子,并有排精现象,女子按期排卵,月经来潮,具备生殖能力而进入青春期。此后,随着肾中精气由充盛而逐渐趋向衰少,天癸亦随之减少而至竭尽,生殖能力亦随之下降以至消失,人也就从壮年而步入老年。因此,人体齿、骨、发的生长状态是观察"肾气"盛衰的外候,是判断机体生长发育状况和衰老程度的客观标志。肾中精气不足,在婴幼儿可表现为生长发育不良,出现"五迟"(立迟、行迟、发迟、语迟、齿迟),"五软"(头颈软、口软、手软、足软、肌肉软)等;在青壮年可表现为生殖功能低下,如性功能减退、月经迟发、闭经、不孕等,还可引起一系列早衰之症,如发齿早落、耳聋目花、记忆力减退、身体衰弱等;老年人则体弱多病。中医在治疗这些病证时,往往着眼于肾,选用填补肾精的方药进行治疗。而保养肾中精气,亦是中医预防早衰、延年益寿的核心内容。

此外,中医学认为,精血互相化生,肾精可以化生为血液,如《诸病源候论》说:"肾藏精,精者,血之所成也。"在治疗某些血虚证候时加入填补肾精之品,往往可增加疗效。

2. 主水 肾主水是指肾中精气的蒸腾气化对于维持体内津液代谢的平衡起重要的调节作用。体内津液的输布是通过脾的运化、肺的宣发肃降、肾的蒸腾气化并以三焦为通道而布散全身的。经过代谢后的津液则化为尿液、汗液或随呼气、粪便排出体外。这是多个脏腑功能协作配合的结果。但肾中精气的蒸腾气化起主导作用。因为肺的宣降和脾的运化都有赖于肾中精气的气化作用。特别是尿液的生成与排泄与肾中精气的蒸腾气化更是直接相关,而尿液的生成与排泄在维持体内津液代谢平衡中又起着关键的作用。如果肾中精气的蒸腾气化失常,既可引起关门不利,小便排泄障碍而发生尿少、水肿等病理现象;又可

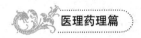

引起关门失约的小便清长,尿量明显增多等的病理现象。

3. 主纳气 纳,即固摄、受纳。肾主纳气,是指肾有摄纳肺所吸入的清气,防止呼吸表浅的作用。人的呼吸功能虽为肺所主,但必须依赖于肾的纳气作用才能保持其有一定的深度,才能维持其正常。因此说"肺为气之主,肾为气之根;肺主出气,肾主纳气。阴阳相交,呼吸乃和"(《类证治裁》)。肾的纳气功能正常则呼吸均匀和调。若肾的纳气功能减退,称为"肾不纳气",表现为呼吸表浅、呼多吸少、动则气喘等。中医学根据"肾主纳气"的理论,提出对慢性咳喘病人,采取"发作时治肺,缓解时治肾"的治疗原则,使这类疾病的远期疗效得到提高。

4. 肾的在志、在液、在体和在窍

(1)在志为恐:惊与恐相似,但惊为不自知,事出意外而受惊吓,恐为自知,俗称胆怯。《素问·举痛论》说:"恐则气下,惊则气乱。"惊恐虽然属肾,但总与心主神明相关,心藏神,神伤则心怯而恐。

(2)在液为唾:唾为肾精所化,咽而不吐,有滋养肾中精气的作用。若唾多或久唾,则易耗伤肾中精气。所以养生家以舌抵上颚,待津唾满口后,咽之以养肾精,称此法为"饮玉浆"。

(3)在体合骨,主骨生髓,其华在发:肾精能够生髓,而髓能养骨,故称"肾主骨"。肾精充盛,骨髓生化有源,骨髓充足,骨骼得养,坚劲有力,耐久立而强劳作,牙齿也坚固不易脱落;如果肾精不足,骨髓空虚,骨骼失养,在小儿可见生长发育迟缓,骨软无力,出现"五迟""五软",在成人可因骨质疏松痿软,而见腰膝酸软甚则足痿不能行走,中医称之为"骨痿"。老年人因髓减骨枯,还易发生骨折。中医根据肾主骨的理论,在治疗骨折时,常用一些补肾药以加速骨折愈合。

髓,分为骨髓和脑髓。中医认为,脑为髓聚之处,故称"脑为髓之海"。脑髓也依赖于肾精的充养。肾精充足,髓海满盈,则思维敏捷,耳聪目明,精神饱满;肾精亏虚则髓海不足,脑失所养,在小儿可见智力低下,在成人可见思维缓慢,记忆衰减,耳聋目花,甚则痴呆。

"齿为骨之余",齿与骨同出一源,牙齿亦由肾中精气所充养。肾中精气充沛,则牙齿坚固而不易脱落;肾中精气不足,则牙齿易于松动,甚则早期脱落。

"发为血之余"。肾其华在发,是指肾精能生血,血能生发。人在幼年,肾气逐渐充盈,发长齿更;青壮年,肾气强盛,头发浓密乌黑而有光泽;进入中老年,肾气逐渐衰减,头发花白脱落,失去光泽。所以《素问·五脏生成》说:"肾之合骨也,其荣发也。"临床上对于头发枯槁或过早花白脱落,中医往往责之于肾,从肾而治。

(4)在窍为耳及二阴:耳的听觉功能与肾的精气盛衰有密切关系。肾精可以充养脑髓,肾精充足,髓海得养,则耳的听觉功能正常;如果肾中精气虚衰,髓海空虚,则可见听力减退,或见耳鸣,耳聋。老年人肾中精气多有衰减,脑海空虚,则可见耳聋失聪。故《灵枢·脉度》说:"肾气通于耳,肾和则耳能闻五音矣。"

前阴具有排尿及生殖功能。肾主水,司膀胱的开合,故排尿与肾关系十分密切。肾藏精,主人体的生长发育与生殖。肾的生理功能失常,可导致生殖功能障碍,男子可见精少、遗精、阳痿,女子可见月事不调、不孕等,已如前述。后阴,即肛门,其功能是排泄糟粕,但亦与肾的功能有关。肾阳可以温脾阳,有利于水谷的运化;肾的阴精可濡润大肠,防止大便干结不通。如果肾阳虚不能温脾阳,导致脾运化功能失常,水谷并走大肠,则可见五更泄泻;肾阴虚,大肠失润,可见大便秘结不通;肾虚,封藏不固,可见久泄滑脱等。如《景岳全书·泄泻篇》说:"盖肾为胃关,开窍于二阴,所以二便之开闭,皆肾脏之所主。"

33

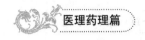

二、六腑

(一) 胆

1. **贮存排泄胆汁** 胆汁由肝的精气所化生,贮藏于胆,泄于小肠,以助饮食物的消化,是脾胃运化功能得以正常进行的重要条件。胆汁的排泄受肝的疏泄功能的控制和调节。若肝的功能正常,则胆汁生成充足、排泄畅达,脾胃运化功能也健旺。反之,则出现胁下胀满疼痛、食欲减退、腹胀、便溏等症,或见口苦、呕吐黄绿苦水,或出现黄疸。

2. **主决断,调节情志** 胆的生理功能与人体情志活动密切相关,主要表现为对事物的决断及勇怯方面。《素问·灵兰秘典论》说:"胆者,中正之官,决断出焉。"如胆火过盛,则见口苦、烦躁易怒、胁痛等,治宜清泄肝胆。临床若见口苦、呃逆、心烦不寐、惊悸不宁等症,中医往往诊断为胆虚痰扰,从肝胆论治。

(二) 胃

1. **主受纳腐熟水谷** 受纳,指接受和容纳;腐熟,是指饮食物经过胃的初步消化而形成食糜。饮食入口,经过食管,由胃接受和容纳。人体气血的化生都离不开水谷,所以又称胃为"水谷气血之海"。饮食物在胃中,经过胃气和胃津的作用,初步消化成食糜,以便传入小肠作进一步的消化。胃对饮食物进行初步消化的功能,称作"腐熟水谷"。若胃失其受纳、腐熟,则见纳差、脘腹胀满疼痛、大便失调等。

饮食物的消化吸收是一个复杂的生理过程,除了胃的受纳腐熟功能,还要靠脾的运化,小肠的分别清浊等协同作用,才能顺利完成。中医常把人体的正常消化功能概括为"胃气"。古代医家非常重视胃气的作用,认为"人以胃气为本",胃气强则五脏俱盛,胃气弱则五脏俱衰,甚至认为人有胃气则生,无胃气则死。临床上诊治疾病,常把"保胃气"作为重要的原则。

2. **主通降** 饮食物由胃受纳,经胃的腐熟后,必须下传于小肠作进一步地消化才能将饮食物中的营养物质吸收,化为气血津液输送至全身。胃的通降相对于脾的升清而言,则是降浊。胃的通降是继续受纳的前提条件。所以说胃主通降,以降为和。若胃失通降,不仅可以影响食欲,而且因浊气在上而发生口臭、脘腹胀闷或疼痛,以及大便秘结等症状;若胃气不仅失于通降,进而形成胃气上逆,则可出现嗳气酸腐、恶心、呕吐、呃逆等症。

脾胃在五行中属土,但胃为六腑之一,故为阳土,胃又为水谷之海,多气多血,故胃性喜润恶燥。若胃阴不足,胃失和降,则可见饥不欲食、干呕、呃逆等。根据胃的这一生理特性,在饮食上不能过食辛燥、苦寒,在治疗用药上也应慎用辛燥苦寒之品,以防劫夺胃阴。

(三)小肠

1. **受盛化物** 受盛,是接受、以器盛物的意思;化物,具有变化、消化、化生的意思。这是指小肠具有接受经胃初步消化的饮食物,并使之在小肠内有相当时间的停留,并通过其"化物"功能对饮食物作进一步消化,使水谷化为精微。

2. **泌别清浊** 泌,即分泌;别,即分别。小肠的泌别清浊功能主要体现于三个方面:一是将经过小肠消化过的饮食物分别为水谷精微和食物残渣两部分;二是将水谷精微吸收,通过脾的运化功能转输于心肺,并布散于周身,以维持人体正常的生理功能,把食物残渣下降到大肠,形成粪便排出体外;三是小肠在吸收水谷精微的同时也吸收了大量的水液。

小肠的功能在饮食物的消化过程中是十分重要的,实际上这是脾胃升清降浊功能的具体体现。小肠的生理功能正常,则饮食物得以充分的消化吸收,清浊各走其道。故有"小肠主液"之说。病理上,小肠的功能失调,既可引起浊气在上的腹胀、腹痛、呕吐、便秘等症,又可引起清气在下的便溏、泄泻等症。对于这类腹泻病人,中医多采用"分利"方法,即"利小便以实大便",使浊水残渣各走其道,则腹泻自止。

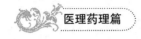

（四）大肠

传导糟粕：大肠接受经过小肠泌别清浊后所剩的食物残渣，再吸收其中多余的水液，形成粪便而排出体外。若大肠的传导糟粕功能异常，则出现排便异常如便溏、泄泻、便脓血、大便秘结等症。

（五）膀胱

贮尿排尿：代谢后的津液在肾的气化作用下生成尿液，下输于膀胱。尿液在膀胱内贮留至一定程度时即排出体外。《素问·灵兰秘典论》说："膀胱者，州都之官，津液藏焉。"膀胱的贮尿功能有赖于肾的固摄，若肾气不固则膀胱不约，可见遗尿，甚则小便失禁。膀胱的排尿有赖于肾与膀胱的气化作用，若气化失司，则膀胱不利，可见尿道涩痛，小便淋浊，排尿不畅，甚则癃闭。此外，由于膀胱通过尿道与外界直接相通，故湿热邪气易从外直接侵入膀胱，引起膀胱湿热蕴结，气化不利之膀胱湿热证，主要表现为尿频、尿急、尿痛，甚或可见血尿等症。

（六）三焦

1. 通行元气　元气是人体最根本的气，根源于肾，是人体生命活动的原动力。元气通过三焦才得以布达全身。《难经·三十八难》说三焦"有元气之别焉，主持诸气"。三焦的功能失调，气道不通，元气不得布散，脏腑得不到元气的推动、温煦，则功能减退而导致疾病的发生。

2. 运行水液　全身的水液代谢是由肺、脾和肾等协同作用而完成的，但必须以三焦为通道才能正常地升降出入。如果三焦水道不通，则肺、脾、肾等输布调节水液的功能将难以实现，所以又把三焦对水液代谢的协调平衡作用称作"三焦气化"。三焦水道不通，则津液代谢失常而形成水湿痰饮等。

三焦的以上两个方面的生理功能，是相互关联的。这是因为水液的运化要依赖于气的升降出入运动，而人体之气也只能依附于津液与血才得以正常运行。气津的运行、代谢，均以三焦作为通路，故《素问·灵兰秘典论》说："三焦者，决渎之官，水道出焉。"

三、奇恒之腑

（一）脑

《灵枢·海论》说："脑为髓之海。"关于脑的生理功能，《内经》认为主要与头部的感官功能、肢体的某些运动及精神状态有关，脑的病变可表现为耳鸣、目眩、肢体活动不利及精神状态失常。后世医家在《内经》的基础上，对脑的生理功能，特别是脑与神志的关系，进行了较为明确的阐述。如李时珍在《本草纲目》"辛夷"条中提出了"脑为元神之府"的观点，清代医家汪昂的《本草备要》中有"人之记性，皆在脑中"的记载。

应当指出，虽然某些医家提出了脑与神志活动有关，即脑主神志，但中医学的藏象学说早已把神志活动归属于五脏，特别是归属于心，实际上是把脑的这部分功能归属于五脏，如"心藏神""肺藏魄""肝藏魂""脾藏意""肾藏志"等，并且认为与心的关系最密切。中医学多用藏象学说理论来治疗神志方面的疾病，这亦是中医学理论的独特之处。

（二）髓

髓，分为脑髓和脊髓。髓为先天之精所化，并受到后天之精的不断充养。髓的生理功能主要有三个方面：一为充脑，脑髓充盈则耳聪目明；二为养骨，肾精充足，骨髓充盈，骨骼得养，则生长发育正常，骨骼强健有力；三为化血，精与血可以互生，精可生髓，髓可化血。

（三）骨

骨的生理功能主要有以下三个方面：①贮藏骨髓，骨为髓之府，骨髓藏于骨腔之中，对骨骼具有充养作用；②骨骼为人体的支架，具有支持形体，保护脏器的重要功能；③骨骼通过肌肉、韧带等组织联结周身关节，主司全身的运动。

（四）脉

脉为气血运行的通路。血脉分布于周身，与心肺直接相连，

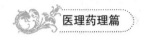

形成一个密闭的系统。全身气血在心气的推动下,在经脉内循行不息,输布于全身各脏腑组织器官,维持其正常的生理功能。经脉还有重要的联络作用,纵横交错的经脉把人体各脏腑组织器官联络在一起,构成生理、病理上的联系。

(五)女子胞

女子胞又称胞宫、胞脏、子宫、子脏等,是女性的生殖器官,具有排泄月经、孕育胎儿的生理功能。而这些功能又是靠多个脏腑经络,如肾中精气、冲任二脉、心、肝、脾等共同协同作用而实现的。

第四节 气血津液

气血津液是构成人体的基本物质,也是维持人体生命活动的基本物质。它们是人体脏腑、经络等组织器官生理活动的产物,也是这些组织器官进行生理活动的物质基础。

一、气

(一)气的基本概念

气是不断运动着的具有很强活力的精微物质,是构成人体和维持人体生命活动最基本的物质。

《素问·宝命全形论》说:"人以天地之气生,四时之法成""天地合气,命之曰人"。即是说人是自然界的产物,也就是"天地之气"的产物。人的形体构成实际上也是以"气"为最基本的物质基础。气不但是构成人体的基本物质,也是维持人体生命活动的基本物质。《素问·六节藏象论》说:"天食人以五气,地食人以五味。五气入鼻,藏于心肺,上使五色修明,音声能彰;五味入口,藏于肠胃,味有所藏,以养五气,气和而生,津液相成,神乃自生。"天供给人以气,由鼻吸入人体;地供给人以味(即各种食物),经口摄入肠胃。而饮食物的消化吸收必须在气的推动下进行,所以气是维持人体生命不可缺少的物质。

(二)气的生成

人体的气来源于禀受父母的先天精气,饮食物中的水谷之精气和存在于自然界的清气。通过肺、脾胃和肾等脏腑生理功能的综合作用,将三者结合起来而生成。这里先天之精气依赖于肾藏精的生理功能,才能充分发挥先天之精气的生理效应;水谷之精气依赖于脾胃的运化功能,才能从饮食物中摄取而化生;存在于自然界的清气则依赖于肺的呼吸功能,才能吸入。因此,从气的来源或气的生成来看,除与先天禀赋、后天饮食营养以及自然环境等状况有关外,还与肾、脾胃、肺的生理功能密切相关。肾、脾胃、肺的生理功能正常并保持平衡,人体的气才能充沛;反之,其中有任何一个环节的异常或失去平衡协调,均能影响气的生成,或影响气的正常生理效应,从而导致气虚。在气的生成过程中,脾胃的功能尤为重要。因为人在出生之后,必须依赖饮食物的营养以维持生命活动。而机体从饮食物中摄取营养物质,又完全依赖脾胃的受纳和运化功能,才能对饮食进行消化吸收,把其中的营养物质化为水谷精气。先天之精气,必须依赖于水谷精气的充养,才能发挥其生理效应。故《灵枢·营卫生会》说:"人受气于谷。"

(三)气的生理功能

1. 推动作用 气是活力很强的精微物质,它对于人体的生长发育,各脏腑、经络等组织器官的生理活动,血的生成和运行,津液的生成、输布和排泄等,均起着推动和激发的作用。

人体脏腑、经络等组织器官的生理功能是人体生命的主要组成部分,中医学理论认为,其生理活动全赖于气的推动、血的濡养和气血的和调。其中气的活力及其升降出入运动对脏腑、经络等组织器官进行生理活动起着十分关键的作用。气对于血和津液的作用来说,气能促进血和津液的生成,又以自身的活力和运动推动血和津液运行至全身。若气虚,气的推动作用减弱,可影响人的生长发育,或引起早衰;还可发生脏腑、经络等组织器官的生理活动减弱而诱发多种病变;影响血和津液的生成、运行,导致血虚、血瘀、津液不足及水湿痰饮停聚等病证。

2. 温煦作用 气是人体热量的来源。人体的体温依靠气的温煦作用来维持恒定;各脏腑经络等组织器官也要在气的温煦作用下进行正常的生理活动;血液和津液等液态物质要依靠气的温煦作用进行正常的运行。如气的温煦作用失常,可引起体温低下、脏腑功能减退、血和津液运行迟缓而形成阳虚、气虚、血瘀、津液停滞等病证。

3. 防御作用 气的防御作用是指气具有护卫肌表、抗御外邪的功能。一方面可以抵御外邪的入侵,另一方面还可驱邪外出。所以气的防御功能正常时,邪气不易侵入;或虽有邪气侵入,也不易发病;即使发病,也易于治愈。气的防御功能减弱时,机体抗御邪气能力下降,既易患病,且患病后又难愈。所以,气的防御功能与疾病的发生、发展、转归都有着密切的关系。

4. 固摄作用 气对精、血、津液等液态物质具有固涩、统摄作用。具体表现在:固摄精液,不使其妄泄耗损;固摄血液,使血液运行脉中,防止其逸出脉外;固摄汗液、尿液、唾液等,控制其分泌和排泄量,以防止其无故流失;摄纳肾气,能维持呼吸的深沉及清浊之气的正常交换;提固维系内在脏腑器官,使之保持正常的位置,而不致虚陷下垂。若气的固摄作用减弱,便有导致体内液态物质大量流失的危险。如气不摄精,可致遗精、早泄;气不摄血,导致各种出血;气不摄津,可致汗出、流涎、多唾、多尿或小便失禁等。

5. 气化作用 气化是通过气的运动而产生的各种变化。具体地说,是指精、气、血、津液各自的新陈代谢及相互转化。如气、血、津液的生成都需要将饮食物转化成水谷之精气,然后再化生成气、血、津液等;津液经过代谢,转化成汗液和尿液;饮食物经过消化和吸收后,其残渣转化成糟粕等等,都是气化作用的具体体现。如果气化功能失常,便可影响到饮食物的消化吸收,从而导致气血津液的不足;影响汗液、尿液和粪便等的排泄,进而形成水湿痰饮等病证。

6. 营养作用 作为物质的"气",对人体脏腑经络等组织器官具有营养作用,它不仅能"肥腠理""荣四末",而且能"内注五脏六腑",营养内外上下。

二、血

(一)血的概念

血是循行于血脉中的红色液体,是构成人体和维持人体生命活动的基本物质之一。

(二)血的生成

血主要由营气和津液所组成。营气和津液都来源于脾胃对饮食物的消化而生成的水谷精微,故说脾胃为气血生化之源,而饮食营养的优劣直接影响着血液的化生。因此,脾胃运化功能失调,不能化生水谷精微;或饮食营养的长期摄入不足,均可影响血液的化生而致血虚。

此外,精和血之间还存在着相互资生和相互转化的关系。一方面,肝肾同源,又称"精血同源",即肝藏血,肾藏精,肾精化生肝血,肝血充养肾精;另一方面,肾中精气可以促进脾胃的运化而化生血液。脾与肾之间存在着后天与先天的关系,它们亦是相互资助、促进的,因此精能生血,血能化精。

(三)血的功能

血具有营养和滋润全身的生理功能,又是神的物质基础。其具体表现为:

1. 营养滋润机体 血液在脉中循行,内至脏腑,外达皮肤筋骨,不断地对全身各脏腑组织器官起营养和滋润作用。血液充盈则面色红润,皮肤与毛发润泽,爪甲坚韧,筋骨强劲,肌肉丰满,脏腑充盈;若血液不足,则面色萎黄,皮肤、毛发枯槁,爪甲不

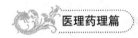

荣,薄脆易折,筋骨痿软或拘急,肌肉瘦削,脏腑虚弱。所以古人言"血盛则形盛,血弱则形衰"。

2. 维持机体运动 《素问·五藏生成》说:"肝受血而能视,足受血而能步,掌受血而能握,指受血而能摄"。这充分说明人体的感觉和运动依赖于血的濡养。血液充盈,则感觉与运动正常;血虚,则常见头晕眼花,视物不清,耳鸣,四肢麻木,运动无力,行动迟缓,或筋骨拘挛,甚至痿废不用。

3. 提供精神活动的物质基础 人之血气充盛,血脉调和而通利,则表现为精神充沛,神志清晰,感觉灵敏,活动自如。若血虚则精神衰退,目光呆滞,健忘失眠;血热则烦躁不宁,甚则可见神志恍惚,惊悸不安,以及谵妄、昏迷等神志失常的临床表现。

此外,血液亦是化生经水、乳汁,养育胎儿,哺育婴儿的物质基础。若血液亏虚,则经水无源,乳汁缺少,临床则可见经少,甚则经闭以及缺乳等症。

三、津液

(一) 津液的概念

津液是机体一切正常水液的总称,包括各脏腑组织器官的内在体液及其正常分泌物,如胃液、肠液、泪液、唾液等。津液同气和血一样,是构成人体和维持人体生命活动的基本物质。一般地说,性质较清稀,流动性较大,布散于体表皮肤、肌肉和孔窍,并能渗注于血脉,起滋润作用的,称为津;性质较稠厚,流动性较小,灌注于骨节、脏腑、脑、髓等组织,起濡润作用的,称为液。

(二) 津液的生成、输布和排泄

津液来源于饮食水谷,通过胃的受纳腐熟、小肠的泌别清浊、脾的运化而生成。津液的输布与排泄,主要是通过脾的转输、肺的宣发和肃降、肾的蒸腾气化、并以三焦为通道输布全身。津液的最终排泄主要是以汗液和尿液的形式排出体外。

（三）津液的生理功能

1. **滋润濡养机体** 布散于肌表的津液具有滋润皮毛肌肤的作用,使皮毛肌肤润泽而富有弹性;流注于孔窍的津液具有滋润和保护眼、鼻、口等孔窍的作用,使眼开合自如,鼻息通畅,口中润泽。此外,渗入于血脉的津液具有充养和滑利血脉的作用,而且也是组成血液的基本物质;注入于内脏组织器官的津液具有濡养和滋润各脏腑组织器官的作用;渗入于骨的津液具有充养和濡润骨髓、脊髓和脑髓等作用。津液不足则皮肤干燥、肌肉松弛、毛发枯干、两目干涩、口唇干裂、鼻干咽干等。

2. **化生血液** 津液经孙络渗入血脉之中,成为化生血液的基本成分之一,并起着濡养和滑利血脉的作用。津液不足便可形成津枯血燥、津亏血瘀之证。

第五节　病　　因

中医学认为,人体各脏腑组织之间,以及人体与环境之间,处于对立统一当中,由于维系着相对的动态平衡,从而保持着人体正常的生理活动。一旦这种动态平衡因某种原因遭到破坏,又不能立即自行调节得以恢复时,人体就会发生疾病。破坏人体相对平衡状态而引起疾病的原因就是病因。

病因的主体是致病因素。致病因素可以是直接的,如感受风寒、忧思恼怒、饮食不节、劳累过度、跌打损伤等。另外某些疾病过程中出现的病理产物(如痰饮、瘀血),亦可引起脏腑气血功能失调,成为致病因素。

中医学通常是从两个方面探求病因的。一是从发病经过分析病因,如气温骤降、外出着衣单薄而发生的外感病,一般为外感风寒。二是从临床表现分析判断病因,如气候虽不甚寒冷,但患者出现恶寒发热、身痛无汗、鼻塞声浊、涕清如水等症状,这些症状具有风寒之邪为患的特点,因此可推断其病因为外感风寒。

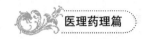

这种根据临床表现推断病因的方法称之为"审证求因",是中医学探求病因的主要方法。

中医病因学主要包括以下几方面的内容:

一、六淫

六淫是风、寒、暑、湿、燥、火六种外感病邪的统称。风、寒、暑、湿、燥、火本是自然界六种不同的气候变化,在正常情况下,称为六气。六气对人体是无害的,所以不易使人致病。如果气候变化出现异常,六气发生太过或不及,或非其时而有其气(如冬应寒而反温,春应温而反寒),以及气候变化过于急骤,在人体正气不足,抵抗力下降时,六气才能成为致病因素,这种情况下的六气,即为六淫。淫,有太过、浸淫之意,泛指反常。但能否确定为六淫,与机体状态亦密切相关,如气候基本正常,由于人体抵抗力不足而发病,对患者来说,这时的六气亦属六淫。

(一)六淫致病的共同特点

1. 外感性 六淫之邪多从肌表、口鼻侵犯人体,并多有由表及里的传变过程,故又称"外感六淫",由其引发的疾病统称"外感病"。

2. 季节性 由于六淫多为四时主气的淫胜,所以不同的季节气候,发病有明显区别。如春季多风病、夏季多暑病、长夏多湿病、秋季多燥病、冬季多寒病。

3. 地域性 不同的居住地区及环境,发病时有不同倾向。如西北高原地区多寒病、燥病;东南沿海地区多热病、湿病。长期从事高温、高寒或水下作业,易发生热病、寒病或湿病。

4. 相兼性 六淫之邪既可单独侵袭人体而致病,又可两种以上同时侵犯人体而致病。如风热感冒、湿热泄泻、风寒湿痹等。

5. 转化性 六淫之邪在发病过程中,不仅可以相互影响,而且可以在一定条件下相互转化。如风寒表证不解可以入里化热,暑湿日久可以化燥伤阴等。

六淫致病从现代科学角度看,除了气候因素外,还应包括生物(细菌、病毒)、物理、化学等多种致病因素作用于机体所引起的病理反应在内。

此外,临床上还有某些并非感受六淫之邪,而是由于脏腑气血功能失调所产生的病理反应,其表现与风、寒、湿、燥、火之邪致病相似,但究其本质,并非外来之邪致病,而是由内而生,故称"内生五邪",即内风、内寒、内湿、内燥、内火等。内生五邪与外感六淫在发病过程中,往往相互联系,相互影响。

(二)六淫各自的性质与致病特点

1. 风邪　风为春天的主气,但四季皆有风,故风邪致病虽以春天为多,但其他季节亦可发生,风邪是外感病中一种极为重要的致病因素。

风邪的性质及致病特点如下:

(1)风性开泄伤阳位:风为阳邪,具有轻扬、升散、向上、向外的特性,故风邪常侵犯人体的上部、肌表等阳位,如风邪上扰头部则头痛,风邪袭表则恶风,风邪犯肺则咳嗽、鼻塞、咽痒等。风性开泄是指人体感受风邪后,易使腠理开泄而见汗出。

(2)风性善行数变:"善行"是指风邪致病具有病位游移,行无定处的特性。如痹证见四肢游走性关节痛,即属风邪偏盛,故又称"风痹"。"数变"一是指风邪致病具有变幻无常和发病迅速的特性。如荨麻疹可见皮肤瘙痒,发无定处,此起彼伏,又被称为"风疹块"。二是指风邪为先导的外感疾病,一般发病多急,传变也较快。

(3)风性主动:风邪致病具有摇摆、动摇的特性。如临床见到眩晕、震颤、抽搐,甚至颈项强直、角弓反张等症状,多属风邪为病。

(4)风为百病之长:风为六淫病邪的主要致病因素,常为外邪致病的先导,其他外邪多依附于风邪而侵犯人体。如临床所

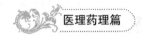

见的外感风寒、风热、风湿等病证,皆与风邪有关。

2. 寒　寒为冬季主气。在气温较低的冬季或由于气温骤降,人体防寒保暖不够则常易感受寒邪。此外,淋雨涉水,或汗出当风亦常为感受寒邪的重要原因。

寒邪的性质和致病特点:

(1)寒伤阳气:寒为阴气盛的表现,故其性属阴,即所谓"阴胜则寒";阳气本应制阴,但阴寒偏盛,则阳气不仅不足以驱除阴寒之邪,反为阴寒所侮,故又说"阴胜则阳病"。阳气为寒邪所扰,失去温煦和气化作用,则可出现热量不足的寒证。如外寒侵袭肌表,卫阳被遏,则恶寒;寒邪直中脾胃,脾胃阳气受损,则见脘腹冷痛,呕吐,腹泻等症。

(2)寒性凝滞:"凝滞"即凝结阻滞。人身气血津液之运行全赖一身阳气的温煦和推动。阴寒之邪偏盛,阳气受损,经脉气血运行受阻,凝滞不通,而不通则痛,故寒邪伤人多见疼痛。因此又说寒性凝滞而主痛。

(3)寒主收引:"收引"即收缩牵引。寒邪侵袭人体,可使气机收敛,腠理、经络、筋脉收缩而挛急。如寒邪侵袭肌表,毛窍腠理闭塞,卫阳被郁不得宣泄,可见恶寒发热,无汗;寒客血脉,血脉挛缩,可见头身疼痛,脉紧;寒客经络关节,经脉拘急收引,则可使肢体屈伸不利,或冷厥不仁。

3. 暑　暑为夏季主气,乃火热所化。暑邪致病有明显的季节性,主要发生在夏至以后,立秋以前。

暑邪的性质和致病特点:

(1)暑性炎热:暑为夏季火热之气所化,故为阳邪。暑邪伤人多出现一系列阳热症状,如壮热、心烦、面赤、脉洪大等。

(2)暑邪伤津耗气:暑为阳邪,阳性升散,伤人则使腠理开泄而多汗;汗出过多则伤津,津液亏损,须饮水以自救,故出现口渴喜饮,尿少色赤;津液耗伤必然耗伤正气,气随津泄而致气虚,使机体功能衰退或衰竭。且暑热之邪扰动心神,可致心烦闷乱而不宁。

（3）暑多夹湿：暑季气候炎热，且多雨而潮湿，热蒸湿动，空气中湿度较大，故暑邪为患，常兼夹湿邪。因而暑邪为患，除见发热烦渴外，常兼见四肢困倦，胸闷呕恶，大便溏泄不爽等湿阻症状；暑湿郁于肌肤，可生疮、疖、痱子等病症。

4. 湿　湿为长夏主气。夏秋之交，阳热下降，氤氲熏蒸，水气上腾，潮湿充斥。气候潮湿，或居处潮湿，涉水淋雨等均可使湿邪为患。

湿邪的性质和致病特点：

（1）湿性重浊：重即沉重或重着，是指感受湿邪，常可见头重如裹，周身困重，四肢酸懒沉重等感觉。浊即秽浊，多指分泌物秽浊不清。湿邪致病可出现各种秽浊症状，如面垢眵多，小便混浊，大便溏泄，下利黏液脓血，妇女白带过多，湿疹浸淫流水等。

（2）湿阻气机伤阳气：湿性类水，故为阴邪。阴胜则阳病，故湿邪易伤人体阳气。湿邪内停，致使脏腑经络气机受阻而不得升降而致胸闷脘痞，小便滞而不畅，大便滞而不爽等。此外，脾喜燥而恶湿，故湿邪外感，留滞体内，常先困脾，脾失健运，水湿停聚，发为水肿、腹水。

（3）湿性黏滞：湿邪的性质黏腻停滞，主要表现在两方面：一是症状的黏滞不爽，排出物及分泌物多滞涩而不畅，如大肠湿热的下利赤白黏液、里急后重，膀胱湿热的尿频尿急尿痛、小便不利等；二是病程长，缠绵难愈或反复发作，如湿痹、湿疹、臁疮等难于彻底治愈。

（4）湿性趋下袭阴位：湿邪为病多见下部的症状，如水肿多以下肢较为明显。此外，淋浊、带下、泄痢等多由湿邪下注所致。

5. 燥　燥为秋季主气。秋季空气中缺少水分，自然界呈现秋凉干燥，一片肃杀之象。燥邪多从口鼻而入，侵犯肺卫。

燥邪的性质及致病特点：

（1）燥性干涩：燥邪为干涩之病邪，致病常损伤津液而表现出一系列干燥征象，如口鼻干燥，咽干口渴，两目干涩，皮肤干燥，甚则皲裂，毛发不荣，小便短少，大便干结等。

（2）燥易伤肺：肺为娇脏，喜润而恶燥，开窍于鼻，肺合皮毛。燥邪伤人，自口鼻而入，最易伤肺。肺失宣降，故见干咳少痰，或痰黏难咯，或痰中带血，以及喘息胸痛等症。

6. 火热　火热为阳盛所生，与温热异名同类，有程度之别。其他外邪常与之相合而致病，故有风热、湿热、燥热、暑热等名称。

火热邪气的性质和致病特点：

（1）火热炎上：火热属阳，阳主躁动而向上，故热邪伤人，除见热象外，还可因火热之邪炎上而扰乱神明，出现心烦失眠，狂躁妄动，神昏谵语等症。

（2）耗气伤津：火热之邪，易消耗人体正气，并且最易迫津外泄，消灼阴液，使人体阴津亏损而见口渴喜饮，咽干舌燥，小便短赤，大便干结等。

（3）生风动血：火热之邪侵袭人体，往往燔灼肝经，劫耗阴液，使筋脉失养，而致肝风内动，表现为高热，神昏谵语，四肢抽搐，目睛上视，角弓反张等。同时，火热之邪可以加速血行，灼伤脉络，而致各种出血，如吐血、衄血、便血、尿血、皮肤发斑及妇女月经量多、崩漏等。

（4）易致肿疡：火热之邪入于血分，可聚于局部，腐蚀血肉而发为痈肿疮疡。临床辨证，即以疮疡局部红肿高突灼热者，为属阳属火。

二、疠气

疠气是指具有强烈传染性的一类致病因素。在中医文献中，又称疫气、戾气、异气、毒气、乖戾之气等。疠气也属于外感性致病因素。

疠气致病与气候、环境、饮食卫生、预防隔离等多方面因素有关。

疠气致病具有发病急骤，病情较重，一气一病，症状相似，传染性强，易于流行等特点。

三、七情内伤

七情，即喜、怒、忧、思、悲、恐、惊七种情志变化。七情是人体对客观事物的不同反映，在正常的情况下不会使人致病，但突然强烈或长期持久的情志刺激，超过了人体的适应、调节范围，便导致疾病的发生，成为内伤病的主要致病因素。

七情致病具有以下特点：

（1）直接伤及内脏：人的情志活动与脏腑气血有着密切的关系。《素问·阴阳应象大论》说："人有五脏化五气，以生喜怒悲忧恐"。心在志为喜，肝在志为怒，脾在志为思，肺在志为忧，肾在志为恐。在病理情况下，不同的情志刺激可伤及不同的脏腑，怒伤肝，惊喜伤心，思伤脾，悲忧伤肺，恐伤肾。由于五脏在生理上密切配合，在病理上相互影响，因此，情志所伤除影响相关脏的功能外，还可影响到其他脏，引起该脏的病变。

（2）七情皆从心而发：各种情志刺激都与心有关，心藏神，主宰人的精神活动，而被称为"五脏六腑之大主"。外界刺激通过人的感官内传于心，由心发出指令，并由其他几脏作出相应的反应而成，故言七情由心而发。如张介宾在《类经》中所说："心为五脏六腑之主，而总统魂魄，兼该意志，故忧动于心则肺应，思动于心则脾应，怒动于心则肝应，恐动于心则肾应，此所以五志唯心所使也。"

（3）影响脏腑气机："怒则气上"，怒伤肝，过度愤怒可使肝气上逆，血随气逆，并走于上，故大怒之时可见面红目赤，甚则呕血、昏厥。

"喜则气缓"，喜伤心，过喜则心气涣散不收而出现精神不

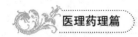

集中,肌肉松弛无力,甚则语无伦次,嘻笑不休等。

"悲则气消",悲忧伤肺,悲忧过度则肺气耗伤,面色苍白,情志抑郁,语声低微,气不接续。

"恐则气下",恐伤肾,恐惧过度可使肾气不固,气泄以下,则二便失禁,甚则遗精。

"惊则气乱",突然受惊,以致心无所倚,神无所归,虑无所定而惊慌失措,举止失常。

"思则气结",思伤脾,思虑太过、心神专注一事之中而致气机郁结阻滞。脾失健运,气血化生不足而不能养心,心脾两虚而见心悸,失眠多梦,面色无华,纳呆,脘腹胀满,大便溏泄等。

(4)病情变化与情志关系密切:七情导致的身心疾病往往因情志的刺激加重或恶化。

四、饮食不节

饮食是摄取营养物质、维持生命活动的必要条件。充足而合理的饮食是滋补先天,培育后天,化生气血,濡养脏腑的物质基础。而饮食不节又是导致疾病发生的原因,包括以下几方面:

1. 饥饱失常 饮食以适量为宜。摄食不足,使气血生化之源缺乏,气血得不到足够的补充,一方面因气血虚而致脏腑失养,肌肤失荣,如见形体消瘦、面色苍白、气短乏力、神疲等;另一方面又因气血亏虚而易招致外邪入侵,产生其他病证。暴饮暴食,或长期摄食过量,则损伤脾胃,可致脘腹胀满、嗳腐泛酸,或化湿生痰而为肥胖。

2. 饮食不洁 进食不洁之物可引起多种肠胃病症,出现腹痛、吐泻、痢疾等,或引起寄生虫病,而见腹痛、嗜食异物、面黄肌瘦等症。若进食腐败变质或有毒食物,常出现剧烈腹痛、吐泻等中毒症状;误食毒物可以导致机体中毒,甚或危及生命。

3. 饮食偏嗜

(1)寒热偏嗜:多食生冷寒凉,损伤脾胃阳气,导致寒湿内生,发生腹痛、泄泻、消瘦等症;若偏食辛温燥热,则可使胃肠积热而生粉刺、口臭、牙龈肿痛、腹满胀痛、便秘或酿成痔疮等症。

（2）五味偏嗜:五味与五脏,各有其亲和性。如果长期嗜好某种食物,就会造成与之相应的内脏功能偏盛,久之则损伤内脏、破坏五脏之间的协调平衡而出现各种病变。《素问·生气通天论》说:“味过于酸,肝气以津,脾气乃绝;味过于咸,大骨气劳,短肌,心气抑;味过于甘,心气喘满,色黑,肾气不衡;味过于苦,脾气不濡,胃气乃厚;味过于辛,筋脉沮弛,精神乃央。”

（3）偏嗜肥甘:过食油腻肥甘厚味,可损伤脾胃,既可引起脾湿壅滞,发为痰饮、水肿,又可造成湿热内蕴,出现腹满、口苦、纳呆,或引发痈疽疮毒等。

（4）烟酒偏嗜:烟性燥烈,大量吸受损伤肺脏而发咳喘、痰饮;酒性既热且湿,长期过量饮用,则损伤脾胃,湿热留滞胃肠,而见脘腹胀满、胃纳减退、口苦口腻、舌苔厚腻等,或发为疮疡,还可造成严重病变,如腹水臌胀。

五、劳逸过度

正常的劳逸是生活中不可缺少的两个方面。一般来说,劳逸相宜,则形体壮实,脏腑协调,气血通畅,精力充沛,身体安康。但过劳或过逸都会对机体造成损伤。

（一）劳伤

正常的劳作可促进脾胃的运化功能,有利气血流通,增强体质,抵御外邪。过度的劳累,由于超过机体的耐受程度,必将造成劳伤。劳伤致病多形成虚证。劳伤包括:

1. 劳力过度　指长期的体力劳动太过,积劳成疾。劳力过度主要耗损机体之气,久之则气少力衰。临床可见少气懒言、四肢困倦、精神疲惫、形体消瘦、苍老憔悴等。

2. 劳神过度　指长期的脑力劳动太过。心主血脉、藏神,脾在志为思。思虑太过暗耗心血、损伤脾气,临床可见面色无

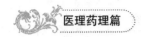

华、心悸、健忘、失眠多梦及纳呆、腹胀、便溏等。

3. 房劳过度　指房事太过。肾藏精,主封藏。性生活不节制可损伤肾中精气,临床可见腰膝酸软、眩晕耳鸣、精神萎靡,甚至早衰。

(二)逸伤

适当的休息对于消除疲劳、恢复体力、增进健康是必要的,但过分安逸则可使机体受损。逸伤致病初期多实,继则由实转虚。过逸则气血运行不畅而致气滞血瘀,久之而致气虚血虚。如过逸则脾胃呆滞,失其健运,痰浊内生,致使形体肥胖、胸闷脘满、痰多口腻等。若因气的运行不畅而致脾胃功能减弱,心气不足,继而出现饮食减少、肢体软弱、形浮不实、不耐劳累、动则心悸气短等。若气虚而致血虚者,则精神不振、面色苍白无华、唇甲色淡、头晕目眩等。

六、外伤

外伤包括枪弹伤、金刃伤、跌打损伤、烧烫伤、晒伤、冻伤、虫兽伤以及药物和不良化妆品引起的损伤等。

枪弹、金刃、跌打损伤、虫兽伤等外伤,可造成机体损伤,出现瘀血肿胀、疼痛、出血等,甚则遗留瘢痕。

烧烫伤轻则损伤肌肤,出现红肿、灼热、剧痛,或起水泡;重度烧烫伤,可损伤肌肉筋骨,甚则造成功能障碍。

日晒伤是指皮肤暴露在强烈阳光下而引起的伤害。日光暴晒,可加速皮肤老化,诱发黄褐斑、雀斑,并可导致皮肤红肿热痒。

冻伤是指人体受低温侵袭所引起的全身性或局部性损伤。局部冻伤多发生在手、足、耳廓、鼻尖和面颊部位。发病初起,局部皮肤苍白、发冷、麻木,继则肿胀青紫、痒痛灼热,或出现大小不等的水疱,破溃后常易感染。全身性冻伤则可见寒战、体温逐渐下降、面色苍白、唇甲青紫、感觉麻木、神疲乏力,或昏睡、呼吸减弱、脉迟细等,如不救治,可导致死亡。

此外,药物和不良的化妆品也可导致疾病。如某些药物(内服或外用),使用后出现过敏反应,面部及全身出现过敏性药疹;不良化妆品可直接刺激皮肤,发生过敏反应,出现皮肤瘙痒、红肿疼痛、皮疹、色斑等。

七、痰饮

痰饮是水液代谢障碍所形成的病理产物,其一经形成,又作为新的致病因素而影响机体,一般较稠浊者称为痰,清稀者称为饮。

痰饮多由外感六淫,或饮食及七情内伤等,使肺、脾、肾、三焦等脏腑气化功能失常,水液代谢障碍,以致津液停滞而成。痰饮形成后,饮多流于肠胃、胸胁及肌肤,而痰则随气升降流行,内而脏腑,外至筋骨皮肉,形成多种病证,故有"百病多由痰作祟"之说。

痰饮的致病特点:

(1)阻滞气机阻碍气血:痰饮为水液代谢障碍所形成的病理产物,其在体内既可阻滞气机,影响脏腑气机的升降;又可流注经络,阻碍气血的运行。如痰饮停留于肺,可见喘咳咯痰;痰浊阻心,心血不畅,可见胸闷心悸;痰迷心窍,可见神昏,痴呆;痰火扰心,则发为癫狂;痰饮停于胃,胃失和降,则见恶心呕吐,胃脘痞满;痰在经络筋骨,可致瘰疬痰核,肢体麻木,或半身不遂,或成阴疽流注等;痰浊上犯,可见眩晕,昏冒;痰气凝结咽喉,则可出现咽中梗阻,吐之不出,吞之不下之梅核气。

(2)致病广泛变化多端:痰饮停于体内,可产生诸多病症,如前所述。这些病症上可见于头,下可达于足,内而脏腑,外至肌肤,无所不至,并因其所在部位不同而表现各异,亦可出现一些怪异之病症,如癫痫、梅核气等,故有"百病多由痰作祟""怪病多痰"之说。

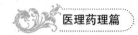

（3）病势缠绵病程较长：痰饮为体内津液代谢失调而形成的病理产物，具有黏滞之性，如痰饮所致之咳喘、眩晕、胸痹、癫痫、中风、痰核、瘰疬、瘿瘤等多反复发作，缠绵难愈，治疗困难。

（4）多见滑腻舌苔：苔滑腻多因寒湿内侵，阳气被遏，难于化湿；或阳气虚衰，无以化湿，湿聚舌面所致。此为痰饮致病的又一特征。

八、瘀血

瘀血是指停滞于体内的血液，包括积于体内的离经之血和阻滞于脏腑经脉之中的血液，是疾病过程中形成的病理产物，又成为某些疾病的致病因素。

外邪入侵、情志内伤、饮食失调、劳逸损伤以及外伤等均可导致瘀血的形成。

瘀血的致病特点：

（1）疼痛：一般多为刺痛，痛处固定不移，拒按，夜间痛甚。

（2）肿块：肿块固定不移，在体表可见局部青紫肿胀，在体内则为癥积，其质较硬或有压痛。

（3）出血：血色紫黯，或夹有血块。

（4）发绀：面色紫黯，口唇、爪甲青紫。

（5）舌象：可见舌质紫黯，或有瘀点、瘀斑，舌下经脉青紫。

（6）脉象：常见沉涩、细涩、弦涩或结代的脉象。

此外，临床还可出现某些精神症状（如善忘、狂躁、昏迷），渴不欲饮，肌肤甲错等症状。

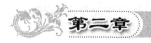

辨治纲要

第一节 辨 证

辨证,就是分析、辨别疾病的证候。具体来说,首先要运用四诊(望、闻、问、切)方法,全面收集病情资料,然后用中医理论进行分析、辨别、归纳,最终得出证候结论。辨证是论治的前提条件。中医的辨证方法很多,限于篇幅,这里主要介绍八纲辨证、气血津液辨证和脏腑辨证。

一、八纲辨证

八纲,即阴、阳、表、里、寒、热、虚、实八类不同的证候类型。八纲辨证是依照四组不同的对立体系概念去综合、分析、归类各种证候,从而说明疾病的原因、部位、性质,及正邪之间关系的辨证方法,为各种辨证的基础。

(一)辨表里

表里是辨别疾病病位和病势深浅的两个纲领。

1. 表证 是指外邪经皮毛、口鼻侵入人体,卫气抗邪而表现于体表的轻浅证候,具有起病急、病程短、病位浅等特点。

(1)临床表现:发热恶寒(或恶风),头身痛,鼻塞流涕,咽喉痒痛,咳嗽,舌苔薄白,脉浮等。

(2)证候分析:六淫邪气客于皮毛肌表,阻遏卫气的正常宣发,郁而发热。卫气受遏,失其正常的温煦作用,故见恶风寒。

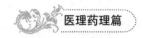

邪气郁滞经络,气血流行不畅,以致头身疼痛。肺主皮毛,鼻为肺窍,邪气从皮毛、口鼻而入,内应于肺,肺失宣降,则鼻塞流涕、咽喉痒痛,咳嗽。邪未入里,舌象尚无明显变化而见薄白苔。外邪袭表,正气奋起抗争,脉气鼓动于外,故脉浮。

2. 里证　是疾病深入于里的一类证候,可因表证不解,内传于里,也可由外邪直中,或脏腑功能失调而致。相对于表证而具有发病缓、病程长、病位深等特点。

(1)临床表现:里证证候繁多,现仅与表证相对而言,举例如下:壮热不恶寒,口渴喜饮,烦躁谵妄,腹痛便秘,小便短赤,舌红苔黄,脉沉数;或畏寒喜暖,腹泻呕吐,苔白厚腻,脉沉迟等。

(2)证候分析:热邪入里,里热炽盛,故壮热不恶寒;若热邪灼伤津液,可见口渴喜饮,大便秘结,小便短赤;热扰心神,则烦躁谵妄。若寒邪直中脏腑,则畏寒喜暖;若寒湿困阻脾胃,脾失健运,则腹泻;胃失和降,则呕吐;舌红苔黄或苔白厚腻,脉沉,均属里证之象。

(二)辨寒热

寒热是辨别疾病性质的两个纲领。

1. 寒证　是感受寒邪,或阴盛阳衰所表现的证候。包括表寒、里寒、虚寒、实寒等。

(1)临床表现:形寒喜暖,面色㿠白,肢冷蜷卧,口淡不渴,便溏溲清,舌淡苔白而润滑,脉迟或紧。

(2)证候分析:阳气不足或外邪所伤,不能发挥其温煦形体的作用,故见形寒肢冷、蜷卧喜暖、面色㿠白;阴寒内盛,津液未伤,故口淡不渴;阳虚不能温化水液,故便溏溲清;阳虚不化,寒湿内生,则舌淡苔白而润滑;阳气虚弱,鼓动血脉运行之力不足,故脉迟;寒主收引,受寒则脉道收缩而拘急,故见脉紧。

2. 热证　是感受热邪,或阳盛阴虚,人体功能活动亢进所表现的证候。包括表热、里热、虚热、实热等。

(1)临床表现:恶热喜冷,渴喜冷饮,面红目赤,烦躁不宁,便干溲赤,舌红苔黄而干燥,脉数等。

（2）证候分析:阳热偏盛,则恶热喜冷;热邪伤阴,津液被耗,故口渴喜冷饮、小便短赤;火性炎上,故面红目赤;热扰心神,则烦躁不宁;肠热津亏,传导失司,则大便燥结;舌红苔黄为热征;舌干少津为伤阴;阳热亢盛,血行加速,故见脉数。

（三）辨虚实

虚实是辨别邪正盛衰的两个纲领。

1. **虚证** 是指人体正气虚弱所表现的证候。虚证多由于先天禀赋不足,后天失养,久病耗损而成。

（1）临床表现:虚证有精亏、气虚、血虚、阴虚、阳虚之不同,临床表现极不一致。一般而言,精亏者形体消瘦,生长发育迟缓,生殖功能减退或衰弱。阳气虚者面色淡白或萎黄,精神萎靡,神疲乏力,心悸气短,形寒肢冷,自汗,大便滑脱,小便失禁,舌淡胖嫩,脉虚沉迟。阴虚者五心烦热,消瘦颧红,口咽干燥,盗汗潮热,舌红少苔,脉虚细数。血虚者面色无华或萎黄,唇爪色淡,头晕眼花,两目干涩,视物不清,舌淡,脉细无力。

（2）证候分析:精亏既不能充养机体,又不能发挥其主生长发育和生殖的功能,故见形体消瘦,生长发育迟缓,生殖功能减退或衰弱。气虚、阳虚,失其推动、温煦与固摄作用,故见面色淡白,形寒肢冷,神疲,心悸气短,大便滑脱,小便失禁等症;阳气虚不能温化水液,水湿停聚而上泛,故舌胖嫩;阳气不足,鼓动无力,且生虚寒,故脉虚沉迟。阴液不足,失其濡养滋润的作用,又因阴不制阳,阳相对偏盛,故见手足心热,心烦心悸,潮热盗汗,舌红干少苔,脉细数。血虚失其滋润营养作用,故见面色无华或萎黄,唇爪色淡,头晕眼花,两目干涩,视物不清,舌淡,脉细无力。

2. **实证** 是指邪气亢盛,而机体正气不虚的一类证候。多见于新病或体壮之人。实证或因外邪侵入,或因脏腑功能失调而水湿痰饮、瘀血停聚所致。

（1）临床表现：因致病邪气的性质及所在部位的不同，实证的表现亦不一。一般有发热，脘腹胀痛拒按，胸闷烦躁，呼吸气粗，痰涎壅盛，大便秘结，小便不利，舌质苍老，舌苔厚腻，脉实有力等。

（2）证候分析：邪气过盛，正邪交争，故发热；实邪扰心，或蒙蔽心神，故烦躁；邪阻于肺，肺失宣降，则胸闷喘息气促，痰涎壅盛；实邪积于肠胃，腑气不通，则大便秘结、腹胀满痛拒按；水湿内停，气化不利，故小便不利；邪正交争，搏击于血脉，故脉实有力；湿浊蒸腾，故舌苔多见厚腻。

（四）辨阴阳

阴阳是八纲辨证的总纲，其余六纲均可以阴阳两纲来概括。阴阳辨证，就是把所有证候分为两大类，分类的依据是阴阳学说中阴与阳的基本属性。因此，证候表现为亢进的、躁动的、火热的，症状表现于外的、向上的、容易发现的，证情趋于好转的为阳证；证候表现为萎靡的、安静的、寒冷的，症状表现于里的、向下的、不易发现的，证情趋于恶化的为阴证。从病机角度来分析，则正气比较强盛的，病邪性质为阳邪的，多为阳证；正气虚弱的，病邪性质为阴邪的，多为阴证。

1. 阴证　是指符合"阴"的一般属性的证候。如里证、寒证、虚证可概属于阴证的范围。

（1）临床表现：面色黯淡，精神萎靡，身重蜷卧，形寒肢冷，倦怠无力，语声低微，纳呆，口淡不渴，大便溏薄，小便清长，舌淡胖嫩，脉沉迟或弱或细涩。

（2）证候分析：精神萎靡，乏力，语声低微是虚证的表现；形寒肢冷，口淡不渴，大便溏，小便清长是里寒证的表现；舌淡胖嫩，脉沉迟、微弱、细涩均为虚寒之舌脉。

2. 阳证　是指符合"阳"的一般属性的证候。如表证、热证、实证可概属于阳证的范围。

（1）临床表现：面色偏红，发热，肌肤灼热，神烦躁动，语声粗浊或骂詈无常,呼吸气粗,喘促痰鸣,口干渴饮,大便秘结或有奇臭,小便短赤,舌质红绛、苔黄黑生芒刺,脉象浮数、洪大、滑实。

(2)证候分析:阳证是对表证、热证、实证的概括。恶寒、发热、头身疼痛,舌苔薄白,脉浮等为表证的表现。面色偏红,神烦躁动,肌肤灼热,口干渴饮为热证的表现;语声粗浊,呼吸气粗,喘促痰鸣,大便秘结等又是实证的表现;舌质红绛,苔黄黑起刺,脉洪大数滑实均为实热之舌脉。

二、气血津液辨证

中医诊病时,运用气血津液理论,去辨别、分析、判断、综合病人的病情资料,从而确定其气、血、津液的具体病机、证型的思维过程和辨证方法,就是气血津液辨证。气血津液辨证既是八纲辨证在气、血、津液不同层面的深化和具体化,也是对病因辨证的不可缺少的补充。

(一)气病辨证

气的病变很多,但临床上常见的证候,可概括为气虚证、气陷证、气滞证、气逆证四种,其中气虚、气陷属虚证,气滞、气逆属实证。

1. 气虚证 是指元气不足,脏腑组织功能减退所表现的证候。常由久病体虚,劳累过度,或年老体弱等因素引起。

(1)临床表现:精神萎靡,倦怠乏力,少气懒言,头晕目眩,自汗出,活动后诸症加重,舌淡苔白,脉虚无力。

(2)证候分析:本证以全身功能活动低下的表现为辨证要点。人体脏腑组织功能活动的强弱与气的盛衰有密切关系,气衰则功能活动减退。由于元气亏损,脏腑组织功能减退,故少气懒言,神疲乏力;气虚清阳不升,不能温养头目,则头晕目眩;气虚腠理疏松,卫外不固则自汗;劳则耗气,故活动时诸症加剧;气虚无力鼓动血脉,血不上营于舌,而见舌淡苔白;气虚运血无力,

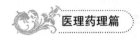

故脉象按之无力。

2. 气陷证　是指气虚无力升举,气反下陷的证候。多为气虚的进一步发展。

(1)临床表现:头晕目眩,少气懒言,久痢久泄,腹部有坠胀感,或脱肛,胃下垂,子宫下垂,肾下垂,舌淡苔白脉弱。

(2)证候分析:气陷证以内脏下垂为主要特征。因其为气虚证的进一步发展,故见头晕目眩,少气懒言,舌淡苔白脉弱等气虚的表现。脾气主升,脾气虚弱,升举无力,则可致内脏下垂;脾虚失其健运,清阳不升,气陷于下,则久痢久泄。

3. 气滞证　是指人体某一脏腑、某一部位气机阻滞,运行不畅所表现的证候。引起气滞的因素很多,凡是病邪内阻,七情郁结,以及阳气虚弱,温运无力等,均能导致气机郁滞。

(1)临床表现:胀闷,或疼痛。因气滞部位的不同,表现各异。如胃肠气滞的脘腹胀满作痛;肝气郁滞的两胁胀痛或窜痛;肺气壅滞的胸闷疼痛等。

(2)证候分析:人体气机郁滞,轻则胀闷,重则疼痛。气滞证,以胀闷疼痛为辨证要点。随着病变部位的不同,或表现为局部的胀痛,或表现为疼痛攻窜移动。

4. 气逆证　是指气机升降失常,逆而向上所引起的证候。临床常见胃气上逆、肺气上逆及肝气上逆之证。气逆证可由感受外邪、痰饮水湿、宿食、情志不遂等原因引起。

(1)临床表现:胃气上逆则见恶心呕吐,呃逆,嗳气;肺气上逆则咳嗽喘息;肝气上逆则头痛,眩晕,昏厥,呕血等。

(2)证候分析:寒饮、痰浊、食积等停留于胃,或外邪犯胃,使胃失和降,上逆而为恶心呕吐,呃逆,嗳气;感受外邪,或痰浊阻肺,肺失宣发肃降,上逆则为咳嗽喘息;情志不遂,郁怒伤肝,肝气升发太过,气火上逆则头痛、眩晕、昏厥,血随气逆而上涌可致呕血等。

（二）血病辨证

血的病证包括血虚、血热、血瘀、血寒。

1. **血虚证** 是指血液亏损,脏腑百脉失养而表现全身虚弱的证候。血虚证的形成,可因禀赋不足而致;或脾胃虚弱,生化乏源;或各种慢性出血;或久病耗损;或思虑过度,暗耗阴血;或瘀血阻络,新血不生等。

（1）临床表现:面色苍白无华或萎黄,唇甲色淡,头晕眼花,心悸失眠,手足麻木,妇女月经量少色淡,衍期或闭经,舌淡苔白,脉细无力。

（2）证候分析:血虚证以体表肌肤呈现淡白以及全身虚弱为特征。人体脏腑组织,赖血液之濡养,血盛则肌肤红润,体壮身强。血虚则肌肤失养,面唇爪甲舌体皆呈淡白色;血虚脑髓失养,则头晕眼花;心主血脉而藏神,血虚心失所养则心悸,血不养神而失眠;经络失养致手足麻木;血虚则血海空虚,经量减少,色淡,甚或月经延迟、闭经;脉道失充则脉细无力。

2. **血热证** 是脏腑火热炽盛,热迫血分所表现的证候。血热证多因烦劳、嗜酒、恼怒等因素引起。

（1）临床表现:身热夜甚,烦躁不宁,舌红绛,脉弦数,及各种出血症。

（2）证候分析:血热证以热证伴出血为主要表现。血属阴,血中有热,故表现为夜间热甚;血热躁扰心神,故烦躁不宁;血得热则行,热迫血行,则见各种出血症。

3. **血瘀证** 凡离经之血不能及时排出或消散,停留于体内,或血行不畅,壅遏于经脉之内,及瘀于脏腑组织器官的,均称瘀血。由瘀血内阻而引起的病变,即为血瘀证。引起血瘀证的因素多为寒凝、气滞、气虚、外伤等。

（1）临床表现:疼痛呈刺痛,拒按,痛处固定,夜间尤甚;肿块在体表者色青紫,在腹内者坚硬按之不移;出血反复不止,色紫黯;面色晦黯,唇甲青紫,皮肤有瘀点、瘀斑,斑色紫黯,肌肤甲

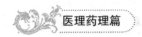

错;舌紫黯,或见瘀点瘀斑,脉细涩。

(2)证候分析:血瘀证以刺痛、痛有定处、拒按,肿块,唇舌爪甲紫黯,脉涩等为辨证要点。瘀血内停,络脉不通,气机受阻,不通则痛;瘀血为有形之邪,阻碍气机运行,故疼痛剧烈,部位固定不移;按压则气机更窒,故拒按;夜间阴血凝滞更甚,故疼痛甚。瘀血凝聚局部,日久不散,便成肿块。瘀血阻络,阻碍气血运行,血涌络破,则出血。瘀血内阻,气血运行不利,肌肤失养,则皮肤粗糙如鳞甲,甚则唇甲紫黯。舌体紫黯,脉象细涩,亦为血行受阻之征。

4. 血寒证　是指局部脉络寒凝气滞,血行不畅所表现的证候。常由感受寒邪或阳气不足所致。

(1)临床表现:手足疼痛,形寒肢冷,肤色紫黯,喜暖恶寒,得温痛减,妇女少腹疼痛,月经衍期,经色紫黯,夹有血块,舌淡黯苔白,脉沉迟涩。

(2)证候分析:血寒证以手足局部疼痛,肤色紫黯为主要表现。寒为阴邪,其性凝滞,寒袭血脉,脉道收引,血行不畅,故局部冷痛,肤色紫黯。血得温则行,故得温痛减。阳气被遏,不能外达肌肤,则形寒肢冷。寒客血脉,宫寒血瘀,则妇女少腹疼痛,月经衍期,经色紫黯,夹有血块。寒凝经脉,气血运行受阻,不能上营于舌,故舌质淡黯苔白。沉脉主里,迟脉主寒,涩脉主瘀,脉沉迟涩,为寒盛气血凝滞之脉象。

(三)气血同病的辨证

1. 气血两虚　是指气虚和血虚同时存在的证候。气血两虚证多由久病不愈,气虚不能生血,或血虚无以化气所致。临床可同时并见气血不足病证。

2. 气虚血瘀　是指气虚运血无力而致血瘀所表现的证候。气虚血瘀证常由于久病气虚,渐致瘀血内停而引起。临床则为气虚证与血瘀证同时并见。

3. 气滞血瘀　是指气的运行不畅而致血液运行障碍所表

现的证候。气滞血瘀证多由情志不遂,或外邪侵袭,致使气机郁滞,气不行血,继则血瘀;或瘀血阻滞,气机不畅而成。临床为气滞证与血瘀证同时并见。

4. 气不摄血　是指气虚不能固摄血液而见出血的证候。气不摄血证多由久病气虚,或慢性失血,气随血耗,继而气虚不能摄血所致。临床表现为气虚证及各种出血症。

5. 气随血脱　是由于大失血而引起气脱的危重证候。本证大失血为因,血为气母,血亏则气无所附,终致气脱的严重后果。临床在大出血的同时出现气少息微、大汗淋漓、神情淡漠或昏聩等气脱征象。

(四)津液辨证

津液病证,一般可概括为津液不足和水液停聚的两个方面。

1. 津液不足证　是指由于津液亏少,全身或局部某些脏腑组织器官失其濡润滋养而出现的证候。津液不足既可由化生不足引起,又可因热盛伤津耗液、大汗、吐下太过所致。

(1)临床表现:口燥咽干,唇燥干裂,皮肤干枯无泽,小便短少,大便干结,舌红少津,脉细数。

(2)证候分析:津液不足证,以肌肤口唇舌咽干燥现象及尿少便干为辨证依据。机体内而脏腑,外至肌肤,均有赖于津液的濡养。津液亏耗,上不能滋润口咽,则口燥咽干,唇燥而裂;外不能濡养肌肤,则皮肤干燥枯槁;下不能化生小便,濡润大肠,则尿少便干。津液亏损致生内热,故舌红少津,脉见细数。

2. 水液停聚证　即津液代谢障碍而出现的痰饮水肿等病证。凡外感六淫,内伤七情,影响肺、脾、肾、三焦等对水液输布排泄的功能,均可导致水液停聚的病证。临床可分为饮证和痰证。

(1)饮证:是指停聚的水液质地清稀,且多停滞于脏腑组织之间,或溢于肌肤所表现的证候。

1)临床表现:咳嗽气喘,胸闷,痰液清稀色白量多,喉中痰

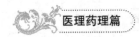

鸣,倚息不得平卧,甚则心悸;或脘腹胀满,水声漉漉,泛吐清水,食欲减退;或胸胁胀闷作痛,咳喘引痛;或面目、四肢、胸腹,甚至全身浮肿。舌苔白滑,脉弦。

2)证候分析:饮停于肺,肺失宣发肃降,则咳嗽气喘,胸闷,痰液清稀色白量多,喉中痰鸣,倚息不得平卧;水饮凌心,则心悸;饮留于胃肠,则脘腹胀满,水声漉漉,泛吐清水,食欲减退;饮停胸胁,则胸胁胀闷作痛,咳喘引痛;饮溢肌肤,则面目、四肢、胸腹,甚至全身浮肿。舌苔白滑,脉弦为饮邪内停之象。

(2)痰证:是指停聚的水液凝结,滞阻于脏腑、经络、组织之间而引起的证候。常由于外感六淫,内伤七情,导致脏腑功能失调而成。

1)临床表现:咳喘咯痰胸闷;脘痞不舒,纳呆恶心,呕吐痰涎,头晕目眩;神昏癫狂,喉中痰鸣;肢体麻木,半身不遂,瘰疬气瘿,痰核乳癖。苔白腻或黄腻,脉滑等。

2)证候分析:痰浊阻肺,宣降失常,则痰多胸闷;痰浊阻胃,胃失和降,胃气上逆,则恶心呕吐痰涎;痰阻清窍,故头晕目眩;痰浊阻心,心神受蒙,可见神昏癫狂,喉中痰鸣;津停气阻,痰气交结,阻于经络,而致肢体麻木,半身不遂,瘰疬气瘿,痰核乳癖等。痰证舌苔多腻,白腻为痰湿,黄腻为痰火,脉滑为有痰之征。

三、脏腑辨证

脏腑辨证是在认识脏腑生理功能和病理变化的基础上,对四诊所获得的临床资料进行综合分析,以判断疾病的病因病机,确定脏腑证型的一种辨证方法。脏腑辨证是中医诊察、识别疾病证候的基本方法,亦是临床各科进行诊断的重要基础,在中医学辨证体系中占有突出的地位。

(一)心与小肠证候

心病的常见症状为心悸怔忡、心烦、心痛、失眠多梦、健忘、谵语等。小肠病的常见症状为二便异常。

1. 心气虚与心阳虚

(1)临床表现:心气虚与心阳虚的共同症状为心悸,自汗,气短,胸满,善太息,神疲乏力等。若兼面色淡白或白,舌质淡,苔薄白,脉虚弱者,为心气虚。若兼面色苍白,心胸憋闷,形寒肢冷,舌淡或紫黯,脉微弱或结代者,为心阳虚。

(2)证候分析:心主血脉,心气虚则不能帅血而行,故心悸气短;心藏神,心气虚则心神虚弱,故神疲乏力;心之阳气虚弱,卫阳不固,则自汗出;心居胸中,心阳不足,胸阳不振,故胸满,善太息;阳虚失其温煦,则面色苍白,形寒肢冷。

2. 心血虚

(1)临床表现:心烦健忘,惊悸不安,少寐多梦,头晕,怔忡,面白,舌淡,脉细弱。

(2)证候分析:心藏神,心血虚不能滋养心神,故心烦健忘,惊悸不安,少寐多梦。心主血脉,其华在面,心血虚少不能荣润头面,故头晕面白舌淡。心主血脉,血少则脉弱。

3. 心阴虚

(1)临床表现:惊悸,健忘,失眠,心烦,手足心热,低热,盗汗,或口舌生疮,脉细数。

(2)证候分析:心主血,又藏神。心血不足,心阴虚少不能滋养心神,故心烦,惊悸,健忘,失眠。阴虚阳盛化热,故有低热,五心烦热。阴虚内热迫津外泄,故盗汗。心开窍于舌,阴虚阳盛化热,热灼舌体,故口舌生疮。血少不能充于脉,故脉细,阴虚有热则脉数。

4. 心血瘀阻

(1)临床表现:心区刺痛牵引臂内疼痛,四肢厥冷,唇甲青紫,舌质黯有瘀斑,脉涩。

(2)证候分析:心前区及臂内侧为手少阴心经之脉循行之处,心血郁阻,不通则痛,故心区刺痛牵引臂内疼痛;血瘀经脉,阳气不达四末,故四肢厥冷,爪甲青紫;心开窍于舌,心血瘀阻,

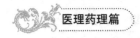

故舌质黯有瘀斑;脉涩为血瘀之象。

5. 心火亢盛

(1)临床表现:心烦不寐,面赤,烦躁,口干,口舌生疮,小便短赤,舌红脉数。

(2)证候分析:心火亢盛,火扰心神,故心烦不寐,烦躁;心主血脉,其华在面,心火亢盛,则面赤;火热灼津,故口干口渴;心开窍于舌,心火亢盛,热伤舌体,故口舌生疮;心火下移小肠,故小便短赤;舌红脉数为火热所致。

6. 痰迷心窍

(1)临床表现:面色晦滞,脘闷作恶,意识模糊,语言不清,喉有痰声,甚则昏不知人,舌苔白腻,脉滑。

(2)证候分析:痰浊阻遏,清阳不升,浊气上泛,则面色晦滞,脘闷作恶;痰浊阻心,心神受蒙,则意识模糊,语言不清,甚则昏不知人;痰随气升,则喉有痰声。舌苔白腻、脉滑为痰浊内盛之象。

7. 痰火扰心

(1)临床表现:发热气粗,面红目赤,痰黄稠,喉间痰鸣,躁狂谵语,或失眠心烦,痰多胸闷,头晕目眩,舌红苔黄腻,脉滑数。

(2)证候分析:邪热亢盛,则发热气粗,面红目赤;邪热灼津为痰,则痰黄稠,喉间痰鸣;痰与火结,扰乱心神,则失眠心烦,躁狂谵语;痰阻气道,清阳被遏,则胸闷,头晕目眩。舌红苔黄腻、脉滑数为痰火内盛之象。

8. 小肠虚寒

(1)临床表现:小腹隐痛,喜按,小便频而不爽,大便溏泄,形寒肢冷,舌淡脉沉迟。

(2)证候分析:小腹为小肠所居之处,小肠虚寒失其温煦、气化,故小腹隐痛,喜按,小便频而不爽,大便溏泄,形寒肢冷。舌淡脉迟为虚寒之象。

9. 小肠实热

（1）临床表现：心烦,不寐,口渴喜冷饮,尿道热痛,小便黄赤,口舌生疮,舌尖红,脉数。

（2）证候分析：心与小肠相表里,小肠热循经上行扰心,则心火亢盛,心烦不寐,口舌生疮,舌尖红,脉数;小肠热盛,故尿道热痛,小便黄赤。

（二）肺与大肠证候

肺病的常见症状为咳嗽,气喘,胸痛,咯血等。大肠的常见症状为便秘或泄泻。

1. 肺气虚

（1）临床表现：咳嗽无力,气短喘促,乏力懒言,自汗出,畏风怕冷,咳痰清稀,舌淡苔白,脉虚弱。

（2）证候分析：肺主气司呼吸,肺气虚,气失所主,故气短喘促,乏力懒言;肺失宣降,故咳嗽,咳痰清稀;肺气虚,不能外固肌表则自汗出,不能宣发卫气于肌表则畏风怕冷。舌淡苔白脉虚弱为气虚之征。

2. 肺阴虚

（1）临床表现：咳嗽痰少,或痰中带血,声音嘶哑,咽干,颧红盗汗,五心烦热,舌红少苔,脉细数。

（2）证候分析：肺阴虚化热伤津,故咳嗽痰少而黏,口咽干燥,甚或痰中带血;肺阴虚,不能主声而音哑;颧红盗汗,五心烦热,舌红少苔,脉细数,皆为阴虚内热之象。

3. 痰浊阻肺

（1）临床表现：咳嗽,痰多,胸满,喘促,痰白易于咳出,苔腻,脉滑。

（2）证候分析：痰浊阻肺,肺失宣降,肺气上逆,故咳嗽,痰多,喘促,且痰白易于咳出;痰阻气道,气机郁滞,肺气不利,故胸满;苔腻脉滑为痰浊之象。

4. 热邪壅肺

（1）临床表现：咳嗽痰稠色黄,气喘息粗,壮热口渴,烦躁不安,甚则鼻翼煽动,衄血咯血,便干尿少,舌红苔黄,脉滑数。

(2)证候分析:热邪壅肺,肺失肃降,肺气上逆而为咳嗽,喘息;津液受灼,炼液为痰,则痰稠色黄;热邪炽盛,耗伤津液,故壮热口渴,便干尿少;热扰心神,则烦躁不安;热伤脉络,则衄血咯血;舌红苔黄,脉滑数,为痰热之征。

5. 风寒束肺

(1)临床表现:咳嗽,痰稀薄色白,鼻塞流清涕,恶寒发热,无汗,舌苔薄白,脉浮紧。

(2)证候分析:风寒束肺,肺失宣降,则咳嗽;寒属阴,故痰稀薄色白;肺开窍于鼻,肺气失宣,鼻窍不畅,故鼻塞流清涕;寒邪郁遏卫气,失其温煦则恶寒,毛窍闭塞则无汗;正气抗邪则发热;邪未传里,故苔色薄白;脉浮主表,紧主寒,浮紧主表寒证。

6. 风热犯肺

(1)临床表现:咳嗽声急,痰稠色黄,鼻塞流黄浊涕,身热,微恶风寒,口渴咽痛,舌尖红,苔薄黄,脉浮数。

(2)证候分析:风热犯肺,肺失清肃则咳嗽声急;风热为阳邪,灼液为痰故质稠色黄;肺气失宣,鼻窍不利,津液为风热所熏,故鼻塞流黄浊涕;肺卫受邪,卫气抗邪则发热,卫气郁遏故恶风寒;风热上扰,津液被耗则口干,咽喉不利故咽痛;舌尖红,苔薄黄为有热之征。脉浮主表,数主热。

7. 燥邪伤肺

(1)临床表现:咽干鼻燥,干咳无痰,或痰少而黏不易咯出,或痰中带血,胸痛,舌干少津,脉细涩。

(2)证候分析:燥性干涩,损伤肺津,失其滋润,则咽干鼻燥,痰少而黏不易咯出;肺失清肃,则干咳无痰;损伤肺络,则痰中带血;肺居胸中,燥邪伤肺故胸痛。津液不足,无以上承,则舌干少津;津液不足,脉道失充,则脉细涩。

8. 大肠湿热

(1)临床表现:腹痛,下利赤白脓血,里急后重,肛门灼热,

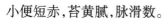

小便短赤,苔黄腻,脉滑数。

(2)证候分析:湿热蕴结大肠,阻滞气机,故腹痛;湿热胶结不解则里急后重,损伤脉络故见下利赤白脓血;肠道湿热下注则肛门灼热,湿热注于膀胱则小便短赤;苔黄腻,脉滑数,皆为湿热内停之象。

9. 大肠津亏

(1)临床表现:便秘,难于排出,数日一行,口干咽燥,或伴有口臭头晕等症,舌干少津,脉细涩。

(2)证候分析:津液不足,肠失滋润,故见便秘,难于排出,数日一行;阴伤于内,口咽失润,故口干咽燥;腑气不通,浊气上逆则口臭头晕;舌干少津、脉细涩为津液不足之征。

(三)脾胃证候

脾病的常见症状为纳呆,腹胀,便溏,水肿,出血。胃病的常见症状为脘痛,呕吐,嗳气,呃逆。

1. 脾气虚

(1)临床表现:纳少,腹胀,饭后尤甚,大便溏薄,肢体倦怠,少气懒言,面色萎黄或白,或浮肿,或消瘦,舌淡苔白,脉缓弱。

(2)证候分析:脾主运化,胃主受纳。脾失健运则胃纳失常,故纳少,腹胀,饭后尤甚;脾不升清,精微不布,机体失养,则形体消瘦,肢体倦怠,少气懒言,面色萎黄或白;脾虚不运,水湿不化,则大便溏薄。舌淡苔白,脉缓弱,为脾虚之征。

2. 脾阳虚

(1)临床表现:腹胀纳少,腹痛喜温喜按,大便溏薄清稀,四肢不温,或肢体困重,或周身浮肿,小便不利,或白带量多质稀,舌淡胖,苔白滑,脉沉迟无力。

(2)证候分析:脾阳虚弱,运化失常,则腹胀纳少;阳虚阴盛,寒从中生,寒凝气滞,则腹痛喜温喜按;阳气不足,水湿不化,流注肠中,故大便溏薄清稀;阳失温煦,则四肢不温;水湿内停,则肢体困重;水溢肌肤,则周身浮肿,小便不利;妇女带脉不固,

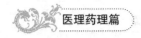

水湿下注,故白带量多质稀;舌淡胖,苔白滑,脉沉迟无力,皆为阳虚水湿内盛之征。

3. 中气下陷

(1)临床表现:脘腹重坠作胀,久泄不止,或内脏下垂,伴见气少乏力,肢体倦怠,声低懒言,头晕目眩,舌淡苔白,脉弱。

(2)证候分析:脾气不足,升举无力,故脘腹重坠作胀,久泄不止,或见内脏下垂;中气不足,全身功能减退,故见气少乏力,肢体倦怠,声低懒言;清阳不升则头晕目眩;舌淡苔白,脉弱,皆为脾气虚弱的表现。

4. 脾不统血

(1)临床表现:便血,尿血,肌衄,齿衄,或妇女月经过多,崩漏等。兼见食少便溏,神疲乏力,少气懒言,面色无华,舌淡苔白,脉细弱。

(2)证候分析:脾气亏虚,统摄无权,血溢脉外而见各种出血症状;脾虚失其健运,则食少便溏,神疲乏力,少气懒言,面色无华;舌淡苔白,脉细弱,皆为脾气虚弱的表现。

5. 寒湿困脾

(1)临床表现:脘腹痞闷胀痛纳少,恶心,头身沉重,肢体倦怠,浮肿,尿少便溏,舌质胖大有齿痕,苔腻,脉沉缓。

(2)证候分析:寒湿困脾,脾失健运,故脘腹痞闷胀痛;脾病及胃,则纳少,恶心;湿性重浊,故头身沉重,肢体倦怠;水湿不化,溢于肌肤,则为浮肿;寒湿内停,气化失司,则尿少便溏;舌质胖大有齿痕,苔腻,脉沉缓,皆为寒湿之象。

6. 湿热蕴脾

(1)临床表现:腹满痞闷,纳呆呕恶,便溏尿黄,肢体困重,或面目肌肤发黄,色泽鲜明,皮肤发痒,舌红,苔黄腻,脉濡数。

(2)证候分析:湿热之邪蕴结中焦,脾失健运,胃失受纳,故腹满痞闷,纳呆呕恶,便溏;湿邪停聚体内,则肢体困重;湿热熏蒸,则面目肌肤发黄,色泽鲜明,皮肤发痒。舌红,苔黄腻,脉濡数,为湿热之脉象。

7. 胃阴虚

(1)临床表现:胃脘隐痛,饥不欲食,口燥咽干,大便秘结,舌红少津,脉细数。

(2)证候分析:胃阴不足,胃失和降,则胃脘隐痛;胃腑受纳无力,故饥不欲食;阴液不足,故口燥咽干,大便秘结;阴虚则热,故舌红少津,脉细数。

8. 食滞胃脘

(1)临床表现:胃脘胀满,甚则疼痛,嗳气吞酸,或呕吐酸腐食物,吐后胀痛得减,或矢气便溏,泻下物酸腐臭秽,舌苔厚腻,脉滑。

(2)证候分析:胃气以降为顺,食滞胃脘,胃气郁滞,则胃脘胀满,甚则疼痛;胃失和降而上逆,腐浊之气上泛,则嗳气吞酸,或呕吐酸腐食物;吐后气滞减轻,故吐后胀痛得减;食积停滞,腑气不通,则矢气频频;脾胃运化失常,则便溏,泻下物酸腐臭秽。舌苔厚腻,脉滑,为饮食积滞之象。

9. 胃寒

(1)临床表现:胃脘疼痛,遇冷加重,得温痛减,口淡不渴,或伴见神疲乏力,肢凉喜暖,或伴有胃肠水声漉漉,口泛清水,舌淡苔白滑,脉迟或弦。

(2)证候分析:寒邪凝滞胃腑,络脉收引,气机郁滞,故胃脘疼痛,遇冷加重,得温痛减;寒为阴邪,津液未伤,故口淡不渴;阴邪伤阳气,故见神疲乏力,肢凉喜暖;阴寒停聚,水湿不化,水走肠间,则胃肠水声漉漉;饮邪上逆,则口泛清水。舌淡苔白滑,脉迟或弦,主寒及水饮。

10. 胃热

(1)临床表现:胃脘灼痛,吞酸嘈杂,或食入即吐,或口渴喜冷饮,消谷善饥,或牙龈肿痛,齿衄,口臭,大便秘结,小便短赤,舌红苔黄,脉滑数。

（2）证候分析：热炽胃腑，气血壅滞，故胃脘灼痛；火热内扰，胃失和降，则吞酸嘈杂，食入即吐；热伤津液，则口渴喜冷饮，大便秘结，小便短赤；胃肠有热，灼伤脉络，则齿衄；胃热而功能亢进，则消谷善饥；胃中浊气上逆，则口臭。舌红苔黄，脉滑数，属实热证。

（四）肝胆证候

肝病的常见症状为郁怒，胁痛，脉弦，以及拘挛震颤。胆病的常见症状为口苦，发黄，惊悸，失眠。

1. 肝气郁结

（1）临床表现：胸胁少腹胀闷窜痛，善太息，情志抑郁易怒，或咽部梅核气，或颈部瘿瘤，或痞块，脉弦。

（2）证候分析：肝之经脉布于两胁，循经少腹，肝气郁结，经气不利，故胸胁少腹胀闷窜痛；气机郁滞，欲得伸展，故善太息；肝失条达疏泄之性，则情志抑郁易怒；气郁津停，痰气交阻于咽部故成梅核气；痰阻经络，发为瘿瘤；气滞血瘀而致痞块。弦为肝脉主病。

2. 肝火上炎

（1）临床表现：头晕胀痛，面红目赤，口苦咽干，急躁易怒，胁肋灼痛，便秘溲黄，耳鸣如潮，舌红苔黄，脉弦数。

（2）证候分析：火性炎上，肝火循经上攻头目，气血上涌，则头晕胀痛，耳鸣如潮，面红目赤；肝胆相表里，肝热传胆，胆气上溢，故口苦；肝经火热，肝失疏泄，故急躁易怒，胁肋灼痛；火热伤津，则咽干，便秘溲黄。舌红苔黄，脉弦数，为肝热之象。

3. 肝血虚

（1）临床表现：筋骨痿软或麻木，手足震颤或不能持物，步履艰难，甚则足不能步，视物昏花，爪甲色淡不荣，舌淡，脉迟缓无力。

（2）证候分析：肝在体合筋，肝血不足，筋失所养，故筋骨痿软或麻木，手足震颤或不能持物，足不能步；肝开窍于目，其华在爪,肝血不足,目失所养,视物昏花,爪甲色淡不荣;血虚则舌淡,脉迟缓无力。

4. 肝阴虚

(1)临床表现:头晕耳鸣,两目干涩,面部烘热,胁肋灼痛,五心烦热,潮热盗汗,口咽干燥,或见手足蠕动,舌红少津,脉弦细数。

(2)证候分析:阴虚则血少,肝阴不足,阴血不能上滋头目,则头晕耳鸣,两目干涩;阴血不能养肝,肝失疏泄,经脉郁阻,则胁肋灼痛;虚火上炎,则面部烘热;阴虚则内热,故五心烦热,潮热盗汗;津液亏虚,则口咽干燥;肝阴不足,经脉失养,故见手足蠕动。舌红少津,脉弦细数为肝阴虚之象。

5. 肝阳上亢

(1)临床表现:眩晕耳鸣,头目胀痛,面红目赤,急躁易怒,心悸健忘,失眠多梦,腰膝酸软,头重足轻,舌红,脉弦有力或弦细数。

(2)证候分析:肝阳上亢多为肝肾之阴不足所致,故为本虚标实之证。阴虚阳亢,气血上冲,则眩晕耳鸣,头目胀痛,面红目赤;阴虚肝失濡养,故急躁易怒;若扰及心神,则见心悸健忘,失眠多梦;腰为肾府,膝为筋府,肝肾阴虚,筋脉失养,故腰膝酸软无力;肝阳亢于上为上盛,阴液亏于下为下虚,上盛下虚,所以头部发重,两足飘轻,步履不稳。舌红,脉弦有力或弦细数,为肝肾阴虚,肝阳亢盛之象。

6. 寒滞肝脉

(1)临床表现:少腹牵引睾丸坠胀冷痛,或阴囊收缩引痛,受寒则甚,得热则缓,舌苔白滑,脉沉弦或迟。

(2)证候分析:寒邪侵袭肝经,阳气被遏,气血运行不利,故少腹牵引睾丸坠胀冷痛;寒为阴邪,性主收引,筋脉拘急,可致阴囊收缩引痛;寒则气血凝涩,热则气血通利,故疼痛遇寒加剧,得热则减。阴寒内盛,则苔见白滑,脉沉主里,弦主肝病,迟为阴

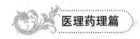

寒,是为寒滞肝脉之征。

7. **肝风内动**　肝风内动是指肝脏功能失调,患者出现眩晕欲仆、抽搐、震颤等具有"动摇"特点的一类病证。临床常见的有以下四种:

（1）**肝阳化风**

1）临床表现:眩晕欲仆,项强肢颤,语謇涩,手足麻木,步履不正,或猝然昏倒,不省人事,口眼㖞斜,半身不遂。舌红苔白或腻,脉弦有力。

2）证候分析:肝肾之阴不足,不能潜藏肝阳,肝阳化风,上扰头目,则眩晕欲仆;风动筋挛,则项强肢颤,语謇涩;肝肾阴虚,筋脉失养,则手足麻木,步履不正;肝风夹痰上蒙清窍,则猝然昏倒,不省人事;风痰阻络,则口眼㖞斜,半身不遂。舌红为阴虚之象,白苔揭示邪未化火,腻苔为夹痰之征,脉弦有力是风阳扰动之象。

（2）**热极生风**

1）临床表现:高热神昏,躁扰如狂,手足抽搐,颈项强直,甚则角弓反张,两目上视,牙关紧闭。舌红或绛,脉弦数。

2）证候分析:热邪亢盛,扰乱心神,则高热神昏,躁扰如狂;热灼肝经,津液受灼,引动肝风,则手足抽搐,颈项强直,甚则角弓反张,两目上视,牙关紧闭。热邪内犯营血,则舌红或绛;脉弦数是为肝经火热之征。

（3）**阴虚风动**:临床表现和证候分析见肝阴虚证。

（4）**血虚风动**:临床表现和证候分析见肝血虚证。

8. **肝胆湿热**

（1）临床表现:胁肋部胀痛灼热,或有痞块,厌食,腹胀,口苦泛恶,大便不调,小便短赤,舌红苔黄腻,脉弦数。

（2）证候分析:湿热蕴结肝胆,疏泄失职,肝气郁滞,故胁肋部胀痛灼热;气滞血瘀,可致胁下痞块;肝木乘脾土,脾失健运,则厌食,腹胀;肝气犯胃,胃失和降,胃气上逆,则口苦泛恶;湿热内蕴,湿偏重则大便稀溏,热偏重则大便干结;湿热下注,膀胱气化失司,故小便短赤。舌红苔黄腻,脉弦数,为湿热内蕴肝胆之征。

9. 胆郁痰扰

(1)临床表现:惊悸不寐,烦躁不宁,口苦呕恶,胸闷胁胀,头晕目眩,耳鸣,舌苔黄腻,脉弦滑。

(2)证候分析:胆失疏泄,气机郁滞,生痰化火,痰热内扰,胆气不宁,故见惊悸不寐,烦躁不宁;热蒸胆气上溢,则口苦;胆热犯胃,胃气上逆,故呕恶;胆气郁滞,则胸闷胁胀;痰热上扰,则头晕目眩,耳鸣。舌苔黄腻,脉弦滑,为痰热内蕴之征。

(五)肾与膀胱证候

肾病的常见症状为腰膝酸软而痛,耳鸣耳聋,阳痿遗精,二便异常,水肿等。膀胱病的常见症状为尿频,尿急,尿痛,或尿闭,或遗尿,小便失禁等。

1. 肾阳虚

(1)临床表现:腰膝酸软而痛,畏寒肢冷,面色㿠白或黧黑,精神萎靡,头晕目眩,或阳痿,或不孕,或大便久泄不止,或浮肿,舌淡胖苔白,脉沉弱。

(2)证候分析:腰为肾之府,肾主骨,肾阳虚,失其温养,则腰膝酸软而痛,畏寒肢冷;阳气不足,心神不振,则精神萎靡;阳虚鼓动无力,气血不能上荣头面,则头晕目眩,面色㿠白或黧黑;肾阳不足,命门火衰,生殖功能减退,则男子阳痿,女子宫寒不孕;阳虚气化失司,则大便久泄不止,或浮肿。舌淡胖苔白,脉沉弱均为肾阳虚衰之象。

2. 肾阴虚

(1)临床表现:腰膝酸痛,眩晕耳鸣,失眠多梦,遗精,形体消瘦,潮热盗汗,五心烦热,咽干颧红,尿少便干,舌红少津,脉细数。

(2)证候分析:肾阴不足,骨骼失养,故腰膝酸痛;脑髓不

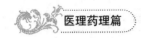

充,则眩晕耳鸣;心肾不交,则失眠多梦;热扰精室,肾不藏精则遗精;阴虚内热,消灼形体,则形体消瘦;阴虚则津液不足,阴不制阳,故潮热盗汗,五心烦热,咽干颧红,尿少便干。舌红少津,脉细数均为肾阴虚之象。

3. 肾精不足

(1)临床表现:小儿生长发育迟缓,身材矮小,智力低下;成人早衰,耳鸣耳聋,发脱齿摇,足膝痿软,反应迟钝,或男子精少不育,女子经闭不孕。舌淡,脉沉细无力。

(2)证候分析:肾主骨生髓,肾精虚少,不能主骨生髓充脑,故生长发育迟缓,少儿智力低下;齿为骨之余,发为肾之外候,肾精不足,筋骨失养,则发脱齿摇,足膝痿软;髓海不充,耳目失聪,故见耳鸣耳聋;肾精不能化生天癸,生殖功能衰退,故男子精少不育,女子经闭不孕;舌淡脉沉细无力为精衰血少之象。

4. 肾气不固

(1)临床表现:腰膝酸软,听力减退,面白神疲,二便失禁。男子滑精早泄,女子带下清稀,或滑胎,舌淡苔白,脉沉弱。

(2)证候分析:腰为肾之府,肾虚则腰膝酸软;肾开窍于耳,肾虚则功能活动减退,气血不能上充于耳,则听力减退;肾虚,失其封藏之性,不能固摄大小便,则二便失禁;肾虚,精关不固,精液外泄,则男子滑精早泄,女子带下清稀,或滑胎。舌淡苔白,脉沉弱,为肾气虚衰之象。

5. 肾不纳气

(1)临床表现:久病咳喘,呼多吸少,气不得续,动则喘甚,自汗神疲,声音低微,腰膝酸软,舌淡苔白,脉沉弱。

(2)证候分析:肾主纳气,肾虚则摄纳无权,气不归元,故久病咳喘,呼多吸少,气不得续,动则喘甚;气虚则自汗神疲,声音低微;骨骼失养则腰膝酸软。舌淡苔白,脉沉弱为气虚之征。

6. 肾虚水泛

(1)临床表现:全身水肿,腰以下为甚,按之没指,小便短少,腰膝酸软冷痛,畏寒肢冷,腹部胀满,或心悸气短,咳喘痰鸣,舌淡胖苔白滑,脉沉迟无力。

(2)证候分析:肾主水,肾阳不足,气化失司,津停为水,水邪泛溢肌肤,则全身水肿,小便短少,此为阴水,水性下趋,故腰以下肿甚,按之没指;水积腹腔,气机阻滞,则腹部胀满;肾阳虚,肢体失去温煦,故腰膝酸软冷痛,畏寒肢冷;水气上逆,凌心射肺,则见心悸气短,咳喘痰鸣。舌淡胖苔白滑,脉沉迟无力,均为肾阳亏虚,水湿内停之征。

7. 膀胱湿热

(1)临床表现:尿频,尿急,尿道灼痛,小便短少,小腹胀闷,或伴有发热腰痛,或尿血,或尿有砂石,舌红苔黄腻,脉数。

(2)证候分析:湿热侵袭膀胱,热迫尿道,则尿频,尿急,尿道灼痛;湿热内蕴,气机不利,气化失司,则小便短少,小腹胀闷;湿热蕴蒸,熏于肌表,故发热;肾与膀胱相表里,膀胱病变影响及肾则腰痛;灼伤血络则尿血;湿热久郁不解,沉积聚结为石,故尿有砂石;舌红苔黄腻,脉数,为湿热内蕴之象。

第二节 防治原则

一、预防原则

预防就是采取一定的措施,防止疾病的发生与发展。中医学历来非常重视预防,早在《内经》中就提出了"治未病"的预防思想,强调"防患于未然"。《素问·四气调神大论》说:"圣人不治已病治未病,不治已乱治未乱。……夫病已成而后药之,乱已成而后治之,譬犹渴而穿井,斗而铸锥,不亦晚乎!"就生动地指出了"治未病"的意义。

治未病,就是在疾病发生之前,做好预防工作,防止疾病的发生,即未病先防。

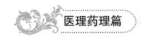

疾病的发生,关系到邪正两方面的因素。邪气是导致疾病发生的重要条件,而正气不足是疾病发生的根本原因。因此,治未病必须从这两方面着手。

首先,调养身体,提高正气抗邪能力。一般来说,体质壮实者,正气充盛;体质虚弱者,正气不足。《内经》指出:"正气存内,邪不可干"。因此,增强体质是提高正气抗邪能力的关键。增强体质要注意调摄精神,锻炼身体,饮食起居合理,劳逸适度,及适当药物保健等。

其次,防止病邪的侵害。这里病邪泛指各种致病因素,即注意防止六淫、疫疠、七情内伤、饮食失调或劳逸过度等各种病邪对人体的侵害。

二、治疗原则

(一)早治防变

防病于未然是最理想的愿望和目的,但若疾病已然发生,则应争取早期诊断、早期治疗,以防止疾病的发展与传变。早期治疗的意义十分重要,因为在疾病的初期阶段,病位较浅,病情多变,病邪伤正程度较轻,正气抗邪、抗损害和康复能力均较强,因而早期治疗有利于疾病的早日痊愈。所谓早治防变,是指在疾病的初起阶段,应力求做到早期诊断、早期治疗,把疾病消灭于萌芽状态,防止其深入传变或转危。早期治疗,首先要掌握不同疾病的发生、发展及其传变的规律,善于发现病变的苗头,及时做出正确的诊断,从而进行及时有效的治疗。

(二)治病求本

治病求本,就是在治疗疾病时,必须寻找出疾病的根本原因,并针对其根本原因进行治疗。治病求本的内容很多,下面从治标与治本、正治与反治两方面来分述这一治则的具体运用。

1. 治标与治本　标本是一个相对的概念,以邪正关系言,则正气为本,邪气为标;就病因与症状言,则病因为本,症状为标;以病之先后言,则先病为本,后病为标;原发病为本,继发病为标;就表里病位而言,则脏腑病为本,肌表经络病为标等等。

标本的区分,有利于从复杂的疾病矛盾中找出其主要矛盾或矛盾的主要方面。治疗疾病,总以治本为要。但是,在疾病过程的不同阶段,矛盾有主次,病症有先后,病情有缓急,因而又有"急则治其标""缓则治其本"和"标本兼治"的灵活法则。

(1)急则治其标:是指在标症较重、或紧急而有可能危及生命,或后发之标病(症)影响到先发之本病治疗时的一种应急性治疗原则。如水臌病,当发生大量腹水,呼吸喘促,大小便不利时,应先治疗腹水这一标症,利用逐水通便等法,使二便通利,腹水减轻,然后再调理肝脾,以治其本病。再如大失血的病人,无论属于何种出血,均应采取应急措施,先止血以治标,待血止后,病情缓和,再治其本。又如某些慢性病患者,原有宿疾又复感外邪,亦应先治外感之标,待外感愈后,再治宿疾之本。总之,"急则治标"属于一种应急性的治则,待标病(症)控制以后必当治本,故与"治病必求于本"并不矛盾。

(2)缓则治其本:是临床治疗疾病常用的治疗原则。在一般情况下,标病(症)不急,治疗时即根据疾病的性质,针对疾病本质而辨证论治。这里的"证",反映了疾病的原因、性质、病变部位以及邪正之间的关系等,故辨证论治属于治本之法。病本既除,则标象自解。如风寒头痛,风寒之邪为本,头痛症状为标,治疗采取疏风散寒之法,风寒之邪得散,头痛随之而解。又如肺痨咳嗽,其本多为肺肾阴虚,故治疗不应用一般的止咳法治其标,而应滋养肺肾之阴以治其本等。

(3)标本兼治:是在标病与本病并重的情况下所采取的一种治疗原则。此时单治本,或单治标,均不利于疾病的治疗,故需标本兼顾而同治。如患者素体气虚,反复外感,治宜益气解表,益气为治本,解表属治标。又如病人身热、腹硬满而痛、大便燥结、口干渴、舌燥苔焦黄等,此属热结阴伤之证,邪热内结为标,阴液受损为本,标本俱急,治当标本兼顾。临床以增液承气汤治之,泻下与滋阴同用,泻其实热可以存阴,滋阴润燥则有利于通下,标本同治而相辅相成。

2. 正治与反治 正治与反治,是从所采用的药物的寒热性质、补泻效用与疾病的本质、现象之间的逆从关系而提出的两种治法,都是治病求本原则的具体运用。

(1)正治:是指逆疾病临床表现性质而治的一种治疗法则,即采用与疾病证候性质相反的方药进行治疗,又称为"逆治"。适用于疾病的征象与疾病本质一致的病证。常用的正治法有以下四种:

1)寒者热之:寒性病证表现寒象,用温热性质的方药治疗,亦即以热治寒。如表寒证用辛温解表的方药治疗;里寒证用辛热温里的方药治疗等。

2)热者寒之:热性病证表现热象,用寒凉性质的方药治疗,亦即以寒治热。如表热证用辛凉解表的方药治疗;里热证用苦寒泄热的方药治疗等。

3)虚则补之:虚损病证表现虚象,用具有补益功效的方药治疗。如阳气虚损用温阳益气的方药;阴血不足用滋阴养血的方药等。

4)实则泻之:邪实病证表现实证的征象,用攻邪泻实的方药治疗。如食积用消食导滞的方药;瘀血用活血化瘀的方药;痰湿用祛湿化痰的方药等。

(2)反治:是指顺从疾病外在表现的假象性质而治的一种治疗法则。它所采用的方药性质与疾病证候中的假象的性质相同,故又称为"从治"。适用于疾病的征象与疾病的本质不完全一致的病证。常用的反治法有以下四种:

1)寒因寒用:指用寒凉性质的方药治疗具有假寒症状的病证,即以寒治寒。适用于里热盛极,阳盛格阴,反见寒象的真热假寒证。

2）热因热用：指用温热性质的方药治疗具有假热症状的病证，即以热治热。适用于阴寒内盛，阴盛格阳，反见热象的真寒假热证。

3）塞因塞用：指用补益性质的方药治疗具有闭塞不通症状的病证，即以补开塞。适用于因虚而闭阻的真虚假实证。

4）通因通用：指用通利性质的方药治疗具有实性通泄症状的病证，即以通治通。适用于因邪实阻滞而致通泄的真塞假通证。

正治与反治，都是针对疾病本质而进行治疗，同属于治病求本的范畴。

（三）扶正与祛邪

1. 扶正　扶正，即扶助正气。适用于正气亏损证，或以正气虚弱为主而邪气轻微的病证。虚证一般分为气虚、血虚、阴虚、阳虚。虚则补之。气虚益气，血虚养血，阴虚滋阴，阳虚助阳，这些都属于扶正治疗原则的范围。

2. 祛邪　祛邪，即祛除邪气。适用于邪气亢盛而正气未衰的实证。实则泻之，且当使邪有出路。祛邪的方法很多，如邪气在表，当发汗解表；邪在胸脘上部，如痰涎壅塞、宿食停滞、食物中毒等，宜用吐法；邪在肠胃下部，如热邪与肠中糟粕互结，应采取泻下法；实热证宜用清热泻火之法；实寒证宜用温里祛寒之法；湿证宜化湿利湿；食积宜消食导滞；瘀血应活血化瘀等，均属于祛邪治疗原则的范围。

3. 扶正与祛邪兼用　正虚扶正，邪实祛邪，这是基本的治则。然而疾病往往复杂多变，若见虚实错杂之证，则需扶正与祛邪兼用。兼用之时，又有合并使用和先后使用之别。

（1）合并使用：扶正与祛邪合并使用，即攻补兼施，适用于虚实夹杂的病证。由于病理矛盾有主次之分，故治疗有主次之别。

1）扶正兼祛邪：即以扶正为主，佐以祛邪。适用于以正虚

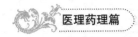

为主(或正虚较急重)的虚实夹杂之证。

2)祛邪兼扶正:即以祛邪为主,佐以扶正。适用于以邪实为主(或邪盛较急重)的虚实夹杂之证。

(2)先后使用:扶正与祛邪先后使用,亦用于虚实夹杂之证,具体运用时又有先祛邪后扶正,或先扶正后祛邪之分。

1)先祛邪后扶正:即先攻后补。适用于虚实夹杂证中,邪盛为主,兼扶正反会助邪;或虽有正虚但尚能耐攻者;或微实微虚者。

2)先扶正后祛邪:即先补后攻。适用于虚实夹杂证中,正虚为主,机体不能耐受攻伐者;或病情甚虚甚实而病邪胶痼不易扩散者。

(四)调整阴阳

调整阴阳,系指纠正疾病过程中机体阴阳的偏盛偏衰,恢复人体阴阳的相对平衡。调整阴阳主要包括损其有余和补其不足两个方面。

1. 损其有余　损其有余,是指对阴或阳一方偏盛有余的病证,应采用"实者泻之"的方法来治疗。也就是说,对于阳盛的实热证,应采用清泻阳热的方法治疗,即热者寒之;对于阴盛的实寒证,应采用温散阴寒的方法治疗,即寒者热之。

2. 补其不足　补其不足,是指对阴或阳一方偏衰不足的病证,应采用"虚者补之"的方法来治疗。补虚的具体方法为:滋阴以制阳,即对阴虚无以制阳而阳相对亢盛的虚热证,采用滋阴的方法以制约阳亢,又称为"阳病治阴""壮水之主,以制阳光";扶阳以制阴,即对阳虚无以制阴而阴相对亢盛的虚寒证,采用扶阳的方法以消退阴盛,又称为"阴病治阳""益火之源,以消阴翳"。此外,根据阴阳互根互用的理论,又有"阴中求阳""阳中求阴"的方法。阴中求阳,是指在治疗阳偏衰时,于扶阳剂中适当佐用滋阴药,使"阳得阴助而生化无穷";阳中求阴,是指在治疗阴偏衰时,于滋阴剂中适当佐用扶阳药,使"阴得阳升而源泉不竭"。

（五）调理气血

调理气血是针对气血失调病机而确立的治疗原则。

1. 调气　气的失常包括气虚和气机失常两方面。气虚当补气；对于气机失常中气滞者当行气理气，气逆者当降逆，气陷者当益气升提，气闭者当开窍通闭，气脱者当益气固脱。

2. 理血　血的失常包括血虚和血液运行的失常两方面。血虚者当补血。血液运行失常可表现为血瘀和出血。血瘀证，治以活血化瘀；出血病证，则应根据导致出血的不同病因病机而分别施以清热止血、温经止血、补气摄血、化瘀止血、收涩止血等治法。

3. 调理气血关系　气血关系失调常有气病及血或血病及气的病理变化。

对于气病及血的调理方法为：气虚致血虚者，补气为主，佐以养血；气虚致血瘀者，补气为主，佐以活血化瘀；气滞致血瘀者，行气为主，佐以活血化瘀；气虚不能摄血者，补气为主，佐以收涩止血等。

对于血病及气的调理方法为：血虚致气少者，养血为主，佐以补气。对于气随血脱者，则宜益气固脱止血，待病势缓和后再以养血之法治之（中医认为："有形之血难于速生，无形之气所当急固"）。

（六）三因制宜

三因制宜，包括因时制宜、因地制宜、因人制宜。

1. 因时制宜　根据不同季节气候特点，来考虑治疗用药的原则，即为"因时制宜"。一般来说，春夏季节，气候由温渐热，阳气升发，人体腠理疏松开泄，即使患外感风寒，也不宜过用辛温发散药物，以免开泄太过，耗伤气阴；而秋冬季节，气候由凉变寒，阴气偏胜，人体腠理致密，阳气内敛，此时若非大热之证，当慎用寒凉药物，以防伤阳。正如《素问·六元正纪大论》说："用

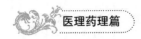

寒远寒,用凉远凉,用温远温,用热远热,食宜同法"。

2. 因地制宜　根据不同地区的地理特点,来考虑治疗用药的原则,即为"因地制宜"。不同地区,由于地势高低、气候、水质、土质条件及生活习惯各异,人的生理活动和病变特点也不尽相同,所以治疗用药应根据当地环境及生活习惯而有所变化。如我国西北方天气寒冷,其民多食酒肉奶酪之品,故其病多外寒而里热,治疗应散其外寒,而凉其里热;东南方天气温热,因阳气外泄,故生内寒,所以治疗应收敛其外泄的阳气,而温其内寒。

3. 因人制宜　根据病人年龄、性别、体质、生活习惯等不同特点,来考虑治疗用药的原则,叫做"因人制宜"。

(1)年龄:小儿生机旺盛,但气血未充,脏腑娇嫩,易寒易热,易虚易实,病情变化较快,故治小儿病,忌投峻攻,少用补益,用药量宜轻。青壮年正气旺盛,体质强健,病邪一旦侵袭后致病多表现为实证,可侧重于攻邪泻实,药量亦可稍重。老年人生机减退,气血亏虚,患病多虚证,或虚实夹杂,治疗虚证宜补,有实邪的攻邪要慎重,用药量要比青壮年轻。

(2)性别:男女性别不同,各有其生理、病理特点。在病理上,妇女有经带胎产诸疾:月经病应注意调经,带下证应注意祛邪,妊娠期患其他病当慎用或禁用峻下、破血、走窜及有毒药物,产后诸疾应审查其是否有恶露不尽或气血亏虚,从而采用适宜的治法;男子有精室疾患及性功能障碍等特有病证,治疗用药亦各有不同。

(3)体质:由于先天禀赋与后天因素的不同,人的体质有强弱、阴阳、寒热等的区别。一般来说,体质强壮者,或偏阳热之体质者,患病后多表现为实证、热证,其体耐受攻伐,泻实清热,药量稍重无妨;体质虚弱者,或偏阴寒之体质者,患病后多表现为虚证、寒证或虚中夹实,其体不耐攻伐,因而应注意采用补益或温补之剂,对虚中夹实者宜选用气味较薄、毒性较小的药物来治疗。此外,人感受同一种病邪,因体质因素不同,病证的性质可以有从寒化、从热化、从虚化、从实化的不同,因而治法亦不同。

总之,三因制宜是中医学整体观念、辨证论治的具体体现,又是中医治疗学的一个重要原则。

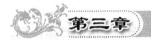

方药概说

第一节 中药性能

一、性和味

《神农本草经》序录云："药有酸咸甘苦辛五味,又有寒热温凉四气。"这是有关药性基本理论之一的四气五味的最早概括。每味药物都有四气和五味的不同,因而也就具有不同的治疗作用。历代本草在论述药物的功用时,首先标明其"气"和"味",可见气和味是药物性能的重要标志之一,这对于认识各种药物的共性和个性以及临床用药都有实际意义。

四气,就是寒、热、温、凉四种不同的药性,也称四性。其中温热与寒凉属于两类不同的性质,而温与热、寒与凉又有程度上的差异。药性的寒、热、温、凉是从药物作用于机体所产生的不同反应和所获得的不同疗效而概括出来的,是同所治疾病的寒热性质相对而言的。能够减轻或消除热证的药物,一般属于寒性或凉性,如黄芩、板蓝根对于发热口渴咽痛等热证有治疗作用,表明这两种药物具有寒性;反之,能够减轻或消除寒证的药物,一般属于温性或热性,如附子、干姜对于腹中冷痛、脉沉无力等寒证有治疗作用,表明这两种药物具有热性。一般来说,寒凉药分别具有清热泻火,凉血解毒,滋阴潜阳,通腑泄热,清热利尿,清热化痰,清心开窍,凉肝息风等作用;温热药分别具有温里

86

散寒,暖肝散结,补火助阳,温阳利水,温经通络,引火归原,回阳救逆等作用。由于寒与凉、热与温之间具有程度上的差异,因而在用药时也要注意。如当用热药而用温药、当用寒药而用凉药,则病重药轻达不到治愈疾病的目的;反之,当用温药而用热药则反伤其阴,当用凉药而用寒药则易伤其阳。此外,还有一些平性药,是指药性不甚显著、作用比较和缓的药物,用于无明显寒热之象的病证。

五味是指药物有酸、苦、甘、辛、咸五种不同的味道,因而具有不同的治疗作用。另外有些药物具有淡味或涩味,由于"淡附于甘""涩附于酸",故习惯上仍称五味。五味不仅仅是药物味道的真实反映,更重要的是对药物作用的高度概括。

酸:有收敛、固涩作用。一般固表止汗、敛肺止咳、涩肠止泻、固精缩尿、固崩止带的药物多具有酸味。酸味药多用于治疗虚汗、泄泻、久咳、虚喘等症,如山茱萸、五味子涩精敛汗,五倍子涩肠止泻。

涩:与酸味药的作用相似。多用于治疗虚汗、泄泻、尿频、滑精、出血等症。如龙骨、牡蛎涩精,赤石脂涩肠止泻。

苦:有泄、燥和坚的作用。泄的含义甚广,有指通泄的,如大黄、枳实泄热通腑;有指降泄的,如苦杏仁、葶苈子降气平喘;有指清泄的,如栀子、黄芩清热泻火。燥则用于湿证。湿证有寒、热之别,性温味苦的药用于寒湿证,又称苦温燥湿,如苍术;性寒味苦的药用于湿热证,又称苦寒燥湿,如黄连。坚是指苦味具有坚阴的作用,如黄柏、知母泻火坚阴。

甘:有补益、和中、缓急等作用。一般用于治疗虚证的滋补强壮药,用于缓和拘急疼痛、调和药性的药,皆有甘味,前者如党参、熟地黄,后者如饴糖、甘草。

辛:有发散、行气、行血或润养作用。如发散表邪的麻黄,行气导滞的木香,活血化瘀的红花,以及滋补肝肾的菟丝子多具有辛味。

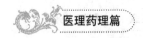

淡:有渗湿、利尿作用。多用于治疗水肿、小便不利等症,如猪苓、茯苓等利水渗湿药均具有淡味。

咸:有软坚散结、泻下作用。多用于治疗瘰疬、痰核、痞块及热结便秘等症,如瓦楞子软坚散结,芒硝软坚泻下,二者均具有咸味。

由于每一种药物都具有气和味,因此,使用时必须综合考虑。例如两种药均为寒性,由于味不相同,一为苦寒,一为辛寒,则作用不同;若两药均为甘味,由于气不相同,一为甘寒,一为甘温,则作用有别。所以,对于气、味不能孤立看待,只有全面认识,才能正确应用。

二、升降浮沉

升降浮沉是指药物对人体作用的不同趋向,是与疾病所表现的趋向相对而概括出的药物性能。由于疾病在病势上常常表现出向上(如恶心呕吐、呃逆、喘息)、向下(如泻痢、崩漏、脱肛)、向外(如自汗、盗汗)、向内(如表邪入里)之不同;在病位上有在表(如外感表证)、在里(如里实便秘)、在上(如目赤头痛)、在下(如腹水尿闭)等不同,能消除或改善这些症状的药物,便分别具有升降浮沉等不同的作用趋向。

升和降、浮和沉都是相对的,升是上升,降是下降,浮表示发散,沉表示泄利。一般具有升阳发表、祛风散寒、涌吐开窍等功效的药物,能上行向外,药性是升浮的;而具有清热泻下、利尿渗湿、重镇安神、潜阳息风、消食导滞、止咳平喘、降逆收敛等功效的药物,则能下行向内,药性是沉降的。

药物升降浮沉的性能与药物本身的气味有密切的关系,能升浮的药物大多具有辛、甘之味和温、热之性;能沉降的药物大多具有酸、苦、咸之味和寒、凉之性。药物的升降浮沉与药物的质地轻重亦有关,一般来讲,花、叶、皮、枝等质轻的药物大多为升浮药,而种子、果实、矿物、贝壳等质重者大多都是沉降药。此外,药物升降浮沉的性能还受加工炮制的影响,如有些药物酒制则升,姜炒则散,醋炒收敛,盐炒下行。在复方中,一种药物的作用趋向还可能受其他药物的制约,一般升浮药在大队沉降药中能随之下降,沉降药在大队升浮药中能随之上升,用药时均应予以注意。

三、归经

归经是在中医基本理论指导下以脏腑经络学说为基础,以其所治疗的具体病证为依据,经过长期临床实践总结出的用药理论。归经是指药物对某些脏腑经络病变具有特殊治疗的作用。由于经络能沟通人体内外表里,所以一旦机体发生病变,体表病变可以通过经络影响到内在脏腑;反之,内在脏腑病变也可以反映到体表上来。由于疾病所在的脏腑及经络循行部位不同,临床所表现的症状亦各不相同。如肺经病变,常可见到胸闷喘咳;肝经病变,则见胁痛抽搐;心经病变,多见心悸失眠等。临床上,当用桔梗、苦杏仁治愈胸闷喘咳时,便认为此二药能归肺经;当用白芍、蜈蚣治愈胁痛抽搐时,便认为此二药能归肝经;当用朱砂、酸枣仁治愈心悸失眠时,便认为此二药能归心经,等等。至于一药能归数经,是指其治疗范围较大,如石膏归肺、胃二经,既能清泻肺热,治疗肺热喘咳;又能清泻胃火,治疗胃火牙痛。

临床运用归经理论,必须与四气五味、升降浮沉相结合。同归肺经的药物,由于四气不同,其治疗作用各异:如紫苏性温,散肺经风寒;薄荷性凉,散肺经风热;干姜性热,温肺化饮;黄芩性寒,清肺泻火。同归肺经的药物,由于五味不同,作用亦有别,如诃子酸收固涩,敛肺止咳;橘皮苦以下气,燥湿化痰;党参甘以补虚,补肺益气;麻黄辛以发表,宣肺平喘;蛤蚧咸以补肾,纳气平喘。同归肺经的药物,因升降浮沉不同,作用有别:如麻黄、桔梗药性升浮,开宣肺气,止咳平喘;葶苈子、桑白皮药性沉降,肃降肺气,止咳平喘。

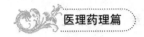

药物的四气五味、升降浮沉以及药物归经是药性理论的重要组成部分,同时又是中药配伍组方的基础。

第二节　中药配伍

在用药物治疗疾病时,对于病情比较单纯者,可以选择一味针对性较强的药物即可获效。如独参汤,用一味人参治疗大失血引起元气虚脱的危重病证;清金散,用一味黄芩治疗肺热出血的病证等。但若病情较为复杂,单味药难以实现既分清主次,又全面兼顾的治疗要求时,则需同时使用两种以上的药物。

按照病情的不同需要和药物的不同特点,有选择地将两种或两种以上的药物配合在一起应用,叫做配伍。药物配伍使用必然产生药物之间的相互作用,有的可以增强原有的功效,有的可以减弱原有的功效,有的可以减低或消除其毒副作用,也有的可以产生毒副作用等等。《神农本草经·序例》将药物之间的配伍关系总结为药物"七情",即单行、相须、相使、相畏、相杀、相恶、相反,这里除"单行"外都是谈药物配伍关系的。

相须:即两种功效相类似的药物配合应用,可以增强原有药物的功效。如知母、黄柏同用,增强了滋阴降火的功效;金银花、连翘同用,增强了清热解毒的功效;附子、肉桂同用,增强了补火助阳的功效。

相使:即两药合用时以一种药物为主,另一种药物为辅,辅药可以提高主药的功效。如黄芪配茯苓治脾虚水肿,黄芪为健脾益气利水消肿之主药,茯苓淡渗利湿,可增强黄芪益气利尿的功效;石膏配牛膝治胃火牙痛,石膏为清胃降火消肿止痛的主药,牛膝引火下行,可增强石膏清火止痛的功效。

相畏:即一种药物的毒副作用,能被另一种药物减轻或消除。如半夏畏生姜,即半夏的毒副作用可被生姜减轻或消除。

相杀:即一种药物能够减轻或消除另一种药物的毒副作用。

如绿豆杀巴豆毒;防风杀砒霜毒等。从本质上讲,相畏与相杀属同一种配伍关系,只是谈问题的角度不同,如生姜与半夏,既可以称生姜杀半夏,亦可以称半夏畏生姜。

相恶:即一种药物的原有功效,能被另一种药物减弱或消除。如人参的补气功效能被莱菔子减弱,故称人参恶莱菔子。近代研究吴茱萸有降压作用,但与甘草同用时,这种作用消失,因此也可以说吴茱萸恶甘草。

相反:即两种药物同用,能产生或增强毒副作用。此类药物可查阅用药注意中的"十八反""十九畏"。

上述配伍中,"相须""相使"可互相促进,提高疗效,临床用药时要充分利用;"相畏""相杀"可抑制或消除毒副作用,应用有毒药物时可考虑选用;"相恶"具有某些拮抗作用,用药时应加以注意;由于"相反"会产生不良反应或毒副作用,故属配伍禁忌范畴。

第三节　组方原则和变化

一、组方原则

由药物配合成为方剂,主要是根据病情的需要,在辨证立法的基础上,配伍适当的药物,并规定必要的剂量而成。药物通过配伍之后,既能增强它的原有作用,又能制其毒性,消除或减弱对人体的不利影响。因此,药物配合成为方剂能够更好地全面适应比较复杂的病证。方剂是一个有机的整体,药物之间存在密切的关系,且有主次之别,前人将这种关系称为"君臣佐使"。

君药,即方中的主药,是针对病因或疾病本质或主证而起主要治疗作用的药物,也是处方中不可缺少的最关键的药物。

臣药,有两种意义:一是辅助君药治疗主病或主证的药物,一般和主药功用相近;二是针对兼病或兼证起主要治疗作用的

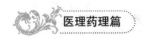

药物。臣药是处方中较为主要的药物。

佐药,有三个意义:①佐助,即配合君、臣药以加强治疗作用,或直接治疗次要症状的药物;②佐制,即用于因方中药物有毒或药性峻烈须加以制约的药物;③反佐,即加入药性与病性相同,以防病势拒药的药物。如"以热治寒而佐以寒,以寒治热而佐以热"的用药方法;或"治寒以热,凉而行之""治热以寒,温而行之"的服药方法等等,均属于反佐法。

使药,有两个意义:①方中具有引导诸药直达病所的药物,即引经药;②方中起调和诸药作用的药物。

一般方剂只用一味君药,在复杂的方剂中,可以有二至三味君药。有时君臣药兼有佐药或使药的作用,因此在某些方剂,特别是在简单的方剂中,不一定君、臣、佐、使俱全,应根据辨证立法的需要而决定方剂的组成。

二、组方变化

方剂的组成须遵循一定的原则,但也不是一成不变的。在临证时应随着病情的变化,根据体质的强弱、年龄的大小以及时间、地域的不同,予以灵活加减运用,做到"师其法而不泥其方"。方剂组成的变化主要有以下三种:

(一) 药味加减的变化

方剂在主证不变的情况下,可随其兼夹症的不同而进行药味的加减。加减后其功用和适应范围亦发生一定的变化。如桂枝汤是由桂枝、芍药、甘草、生姜、大枣五味药物组成,有解肌发表,调和营卫的作用,主治外感风寒表虚证,临床可见头痛发热,自汗出,恶风,舌苔薄白,脉浮缓或浮弱等。若桂枝汤证兼有气喘者,则加厚朴、苦杏仁降气平喘,名桂枝加厚朴杏子汤。又如桂枝汤证因误下发生胸满而桂枝汤证仍然存在,此时由于方中有芍药之酸收,不利于胸满,故当减去芍药,即名桂枝去芍药汤,以专司解肌散邪之功。

（二）药量加减的变化

药味组成相同的方剂,由于药量的加减,亦可改变其适应范围。例如小承气汤、厚朴三物汤、厚朴大黄汤三方同样由大黄、枳实、厚朴三味组成。小承气汤证的病机是阳明腑实,治疗目的在于攻下,故用大黄四两为君药,枳实三枚为臣药,厚朴二两为佐使药,主治阳明腑实,大便秘结,潮热谵语等症。厚朴三物汤证的病机是气机阻滞,治疗的目的在于除满,故用厚朴八两为君药,枳实五枚为臣药,大黄四两为佐使药,主治腹部胀满,大便秘结等症。厚朴大黄汤证的病机是胸有支饮,治疗目的在于宽胸泄饮,故用厚朴一尺、大黄六两为君药,枳实四枚为臣使药,主治支饮胸满。

（三）剂型更换的变化

剂型是指汤、丸、散、膏、丹等。剂型的变化,主要是根据病证的需要来决定,既要适应病情的轻重缓急,又要便于服用和贮藏。如抵当汤改为抵当丸,以治瘀热蓄血之轻证;理中丸改为理中汤,则取效较快;藿香正气散改为藿香正气丸或装入胶囊、桑菊饮改为桑菊感冒片则易于服用和贮藏。

从以上药味、药量和剂型三种变化方式可以看出,方剂的应用既有严格的规矩准绳以突出中医的理、法、方、药,又有灵活的权宜变化以适应纷繁复杂的临床病变。

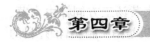

第四章

中成药简论

中成药是按照方剂学的组方原则,选择适宜的药材或饮片,采用一定的工艺方法,加工制成的成品药。由于具有疗效稳定,服用、携带方便,节约药材,有利贮藏等特点,故而问世以来,就备受人们青睐。它在保障我国人民身体健康、防治疾病方面,做出了不可磨灭的贡献。

第一节 中成药的起源与发展

一、先秦时期

中成药的起源可以追溯到夏商时期,早在甲骨文里就有"鬯其酒"的记载,据汉代班固解释:"鬯者,以百草之香,郁金合而酿之为鬯",可见"鬯其酒"就是酿制芳香的药酒。这是最早关于酒剂的文字记载,应当看作是日后中成药的雏形。

春秋战国时期,作为我国现存最早的医学典籍的《黄帝内经》除详细阐述了医学理论外,还记载了 13 首方剂(被后世称为"《内经》13 方"),其中大部分是成药,已涉及丸(如四乌骨一茹丸)、散(如泽泻饮)、膏(如豕膏)、丹(如小金丹)、酒(如鸡矢醴)等五种剂型,同时还阐述了君臣佐使的组方原则。《黄帝内经》无论从理论上还是从应用上,均为中成药的发展做出了重大贡献。

二、秦汉时期

《五十二病方》为秦汉之际的医学著作,出土于长沙马王堆 3 号汉墓。其现存部分记载了当时用于治疗 52 种疾病的283 个方子,其中已出现了丸、饼、曲、酒、油膏、丹、胶等许多剂型。

我国现存第一部药学专著《神农本草经》奠定了中药学的理论基础。该书对药物的四气、五味、配伍、剂型、服药时间与方法、采制、加工等已有明确的记载。这些理论与方法对中成药同样具有指导意义。

东汉末年张仲景对中成药的发展做出了突出贡献。其所撰《伤寒杂病论》可谓集两汉以前方剂之大成。其书特点是结合辨证论治,有法有方,无论在方药品种上还是剂型上,均有了长足发展,被称为"方书之祖"。其中中成药方达 60 余首。不少方药沿用至今,如金匮肾气丸、大黄䗪虫丸、鳖甲煎丸、麻子仁丸、理中丸、薯蓣丸、乌梅丸、五苓散等均为千古名方。在剂型方面,张仲景记载了汤剂(十枣汤)、蜜丸剂(薯蓣丸)、浓缩丸剂(鳖甲煎丸)、散剂(瓜蒂散)、酒剂(红兰花酒)、饮剂(芦根汁饮方)、阴道栓剂(蛇床子散温阴中坐药方)、肛门栓剂(蜜煎导方)、洗剂(狼牙汤)、浴剂(矾石汤)、熏烟剂(雄黄熏方)、熏洗剂(苦参汤)、滴耳剂(捣薤汁灌耳方)、软膏剂(小儿疳虫蚀齿方)、灌肠剂(猪胆汁方)等 10 多种剂型,奠定了中成药制剂的基础。

三、隋唐时期

唐代孙思邈精研医药,娴熟方剂,所撰《千金要方》《千金翼方》二书中共载方 7000 余首,其中不乏有名的中成药,如磁朱丸、孔圣枕中丹、定志丸等。此外,王焘在所著的《外台秘要》中也载有苏合香丸、五加皮酒等名方。

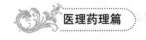

四、宋代

宋代方剂学有了很大的发展,当时的《太平圣惠方》《圣济总录》等都是规模宏大的方书巨制。宋代曾设立熟药所,后更名为惠民和剂局,是国家经营的专门从事中药的生产销售的机构。由陈师文等人汇编而成的《太平惠民和剂局方》收载了众多的中成药,如二陈丸、牛黄清心丸、参苏丸、槐角丸、十全大补丸、紫雪丹、至宝丹、小活络丹、逍遥散、平胃散、凉膈散、藿香正气散等均为中成药中的佼佼者。这一时期《小儿药证直诀》所载的六味地黄丸、《济生方》所载的济生肾气丸、归脾丸、橘核丸等均为著名的中成药。

五、金元时期

金元时期名医辈出,被誉为"金元四大家"的刘完素、李杲、张从正、朱震亨分别创制了一批有名的中成药。如刘完素(号称"寒凉派")的防风通圣丸、六一散、栀子金花丸、舟车丸;李杲(号称"补土派")的补中益气丸、清暑益气丸、朱砂安神丸、中满分消丸、枳术丸;张从正(号称"攻下派")的木香槟榔丸、三圣散;朱震亨(号称"滋阴派")的大补阴丸、左金丸、虎潜丸、越鞠丸、保和丸、二妙丸等,均各具特色。

六、明代

明代中成药名方颇多。如王肯堂的《证治准绳》按证列方,其中所载的成药,有的沿用至今,如小儿健脾丸、小儿羌活丸、连翘败毒丸、四神丸、五子衍宗丸;张景岳的《景岳全书》以八阵分类,所载的一些成药,多为当今临床常用的有效品种,如左归丸、右归丸、女金丹、全鹿丸、斑龙丸、天麻丸、河车大造丸、七制香附丸、八珍益母丸;陈实功为外科专家,著有《外科正宗》一书,创制了一批外科中成药,以生肌散、如意金黄散、冰硼散、紫金锭、蟾酥丸等最具代表性。此外,龚信在《古今医鉴》中收载的二母宁嗽丸、启脾丸、混元丹;龚云林在《寿世保元》中收载的铁笛丸、艾附暖宫丸、五福化毒丹等,均为中成药中的精品。

七、清代

清代,知名的中成药层出不穷。如《外科全生集》的醒消丸、犀黄丸;《医宗金鉴》的龙胆泻肝丸、知柏地黄丸、一捻金;《温病条辨》的银翘散(后改制成银翘解毒丸)、桑菊饮(后改制成桑菊感冒片)、在万氏牛黄清心丸的基础上加味而成的安宫牛黄丸;《重楼玉钥》的养阴清肺丸;《清内廷法制丸散膏丹各药配本》的安坤赞育丸、人参再造丸、香苏正胃丸、赛金化毒散等,皆为这一时期的佳作。

八、现代

辛亥革命后,由于受西方文化和西医药学的影响,中医药学的发展一度遭受冲击,但中成药仍以它确凿的疗效,在群众心目中占有重要地位。中华人民共和国成立后,政府高度重视中医药事业的继承和发扬,并制定了一系列相应的政策与措施,中成药也焕发出勃然生机。《中华人民共和国药典》1963年版收载中成药197种,1977年版收载270种,1990年版收载275种,1995年版收载398种,2000年版收载461种,2005年版收载564种,2010年版收载1063种,2015年版收载1494种。目前我国中成药生产的品种已达7000种以上。随着我国社会主义市场经济的发展,中成药的研制与生产正逐步走向规范化、法制化。《新药审批办法》颁布后,中成药的开发研制如雨后春笋,蓬勃发展。国家已把中成药新药的研制开发列为重点,当前中成药事业正面临着艰巨任务和光明前景,人们期待着中成药走出国门,面向世界,为当代医药学的发展作出新贡献。

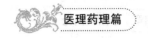

第二节 中成药的命名现状与分类

一、中成药的命名现状

由于中成药的历史悠久，制方人又往往从各自的角度出发，因而命名存在多样性。

（一）以功用命名

以功用命名可以体现药物的基本作用，如舒肝丸、启脾丸、大补阴丸、养血安神丸、胃气止痛丸、止嗽定喘丸、补中益气丸，从名称即可判断药物的基本功效。

（二）以比喻形式命名

有的成药采用修饰比喻的方法，对功效加以描述，如舟车丸、缩泉丸、金刚丸、两仪膏、铁笛丸、健步虎潜丸、金锁固精丸、玉屏风散、逍遥丸等，更显得形象与生动。

（三）以处方中主要药物命名

以处方中主要药物命名的如大黄䗪虫丸、参苓白术丸、木香槟榔丸、杞菊地黄丸、黄连羊肝丸、磁朱丸、荷叶丸、金樱子膏、双黄连口服液等。采用此种命名，由于列出了方剂的主要药，对掌握该方的功用也具有一定意义。

（四）以药物名与功用叠加命名

有些成药采用主要药物与功用叠加命名，如人参健脾丸、柏子养心丸、明目地黄丸、牛黄解毒丸、香砂养胃丸等。

（五）以主治病证命名

以主治病证命名，如跌打丸、喉症丸、牙疳散、慢惊丸、鹭鸶咯丸、鼻炎康、感冒清热颗粒等。但需注意的是使用该类成药需结合辨证论治，如感冒清热颗粒只适用于风寒感冒内有伏热者，并不适用于所有感冒。

（六）以治疗对象命名

此种命名多用于妇科、儿科类的中成药。如妇科十味片、妇科回生丹、女金丹、定坤丹、孕妇清火丸、胎产金丹、小儿至宝锭、小儿百寿丹、儿童清肺丸、琥珀抱龙丸、铁娃丹等。

（七）以药味的数目命名

以药味的数目命名，如二冬膏、三妙丸、四神丸、五子衍宗丸、六味地黄丸、七宝美髯丹、八珍丸、九味羌活丸、十全大补丸等，这种命名可以反映组成该中成药的具体药味数目。但需注意的是冠以数字的成药并不一定完全反映药味的数目，有时另有他义，如二陈丸为四味药，二陈是针对陈皮、半夏而言；二母宁嗽丸为九味药，二母是针对知母、贝母而言；六一散为二味药，六一是针对滑石与甘草的比例而言。

（八）以服用剂量命名

以服用剂量命名的中成药品种不多，服用量较小的成药有时采用此法，如五粒回春丹、七厘散、八厘散、九分散、一捻金等，分别代表一次的服用剂量。

（九）以药物颜色命名

以药物颜色命名的成药有白清胃散、十灰散、如意金黄散、红棉散、绿袍散、紫雪丹、紫金锭等。此种命名着重阐述成药的外观色泽，对临床用药意义不大。

（十）以发明人的姓氏命名

为纪念成药的发明人，故药名冠以发明人的姓氏，如周氏回生丹、万氏牛黄清心丸、马应龙麝香膏、白敬宇眼药、季德胜蛇药等。另也有假托古人命名的，如华佗再造丸、孔圣枕中丹、耳聋左慈丸等。

（十一）以生产厂家或地区命名

以生产厂家或地区命名多在于介绍产品的品牌，如同仁乌鸡白凤口服液、健民咽喉片、江中草珊瑚含片、太和妙灵丹、上海蛇药片、云南白药、沈阳红药片等。

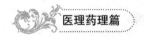

（十二）以始载文献命名

此种命名可反映该成药的出处，如金匮肾气丸、济生肾气丸、局方至宝丹分别出自《金匮要略》《济生方》《太平惠民和剂局方》。但也要注意不能望文生义，以免发生错误联想，如千金止带丸，并非出自《千金要方》，而是出自《济阴纲目》一书。

二、中成药的分类

（一）按中成药功用分类

即按解表类、泻下类、清热类、理气类、理血类、补益类、固涩类、开窍类等排列。此种分类与治法关系较为密切，多为教科书所采用。

（二）按病证分类

即按感冒、头痛、咳嗽、腹泻、胃痛、胸痛、眩晕、失眠、便秘等病名或证名分类。此种分类具有临床用药手册的性质，便于临床查阅，针对性较强。

（三）按剂型分类

即按蜜丸、水丸、糊丸、散剂、膏滋、药酒、片剂、颗粒、口服液等分类。此种分类重在说明成药的产品规格，多为生产营销单位介绍产品目录时所采用。

（四）按笔画分类

即按笔画多少的顺序排列。此种分类便于查阅，具有工具书性质，如《中华人民共和国药典》、辞典等多采用此种分类法。大多中成药书籍最后也附有笔画检索，以备查用。

（五）综合分类

此法是上述二种或多种分类方法的综合运用，多采用纲目形式排列。如以内、外、妇、儿、五官科为纲（大类），纲下列具体病证为目（小类），或兼以药物功用排列。一些系统论述中成药的书籍多采用此法。

第三节　中成药的剂型

　　为了发挥药物的最大疗效,减少毒副作用,便于临床应用及贮存、运输和携带,根据药物的性质、用药目的及给药途径,将原料药加工制成适宜的具有一定质量标准的药品形态,称为剂型。药物的剂型是药物的客观存在形式和临床应用形式,并与药物的制法和服法密切相关。剂型的种类繁多,各有特点和用途。目前中成药的剂型不仅有丸、散、膏、丹、酒、露、茶、锭等传统剂型,更有注射剂、片剂、颗粒剂、气雾剂等现代剂型。剂型的分类方法有以下几种:

　　(1)按物态分类:按剂型的物态,可以分为气体、液体、半固体、固体剂型。气体剂型如气雾剂等,液体剂型如酒剂、酊剂、注射剂等,半固体剂型如软膏剂、煎膏剂(膏滋)等,固体剂型如丸剂、散剂、片剂、颗粒剂(冲剂)等。

　　(2)按制法分类:按剂型的制备工艺方法,可以分为浸出制剂,如酒剂、酊剂等;无菌制剂,如注射剂等。

　　(3)按给药途径和方法分类:按给药途径可以分为经胃肠道给药和不经胃肠道给药。经胃肠道给药的有口服给药,如合剂、糖浆剂、胶囊等;还有经直肠给药的栓剂等。不经胃肠道给药的有注射给药、皮肤给药、黏膜给药、呼吸道给药等。

　　(4)按分散系统分类:按药物的分散特性,可以分为气体分散体系,如气雾剂;固体分散体系,如丸剂、片剂、散剂等;液体分散体系,如酒剂、合剂等。

　　现将中成药的常用剂型简介如下:

一、丸剂

　　丸剂是指药材细粉或药材提取物加入适宜的黏合剂或辅料制成的球形或类球形固体剂型。分为蜜丸、水蜜丸、水丸、糊丸、

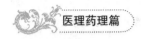

浓缩丸、微丸等类型。

蜜丸系指药材细粉以蜂蜜为黏合剂制成的丸剂。其中每丸重量在 0.5g 以上（含 0.5g）的称为大蜜丸，每丸重量在 0.5g 以下的称为小蜜丸。所用蜂蜜为炼蜜。蜜丸为传统中成药中临床应用最广泛的一种，蜂蜜性质柔润，味甜能矫味，并含有较丰富的营养成分，具有补益作用。蜂蜜还含有大量的还原糖，能防止药材有效成分的氧化变质。蜂蜜炼制后黏合力强，与药粉混合后有较大的可塑性，制成的蜜丸圆整，光洁，滋润，含水量少，崩解缓慢，作用持久，便于贮存。蜜丸常用于治疗慢性病和虚弱性疾病，如六味地黄丸、人参荣丸等。

水蜜丸系指药材细粉以蜂蜜和水为黏合剂制成的丸剂。水蜜丸系用蜂蜜加水炼制为黏合剂，采用泛制法成型，丸粒小而光滑圆整，易于吞服，同时节省蜂蜜，便于贮存。许多补益药剂多制成水蜜丸，如补中益气丸等。尤其南方气候较湿润的省份，生产水蜜丸者更多。

水丸系指药材细粉以水（或根据制法用黄酒、醋、稀药汁、糖液等）为黏合剂制成的丸剂。水丸为药粉加水泛制而成，较蜜丸、糊丸易于溶解，吸收快，体积小，易于服用，适用于多种疾病，如防风通圣丸、连翘败毒丸等。

糊丸系指药材细粉以米糊或面糊等为黏合剂制成的丸剂。糊丸干燥后质较坚硬，在胃内崩解迟缓，药物的释放时间较水丸、蜜丸长，内服后在体内缓缓吸收，既可延长药效，又能减少某些毒性成分的释放或减缓刺激性成分对胃肠道的刺激。因此，有毒药物或刺激性强的药物宜制成糊丸，如磁朱丸。

浓缩丸系指药材或部分药材提取的清膏或浸膏，与适宜的辅料或药物细粉，以水、蜂蜜或蜂蜜和水为黏合剂制成的丸剂。根据所用黏合剂的不同，分为浓缩水丸、浓缩蜜丸或浓缩水蜜丸。浓缩丸是在继承古代"煎膏丸"的基础上开发的新品种，其优点是体积较其他丸剂为小,药物有效成分含量高,剂量小,易于服用。浓缩丸适用于治疗多种疾病,如六味地黄丸等。

微丸系指直径小于 2.5mm 的各类丸剂。微丸系采用现代技术将药物制成体积较小的丸粒,药物分散性好,释放均匀,吸收平稳,尤其适宜有刺激性的药物,以免刺激肠胃,如葛根芩连微丸。

丸剂一般吸收缓慢,药效持久,且体积小,服用、携带、贮藏都较方便,是一种常用的剂型。一般用于慢性、虚弱性疾病,如理中丸、六味地黄丸、金匮肾气丸等;亦有用于急救的,如安宫牛黄丸、紫雪丹等。为使某些峻猛药缓慢发挥其作用,亦可制成丸剂,如大黄䗪虫丸、抵当丸等。另外,对于毒性大、难溶于水,或贵重、芳香、不宜久煎的药物,如麝香、牛黄、苏合香等,均宜制作丸剂,如备急丸、至宝丹、苏合香丸等。

二、散剂

散剂是将药物粉碎而制成均匀混合的干燥粉末状药剂。散剂分内服、外用两种。有效成分不溶或难溶于水,或不耐高温,或剧毒不易掌握用量,或用量少而较贵重的药物,宜制作散剂使用。内服散剂奏效迅速,一般用温开水冲服即可(如乌贝散、十灰散);还有一些散剂要求用黄酒调服(如七厘散)。另有制成药物粗粉需要煎煮服用的散剂称为煮散(如香苏散、银翘散)。外用散剂一般多撒布或调敷患处使用(如生肌散、金黄如意散),亦有点眼(如拨云散)、吹喉(如冰硼散)、吹鼻取嚏(如通关散)使用的。散剂具有制作简便,携带方便,节省药材等优点。但也有一些散剂因服用量大不易吞服;还有一些散剂易挥发、潮解,为其不足。

三、煎膏剂(膏滋)

煎膏剂系指药材用水煎煮、去渣浓缩后,加炼蜜或糖制成的

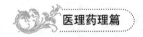

半固体制剂,又称蜜膏或膏滋。煎膏剂可备较长时间服用,其特点是吸收快,服用方便,较易贮存,益于滋补,适用于慢性病和久病体虚者,如益母草膏、当归养血膏、参芪膏等。

四、丹剂

丹剂是指用含汞、硫黄等的矿物药加热升华后制成的药剂。多作外用,如红升丹、白降丹等。此外,传统上还把某些贵重药材或有特殊治疗作用的药材制成的药物亦称之为丹剂,如活络丹、小儿至宝丹、小儿回春丹、黑锡丹等。这些传统成药的名称目前已经统一按剂型改称活络丸、小儿至宝丸等。

五、酒剂

酒剂系指药材用蒸馏酒浸提制成的澄清液体制剂,又称药酒。由于酒本身具有防腐、活血、散寒、升提等作用,一般多用于制备风湿药酒,如木瓜酒、五加皮酒;由于酒有防腐作用,且穿透力强,适宜提取厚味滋补药物和动物药,故可用于制备滋补药酒,如参茸酒、蛤蚧酒。药酒制备方法简便,亦可家庭自行制备(用含乙醇量50%~60%的白酒密闭浸泡药材数周,即可服用),但小儿、孕妇、心脏病、高血压、肝脏病、对酒精过敏的病人不宜服用酒剂。

六、酊剂

酊剂系指药物用规定浓度的乙醇浸出或溶解而成的澄清液体制剂,亦可用流浸膏稀释制成。其特点是剂量准确、吸收迅速,且制法简单,无须加热,适宜制备含有挥发性成分或不耐热成分的制剂。酊剂有内服和外用两种,内服的酊剂如十滴水,用于中暑;外用的酊剂如土槿皮酊,用于手足癣。酊剂中含有一定量的乙醇,因此对酒精过敏的患者及小儿、孕妇等病人不宜服用。

七、露剂

露剂系指含挥发性成分的药材,用水蒸气蒸馏法制成的芳香水剂。露剂气味清淡、芳香,多具有清热解暑、芳香化浊、解毒避秽等作用,如金银花露。

八、锭剂

锭剂系指将药材细粉与适量黏合剂(蜂蜜、糯米粉等,或利用药材本身的黏性)制成规定形状的固体制剂,有长方形、纺锤形或圆柱形等形状。锭剂可供内服或外用。内服作用与糊丸接近,外用多用水或醋磨汁后涂敷患处,如紫金锭、至宝锭。

九、茶剂

茶剂系指含茶叶或不含茶叶的药材或药材提取物用沸水冲服、泡服或煎服用的制剂。分为茶块、袋装茶和煎煮茶。茶块分为不含糖茶块和含糖茶块。不含糖茶块系指药材粗粉或碎片、段,与适宜的黏合剂混合后压制成块状的茶剂;含糖茶块系指药材提取物与蔗糖等辅料压制成的块状茶剂。传统茶剂多制成方块状,如治疗感受风寒、食积停滞的午时茶;或是药材的片、段,如清暑祛湿的广东凉茶。近年来多用药材粉末或提取物制成的颗粒,装入特制的滤纸袋中,称为"袋泡茶",如供保健用的北芪神茶、大宁神茶。煎煮茶系指将药材片、块、段、丝或粗粉,装入包(滤纸袋)中制成供煎服的茶剂。

十、片剂

片剂系指药材提取物、药材提取物加药材细粉或药材细粉与适宜辅料混匀压制而成的圆片状或异形片状的制剂。分为药材全粉片和浸膏(半浸膏)片等。片剂用量准确,体积小,质量稳定,卫生条件好,服用方便,易于携带、贮存,适用于各种疾病。

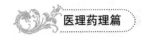

对于药味苦,或具有异味的药物,压片后可再包糖衣,使之易于吞服。对于需要在肠道中起作用,或遇胃酸易被破坏的药物,则可压片后再包肠溶衣,使之在肠道中崩解。片剂多采用机械化生产,效率高,成本低,是常用的新剂型之一。如桑菊感冒片、牛黄解毒片等。

十一、颗粒剂(冲剂)

颗粒剂(冲剂)系指药材提取物与适宜的辅料或与药材细粉制成的颗粒状制剂。分为可溶性、混悬性、泡腾性颗粒剂。有颗粒状和块状两种,其中用水冲服的颗粒剂,以前又叫冲剂,但含糖量较高,容易吸潮。颗粒剂(冲剂)较丸剂、片剂作用迅速,较汤剂、糖浆剂体积小,重量轻,易于运输携带,且服用简便,适用于多种疾病,颇受医生和患者的欢迎。如感冒清热颗粒(冲剂)、气滞胃痛颗粒等。

十二、胶囊

胶囊,根据囊心与囊材的不同又可分为硬胶囊、软胶囊、肠溶胶囊三种类型。

硬胶囊系指将一定量的药材提取物加药粉或辅料制成均匀的粉末或颗粒,充填于空心胶囊中制成的,或将药材粉末直接分装于空心胶囊中制成。如海康胶囊、养命宝胶囊等。

软胶囊系指将一定量的药材提取物加适宜的辅料密封于球形、椭圆形或其他形状的软质囊材中,用压制法或滴制法制备。软质囊材是由明胶、甘油和(或)其他适宜的药用材料制成。油性液体药物可制成软胶囊,便于贮存和服用。如藿香正气软胶囊、感冒软胶囊。

肠溶胶囊系指硬胶囊或软胶囊经药用高分子材料处理或用其他适宜方法加工而成。其囊壳不溶于胃液中,但能在肠液中崩解而释放活性成分。

胶囊崩解快,吸收好,容易吞服,可掩盖药物的不良臭味,易于制成速效、长效或肠溶制剂。对光敏感不稳定或遇湿、热不稳定的药物,或有特异气味的药物,或需要定时、定位释放的药物,宜制成胶囊。但胶囊溶化后成分的局部浓度较高,因此对胃黏膜刺激性强的药物不宜制成胶囊。由于小儿吞服胶囊较困难,因此为防止出现危险,小儿用药一般不宜制成胶囊。

十三、糖浆剂

糖浆剂系指含有药物、药材提取物和芳香物质的浓蔗糖水溶液。糖浆剂中加入了蔗糖和芳香物质,因此可以掩盖药物的不良臭味,便于服用,多用于小儿用药,如小儿健胃糖浆、小儿喜食糖浆。

十四、合剂(包括口服液)

合剂系指药材用水或其他溶剂,采用适宜方法提取,经浓缩制成的液体制剂。单剂量包装,供口服使用者又称口服液。合剂既能保持汤剂的特点,又能克服汤剂临时煎煮的麻烦,减小体积,便于服用、携带和贮存。如小青龙合剂、四物合剂。口服液易吸收,口感好,作用迅速,质量稳定,携带方便,易保存,但成本较高,如银黄口服液、生脉饮、古汉养生精。

十五、膏药

膏药系指药材、食用植物油与红丹炼制而成的外用制剂。膏药制备时,先将药物入植物油中煎熬,去渣后再掺入红丹(铅丹),使之成为富有黏性的胶质,然后摊匀于纸上或布上而成。膏药在常温下呈固态,用时可稍加热使之软化,再贴敷患处,如狗皮膏。膏药是中医传统剂型,可用于内、外、妇、儿各科的多种病症,其特点是容纳药量较多,作用患部释放持久。但膏药易污染衣服,个别有皮肤过敏反应。

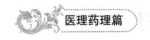

十六、橡胶膏剂

橡胶膏剂系指药物与橡胶等基质混匀后,涂布于布上的外用制剂。其用法简单,携带、贮藏方便。多用于跌打损伤、风湿痹痛、痈疡等疾病,如伤湿止痛膏。

十七、软膏剂

软膏剂系指药物、药材细粉、药材提取物与适宜基质混合制成具有适当稠度的膏状外用制剂。常用基质分为油脂性、水溶性和乳剂型基质。其中乳剂型基质的亦称乳膏剂。

软膏在常温下呈半固体状态,具有一定的黏稠性。当涂于皮肤或黏膜表面后,能软化或溶化,有效成分被缓慢吸收,呈现缓和的疗效,适用于皮肤病、疮疡肿毒、烧伤、跌打损伤等,如三黄软膏、穿心莲软膏、烫伤膏等。

十八、注射剂

注射剂系指从中药材中提取的有效成分,经采用现代科学技术和方法制成的可供注入体内包括肌内、穴位、静脉注射和静脉滴注使用的灭菌溶液,以及供临用前配置溶液的灭菌粉末或浓缩液。注射剂具有剂量准确,作用迅速,给药方便,药物不受消化液和食物的影响,能直接进入人体组织、血液等优点。适用于多种疾病,特别是用于急救不省人事、不能口服给药,或消化功能障碍不能服用其他剂型的患者。注射剂除用于皮下、肌内、静脉注射外,还可穴位注射,发挥特有疗效。如复方丹参注射液、清开灵注射液、柴胡注射液等。但由于中药化学成分复杂,在提取、精制过程中及在高温灭菌中,必然会损失一定成分,因此对中药注射剂的疗效和安全性问题,尚有待进一步研究。

除上述制剂外,尚有气雾剂、微囊剂、栓剂、灸剂、熨剂等剂型,不一一介绍。

第四节 中成药的用量用法

一、中成药的用量

中成药应按规定剂量服用,一般而论大蜜丸(重 9g 或 6g)可每次服 1 丸,小蜜丸(重 3g)可每次服 2 丸;水丸一般每次服 6g;颗粒剂(冲剂)一般每次服 1 袋;口服液每次服 1 支(约 10ml)。在辨证准确无误,按规定剂量不能取得明显疗效时,亦可适当增加服用剂量,如治疗风热外感,银翘解毒丸每次可增至 3 丸。对药性峻猛,特别是含有毒性成分的中成药用量宜慎重,如含有马钱子的疏风定痛丸(重 3g)、山药丸(重 3g),每次只能服 1 丸;由生天南星、生白附子组成的玉真散,每次只能服 1.5g,且不能长时间服用,以避免药物中毒。

儿童服药应适当减量。一般情况下,周岁以内者,用成人的 1/4 量;1~3 岁者,用成人的 1/3 量;4~6 岁者,用成人的 1/2 量;7~9 岁者,用成人的 2/3 量;10 岁以上者可用成人量。

二、中成药的用法

中成药的用法须视剂型而定。

内服药物中,口服液(如银黄口服液)可直接服用。含片(如健民咽喉片)需含化,徐徐咽下。颗粒剂(如感冒清热冲剂)宜用开水冲服。膏剂(如益母草膏)亦用开水冲服,以免直接倒入口中吞咽而黏喉作吐。散剂可用蜂蜜加水调和送服,或装入胶囊吞服,避免直接吞服而呛咽作咳。水丸、片剂、胶囊可直接用温开水吞服。大蜜丸可分做小粒吞服,或用开水溶化后服用。

外用软膏可直接涂抹患处,而外用膏药宜加温至半流动状、待温度稍降后再贴于患处,以免烫伤皮肤。外用药物都不宜内服。

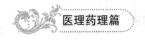

三、服药时间

一般内服药每日早晚各服一次。有的药宜在清晨空腹时服,如治疗虫积的驱虫药;有的药宜在饭前服用,如治疗胃酸过多或胃痛的药物以及补益强壮、滋腻碍胃的药物等;有的药宜在饭后服用,如消食药及对胃肠有刺激作用的药物;安神药宜在睡前服。有些药应在疾病发作时服用,如治疗冠心病及平喘的药物等;有些药应在疾病发作前服用,如截疟药在发作前两小时服用;调经药宜在临近经期前数日服用。慢性病须定时服药;急性病如呕吐、石淋等,则可及时服药,对于呕吐病人应采取少量多次服用。治疗慢性咽喉病时,亦可煎汤代茶饮,不拘时间服用。

四、服药饮食禁忌

服药期间对某些食物的禁忌称为饮食禁忌或食忌,也就是通常所说的“忌口”。一般在服药期间,应忌食生冷寒凉、油腻腥膻及有刺激性的食物。根据病情的不同,饮食禁忌也有区别。寒性疾病,应忌食生冷食物,寒凉饮料等;热性疾病,应忌食辛辣、油腻、煎炸食物等;头晕目眩,烦躁易怒之肝阳上亢者,忌食辣椒、胡椒、大蒜、白酒等辛热助阳之品;胸痹患者,忌食肥肉、动物内脏,并应戒烟忌酒等;消化不良,脾胃虚弱的患者,应忌食油炸黏腻、寒冷坚硬、不易消化的食物;黄疸胁痛,应忌食动物脂肪及辛辣烟酒刺激食品;肾病水肿,应忌食盐、碱过多和酸辣太过的刺激性食品;疮疡、皮肤病患者,应忌食鱼、虾、蟹等腥膻发物及辛辣刺激性食品等。

辨证论治篇

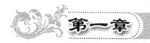 第一章

内科病证

第一节 感　冒

感冒,俗称伤风,是感触风邪或时行病毒引起肺卫功能失调,出现鼻塞、流涕、喷嚏、头痛、恶寒、发热、全身不适等主要临床表现的一种外感病。感冒一年四季均可发生,冬、春多见。本病可分为普通感冒和时行感冒,本节论治以普通感冒为主。

西医学中的感冒、流行性感冒、急性上呼吸道感染均可参照本节辨证论治。

【病因病机】

感冒病因以风邪为主,《素问·生气通天论》曰:"风者,百病之始也",不同季节的当令时气往往依附于风侵犯人体,常见的有风寒、风热,夏令暑湿之邪也能杂感为病。此外,还有体虚感冒,乃属体弱卫外不固,以致反复感邪,经常缠绵难愈,此乃常规之外的变证。

1. 风寒　风寒侵袭肌表,皮毛腠理闭塞,阳气不得外达,肺气失宣。

2. 风热　风热毒邪侵袭肺卫,卫气被遏,肺失宣降,津液受损。

3. 暑湿　夏季炎热,人多喜凉饮冷,不避风露,暑多挟湿,

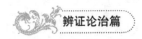

杂合侵犯,困犯卫表,导致暑湿之证。

4. 气虚感冒　素体气虚,复感外邪,气虚托送无力,邪不易解导致气虚感冒。

5. 阴虚感冒　阴虚津亏,感受外邪,正虚邪盛易于感冒。

【诊断要点】

凡临床出现发热、恶寒、鼻塞、流涕、喷嚏、头痛之症均可诊断为本病。

【辨证论治】

一、风寒证

[临床表现]恶寒,不发热或发热不甚,鼻塞声重,喷嚏,流清涕,无汗,周身酸痛,咳嗽痰白质稀,舌苔薄白,脉浮紧。

[治法]疏风散寒,解表清热。

[方药]

1. 首选药:**感冒清热颗粒(胶囊、口服液)**

药物组成:荆芥穗、薄荷、防风、柴胡、紫苏叶、葛根、桔梗、苦杏仁、白芷、苦地丁、芦根。

方解:方中荆芥穗香窜,气味轻扬,长于发表散风,为君药;防风、紫苏叶疏风散寒,薄荷、柴胡疏风散热,葛根解肌退热,升津止渴,为臣药;桔梗、苦杏仁宣肃肺气,化痰止咳,白芷解表散风,通窍止痛,苦地丁清热解毒,芦根清热生津止渴,为佐使药。诸药合用,共奏疏风散寒,解表清热之效。

制剂规格:颗粒剂,每袋装①12g;②6g(无蔗糖);③3g(含乳糖)。

胶囊,每粒装 0.45g。

口服液,每支装 10ml。

用法用量:颗粒剂,口服。一次 1 袋,一日 2 次。开水冲服。

胶囊,口服。一次 3 粒,一日 2 次。温开水送服。

口服液,口服。一次 10ml,一日 2 次。温开水送服。

2. 参考药　**荆防颗粒(合剂)**:本品药物组成为荆芥、防风、

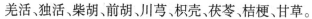

羌活、独活、柴胡、前胡、川芎、枳壳、茯苓、桔梗、甘草。

颗粒剂,每袋装 15g。口服。一次 1 袋,一日 3 次。开水冲服。

合剂,每瓶装 100ml。口服。一次 10~20ml,一日 3 次。摇匀后服用。

风寒感冒颗粒:本品药物组成为麻黄、葛根、紫苏叶、防风、桂枝、白芷、陈皮、苦杏仁、桔梗、甘草。

颗粒剂,每袋重 8g。口服。一次 1 袋,一日 3 次。开水冲服。

杏苏感冒颗粒:本品药物组成为紫苏叶、半夏、茯苓、前胡、苦杏仁、桔梗、枳壳、橘皮、甘草、大枣。

颗粒剂,每袋重 15g。口服。一次 1 袋,一日 2 次。开水冲服。

通宣理肺丸(口服液、胶囊、片、颗粒):本品药物组成为紫苏叶、前胡、桔梗、苦杏仁、麻黄、甘草、半夏、茯苓、枳壳、黄芩、陈皮。

丸剂。蜜丸,每丸重 6g。口服。一次 2 丸;水丸,每 100 丸重 10g。口服。一次 7g。均一日 2~3 次。温开水送服。

口服液,每支 10ml。口服。一次 2 支,一日 2~3 次。

胶囊,每粒装 0.36g。口服。一次 2 粒,一日 2~3 次。温开水送服。

片剂,①薄膜衣片每片重 0.3g;②糖衣片(片芯重 0.29g)。口服。一次 4 片,一日 2~3 次。温开水送服。

颗粒剂,①每袋重 9g;②每袋装 3g(无蔗糖)。口服。一次 1 袋,一日 2 次。开水冲服。

药物禁忌:颗粒剂高血压、癫痫、中风、心律不齐患者慎用。

川芎茶调颗粒(散、浓缩丸、片):本品药物组成为川芎、白芷、羌活、细辛、防风、薄荷、荆芥、甘草。

颗粒剂,①每袋装 7.8g;②每袋装 4g(无蔗糖)。口服。一

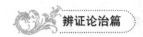

次 1 袋，一日 2 次；儿童酌减。饭后用温开水或浓茶冲服。

散剂，每袋 6g。口服。一次 3～6g，一日 2 次。饭后清茶冲服。

浓缩丸，每 8 丸相当于原药材 3g。口服。一次 8 丸，一日 3 次。饭后温开水或清茶送服。温开水送服。

片剂，每片重 0.48g。口服。一次 4～6 片，一日 3 次。温开水送服。

药物禁忌：孕妇慎服。

3. 鉴别用药 **感冒清热颗粒**具有疏风散寒，解表清热之功效。**荆防颗粒**用于风寒感冒兼有湿邪，表现为头身重痛者。**风寒感冒颗粒**发汗作用较强，用于恶寒、无汗较甚者。**杏苏感冒颗粒**用于风寒感冒轻证兼有咳嗽者。**通宣理肺丸**用于风寒感冒咳嗽，咯痰不畅者。**川芎茶调颗粒**用于伤风所致感冒，常见恶风头痛者。

除以上药物外，临床可用于治疗风寒感冒的中成药还有：**九味羌活丸、感冒软胶囊、防风通圣丸**等。**九味羌活丸**用于外感风寒兼有湿邪头身重痛者；**感冒软胶囊**用于风寒感冒病情较重者；**防风通圣丸**用于表里俱实者。用法用量可参照所选中成药说明书。

二、风热证

[临床表现] 发热，微恶风寒，汗出不畅，头痛，鼻塞涕浊，口干而渴，咽喉红肿疼痛，咳嗽，痰黄黏稠，舌边尖红，苔薄白微黄，脉浮数。

[治法] 辛凉解表，清热解毒。

[方药]

1. 首选药：**银翘解毒颗粒（丸、片、胶囊）**

药物组成：金银花，连翘，薄荷，荆芥，淡豆豉，牛蒡子，桔梗，淡竹叶，甘草。

方解：本方为风热感冒代表方。方中金银花、连翘清热解毒,芳香透邪为君;以荆芥、薄荷、牛蒡子、淡豆豉疏散风热,助君药辛凉解表为臣;淡竹叶清热除烦,桔梗宣肺止咳化痰为佐;甘草调和诸药,护胃安中为使。诸药合用共奏清热解毒,辛凉透表之功。

制剂规格:

颗粒剂,每袋装①15g;②2.5g(含乳糖)。

浓缩蜜丸,每丸重3g。

片剂,①素片,每片重0.5g;②薄膜衣片,每片重0.52g。

胶囊。软胶囊,每粒装0.45g;胶囊,每粒装0.4g。

用法用量:

颗粒剂,一次15g或5g(含乳糖),一日3次,重症者加服1次。开水冲服。

浓缩蜜丸,口服。一次1丸,一日2~3次。温开水送服。

片剂,口服。一次4片,一日2~3次。温开水送服。

胶囊,口服。软胶囊,一次2粒;胶囊,一次4粒。均一日2~3次。温开水送服。

2. 参考药　**银黄颗粒(口服液、片)**:本品药物组成为金银花提取物、黄芩提取物。

颗粒剂,①每袋装4g;②每袋装8g;③每袋装4g(无蔗糖);④每袋装3g(无蔗糖);⑤每袋装2g(无蔗糖)。口服。一次1~2袋[规格①、③、④、⑤]或一次0.5~1袋[规格②]。均一日2次。开水冲服。

口服液,每支装10ml。口服。一次10~20ml,一日3次;小儿酌减或遵医嘱。

片剂,①糖衣片(片芯重0.25g);②薄膜衣片,每片重0.27g。口服。一次2~4片,一日4次。温开水送服。

双黄连口服液(片、胶囊、栓、颗粒):本品药物组成为金银花、黄芩、连翘。

口服液,每支装①10ml(每1ml相当于饮片1.5g);②20ml

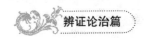

(每1ml相当于饮片1.5g);③10ml(每1ml相当于饮片3.0g)。口服。一次20ml[规格①;规格②]或10ml[规格③],均一日3次;小儿酌减或遵医嘱。温开水送服。

片剂,每片重0.53g。口服。一次4片,一日3次;小儿酌减或遵医嘱。温开水送服。

胶囊,每粒0.4g。口服。一次4粒,一日3次;小儿酌减或遵医嘱。温开水送服。

栓剂,每粒1.5g。直肠给药。小儿一次1粒,一日2~3次。

颗粒剂,每袋装5g,①相当于净饮片15g;②相当于净饮片30g(无蔗糖)。口服。一次10g,一日3次;6个月以下,一次2~3g;6个月至1岁,一次3~4g;1~3岁,一次4~5g;3岁以上儿童酌量或遵医嘱。无蔗糖颗粒服用量减半。开水冲服。

桑菊感冒片(合剂、丸):本品药物组成为桑叶、菊花、连翘、薄荷、苦杏仁、桔梗、甘草、芦根。

片剂,每片重0.62g。口服。一次4~8片,一日2~3次;小儿酌减或遵医嘱。温开水送服。

合剂,①每支装10ml;②每瓶装100ml。口服。一次15~20ml,一日3次;小儿酌减或遵医嘱。用时摇匀。

水丸,每100粒重15g。口服。一次25~30粒,一日2~3次;小儿酌减或遵医嘱。温开水送服。

维C银翘片:本品药物组成为山银花、连翘、荆芥、淡豆豉、淡竹叶、牛蒡子、芦根、桔梗、甘草、马来酸氯苯那敏、对乙酰氨基酚、维生素C、薄荷素油。

片剂,每片含维生素C 49.5mg、对乙酰氨基酚105mg、马来酸氯苯那敏1.05mg。口服。一次2片,一日3次。温开水送服。

用药注意:用药期间不宜驾驶车辆、管理机器及高空作业等;肝肾功能不全者慎用或遵医嘱。

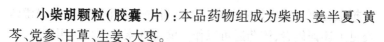

小柴胡颗粒(胶囊、片):本品药物组成为柴胡、姜半夏、黄芩、党参、甘草、生姜、大枣。

颗粒剂,①每袋装 10g;②4g(无蔗糖);③2.5g(无蔗糖)。口服。一次 1~2 袋,一日 3 次。开水冲服。

胶囊,每粒装 0.4g。口服。一次 4 粒,一日 3 次。温开水送服。

片剂,每片重 0.4g。口服。一次 4~6 片,一日 3 次。温开水送服。

用药注意:风寒表证者不宜使用。

羚翘解毒丸:本品药物组成为羚羊角、金银花、连翘、薄荷、荆芥穗、淡豆豉、牛蒡子、桔梗、赤芍、淡竹叶、甘草。

蜜丸,每丸重 9g。口服。一次 1 丸,一日 2~3 次。温开水送服。

抗病毒颗粒:参见本章感冒一节中时行感冒证首选药。

抗病毒口服液:参见本章感冒一节中时行感冒证首选药。

板蓝根颗粒:本品为单味药,即板蓝根。

颗粒剂,①每袋装 5g(相当于饮片 7g);②每袋装 10g(相当于饮片 14g);③每袋装 3g(无蔗糖,相当于饮片 7g);④每袋装 1g(无蔗糖,相当于饮片 7g)。口服。一次 5~10g[规格①、②],或一次 1~2 袋[规格③、④],均一日 3~4 次。开水冲服。

3. 鉴别用药 **银翘解毒颗粒**有辛凉解表,清热解毒之功效,是治疗风热感冒的首选药。**银黄颗粒**、**双黄连口服液**、**维 C 银翘片**、**羚翘解毒丸**均用于外感风热、肺胃热盛所致的咽干、咽痛、喉核肿大为主要特征的感冒。**桑菊感冒片**用于风热感冒或风温初起,以咳嗽为主者。**抗病毒颗粒**清热解毒,宣肺利咽。**抗病毒口服液**清热兼有除湿功能,两方均可用于高热不退,头痛、咽痛较剧者,除风热感冒外,还常用于上呼吸道感染,流感、腮腺炎等病毒感染性疾病。**小柴胡颗粒**主要用于外感病,邪犯少阳证,寒热往来、胸胁苦满、食欲不振、心烦喜呕、口苦咽干者。**板**

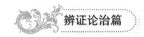

蓝根颗粒用于肺胃热盛所致的咽喉肿痛、口咽干燥;急性扁桃体炎见上述证候者,该药还可以作为病毒性疾病的预防用药。

除以上药物外,临床用于风热感冒的中成药还有**夏桑菊颗粒、消炎退热颗粒、热炎宁颗粒、羚羊感冒片等。夏桑菊颗粒**以目赤头痛,头晕耳鸣为要点;其他两种清热解毒作用较强,用于感受风热之邪,表现为发热,咽喉肿痛剧烈者。用法用量参照中成药说明书。

三、暑湿证

[临床表现]头痛身重胸闷,或恶寒发热,脘腹胀痛,呕吐泄泻,心烦口渴,或口中黏腻,舌苔薄黄而腻,脉濡缓。

[治法]解表化湿,理气和中。

[方药]

1. 首选药:**藿香正气软胶囊(水、口服液、滴丸)**

药物组成:苍术、陈皮、厚朴(姜制)、白芷、茯苓、大腹皮、生半夏、甘草浸膏、广藿香油、紫苏叶油。

方解:藿香辛温芳香,可外散风寒,内化湿浊,醒脾悦胃,故为主药;紫苏叶、白芷宣肺利气,疏散风寒,化湿止痛助藿香以解表邪,兼理肠胃气滞;苍术、厚朴、陈皮、半夏燥湿化痰,行气除满,和胃降逆,合藿香以除湿滞;茯苓、大腹皮健脾利湿,以助脾运;甘草兼调和诸药。诸药配伍,共奏解表化湿,理气和中之功。

制剂规格:软胶囊,每粒装 0.45g。

酊剂,每支 10ml。

口服液,每支 10ml。

滴丸,每袋装 2.6g。

用法用量:软胶囊,口服。一次 2~4 粒,一日 2 次。温开水送服。

酊剂,口服。一次 5~10ml,一日 2 次。用时摇匀。

口服液,口服。一次 5~10ml,一日 2 次。用时摇匀。

滴丸,口服。一次 1~2 袋,一日 2 次。温开水送服。

2. 参考药　**藿香正气丸**：本品药物组成为藿香、紫苏、白芷、大腹皮、茯苓、白术、陈皮、半夏、厚朴、生姜、桔梗、甘草。

浓缩丸，每 8 丸相当于原生药 3g。口服。一次 8 丸，一日 3 次。温开水送服。

六合定中丸：本品药物组成为广藿香、紫苏叶、香薷、木香、炒白扁豆、檀香、茯苓、桔梗、枳壳(炒)、木瓜、陈皮、炒山楂、姜厚朴、甘草、炒麦芽、炒稻芽、六神曲(炒)。

蜜丸，每丸重 9g。口服。一次 1 丸，一日 3 次。温开水送服。

暑湿感冒颗粒：本品药物组成为广藿香、防风、紫苏叶、佩兰、白芷、苦杏仁、大腹皮、香薷、陈皮、生半夏、茯苓。

颗粒剂，①每袋装 8g；②每袋装 3g(无蔗糖)。口服。一次 1 袋，一日 3 次；小儿酌减。开水冲服。

3. 鉴别用药　**藿香正气软胶囊**具有解表化湿，理气和中的功效，可用于外感风寒、内伤湿滞或夏伤暑湿所致的感冒、脘腹胀痛、呕吐泄泻。**藿香正气丸**加重宣肺利气，调养脾胃的功效。**六合定中丸**理气消食健胃作用较强。**暑湿感冒颗粒**清暑祛湿，芳香化浊功力较强，消食作用弱于**六合定中丸**。

除以上中成药外，暑天可配备**清凉油**、**十滴水**、**清凉含片**、**仁丹**等清热解暑，醒脑提神，和胃化浊。**清凉油**外用，**清凉含片**含化，**十滴水**，**仁丹**均可内服，详细用法用量可参照中成药说明书。

四、气虚感冒

[临床表现] 恶寒发热，热势不高，鼻塞流涕，头痛鼻塞，咳嗽咳痰无力，倦怠乏力，气短懒言，舌淡苔薄白，脉浮。

[治法] 益气解表。

[方药]

1. 首选药：**参苏理肺丸**

药物组成：紫苏叶、葛根、前胡、枳壳、桔梗、木香、陈皮、茯苓、法半夏、党参、甘草、生姜。

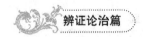

方解:方中主以紫苏叶、葛根、前胡发散风寒,宣通肺气;配木香、枳壳疏通气滞,宽畅胸膈;陈皮、茯苓、法半夏利气燥湿化痰,降逆止呕;加桔梗,甘草祛痰止咳,兼能清利咽膈;生姜可助紫苏、葛根散寒解表,又可助茯苓、半夏化痰止呕;唯党参重在补中益气,防止过汗耗气伤阴,以达到扶正祛邪目的。

制剂规格:蜜丸,每丸10g。

用法用量:口服。一次1丸,一日2次。姜汤为引,温开水送服。

2. 参考药　玉屏风颗粒(胶囊、口服液):本品药物组成为黄芪、白术、防风。

颗粒剂,每袋装5g。口服。一次5g,一日3次。开水冲服。

胶囊,每粒装0.5g。口服。一次2粒,一日3次。温开水送服。

口服液,每支装10ml。口服。一次10ml,一日3次。

3. 鉴别用药　参苏理肺丸、玉屏风颗粒均有益气解表的作用。参苏理肺丸解表作用较强。玉屏风颗粒固表止汗作用较强。平素气虚容易感冒者服用该药,有补气固表预防感冒的作用。

五、阴虚感冒

[临床表现]手足心热,微恶风寒,少汗,头昏心烦,口干,干咳少痰,鼻塞流涕,舌红少苔,脉细数。

[治法]滋阴解表。

[方药]目前尚未有治疗阴虚感冒的中成药,汤药一般用加减葳蕤汤。

附:时行感冒　感受四时不正之气,发病呈流行性之感冒病证。病情常较一般感冒为重。

现代医学称为流行性感冒。起病急骤,传播迅速,传染性强,常可引起大流行。

[临床表现]恶寒高热,头痛,骨节酸痛,神疲乏力,咽痛,苔

白质红,脉数等。

[治法]疏散外邪,清热解毒。

[方药]

1. 首选药:**①抗病毒颗粒**

药物组成:板蓝根、忍冬藤、山豆根、鱼腥草、重楼、贯众、白芷、青蒿、射干。

方解:方中板蓝根、忍冬藤、鱼腥草、山豆根、射干、重楼、贯众均为清热解毒之品。板蓝根、山豆根、射干能利咽消肿;白芷祛风止痛;青蒿透邪外出。共奏清热解毒,利咽消肿之功。

制剂规格:颗粒剂,每袋装 3g。

用法用量:口服。一次 3~6g,一日 3 次。开水冲服。

②抗病毒口服液

药物组成:板蓝根、石膏、芦根、地黄、郁金、知母、石菖蒲、广藿香、连翘。

方解:方中板蓝根清热解毒,凉血生津,为君药。石膏、知母清热泻火,清肺胃实热;生地黄养阴清肺热,凉血解毒;连翘清热解毒,散风透邪,均为臣药。君臣相配,清热解毒之力增强,又可养阴润燥,凉血解毒,同时防热邪伤阴及药物苦寒伤阴。佐以石菖蒲、广藿香、郁金芳香开窍,理气化湿浊;芦根为引,并能泻肺胃实热,生津止渴,为佐使。诸药相配,使热去湿清,共奏清热祛湿,凉血解毒之效。

制剂规格:口服液,每支装 10ml。

用法用量:口服。一次 10ml,一日 2~3 次(早饭前和午饭、晚饭后各服一次);小儿酌减。

2. **参考药 清开灵口服液(胶囊、软胶囊、片、颗粒)**:本品药物组成为胆酸、珍珠母、猪去氧胆酸、栀子、水牛角、板蓝根、黄芩苷、金银花。

口服液,每支 10ml。口服。一次 20~30ml,一日 2 次。用时摇匀。

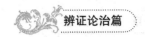

胶囊,①每粒装 0.25g;②每粒装 0.40g。口服。一次 2~4 粒[规格①],一次 1~2 粒[规格②],均一日 3 次,儿童酌减或遵医嘱。温开水送服。

软胶囊,①每粒装 0.4g;②每粒装 0.2g。口服。一次 1~2 粒[规格①]或 2~4 粒[规格②],均一日 3 次,儿童酌减或遵医嘱。温开水送服。

片剂,每片重 0.5g。口服。一次 1~2 片,一日 3 次,儿童酌减或遵医嘱。温开水送服。

颗粒剂,每袋装 3g(含黄芩苷 20mg)。口服。一次 3~6g(一次 1~2 袋),一日 2~3 次。开水冲服。

用药注意:久病体虚患者如出现腹泻时慎用。

连花清瘟胶囊:本品药物组成为连翘、金银花、炙麻黄、炒苦杏仁、石膏、板蓝根、绵马贯众、鱼腥草、广藿香、大黄、红景天、薄荷脑、甘草。

胶囊,每粒装 0.35g。口服。一次 4 粒,一日 3 次。温开水送服。

3. 鉴别用药 **抗病毒颗粒**、**抗病毒口服液**、**清开灵口服液**、**连花清瘟胶囊**均有较强的清热解毒作用,均可用时行感冒。**抗病毒颗粒**宣肺利咽作用较好。**抗病毒口服液**兼有除湿凉血功能,这两种成药均可用于高热不退,头痛、咽痛较剧者,也常用于上呼吸道感染,流感、腮腺炎等病毒感染性疾病。**清开灵口服液**还有镇静安神作用,用于感风热时毒,火毒内盛者,临症见高热不退,烦躁不安,咽喉肿痛。上呼吸道感染,病毒性感冒,急性化脓性扁桃体炎,急性咽炎,急性气管炎,高热等症属上述情况者均可选用。**连花清瘟胶囊**宣肺泄热作用强,无安神作用。

【医嘱】

1. 感冒的治疗大多用辛散之品,风寒用辛温解表;风热用辛凉解表;暑湿证清暑祛湿;均以祛邪为主,所以服药期间最好不要同时服用其他补益药物,以免闭门留寇。气虚感冒虽然扶正祛邪同用,组方中扶正要有利于病邪的疏解,最好不要再额外加服补益之剂,平时服用的补益之品在患感冒期间均应停用,避免病邪久留,另外应注意锻炼,加强营养,增强体质。

2. 普通感冒属于轻浅之疾,如果能辨证准确,恰当用药,均能较快痊愈。老年人,体弱多病之人患感冒还当注意观察,服用中成药一周无效,应及时去医院就医。

3. 时行感冒发病急,病情重,流行快,在症状上明显重于普通感冒,体温可达39~40℃,一般烧退后方才出现鼻塞流涕等感冒症状,治疗时行感冒药物偏重于清热解毒。若突然出现高烧不退,全身酸痛等应尽早服药,注意开窗通风,室内消毒,分餐。临床症状较重、病程较长或合并有细菌感染的患者,应加服其他治疗药物或去医院就诊,防止传变。

第二节 咳 嗽

咳嗽是肺系疾病的主要证候之一。有声无痰为咳,有痰无声为嗽,一般患者多痰声并见,难以截然分开,故以咳嗽并称。

西医学中的上呼吸道感染、急慢性支气管炎、支气管扩张、慢性咽喉炎、肺炎等疾病所见咳嗽,可参考本节辨证论治。

【病因病机】

1. 风寒咳嗽 风寒犯肺,肺气受遏,肺气失宣。

2. 风热咳嗽 风热犯肺,肺失清肃。

3. 燥热咳嗽 夏末秋初或秋季干燥季节,燥热伤肺,肺津受灼,肺失宣降。

4. 肺火咳嗽 痰湿化热、或饮食偏嗜肥甘厚味,酿生肺热,甚至化火,宣降失常。

5. 痰湿犯肺 脾失健运,饮食不能化为精微,反而酿成痰浊,湿痰上渍于肺,肺失宣降。

6. 肝火犯肺 肝气郁滞,日久化火,熏灼肺脏,炼津液为

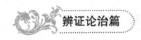

痰,阻碍肺气肃降。

7. **肺虚咳嗽** 咳嗽迁延失治可致肺之气阴受损,肺阴不足,失于清润,气逆于上;肺气不足,清肃无权,主气无能。

【诊断要点】

有声无痰为咳,有痰无声为嗽,若痰声并见即可诊断为咳嗽。

【辨证论治】

一、风寒咳嗽

[临床表现] 咳嗽声重,气急或咽痒,痰白稀薄,常伴头痛鼻塞,流清涕,骨节酸痛,恶寒发热,无汗。舌苔薄白,脉浮或浮紧。

[治法] 疏风散寒,宣通肺气。

[方药]

1. 首选药:**通宣理肺丸(口服液、胶囊、片、颗粒)**

药物组成:紫苏叶、麻黄、前胡、苦杏仁、枳壳、陈皮、法半夏、茯苓、桔梗、黄芩、甘草。

方解:本品中麻黄辛温解表,宣肺止咳,紫苏叶解表散寒,理气宽胸,共为主药。苦杏仁、前胡、桔梗宣肺化痰,降气止咳,共为辅药。佐以陈皮、半夏、茯苓健脾祛湿,行气化痰,枳壳下气除痞,畅通气机,黄芩清泻肺热,以防温燥化热。甘草化痰止咳,调和诸药为使药。诸药配伍,共奏疏风散寒,宣通肺气之功。

制剂规格:丸剂。蜜丸,每丸重6g;水蜜丸,每100丸重10g。

口服液,每支10ml。

胶囊,每粒装0.36g。

片剂,①薄膜衣片,每片重0.3g;②糖衣片(片芯重0.29g)。

颗粒剂,每袋装①9g;②3g(无蔗糖)。

用法用量:丸剂,口服。蜜丸,一次2丸;水蜜丸,一次7g。均一日2~3次。温开水送服。

口服液,口服。一次2支,一日2~3次。

胶囊,口服。一次2粒,一日2~3次。温开水送服。

片剂,口服。一次 4 片,一日 2~3 次。温开水送服。

颗粒剂,口服。一次 1 袋,一日 2 次。开水冲服。

用药注意:颗粒剂高血压、癫痫、中风、心律不齐患者慎用。

2. 参考药　**小青龙合剂(颗粒)**:本品药物组成为麻黄、桂枝、白芍、干姜、细辛、甘草、法半夏、五味子。

合剂,①每支装 10ml;②每瓶 100ml;③每瓶 120ml。口服。一次 10~20ml,一日 3 次。用时摇匀。

颗粒剂,①每袋装6g(无蔗糖);②每袋装13g。口服。一次 1 袋,均一日 3 次。开水冲服。

杏苏止咳颗粒(糖浆、口服液):本品药物组成为苦杏仁、紫苏叶、前胡、桔梗、陈皮、甘草。

颗粒剂,每袋装 12g。口服。一次 1 袋,一日 3 次。开水冲服。

糖浆剂,一次 10~15ml,一日 3 次;小儿酌减。

口服液,每支 10ml。口服。一次 1 支,一日 3 次。

桂龙咳喘宁胶囊:本品药物组成为桂枝、龙骨、法半夏、黄连、白芍、生姜、大枣、炙甘草、牡蛎、瓜蒌皮、苦杏仁。

胶囊,每粒装 0.5g(相当于饮片 1.67g)。口服。一次 3 粒,一日 3 次。温开水送服。

3. 鉴别用药　**通宣理肺丸**和**小青龙合剂**均可治疗外感风寒兼有咳嗽之证。**通宣理肺丸**适用于因外感风寒之邪所引起的肺气不宣出现的咳嗽之证。**小青龙合剂**适用于原有慢性咳嗽的病史,又新感风寒之邪引起咳嗽加重者。

小青龙合剂、**杏苏止咳颗粒**、**桂龙咳喘宁胶囊**均有散寒止咳平喘之功。同可用于感受风寒,痰多气喘之证。**小青龙合剂**、**桂龙咳喘宁胶囊**所治为外感风寒,内有痰饮之咳喘,其症为恶寒发热、喘咳痰稀。**杏苏止咳颗粒**所治为风寒束肺、肺失宣降所致咳嗽,其症为咳嗽、身重、鼻塞、痰稀量多、气急、胸膈满闷。

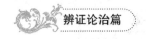

二、风热咳嗽

[临床表现] 咳嗽频剧,咳声粗亢,痰稠色黄,伴有发热恶风,鼻流黄涕,头痛,汗出,咽喉疼痛,口渴,舌苔薄黄,脉浮数或浮滑。

[治法] 疏风清热,宣肺止咳。

[方药]

1. 首选药:急支糖浆

药物组成:鱼腥草、金荞麦、四季青、麻黄、紫菀、前胡、枳壳、甘草。

方解:方中鱼腥草味辛性寒,清热解毒,为君药。金荞麦味甘涩微苦性寒,清解毒热,活血散瘀;紫菀化痰止嗽;前胡降气化痰止咳,共为臣药。四季青清热凉血;枳壳行气宽中,为佐药。麻黄宣肺止咳平喘;甘草止咳祛痰,调和诸药,为使药。诸药共用,共奏清热化痰,宣肺止咳之效。

制剂规格:糖浆剂,每瓶装①100ml;②200ml。

用法用量:口服。一次 20～30ml,一日 3～4 次;儿童一岁以内一次 5ml,一至三岁一次 7ml,三至七岁一次 10ml,七岁以上一次 15ml,一日 3～4 次。

2. 参考药　蛇胆川贝液(散、胶囊):本品药物组成为蛇胆汁、平贝母。辅料为杏仁水、薄荷脑、蔗糖、蜂蜜、苯甲酸、羟苯乙酯。

口服液,每支 10ml。口服。一次 10ml,一日 2 次。

散剂,每瓶装①0.3g;②0.6g。口服。一次 0.3～0.6g,一日 2～3 次。温开水送服。

胶囊。软胶囊,每粒装 0.3g。口服。一次 2～4 粒;胶囊,每粒装 0.3g。口服。一次 1～2 粒。均一日 2～3 次。温开水送服。

川贝止咳露:本品药物组成为川贝母、枇杷叶、百部、前胡、桔梗、桑白皮、薄荷脑。

露剂,①每瓶装 100ml;②每瓶装 120ml;③每瓶装 150ml。口服。一次 15ml,一日 3 次;小儿酌减。

川贝枇杷糖浆:本品药物组成为川贝母流浸膏、桔梗、枇杷叶、薄荷脑。

糖浆剂,口服。一次 10ml,一日 3 次。

蜜炼川贝枇杷膏:本品药物组成为川贝母、枇杷叶、桔梗、陈皮、水半夏、北沙参、五味子、款冬花、苦杏仁水、薄荷脑。

膏剂,每瓶装①75ml;②100ml。口服。一次 15ml,一日 3 次。

桑菊感冒片(合剂、丸):本品药物组成为桑叶、菊花、桔梗、苦杏仁、连翘、芦根、甘草、薄荷。

片剂,每片重 0.62g。口服。一次 4~8 片,一日 2~3 次;小儿酌减或遵医嘱。温开水送服。

合剂,①每支装 10ml;②每瓶装 100ml。口服。一次 15~20ml,一日 3 次;小儿酌减或遵医嘱。用时摇匀。

水丸,每 100 粒重 15g。口服。一次 25~30 丸,一日 2~3 次;小儿酌减或遵医嘱。温开水送服。

羚羊清肺丸(颗粒):本品药物组成为羚羊角、浙贝母、桑白皮、玄参、苦杏仁、栀子、薄荷、前胡、金银花、板蓝根、大青叶、枇杷叶、麦冬、天冬、石斛、天花粉、黄芩、熟大黄、生地黄、金果榄、桔梗、甘草、陈皮、牡丹皮。

丸剂。小蜜丸每 100 丸重 20g,口服。一次 6g(30 丸);蜜丸,每丸重 6g。口服。一次一丸。均一日 3 次。温开水送服。

颗粒剂,每袋装 6g。口服。一次 1 袋,一日 3 次。开水冲服。

感冒止咳颗粒(糖浆):本品药物组成为柴胡、金银花、葛根、青蒿、连翘、黄芩、桔梗、苦杏仁、薄荷脑。

颗粒剂,每袋装①10g;②3g(无蔗糖)。口服。一次 1 袋,一日 3 次。开水冲服。

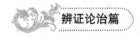

糖浆剂,口服。一次10ml,一日3次。

3. 鉴别用药　**急支糖浆**、**蛇胆川贝液**、**川贝枇杷露**、**川贝枇杷口服液**、**蜜炼川贝枇杷膏**、**桑菊感冒片**、**羚羊清肺丸**和**感冒止咳颗粒**均可用治风热犯肺导致的咳嗽之证。**急支糖浆**有较好的止咳化痰作用。**蛇胆川贝液**、**川贝枇杷露**功效类似,具有祛风止咳,除痰功效,均用于风热咳嗽,痰多,气喘,胸闷,咳痰不爽或久咳不止者。**桑菊感冒片**适用于风热犯肺的咳嗽轻证,**羚羊清肺丸**适用于风热犯肺的咳嗽重证,并伴有咽喉肿痛,口干饮冷等肺胃有热的表现。**感冒止咳颗粒**偏于疏散风热,用于风热表证明显者,症见发热、恶寒、胸膈满闷、咳嗽咽痛。

三、燥热咳嗽

[临床表现]干咳无痰,或痰黏稠难出,鼻燥咽干,或恶风发热,痰中带血丝,舌尖红,舌苔薄黄而干,脉细数。

[治法]润肺养阴,清热止咳。

[方药]

1. 首选药:**养阴清肺丸(口服液、膏)**

药物组成:地黄、玄参、麦冬、川贝母、牡丹皮、白芍、薄荷、甘草。

方解:本品中以地黄养阴生津、清热凉血为主,辅以玄参、麦冬、白芍、甘草养阴清肺,凉血利咽。佐以川贝母、牡丹皮清肺利咽,又能凉血活血止痛,薄荷清利头目与咽喉,载药上行。诸药配伍,共奏养阴润燥、清肺利咽之功。

制剂规格:丸剂。水蜜丸,每100粒重10g;蜜丸,每丸重9g。

口服液,每支装10ml。

煎膏剂,每大瓶装100g,小瓶装50g。

用法用量:丸剂,口服。水蜜丸一次6g;蜜丸,一次1丸。均一日2次。温开水送服。

口服液,口服。一次10ml,一日2~3次。

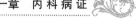

煎膏剂,口服。一次 10~20ml,一日 2~3 次。温开水冲服。

2. 参考药　**秋梨膏(秋梨润肺膏)**:本品药物组成秋梨、百合、款冬花、麦冬、川贝母、冰糖、蜂蜜适量。

煎膏剂,每瓶装 50g。口服。一次 10~20g,一日 2 次。

二冬膏:本品药物组成为天冬、麦冬、蜂蜜适量。

煎膏剂,口服。一次 9~15g,一日 2 次。

川贝枇杷露:参见本章本节中风热咳嗽证参考药。

蜜炼川贝枇杷膏:参见本章本节中风热咳嗽证参考药。

3. 鉴别用药　**养阴清肺丸**、**秋梨膏**、**二冬膏**、**川贝枇杷露**和**蜜炼川贝枇杷膏**均有清肺润燥之功。**养阴清肺丸**可养阴润燥,清肺利咽,**秋梨膏**既润肺养阴,又可清热止咳,**二冬膏**功效偏重于润肺清热养阴。**川贝枇杷露**、**蜜炼川贝枇杷膏**均可用于肺燥咳嗽,症见咳嗽痰多,咽喉痛痒,声音沙哑等。

四、肺火咳嗽

[临床表现]咳嗽痰多,色黄黏稠,不易咯出,咯出有块,气逆作喘,小便黄赤,大便闭结,舌质红,舌苔黄,脉滑数。

[治法]清泄肺火,止咳化痰。

[方药]

1. 首选药:**二母宁嗽丸(颗粒)**

药物组成:石膏、知母、贝母、栀子、黄芩、瓜蒌子、茯苓、桑白皮、橘皮、枳实、甘草、五味子。

方解:本品中石膏、知母、贝母、栀子、黄芩、瓜蒌子、桑白皮清热化痰为主药。辅以茯苓祛痰湿,橘皮、枳实理气化痰。佐以五味子敛肺止咳,甘草润肺解毒,调和诸药。诸药配伍,共奏清泻肺火,止咳化痰之功。

制剂规格:丸剂。蜜丸,每丸重 9g;水蜜丸,每 100 丸重 10g。

颗粒剂,每袋装 10g。

用法用量:丸剂,口服。蜜丸一次 1 丸;水蜜丸一次 6g。均

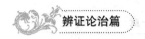

一日 2 次。温开水送服。

　　颗粒剂,口服。一次 1 袋,一日 2 次。开水冲服。

　　2. 参考药　橘红丸(片、胶囊、颗粒):本品药物组成为化橘红、茯苓、陈皮、法半夏、生石膏、瓜蒌皮、浙贝母、紫苏子、桔梗、紫菀、款冬花、苦杏仁、生地黄、麦冬、甘草。

　　丸剂。水蜜丸,每 100 丸重 10g。口服。一次 7.2g;小蜜丸,口服。一次 12g;蜜丸,每丸重①3g;②6g。口服。一次 2 丸(每丸重 6g)或 4 丸(每丸重 3g),均一日 2 次。温开水送服。

　　片剂,每片重 0.6g。口服。一次 6 片,一日 2 次。温开水送服。

　　胶囊,每粒装 0.5g。口服。一次 5 粒,一日 2 次。温开水送服。

　　颗粒剂,每袋装 11g。口服。一次 1 袋,一日 2 次。开水冲服。

　　清肺抑火丸:本品药物组成为黄芩、黄柏、栀子、苦参、浙贝母、前胡、天花粉、桔梗、知母、大黄。

　　丸剂。水丸,口服。一次 1 袋;蜜丸,每丸重 9g。口服。一次 1 丸,均一日 2~3 次。温开水送服。

　　除痰止嗽丸:本品药物组成为前胡、法半夏、黄芩、天花粉、桔梗、陈皮、知母、防风、白术、黄柏、枳实、栀子、六神曲、甘草、海浮石、熟大黄、冰片、薄荷水。

　　蜜丸,每丸重 6g。口服。一次 2 丸,一日 2 次。温开水送服。

　　清气化痰丸:本品药物组成为黄连、黄芩、熟大黄、陈皮、香附、枳实、紫苏子、海浮石、瓜蒌子、浙贝母、青黛、法半夏、白术、茯苓、莱菔子、南山楂、玄参、百部、天南星。

　　水丸,每袋内装 6g。口服。一次 6~9g,一日 2 次。温开水送服。

清金止嗽丸：本品药物组成为黄芩、浙贝母、桑白皮、前胡、苦杏仁、枳壳、橘红、桔梗、甘草、百部、麦冬、知母、天花粉、熟大黄。

水丸，每袋装 18g。口服。一次 6g，一日 2 次。温开水送服。

3. 鉴别用药　二母宁嗽丸、橘红丸、清肺抑火丸、清气化痰丸、清金止嗽丸和除痰止嗽丸均可用治肺热导致的咳嗽之证。**二母宁嗽丸**适用于燥热蕴肺导致的肺热咳嗽，兼有敛肺止咳的作用，用治久咳不止，声哑喉痛等症。**橘红丸**用于痰热咳嗽，痰多，色黄黏稠，胸闷口干者。**清肺抑火丸**适用于肺经火盛较重者。**清金止嗽丸、除痰止嗽丸与清气化痰丸**均能清肺止嗽化痰，**清金止嗽丸**偏于清肺止嗽。**清气化痰丸与除痰止嗽丸**偏于清肺化痰。**清气化痰丸**兼有降逆顺气，消食之功。

五、痰湿犯肺

〔临床表现〕反复咳嗽，咳声重浊，痰白黏腻，胸脘作闷，胃纳不振，神疲乏力，大便时溏，舌苔白腻，脉濡滑。

〔治法〕健脾燥湿，化痰止咳。

〔方药〕

1. 首选药：**二陈丸**

药物组成：姜半夏、陈皮、茯苓、甘草。

方解：本品中姜半夏辛温性燥为主药，能燥湿化痰，和中止呕，消痞散结。气机不畅则痰凝，痰凝则气机更为阻滞，所以辅以陈皮理气化痰，使气顺则痰降，气化则痰亦化。痰由湿生，湿去则痰消，故以茯苓健脾利湿。佐以甘草和中补脾，使脾健则湿化痰消。诸药相合，湿祛痰消，气机通畅，脾得健运，则诸症可解。

制剂规格：水丸。每 8 丸相当于原生药 3g.

用法用量：口服。一次 9~15g，一日 2 次。温开水送服。

2. 参考药　**橘红痰咳颗粒（液）**：本品药物组成为化橘红、

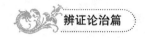

百部、苦杏仁、茯苓、水半夏、五味子、白前、甘草。

颗粒剂,每袋装 4g。口服。一次 4～8g,一日 3 次。开水冲服。

口服液,每支装 10ml。口服。一次 10～20ml,一日 3 次。

祛痰止咳颗粒:党参、水半夏、芫花、甘遂、紫花杜鹃、明矾。

颗粒剂,每袋装 3g。口服。一次 6g(2 袋),一日 2 次;小儿酌减。开水冲服。

半夏糖浆:本品药物组成为生半夏、麻黄、紫菀、桔梗、枇杷叶、远志(制)、陈皮、甘草、薄荷油。

糖浆剂,每瓶装 100ml。口服。一次 15ml,一日 4 次。

杏仁止咳合剂:品药物组成为苦杏仁水、百部流浸膏、远志流浸膏、陈皮流浸膏、桔梗流浸膏、甘草流浸膏。

合剂,口服。一次 15ml,一日 3～4 次。

橘贝半夏颗粒:本品药物组成为半夏、枇杷叶、川贝母、苦杏仁、远志、桔梗、紫菀、款冬花、橘红、前胡、木香、麻黄、紫苏子、肉桂、天花粉、甘草。

颗粒剂,每袋装 6g。口服。一次 3～6g,一日 2 次。开水冲服。

3. 鉴别用药　**二陈丸、橘红痰咳颗粒、祛痰止咳颗粒、半夏糖浆、杏仁止咳糖浆、橘贝半夏颗粒**均有燥湿化痰之功,同可用于湿痰咳嗽,痰多白黏之症。**二陈丸**等有理气和胃之功,还可用于痰湿痞满,胸闷呕恶。**橘红痰咳颗粒**能理气祛痰,润肺止咳,用于感冒、支气管炎、咽喉炎引起的痰多咳嗽,气喘。**祛痰止咳颗粒**可用于慢性支气管炎及支气管炎合并肺气肿、肺心病所引起的痰多,咳嗽,喘息等症。**半夏糖浆**和**杏仁止咳糖浆**用于咳嗽,痰多色白,急、慢性支气管炎见上述症状者。**橘贝半夏颗粒**善治痰气阻肺所致的咳嗽痰多、胸闷气急者。

六、肝火犯肺

[临床表现]久咳气逆,阵阵发作,干咳无痰,或少痰质黏,咳引胸胁痛,面红目赤,咽干口苦,舌质红少津,舌苔薄黄,脉弦数。

[治法]清肺平肝降火。

[方药]

1. 首选药:**黛蛤散**

药物组成:青黛、海蛤壳。

方解:本品中青黛清肺肝之热,凉血解毒;海蛤壳清肺热,化稠痰。二药合用,共奏清肺平肝降火之功。

制剂规格:散剂。

用法用量:口服。一次 6g,一日 1 次。温开水送服。

2. 参考药　**清气化痰丸**:参见本节肺火咳嗽参考药。

3. 鉴别用药　**黛蛤散**适用于肝火犯肺咳嗽较轻者,**清气化痰丸**适用于肝火犯肺咳嗽较重者。

七、肺阴虚咳嗽

[临床表现]久咳,干咳少痰或痰中带血,午后潮热,心烦失眠,舌质红少苔,脉细数。

[治法]养阴清肺,化痰止咳。

[方药]

1. 首选药:**麦味地黄丸**

药物组成:麦冬、五味子、熟地黄、山茱萸(制)、牡丹皮、山药、茯苓、泽泻。

方解:本品为治疗肺肾阴虚引起的咳嗽虚喘有效成药。肾阴不足,虚热内生,故见潮热盗汗;肾阴不足,清窍失养,故见眩晕耳鸣;肾阴不足,筋骨失养,故腰膝酸软;肺阴不足,肺失润降,故见虚喘。由于肺肾阴亏,虚火上炎,灼伤肺络,故见咽干咳血。治法滋肾养肺,敛肺止嗽。方中以熟地黄滋阴填精,山茱萸滋肾养肝,山药健脾益肾,牡丹皮、茯苓、泽泻淡渗清利,以防止药性

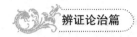

滋腻。麦冬滋阴润肺,五味子纳气平喘。诸药配伍,共收滋肾养肺,敛肺止嗽之功。

制剂规格:丸剂,水蜜丸,每袋装 6g;小蜜丸每袋装 9g;蜜丸每丸重 9g。

用法用量:口服。水蜜丸一次 6g;小蜜丸一次 9g;蜜丸一次 1 丸。均一日 2 次。温开水送服。

2. 参考药　**养阴清肺丸(口服液、膏)**:参见本章咳嗽一节中燥热咳嗽首选药。

百令胶囊:虫草菌菌丝体干粉。

胶囊,①每粒装 0.2g;②每粒装 0.5g。口服。一次 5～15 粒[规格①]或 2～6 粒[规格②]。均一日 3 次。慢性肾功能不全,一次 10 粒[规格①]或 4 粒[规格②]。口服。一日 3 次,8 周为一疗程。温开水送服。

金水宝胶囊(片):冬虫夏草的加工品,其化学成分与天然虫草成分相似。

胶囊,每粒装 0.33g。口服。一次 3 粒,一日 3 次。温开水送服。

片剂,①糖衣片(每片含发酵虫草菌粉 0.2g);②薄膜衣片,每片重 0.42g;③薄膜衣片,每片重 0.75g。口服。一次 5 片[规格①],一次 4 片[规格②],一次 2 片[规格③],均一日 3 次。温开水送服。

3. 鉴别用药　**麦味地黄丸**治疗肺肾阴虚引起的咳嗽,起到滋肾养肺,敛肺止嗽的作用,症见潮热盗汗,咽干咳血,眩晕耳鸣,腰膝酸软,痰少虚喘。**养阴清肺丸**除具有滋补肺肾之阴的作用外,兼有清热解毒的作用,适用于久咳肺肾阴虚,兼感受疫毒之邪,表现为干咳痰少,痰中带血,伴有咽喉疼痛者。**百令胶囊、金水宝胶囊**均以补益为主,具有补肺肾,益精气之功效。用于肺肾两虚引起的咳嗽、气喘、咯血、腰背酸痛;慢性支气管炎的辅助治疗。

[医嘱]

1. 注意居室和个人卫生,室内经常通风换气,保持空气新鲜。避免烟尘及异常气味刺激,吸烟者应戒烟。

2. 感冒会引起咳嗽复发或加重,故应注意气候变化,做到防寒保暖,以免受凉外感。

3. 进行适当的锻炼,提高身体素质,增强抗病能力。

4. 风寒咳嗽患者药后宜加盖衣被,并可以热水或热粥助驱邪外出。

5. 注意休息,避免劳累过度。

第三节 喘证、哮证

喘证是以呼吸急促甚或张口抬肩,鼻翼煽动或呼吸困难,动则加重为特征的病证。若喘促严重,持续不解,可发生喘脱。哮证是以呼吸急促,喉间哮鸣为特征的一种发作性的痰鸣气喘疾患。喘证多并发于各种急慢性疾病中,哮证为一种经常发作性的疾病。哮必兼喘,一般通称为哮喘,故二者在一节内论述。

西医诊断为支气管哮喘、急慢性支气管炎、肺炎、肺气肿、肺心病以及心力衰竭等疾病过程中出现的呼吸困难,均可参照本节辨证论治。

【病因病机】

1. **风寒袭肺** 重感风寒,邪袭于肺,内则壅遏肺气,外则郁闭皮毛腠理,肺卫为邪所伤,肺气宣降失常而喘。

2. **风热犯肺** 风热犯卫,肺气壅实,甚则热蒸液聚成痰,清肃失司,以致肺气上逆作喘。

3. **痰浊壅肺** 饮食不节,恣食肥甘生冷,或嗜酒伤中,脾失健运,聚湿生痰,痰浊日盛,上犯于肺,肺气壅阻,升降不利,发为喘促。

4. **痰热郁肺** 痰湿郁久化热,或肺火素盛,痰热受蒸,痰火

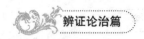

阻肺,肺气失于清肃而上逆为喘。

5. 气郁伤肺　郁怒伤肝,肝气上逆于肺,肺气不得肃降而喘。

6. 饮食不当　贪食生冷,寒饮内停,或嗜食酸咸甘肥,积痰蒸热,或因进食海羶鱼蟹虾等发物,致脾失健运,痰浊内生,发生哮喘。

7. 体虚病后　体质不强或病后体虚等致肺、脾、肾气虚而喘。

【诊断要点】

患者呼吸急促甚或张口抬肩,鼻翼煽动或呼吸困难,动则加重,喘时喉间不兼鸣响即为喘证,喘时喉间伴有哮鸣即为哮证。

【辨证论治】

一、风寒袭肺

[临床表现]咳嗽气急,胸部胀闷,痰稀薄量多色白,伴有恶寒发热,头痛,无汗,口不渴,舌苔薄白而滑,脉浮紧。

[治法]解表散寒,宜肺平喘。

[方药]

1. 首选药:小青龙合剂(颗粒)

药物组成:麻黄、桂枝、白芍、干姜、细辛、五味子、法半夏、甘草。

方解:本品中麻黄、桂枝解表散寒,宣肺平喘。法半夏、干姜、细辛温肺化饮、燥湿化痰。白芍养阴和营,五味子敛肺定喘,以防止辛温发散太过伤及肺气。甘草止咳,兼可调和诸药。诸药配伍,共奏解表散寒、宣肺平喘之功。

制剂规格:合剂,①每支装 10ml;②每瓶装 100ml;③每瓶装 120ml。

颗粒剂,①每袋装 6g(无蔗糖);②每袋装 13g。

用法用量:合剂,口服。一次 10～20ml,一日 3 次。用时摇匀。

颗粒剂,口服。一次 1 袋,一日 3 次。开水冲服。

2. **参考药** **止嗽青果丸**:本品药物组成为藏青果、麻黄、苦杏仁、石膏、甘草、紫苏子、紫苏叶、法半夏、浙贝母、桑白皮、白果、黄芩、款冬花、冰片。

蜜丸,每丸重 3g。口服。一次 2 丸,一日 2 次。温开水送服。

桂龙咳喘宁胶囊:参见本章咳嗽一节中风寒咳嗽参考药。

3. **鉴别用药** **小青龙合剂**、**止嗽青果丸**、**桂龙咳喘宁胶囊**皆有宣肺散寒、止咳平喘之功,同可用于治疗外感风寒、痰多气喘之证。**小青龙合剂**所治为外感风寒,内有痰饮者。**止嗽青果丸**所治为外感风寒,内有肺热者。**桂龙咳喘宁胶囊**用于外感风寒、痰湿阻肺引起的咳嗽、气喘、痰涎壅盛,急慢性支气管炎。

二、风热犯肺

[临床表现]喘促气急,甚则鼻翼煽动,痰黄黏稠难出,伴有头痛身热汗出,口渴,便秘尿赤,苔薄黄,脉浮或滑数。

[治法]清热解表,宣肺平喘。

[方药]

1. 首选药:**止嗽定喘口服液(片、丸)**

药物组成:麻黄、苦杏仁、生石膏、甘草。

方解:本品中麻黄宣肺解表平喘为主药。辅以苦杏仁、苦泄降气,止咳平喘,以开泄肺气之壅闭。佐以生石膏之辛寒,以清解肺胃之热,治疗口渴。甘草调和诸药。诸药配伍,共奏清热解表,宣肺平喘之功。

制剂规格:口服液,每支 10ml。

片剂,每片 0.6g。

丸剂。浓缩丸,每 10 粒重 2.15g;蜜丸,每丸重 6g。

用法用量:口服液,口服。一次 1 支,一日 2~3 次。

片剂,口服。一次 4 片,一日 2 次。温开水送服。

丸剂,口服。浓缩丸,一次 10 粒;蜜丸,一次 2 丸。均一日

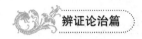

2~3次。温开水送服。

2. **参考药** **止咳丸**：本品药物组成为麻黄、苦杏仁、生石膏、甘草、陈皮、黄芩、射干、百部、紫菀。

浓缩丸，每袋装12g。口服。一次6g，一日2次。温开水送服。

海珠喘息定片：本品药物组成为珍珠层粉、胡颓子叶、天花粉、蝉蜕、防风、冰片、甘草、盐酸氯喘、盐酸去氯羟嗪。

片剂，每片重0.5g。口服。一次2~4片，一日3次。温开水送服。

3. **鉴别用药** **止咳定喘口服液**、**止咳丸**、**海珠喘息定片**三药均可清热解表，宣肺平喘，但**止咳丸**兼有止咳祛痰作用较强，**海珠喘息定片**治疗素有痰饮，外感风热者。

三、痰浊壅肺

[临床表现]喘咳，痰多色白而黏，胸满窒闷，纳呆口黏，舌苔白厚腻，脉滑。

[治法]化痰降气。

[方药]

1. 首选药：**二陈丸**

药物组成：姜半夏、陈皮、茯苓、甘草。

方解：本品中姜半夏辛温性燥为主药，能燥湿化痰，和中止呕，消痞散结。气机不畅则痰凝，痰凝则气机更为阻滞，所以辅以陈皮理气化痰，使气顺则痰降，气化则痰亦化。痰由湿生，湿去则痰消，故以茯苓健脾利湿。佐以甘草和中补脾，使脾健则湿化痰消。诸药相合，湿祛痰消，气机通畅，脾得健运，则诸症可解。

制剂规格：水丸。每8丸相当于原生药3g。

用法用量：口服。一次9~15g，一日2次。温开水送服。

2. **参考药** **痰咳净**：本品药物组成为桔梗、苦杏仁、远志、五倍子、冰片、甘草、咖啡因。辅料为淀粉、苯甲酸等。

片剂,每片重 0.2g(含咖啡因 20mg)。含服,一次 1 片,一日 3~6 次。儿童用量酌减。

用药注意:孕妇慎用。

降气定喘丸:本品药物组成为麻黄、葶苈子、紫苏子、桑白皮、白芥子、陈皮。

浓缩丸剂,每瓶装 7g。口服。一次 7g,一日 2 次。温开水送服。

苏子降气丸:本品药物组成为紫苏子(炒)、厚朴、前胡、甘草、姜半夏、陈皮、沉香、当归、肉桂。

水丸剂,每 13 粒重 1g。口服。一次 6g,一日 1~2 次。温开水送服。

3. 鉴别用药　**二陈丸**功专燥湿化痰。**痰咳净、降气定喘丸、苏子降气丸**均治痰多咳喘。**痰咳净**通窍顺气,止咳、化痰,用于支气管炎、咽炎等引起的咳嗽多痰、气促、气喘。**降气定喘丸**化痰止咳,适宜治疗痰湿蕴肺,肺气不降咳嗽痰多证。**苏子降气丸**降肺气,温肾阳,适宜治疗肺肾两虚,痰涎壅肺之上盛下虚证,以泄肺实为主。

四、痰热郁肺

[临床表现]喘咳气涌,胸中烦热,胸部胀痛,痰多色黄黏稠,渴喜冷饮,面红咽干,尿赤便秘或痰中夹血,舌苔黄腻,脉滑数。

[治法]清泄肺热,化痰平喘。

[方药]

1. 首选药:**止嗽化痰丸**

药物组成:罂粟壳、桔梗、知母、前胡、陈皮、大黄、甘草、川贝母、石膏、苦杏仁、紫苏叶、葶苈子、款冬花、百部、玄参、麦冬、密蒙花、天冬、五味子、枳壳、瓜蒌仁、半夏、木香、马兜铃、桑叶。

方解:方中葶苈子、马兜铃泻肺平喘;石膏、知母、桑叶清肺

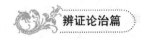

润燥;五味子、罂粟壳敛肺平喘;紫苏叶、苦杏仁、瓜蒌仁、陈皮、枳壳、木香、半夏理气化痰;川贝母、前胡、桔梗、款冬花、百部止咳;天冬、麦冬、玄参养阴生津;大黄、密蒙花清热泻火,化痰止血;甘草调和诸药。诸药共用,以清肺化痰,止嗽定喘。

制剂规格:水丸,每6~7丸重1g。

用法用量:口服。一次15丸,一日1次。临睡前温开水送服。

用药注意:风寒咳嗽者不宜服用。

2. 参考药　**清气化痰丸**:参见本章咳嗽一节中肺热咳嗽参考药。

复方鲜竹沥液:本品药物组成为鲜竹沥、鱼腥草、生半夏、生姜、枇杷叶、桔梗、薄荷素油。

口服液,每瓶装①10ml;②20ml;③30ml;④100ml;⑤120ml;⑥20ml(无蔗糖)。口服。一次20ml,一日2~3次。

3. 鉴别用药　**止嗽化痰丸**清肺化痰,止嗽定喘。**清气化痰丸、复方鲜竹沥液**除痰止咳效果俱佳。

五、气郁伤肺

[临床表现]突然呼吸短促,喘憋胸闷,咽中如窒,每遇情志刺激而诱发,常有失眠,心悸等症,舌苔薄白,脉弦。

[治法]疏肝降气平喘。

[方药]

首选药:**定痛五香散**

药物组成:制香附、广木香、广郁金、延胡索、水红花子、猪牙皂。

方解:本品中香附疏肝理气止痛为主药。辅以木香行气散满止痛。郁金、延胡索活血理气,解郁止痛。佐以水红花子消痞除胀,猪牙皂祛痰宽中。诸药配伍,肝气得疏,肺气得降,则喘证自愈。

制剂规格:散剂。

用法用量:口服。一次 4.5~6g,日服 2 次。温开水送服。

六、肺气虚

[临床表现]喘促短气,气怯声低,喉有鼾声,咳声低弱,痰吐稀薄,自汗畏风,极易感冒,舌质淡红,脉软弱。

[治法]补肺益气。

[方药]

1. 首选药:**人参保肺丸**

药物组成:人参、五味子、苦杏仁、川贝母、陈皮、砂仁、枳实、麻黄、生石膏、玄参、罂粟壳、甘草。

方解:本品中人参益气补肺,配伍五味子酸收,使肺气收敛而不外散。苦杏仁、川贝母化痰润肺。陈皮燥湿健脾。砂仁醒脾开胃。枳实下气。麻黄定喘。生石膏兼清肺热。玄参养阴生津。罂粟壳敛肺止咳。甘草和中补脾,调和诸药。诸药配伍,共奏健脾益肺,止咳定喘之功。

制剂规格:蜜丸,每丸重 6g。

用法用量:口服。一次 2 丸,一日 2 次。温开水送服。

2. 参考药　**玉屏风颗粒(胶囊、口服液)**:参见本章感冒一节中气虚感冒参考药。

如意定喘片:本品药物组成为蛤蚧、制蟾酥、黄芪、地龙、麻黄、党参、苦杏仁、白果、枳实、天冬、南五味子(酒蒸)、麦冬、紫菀、百部、枸杞子、熟地黄、远志、葶苈子、洋金花、石膏、炙甘草。

片剂,糖衣片(片芯重 0.25g)口服。一次 2~4 片,一日 3 次。温开水送服。

用药注意:孕妇禁用。

洋参保肺丸(胶囊):本品药物组成为罂粟壳、五味子、川贝母、陈皮、砂仁、枳实、麻黄、苦杏仁、石膏、甘草、玄参、西洋参粉。

蜜丸,每丸重 6g。口服。一次 2 丸,一日 2~3 次。温开水送服。

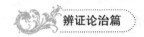

胶囊,每粒装 0.5g。口服。一次 3 粒,一日 2~3 次。温开水送服。

3. 鉴别用药 **人参保肺丸、玉屏风颗粒、如意定喘片、洋参保肺丸**均可用治肺气虚的喘证。由于方中有收敛固涩之品,故有外邪者勿用。**人参保肺丸、洋参保肺丸**都有止嗽定喘功效,同可用于肺虚咳喘。**人参保肺丸**重在补气,用于肺气虚弱,虚劳久嗽之证。**洋参保肺丸**重在补气养阴,清火生津,用于气阴两虚,肺热津伤之咳喘。**如意定喘片**兼有益肾作用,可用治肺肾两虚之喘证。

七、肾气虚

[临床表现]喘促日久,气息短促,呼多息少,动则喘甚,气不得续,小便常因咳甚而失禁,或尿后余沥,面青肢冷,舌淡苔薄,脉微细或沉弱。

[治法]补肾纳气。

[药物]

1. 首选药:桂附地黄丸(胶囊)

[方药]肉桂、附子(制)、熟地黄、山茱萸(制)、牡丹皮、山药、茯苓、泽泻。

方解:本方熟地黄、山茱萸补益肾阴;山药、茯苓健脾渗湿;泽泻泻肾中水邪;牡丹皮清肝胆相火;肉桂、附子温补命门真火。诸药合用,共成温补肾气之效。

制剂规格:蜜丸,每丸重 9g。

胶囊,每粒装 0.34g。

用法用量:丸剂。口服。蜜丸,一次 1 丸,均一日 2 次。温开水送服。

胶囊,口服。一次 7 粒,一日 2 次。温开水送服。

2. 参考药 **都气丸**:本品药物组成为熟地黄、山药、山茱萸、茯苓、泽泻、牡丹皮、五味子。

蜜丸,每丸重 9g。口服。一次 1 丸,一日 2 次。温开水送服。

蛤蚧定喘丸（胶囊）：本品药物组成为蛤蚧、瓜蒌子、紫菀、麻黄、鳖甲、黄芩、甘草、麦冬、黄连、百合、紫苏子、石膏、苦杏仁、石膏等。

丸剂。小蜜丸，每60丸重9g，一次9g；水蜜丸，一次5~6g；蜜丸，每丸重9g，一次1丸。均一日2次。温开水送服。

胶囊，每粒装0.5g。口服。一次3粒，一日2次。温开水送服。

3. 鉴别用药　**桂附地黄丸、都气丸、蛤蚧定喘丸**均有补肾纳气之功，**都气丸**治疗肾虚不能纳气之喘促，或久咳而咽干气短，遗精盗汗，小便频数者。**蛤蚧定喘丸（胶囊）**用于虚劳久咳，年老哮喘，气短发热，胸满郁闷，自汗盗汗，不思饮食者。

［医嘱］

1. 注意保持室内空气新鲜，阳光充足，温度、湿度适宜，室内禁止吸烟，患者吸烟应尽量戒除。

2. 忌食油腻之物，以免助湿生痰。饮食宜清淡，避免过咸，过酸，忌食辛辣刺激食物，戒酒，以免诱发喘证。

3. 喘证发作时，病人应半卧位，注意保持呼吸道通畅，必要时给予吸氧、吸痰。

4. 如病人久喘而有神志恍惚，烦躁不安或喘不得卧，面色青紫，吐大量泡沫痰，可能为肺性脑病或心力衰竭，应尽快送医院抢救。

5. 喘证发作平息后，患者可进行活动时，应逐渐进行体育锻炼，以增强体质，避免复发。

第四节　肺　痨

肺痨是指由于体质虚弱，痨虫袭肺所致的以咳嗽、咯血、潮

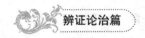

热、盗汗、消瘦、乏力为特征的具有传染性的慢性虚弱疾患。由于劳损在肺,故称"肺痨"。

西医的肺结核病、肺外结核表现与本病相似症状者,都可以参照本节辨证论治。

【病因病机】

1. 肺阴亏损　痨虫蚀肺,肺阴受损,阴虚肺燥,清肃无权,肺失滋润。

2. 阴虚火旺　痨虫蚀肺,肺阴亏耗,不能下荫于肾,而致肾水亦亏,肺肾同病,阴虚火旺。

3. 气阴两伤　痨虫蚀肺,肺阴亏耗,肺虚耗夺母气以自养,则病及于脾,脾气虚弱,最终气阴两伤。

【诊断要点】

凡咳嗽半月以上未愈,咳嗽声低微,痰中带血,有较长时期低热,盗汗,乏力,食欲减退,逐渐消瘦等全身症状,有接触病史或有既往患病史,若照 X 线片,做痰培养如有特异性改变,即可诊断为本病。

【辨证论治】

一、肺阴亏损

[临床表现] 干咳,咳声短促,少痰或痰中带血,伴有咽干口燥,胸痛隐隐或闷痛,舌质红,苔薄黄少津,脉细或兼数。

[治法] 养阴润肺,止嗽化痰。

[方药]

1. 首选药:**养阴清肺丸(口服液、膏)**

药物组成:地黄、麦冬、玄参、川贝母、白芍、牡丹皮、薄荷、甘草。

方解:方中重用大生地甘寒入肾,滋阴壮水,清热凉血,为君药。玄参滋阴降火,解毒利咽;麦冬养阴清肺,共为臣药。佐以丹皮清热凉血,散瘀消肿;白芍敛阴和营泄热;贝母清热润肺,化痰散结;少量薄荷辛凉散邪,清热利咽。生甘草清热,解毒利咽,并调和诸药,以为佐使。诸药配伍,共凑养阴清肺,解毒利咽之功。

制剂规格:丸剂。水蜜丸,每 100 粒重 10g;蜜丸,每丸重 9g。

口服液,每支装 10ml。

煎膏剂,每大瓶装 100g,小瓶装 50g。

用法用量:丸剂,口服。水蜜丸一次 6g;蜜丸,一次 1 丸。均一日 2 次。温开水送服。

口服液,口服。一次 10ml,一日 2~3 次。

煎膏剂,口服。一次 10~20ml,一日 2~3 次。温开水冲服。

2. **参考药 二冬膏**:参见本章咳嗽一节中燥热咳嗽证参考药。

3. **鉴别用药 养阴清肺丸、二冬膏**均有养阴润肺之功,**养阴清肺丸**还有较好的清肺利咽功能故为首选。

二、阴虚火旺

[临床表现]反复咯血,量多色鲜,骨蒸潮热,夜寐盗汗,或急躁易怒,失眠多梦,或呛咳痰少,痰黄黏稠,男子梦遗,舌质红绛,脉象细数。

[治法]滋阴降火,润肺止咳。

[方药]

1. **首选药:百合固金丸(口服液、片、颗粒)**

药物组成:生地黄、熟地黄、麦冬、百合、白芍药、当归、贝母、生甘草、玄参、桔梗。

方解:本品中熟地黄滋补肾阴,生地黄滋阴清热,二地并用,滋阴壮水,兼以清热,共为主药。百合润肺止咳,麦冬滋养肺胃之阴,玄参协助生地黄、麦冬滋阴增液而清降虚火,共为辅药。当归、白芍益肝阴,补肝血,平肝木以保肺金,贝母润肺化痰止咳,桔梗、甘草宣肺化痰利咽,共为佐药。甘草调和诸药。诸药配伍,共奏滋阴降火,润肺止咳之功。

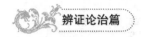

制剂规格:丸剂。小蜜丸每 100 丸重 20g;蜜丸每丸重 9g。浓缩丸,每 8 丸相当饮片 3g。

口服液,①每瓶装 10ml;②每瓶装 20ml;③每瓶装 100ml。

片剂,①每片重 0.4g;②每片重 0.45g。

颗粒剂,每袋装 9g。

用法用量:丸剂,口服。水蜜丸,一次 6g;小蜜丸一次 9g;蜜丸一次 1 丸。均一日 2 次。浓缩丸,一次 8 丸,一日 3 次。温开水送服。

口服液,口服。一次 10~20ml,一日 3 次。温开水送服。

片剂,口服。一次 5 片[规格①]或一次 3 片[规格②]。均一日 3 次。温开水送服。

颗粒剂,口服。一次 1 袋,一日 3 次。开水冲服。

2. 参考药　蛤蚧定喘丸:参见本章喘证、哮证一节中肾气虚参考药。

3. 鉴别用药　百合固金丸、蛤蚧定喘丸二药均可用治阴虚火旺之肺痨。百合固金丸适用于肺肾阴虚所致的痰中带血之证。蛤蚧定喘丸适用于阴虚火旺兼有咳喘者。

三、气阴两虚

[临床表现]潮热颧红,自汗,盗汗,面白神疲,气短声怯,咳嗽咯血,倦怠无力,食欲不振,舌质光红,苔薄或剥脱,脉细数无力。

[治法]滋阴润肺,补脾益气。

[方药]

首选药:**生脉饮(胶囊)**

药物组成:人参、麦冬、五味子。

方解:方中人参甘温,益元气,补肺气,生津液,是为君药。麦门冬甘寒养阴清热,润肺生津,用以为臣。人参、麦冬合用,则益气养阴之功益彰。五味子酸温,敛肺止汗,生津止渴,为佐药。三药合用,一补一润一敛,益气养阴,生津止渴敛阴止汗,使气复津生,汗止阴存,气充脉复。

制剂规格:口服液,每支 10ml。

胶囊,①每粒装 0.3g;②每粒装 0.35g。

用法用量:口服液,口服。一次 10ml,一日 3 次。

胶囊,口服。一次 3 粒,一日 3 次。温开水送服。

[医嘱]

1. 本病具有传染性,一经诊断,应及时隔离治疗或到专科医院治疗。中成药一般只作为辅助治疗手段。

2. 病人居住环境应该安静、清洁,做到空气新鲜,阳光充足,避免烟尘。病人的排泄物应进行消毒。

3. 患者要注意休息,咯血者应绝对休息,并避免高声说话,病情稳定后,方可逐渐参加活动。盗汗多者,晚上盖被不宜太暖。

4. 饮食宜富有营养,多食新鲜蔬菜、水果,常食牛奶、蛋、瘦肉、鳖、鱼,也可选食百合、莲肉、银耳等,忌食辛辣及动火伤阴之品。

5. 患者应加强摄生,戒房事,禁烟酒,清心寡欲,以利健康。

第五节　胸　痹

胸痹为胸中气血闭阻之意,是以胸部闷痛,甚则胸痛彻背,短气,喘息不得卧为主症的一种疾病。轻者仅感胸痛如窒,呼吸不畅,重者则见胸痛心悸,严重者心痛彻背,背痛彻心,手足青冷。

西医冠状动脉粥样硬化性心脏病、心肌梗死、心绞痛,其他疾病如心包炎、心肌炎等引起的心前区疼痛可以参照本病辨证论治。

【病因病机】

1. 心血瘀阻　忧思恼怒,气血运行不畅,瘀血内停,脉络不

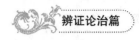

通而成胸痹。

2. 阳气虚衰　阳气虚衰,胸阳不振,气机痹阻,血行瘀滞,胸中络脉不通而成胸痹。

3. 痰浊壅塞　过食肥甘厚味,或辛辣火炙之品,或嗜酒成癖,以致脾胃损伤,运化失健,水谷不化精微而成痰浊,痰阻脉络,心脉不畅而成胸痹。

4. 气虚血瘀　久病体弱,心气大伤,气虚推动血行无力,血瘀滞不通而成胸痹。

5. 气阴两虚　阴虚日久耗伤气阴,心气不足,阴血亏耗,血行瘀滞而成胸痹。

【诊断要点】

以胸部疼痛为主,多伴有胸痛彻背,心悸气短,喘息不得卧的症状,即可诊断为本病。

【辨证论治】

一、心血瘀阻

[临床表现]胸部刺痛,固定不移,入夜更甚,伴有心悸不宁,平素胸部憋闷,以手按摩则舒,舌质紫黯,或有瘀点、瘀斑,或舌下筋脉青紫,脉象沉涩。

[治法]活血化瘀,通络止痛。

[方药]

1. 首选药:血府逐瘀口服液(丸、胶囊)

药物组成:桃仁、红花、当归、生地黄、川芎、赤芍、牛膝、桔梗、柴胡、枳壳、炙甘草。

方解:本品中桃仁、红花、当归、生地黄、川芎、赤芍活血化瘀而养血,使祛瘀而不伤阴血。柴胡、枳壳疏肝行气。桔梗开肺气,载药上行,合枳壳则升降上焦气机而宽胸。牛膝通利血脉,引血下行。炙甘草调和诸药。诸药配伍,活血化瘀为主,升降气机为辅,气血同治,升降并用。使瘀血得去,气机通利,诸症自愈。

制剂规格:口服液,每支 10ml。

蜜丸,每丸重 9g。

胶囊,每粒装 0.4g。

用法用量:口服液,口服。一次 20ml,一日 3 次。

丸剂。蜜丸,口服。一次 1~2 丸,一日 2 次。空腹时用红糖水送服。

胶囊,口服。一次 6 粒,一日 2 次。温开水送服。

2. 参考药 **速效救心丸**:本品药物组成为川芎、冰片等。

滴丸剂,每丸重 40mg。含服。一次 4~6 丸,一日 3 次。急性发作时一次 10~15 丸。

复方丹参丸(片、胶囊、颗粒、滴丸、喷雾剂):本品药物组成为丹参、三七、冰片等。

丸剂。浓缩丸,①每 1g 相当于生药量 1.80g;②每 1g 相当于生药量 2.57g,口服。一次 1g[规格①] 或一次 0.7g[规格②]。均一日 3 次。温开水送服。滴丸,①每丸重 25mg;②薄膜衣滴丸每丸重 27mg。吞服或舌下含服。一次 10 丸。均一日 3 次,28 天为一疗程;或遵医嘱。

片剂,①薄膜衣小片,每片重 0.32g(相当于饮片的 0.6g);②薄膜衣大片,每片重 0.8g(相当于饮片的 1.8g);③糖衣片(相当于饮片的 0.6g)。口服。一次 3 片[规格①③] 或 1 片[规格②]。均一日 3 次。温开水送服。

胶囊,每粒装 0.3g。口服。一次 3 粒,一日 3 次。温开水送服。

颗粒剂,每袋装 1g。口服,一次 1 袋,一日 3 次。开水冲服。

喷雾剂,①每瓶装 8ml;②每瓶装 10ml。口腔喷射,吸入。一次喷 1~2 下,一日 3 次;或遵医嘱。

乐脉颗粒(丸、片、胶囊):本品药物组成为丹参、川芎、赤芍、红花、木香、香附、山楂等。

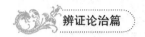

颗粒剂,每袋装 3g。口服。一次 1~2 袋,一日 3 次。开水
冲服。

丸剂。每袋装 1.5g(浓缩水丸);每袋装 1.2g(包衣浓缩水
丸)。口服。一次 1~2 袋。均一日 3 次。温开水送服。

片剂,每片重①0.45g;②0.6g。口服。一次 3~6 片。均一
日 3 次。温开水送服。

胶囊,每粒装①0.56g;②0.5g;③0.45g;④0.42g。口服。
一次 3~6 粒[规格①、②、③]或一次 4~6 粒[规格④]。均一日
3 次。温开水送服。

心可舒片:本品药物组成为丹参、葛根、三七、山楂、木香。

片剂,每片重 0.31g。口服。一次 4 片,一日 3 次。温开水
送服。

血塞通片:本品药物组成为三七总皂苷。

片剂,每片含三七总皂苷 100mg。口服。一次 0.5~1 片
(50~100mg),一日 3 次。温开水送服。

银杏叶胶囊(片、滴丸):本品药物组成为银杏叶提取物。

胶囊,①每粒含总黄酮醇苷 9.6mg、萜类内酯 2.4mg;②每
粒含总黄酮醇苷 19.2mg、萜类内酯 4.8mg;③每粒装 0.25g(含
总黄酮醇 40mg、萜类内酯 10mg)口服。[规格①]一次 2 粒,[规
格②]一次 1 粒。均一日 3 次;或遵医嘱。温开水送服。

片剂,①每片含总黄酮醇苷 9.6mg、萜类内酯 2.4mg。②每
片含总黄酮醇苷 19.2mg、萜类内酯 4.8mg。口服。[规格①]一
次 2 片;[规格②]一次 1 片。均一日 3 次;或遵医嘱。温开水
送服。

滴丸剂,①每丸重 60mg;②薄膜衣丸,每丸重 63mg。口服。
一次 5 丸。均一日 3 次;或遵医嘱。

3. 鉴别用药 以上各药均可治疗心血瘀阻之胸痹。**血府
逐瘀口服液**还可用治现代医学的风湿性心脏病,胸部挫伤与肋
软骨炎之胸痛,以及脑震荡后遗症之头痛头晕,精神抑郁等属于

瘀血在内者。**速效救心丸**多在急性发作时使用。**复方丹参滴丸**多在预防冠心病和心绞痛时使用。**乐脉颗粒**还可用治现代医学的脑血栓、脑出血、多发性梗死性痴呆及妇女月经不调、痛经等属于气滞血瘀所致者。**心可舒片**用于气滞血瘀引起的胸闷、心悸、头晕、头痛、颈项疼痛;冠心病心绞痛、高血脂、高血压、心律失常见上述证候者。**血塞通片**可抑制血小板聚集和增加脑血流量。用于脑络瘀阻,中风偏瘫,心脉瘀阻,胸痹心痛;脑血管病后遗症,冠心病、心绞痛属上述证候者。**银杏叶胶囊**用于瘀血阻络引起的胸痹、心痛、中风、半身不遂、舌强语謇;冠心病稳定性心绞痛、脑梗死见上述证候者。

二、阳气虚衰

[临床表现]胸闷隐痛,偶尔绞痛,甚则胸痛彻背,遇冷则心痛加剧,伴畏寒肢冷,腰膝冷痛,心悸气短,汗出乏力,唇甲淡白或青紫,舌质淡白或紫黯,脉沉细或沉微欲绝。

[治法]益气温阳,活血通络。

[方药]

1. 首选药:**苏合香丸**

药物组成:苏合香、麝香、安息香、冰片、檀香、木香、丁香、沉香、香附、乳香、荜茇、水牛角、朱砂、白术、诃子。

方解:本品中苏合香、麝香、安息香、冰片芳香避秽,开窍醒神为主药。檀香、木香、丁香、沉香、香附、乳香诸香同用,行气活血,散寒化浊为辅药。荜茇配诸香以增强温中散寒止痛,行气开郁之功,并取水牛角解毒定惊,朱砂镇心安神,白术化浊消痰,诃子温涩敛气,与诸香药合用,补气收敛,以防辛香走窜耗散太过,损伤正气。诸药合用,共奏益气温阳,活血通络之功。

制剂规格:丸剂。水蜜丸,每丸重 2.4g;蜜丸,每丸重 3g。

用法用量:口服。水蜜丸、蜜丸一次 1 丸。均一日 1~2 次。温开水送服。

2. **参考药 冠心苏合胶囊(丸)**:本品药物组成为苏合香、

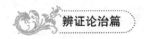

冰片、乳香、檀香、青木香。

胶囊,每粒装 0.35g。含服或吞服,一次 2 粒,一日 1~3 次。临睡前或发病时服用。温开水送服。

丸剂,蜜丸,嚼碎服,一次 1 丸,一日 1~3 次;或遵医嘱。温开水送服。孕妇禁用。

参桂胶囊:本品药物组成为红参、川芎、桂枝。

胶囊,每粒装 0.3g。口服。一次 4 粒,一日 3 次。温开水送服。

镇心痛口服液:本品药物组成为三七、延胡索、薤白、肉桂、冰片、地龙、党参、葶苈子、薄荷脑。

口服液,①每支装 10ml;②每支装 20ml。口服。一次 20ml,一日 3 次。

3. 鉴别用药　以上药物均有温补心阳,活血化瘀的作用。**冠心苏合胶囊(丸)**是从**苏合香丸**衍化而来,故两药功效相似,均可治疗阳气虚衰胸痹之证。但**苏合香丸**化浊开窍作用较强,并可治疗阳气不足,痰迷心窍导致的中风半身不遂,口眼㖞斜之证。**参桂胶囊**益气通阳作用好。**镇心痛口服液**止痛效果较强。

三、痰浊壅塞

[临床表现]胸闷如窒而痛,或痛引肩背,形体肥胖,痰多脘闷,舌苔浊腻,脉滑。

[治法]通阳泄浊,豁痰开结。

[方药]

1. 首选药:**二陈丸合冠心苏合胶囊**

药物组成:

(1)**二陈丸:**橘皮、半夏、茯苓、炙甘草。

(2)**冠心苏合胶囊:**苏合香、冰片、乳香、檀香、木香。

方解:二陈丸中半夏燥湿化痰。橘皮理气健脾。茯苓健脾渗湿。炙甘草和中,兼调和诸药。诸药配伍,共奏燥湿化痰之功。冠心苏合胶囊中苏合香、冰片芳香开窍。木香、乳香、檀香行气解郁,散寒化浊。诸药合用,共奏芳香开窍,行气止痛之功。若单用二陈丸则芳香开窍,行气止痛之力不足;若单用冠心苏合胶囊则祛痰之力不足,故二药配伍使用,共成通阳泄浊,豁痰开结之功。

制剂规格:**二陈丸**为水丸剂,每 8 丸相当于原生药 3g。

冠心苏合胶囊为胶囊,每粒装 0.35g。

用法用量:**二陈丸**,口服。一次 9~15g,一日 2 次。温开水送服。

冠心苏合胶囊,含服或吞服。一次 2 粒,一日 1~3 次。临睡前或发病时服用。

2. 参考药　**熊胆救心丸**:本品药物组成为熊胆粉、蟾酥、冰片、人工麝香、人参、珍珠、人工牛黄、猪胆粉、水牛角浓缩粉。

水丸,每 10 粒重 250mg。口服。一次 2 粒,一日 3 次。温开水送服。

3. 鉴别用药　**二陈丸**可燥湿化痰,**冠心苏合胶囊**芳香开窍,行气止痛,二药同用可化痰开窍,行气止痛。**熊胆救心丸**能强心益气,芳香开窍,用于心气不足所致的胸痹心痛,胸闷气短和心悸等证。

四、气虚血瘀

[临床表现]心胸隐痛或刺痛,心悸气短,动则益甚,伴倦怠乏力,声低微息,面色晦黯,舌质黯红或淡黯,苔薄白,脉沉细。

[治法]益气活血,通络开闭。

[方药]

1. 首选药:**通心络胶囊**

药物组成:人参、水蛭、土鳖虫、全蝎、蜈蚣、蝉蜕、赤芍、冰片等。

方解:本药所治的冠心病心绞痛,属于气虚血瘀,心络受阻所致,中医学认为"因虚致瘀"而发病。治宜益气化瘀为法。方中以人参补益心气,以强心使气旺以推动血液运行,是为君药。

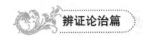

以水蛭活血化瘀,通经透络;以土鳖虫逐瘀通络;以全蝎、蜈蚣、蝉蜕等虫类之药,取其善走之性,引诸药通经透络,且可解痉是为臣药。以赤芍活血散血,行瘀止痛;以冰片芳香走散,使壅塞通利,则经络条达是为佐使药。诸药合用,相得益彰,共奏益气活血,通络止痛之效。

本药亦用于脑梗死恢复期。脑梗死与冠心病心绞痛,虽属两种疾病,但其病机均属血瘀痹阻,故亦有较好疗效,此即中医学"异病同治"。

制剂规格:胶囊,每粒重0.26g。

用法用量:口服。一次2~4粒,一日3次。温开水送服。

2. **参考药** **血栓心脉宁片**:本品药物组成为川芎、丹参、水蛭、毛冬青、牛黄、麝香、槐花、人参茎叶皂苷、冰片、蟾酥。

片剂,每片重0.40g。口服。一次2片,一日3次。温开水送服。

山海丹胶囊:本品药物组成为三七、人参、黄芪、红花、山羊血粉、决明子、葛根、佛手、海藻、何首乌、丹参、川芎等。

胶囊,每粒装0.5g。口服。一次5粒,一日3次。饭后温开水送服。

麝香保心丸:本品药物组成为麝香、人参提取物、牛黄、肉桂、苏合香、蟾酥、冰片。

水丸,每丸重22.5mg。口服。一次1~2丸,一日3次,或症状发作时服用。温开水送服。

诺迪康胶囊:本品药物组成为圣地红景天。

胶囊,每粒装0.28g。口服。一次1~2粒,一日3次。温开水送服。

3. **鉴别用药** 以上各药均有益气活血通络的作用,**通心络胶囊**作用较强,**血栓心脉宁片**益气活血,开窍止痛,用于气虚血瘀所致的中风、胸痹,症见头晕目眩、半身不遂、胸闷心痛、心悸气短;缺血性中风恢复期、冠心病心绞痛见上述证候者。**山海丹**

胶囊补气作用强,可用于疾病的预防。**麝香保心丸**具有芳香温通,益气强心之功效。用于气滞血瘀所致的胸痹,症见心前区疼痛、固定不移;心肌缺血所致的心绞痛、心肌梗死见上述证候者。**诺迪康胶囊**除用于胸痹外,还可用于高脂血症的治疗。

五、气阴两虚

[临床表现]心胸隐痛,时作时休,心悸气短,动则益甚,伴倦怠乏力,声息低微,面色㿠白,易汗出,舌质淡红,舌体胖且边有齿痕,苔薄白,脉虚细缓或结代。

[治法]益气养阴,活血通脉。

[方药]

1. 首选药:**心通口服液**

药物组成:黄芪、麦冬、丹参、海藻、昆布、党参、葛根、川芎等。

方解:本成药主治病证为气阴两虚,痰瘀交阻所致。方中黄芪、麦冬益气养阴为主药;党参助黄芪益气,丹参、川芎活血化瘀,海藻、昆布软坚化痰,葛根扩张血管共为辅药。全方合用,益气养阴,活血化痰。

制剂规格:口服液,每支 10ml。

用法用量:口服。一次 10~20ml,一日 2~3 次。

2. 参考药　**益气复脉口服液**:本品药物组成为红参、麦冬、五味子。

口服液,每支装 10ml。口服。一次 10~20ml,一日 2 次。

黄芪生脉饮:本品药物组成为黄芪、党参、麦冬、五味子。

口服液,①每支装 10ml;②每瓶装 100ml。口服。一次 10ml,一日 3 次。

通脉养心丸:本品药物组成为地黄、鸡血藤、麦冬、甘草、制何首乌、阿胶、五味子、党参、龟甲、大枣、桂枝。

浓缩丸,每 10 丸重 1g。口服。一次 40 粒,一日 1~2 次。温开水送服。

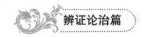

参松养心胶囊:本品药物组成为人参、麦冬、山茱萸、丹参、酸枣仁(炒)、桑寄生、赤芍、土鳖虫、甘松、黄连、南五味子、龙骨。

胶囊,每粒装 0.4g。口服。一次 2~4 粒,一日 3 次。温开水送服。

稳心颗粒(片、胶囊):本品药物组成为党参、黄精、三七、琥珀、甘松。

颗粒剂,①每袋装 9g;②每袋装 5g(无蔗糖)。口服。一次 1 袋。均一日 3 次。开水冲服。

片剂,每片重 0.5g。口服。一次 4 片,一日 3 次。温开水送服。

胶囊,每粒装 0.45g。口服。一次 4 粒,一日 3 次。温开水送服。

益心舒胶囊:本品药物组成为人参、麦冬、五味子、黄芪、丹参、川芎、山楂。

胶囊,每粒装 0.4g。口服。一次 3 粒,一日 3 次。温开水送服。

心元胶囊:本品药物组成为制何首乌、丹参、地黄等。

胶囊,每粒装 0.3g。口服。一次 3~4 粒,一日 3 次。温开水送服。

3. 鉴别用药　以上药物均有益气养阴的作用。**心通口服液**兼具豁痰开窍作用,**通脉养心丸**补益心血之力较强。**黄芪生脉饮**和**益气复脉口服液**为生脉饮加味而成,用于气阴两虚的心悸胸痛,**黄芪生脉饮**益气作用较强。**参松养心胶囊**益气养阴,活血通络,清心安神。**稳心颗粒**治疗心悸不宁、气短乏力、胸闷胸痛;室性期前收缩,房性期前收缩见上述证候者。**益心舒胶囊**还有益气复脉作用,**心元胶囊**用于胸痹心肾阴虚、心血瘀证。

[医嘱]

1. 忌烟酒、辛辣、肥甘油腻之品。

2. 注意劳逸结合,坚持适当的体育锻炼,保持充分的睡眠,午间要适当休息以减少本病的发作。

3. 保持大便通畅,大便时不可屏气或过分用力,若有便秘者可适当服用通便药物。

4. 心痛发作时要心情平静,勿惊慌躁动,并立即服用速效止痛药物,防止病情发展。

5. 情志异常波动如忧思恼怒,或精神过度紧张、兴奋,均可致气机不畅,心脉瘀阻而发病。因此,注意精神调摄,保持心情愉快,避免过于激动喜怒或思虑无度,对防止本病的发生、发展是非常重要的。

6. 治疗该病的药物均有活血化瘀的作用,故孕妇慎用或禁用。

第六节　心　　悸

心悸包括惊悸与怔忡,是指病人自觉心中悸动,惊惕不安,甚则不能自主;或同时兼有脉象的相应变化,如疾、数、促、结、迟等脉象单独或相兼出现的一种病证。

西医中各种原因引起的心律失常,如心动过速、心动过缓、期前收缩、心房扑动和颤动、房室传导阻滞、束支传导阻滞、病窦综合征、心肌炎、心包炎、心力衰竭以及部分神经官能症表现为本病症状者,均可以参照本篇辨证论治。

【病因病机】

1. 心血不足　禀赋不足,脏腑虚损,或病后失于调养,或思虑过度,劳伤心脾,或脾胃虚衰,气血生化无源,或失血过多等,均可导致心血亏虚,心失所养,而发为心悸。

2. 阴虚火旺　久病体弱,或房劳过度,久病虚损,或胎产过多,伤及肾阴,水不济火,虚火妄动,上扰心神,而致心悸。

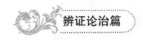

【诊断要点】

患者自觉心中急剧跳动,惊惕不安,不能自主为主要临床表现,伴有脉象的相应变化,即可诊断为本病。

【辨证论治】

一、心血不足

[临床表现]心悸,头晕乏力,面色无华,神疲倦怠,舌质淡红,脉象细弱。

[治法]补血养心,益气安神,定惊止悸。

[方药]

1. 首选药:柏子养心丸(片)

药物组成:茯苓、黄芪、当归、川芎、半夏、酸枣仁、朱砂、党参、肉桂、远志、柏子仁、五味子、炙甘草。

方解:本品中党参、黄芪健脾益气,以开生血之化源,合当归、川芎补血和营,以补心血之不足,共为主药。辅以柏子仁、酸枣仁、茯苓、远志、朱砂、五味子养心安神,定惊止悸。少佐肉桂以鼓舞气血生长,并能引火归源,半夏化痰和胃以安神。甘草调和诸药并能和中。诸药配伍,共奏补血养心,益气安神,定惊止悸之功。

制剂规格:蜜丸,每丸重9g。

片剂,片芯重0.3g。

用法用量:蜜丸,口服。一次1丸,一日2次。温开水送服。

片剂,口服。一次3~4片,一日2次。温开水送服。

2. 参考药 人参归脾丸:本品药物组成为人参、炙甘草、黄芪、当归、龙眼肉、白术、茯苓、酸枣仁、木香、远志。

蜜丸,每丸重9g。口服。一次1丸,一日2次。温开水送服。

用药注意:身体壮实不虚者忌服。

人参养荣丸:本品药物组成为人参、黄芪、白术、炙甘草、当归、白芍、陈皮、茯苓、熟地黄、五味子、远志、生姜、肉桂、大枣。

丸剂。水蜜丸,每袋重 6g,口服。一次 6g;蜜丸,每丸重 9g,口服。一次 1 丸,均一日 1~2 次。温开水送服。

稳心颗粒(片、胶囊):参见本章胸痹一节中气阴两虚参考药。

3. 鉴别用药　**柏子养心丸、人参归脾丸**和**人参养荣丸**均可补血养心,益气安神。**柏子养心丸**养血安神定悸之力较强,为治疗血虚心悸、失眠的有效中成药。**人参归脾丸**为气血双补之中成药,补脾之力较强,还可用治脾气不足导致的妇女月经过多之症。**人参养荣丸**亦为气血双补之剂,多用于治疗气虚血亏,积劳虚损引起的惊悸怔忡,伴有形瘦神疲,毛发脱落,失眠多梦等症。**稳心颗粒**擅长治疗心慌心悸、心律失常。

二、阴虚火旺

[临床表现]心悸不宁,心烦少寐,手足心热,腰酸耳鸣,头晕目眩,舌质红,少苔或无苔,脉象细数。

[治法]滋阴降火,养心安神。

[方药]

1. 首选药:**天王补心丸**

药物组成:生地黄、天冬、麦冬、当归、柏子仁、酸枣仁、五味子、玄参、党参、丹参、远志、茯苓、桔梗、石菖蒲、炙甘草、朱砂。

方解:本品中生地黄、天冬、麦冬、玄参滋阴清热。丹参、当归补血养心,使血足而神安。党参、茯苓、炙甘草益心气,安心神。柏子仁、远志、石菖蒲宁心安神。五味子、酸枣仁敛心气,安心神。桔梗载药上行。朱砂镇静安神。诸药配伍,共奏滋阴降火,养心安神之功。

制剂规格:丸剂。蜜丸,每丸重 9g;浓缩丸,每 8 丸相当于饮片 3g。

用法用量:蜜丸,口服。一次 1 丸,一日 2 次。温开水送服。浓缩丸,口服。一次 8 丸,一日 3 次。温开水送服。

2. 参考药　**养血安神丸(片、糖浆):**药物组成为首乌藤、鸡

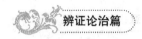

血藤、熟地黄、地黄、合欢皮、墨旱莲、仙鹤草。

浓缩丸，每瓶重 36g。口服。一次 6g，一日 3 次。温开水送服。

片剂，每片重 0.25g。口服。一次 5 片，一日 3 次。温开水送服。

糖浆剂，每瓶装 300ml。口服。一次 18ml，一日 3 次。

3. 鉴别用药　**天王补心丸**适用于治疗心悸属于阴虚火旺者，患者多伴有口燥咽干，或口舌生疮，大便干燥等症。**养血安神丸**适用于治疗阴虚血少、心神不宁所致的头眩心悸、失眠健忘等。

[医嘱]

1. 保持居处环境宁静，室内空气新鲜，温度适宜，特别要避免各种噪声及不良因素刺激，以防诱发惊悸，或使病情加重。

2. 生活要有规律，保证一定的休息和睡眠，注意劳逸结合，避免劳累和剧烈运动。

3. 饮食宜营养丰富，易于消化，在普通膳食基础上，可加食猪心、大枣、桂圆、莲子等，但应少量多餐，勿食过饱。

4. 戒烟酒，忌食辛辣刺激及肥甘厚味之品。

5. 本病每因情志内伤、恐惧而诱发，因此经常保持心情愉快，可减少发病。

第七节　失　　眠

睡眠时间过少，或夜眠不实易醒，经常不能获得正常睡眠为特征的病症称之为"失眠"，亦称"不寐""少寐"。每日睡眠时间因人而异，如睡眠时间虽少，但精力体力不减，且无其他任何不适，则不视为病态。

西医学中的神经症、更年期综合征、慢性消化不良、贫血、动脉粥样硬化症等以"不寐"为主要临床表现时，可参照本节辨证论治。

【病因病机】

1. 肝郁化火　情志不遂,肝失调达,气郁化火,上扰心神而致失眠。

2. 阴虚火旺　肾阴不足,不能上济于心以滋心阳,则心火偏亢,虚火扰神而失眠。

3. 心脾两虚　思虑过度,劳伤心脾,心脾两伤,营血不足,心失所养则失眠。

4. 心胆气虚　惊恐伤胆,胆夺心气,心胆气虚,导致失眠易惊。

【诊断要点】

患者经常不能获得正常睡眠,除外一时情志影响,或暂时环境影响所致即可诊断为本病。

【辨证论治】

一、肝郁化火

[临床表现]入睡困难,噩梦纷纭,性情急躁易怒,目赤口苦,口渴喜饮,不思饮食,小便黄赤,大便闭结,舌质红,舌苔黄,脉弦数。

[治法]疏肝泄热,佐以安神。

[方药]

1. 首选药:**泻肝安神丸**

药物组成:龙胆草、黄芩、栀子、珍珠母、牡蛎、龙骨、柏子仁、酸枣仁、远志、当归、地黄、麦冬、蒺藜、茯苓、车前子、泽泻、甘草。

方解:肝热阳亢,故见心烦急躁,肝火扰心,故见失眠多梦,肝热阴虚,故见头晕耳鸣。方中龙胆大苦大寒,既清泄肝经实火又清利肝经湿热,黄芩、栀子助清肝火,车前子、泽泻、茯苓助清湿热。蒺藜疏肝解郁。当归、生地黄养血益阴,以防肝火耗阴及苦寒之品伤阴。在此基础上,酸枣仁、柏子仁、麦冬滋养阴血以

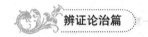

补心,龙骨、牡蛎、珍珠母、远志镇心以安神,甘草调和诸药。共成清泄肝热,滋阴养血,宁心安神之功。

制剂规格:水丸,每 100 粒重 6g。

用法用量:口服。一次 6g,一日 2 次。温开水送服。

2. 参考药　**解郁安神颗粒**:本品药物组成为柴胡、大枣、石菖蒲、半夏、白术、浮小麦、远志、甘草、栀子、百合、胆南星、郁金、龙齿、酸枣仁、茯苓、当归。

颗粒剂,每袋装 5g。口服。一次 5g,一日 2 次。开水冲服。

磁朱丸:本品药物组成为煅磁石、朱砂、六神曲。

糊丸,每 250 粒重 30g。口服。一次 3~6g,一日 2 次。温开水送服。

百乐眠胶囊:本品药物组成为百合、刺五加、首乌藤、合欢花、珍珠母、石膏、酸枣仁、茯苓、远志、玄参、地黄、麦冬、五味子、灯心草、丹参。

胶囊,每粒装 0.27g。口服。一次 4 粒,一日 2 次。温开水送服。

用药注意:孕妇禁服。

舒肝解郁胶囊:本品药物组成为贯叶金丝桃、刺五加。

胶囊,每粒装 0.36g。口服。一次 2 粒,一日 2 次。温开水送服。

3. 鉴别用药　**泻肝安神丸**和**磁朱丸**具有疏肝泄热作用,可用于肝郁化火的不寐,但**泻肝安神丸**具有养阴安神的作用,用于阴虚肝热引起不寐。**磁朱丸**为重镇之品,并无补益之效,所治之症,皆由肝阳上扰而致。**解郁安神颗粒**重在治疗肝郁气滞所致失眠,未见化火之象。**百乐眠胶囊**用于肝郁阴虚型失眠症,症见入睡困难、多梦易醒、醒后不眠、头晕乏力、烦躁易怒、心悸不安等。**舒肝解郁胶囊**用于轻中度单相抑郁症属肝郁脾虚证者。

二、阴虚火旺

[临床表现] 心烦不寐,入睡困难,头晕耳鸣,腰酸膝软,五

心烦热,健忘梦遗,口干唇燥,舌质红,脉细数。

[治法]滋阴降火,养心安神。

[方药]

1. 首选药:**天王补心丸**

药物组成:生地黄、天冬、麦冬、当归、柏子仁、酸枣仁、五味子、玄参、党参、丹参、远志、茯苓、桔梗、石菖蒲、炙甘草、朱砂。

方解:本品中生地黄、天冬、麦冬、玄参滋阴清热。丹参、当归补血养心,使血足而神安。党参、茯苓、炙甘草益心气,安心神。柏子仁、远志、石菖蒲宁心安神。五味子、酸枣仁敛心气,安心神。桔梗载药上行。朱砂镇静安神。诸药配伍,共奏滋阴降火,养心安神之功。

制剂规格:丸剂。蜜丸,每丸重9g。浓缩丸,每8丸相当于饮片3g。

用法用量:蜜丸,口服。一次1丸,一日2次。温开水送服。浓缩丸,口服。一次8丸,一日3次。温开水送服。

2. 参考药 **神经衰弱丸**:本品药物组成为丹参、当归、知母、黄精、夜交藤、酸枣仁、远志、夜合花、生磁石、五味子。

水丸,每袋内装6g。口服。一次6g,一日2次。温开水送服。

安神补心颗粒(丸):品药物组成为丹参、五味子、石菖蒲、合欢皮、墨旱莲、女贞子、首乌藤、地黄、珍珠母、菟丝子。

颗粒剂,每袋装1.5g。口服。一次1袋,一日3次。开水冲服。

水丸,每15丸重2g。口服。一次15丸,一日3次。

养血安神丸(片、糖浆):参见本章心悸一节中阴虚火旺参考药。

乌灵胶囊:本品药物组成为乌灵菌粉。

胶囊,每粒装0.33g。口服。一次3粒,一日3次。温开水送服。

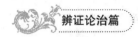

3. 鉴别用药 以上五药均具有滋阴养血安神之功,均可治疗阴血不足,心肾不交之失眠证。**天王补心丸**滋阴作用较强。**神经衰弱丸**、**安神补心颗粒**和**养血安神丸**药效较缓。**乌灵胶囊**补肾健脑,养心安神。主要适用于心肾不交所致的失眠。

三、心脾两虚

[临床表现]夜寐不实,多梦易醒,心悸健忘,肢倦神疲,饮食无味,面色少华,舌质淡,舌苔薄白,脉细弱。

[治法]益气健脾,养心安神。

[方药]

1. 首选药:**人参归脾丸**

药物组成:当归、龙眼肉、茯苓、酸枣仁、远志、人参、黄芪、白术、甘草、木香。

方解:本品中当归、龙眼肉补益心脾,养心安神。茯苓、酸枣仁、远志补心安神。人参、黄芪、白术、甘草补脾益气。木香理气醒脾,使补而不滞。诸药配伍,共奏补血养心,益气安神之功。

制剂规格:蜜丸,每丸重9g。

用法用量:口服。一次1丸,一日2次。温开水送服。

用药注意:身体壮实不虚者忌服。

2. 参考药 **柏子养心丸**:参见本章心悸一节中心血不足首选药。

心神宁片:本品药物组成为酸枣仁(炒)、远志、茯苓、栀子、六神曲、甘草。

片剂,薄膜衣片,每片重0.25g。口服。一次4~6片,一日3次。温开水送服。

枣仁安神液(颗粒、胶囊):本品药物组成为酸枣仁(炒)、丹参、五味子(醋制)。

口服液,每支装10ml。晚临睡前口服。一次10~20ml,一日1次。

颗粒剂,每袋装5g。口服。一次1袋,一日1次。临睡前开水冲服。

胶囊,每粒装 0.45g。口服。一次 5 粒,一日 1 次。临睡前温水送服。

九味镇心颗粒:本品药物则成为人参(去芦)、酸枣仁、五味子、茯苓、远志、延胡索、天冬、熟地黄、肉桂。

颗粒剂,每袋装 6g。口服。一次 1 袋,一日 3 次。开水冲服。

3. 鉴别用药 **人参归脾丸**和**柏子养心丸**均有补益心脾之功。**人参归脾丸**补气健脾之力较强,**柏子养心丸**养心安神之力较强。**心神宁片**养血除烦,宁心安神。偏重于心肝血虚所致的失眠。**枣仁安神液**主要补心安神。**九味镇心颗粒**养心补脾,益气安神。均可用于广泛性焦虑症之心脾两虚证。

四、心胆气虚

[临床表现]不寐多梦,易于惊醒,遇事善惊,神疲体倦,自汗少气,舌质淡,脉弦细或细弱。

[治法]益气镇惊,安神定志。

[方药]

1. 首选药:**安神定志丸**

药物组成:茯苓、茯神、人参、远志、石菖蒲、龙齿、朱砂。

方解:本品中人参补益心气,安神增志。龙齿镇心安神,止惊宁胆。茯苓、茯神健脾益气,养心安神。石菖蒲化痰宣窍,醒神健脑。远志交通心肾,水火相济。朱砂镇心安神,定惊止悸。诸药配伍,共奏益气镇惊,安神定志之功。

制剂规格:小蜜丸。

用法用量:口服。一次 6g,一日 1~3 次。温开水送服。

2. 参考药 **人参琥珀丸**:本品药物组成为人参、琥珀、茯神、茯苓、石菖蒲、远志、乳香、朱砂、酸枣仁。

蜜丸,每丸重 6g。口服。一次 1 丸,一日 1~2 次。饭后红枣汤送服。

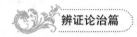

3. 鉴别用药　两药功效基本相同,**人参琥珀丸**药力略强。

［医嘱］

1. 患者应戒烟,忌饮酒、茶、咖啡等刺激性饮料。

2. 服药期间,忌食辛辣油腻之品,以防助火。

3. 注意精神调摄,喜怒有节,保持心情舒畅,避免精神刺激。

4. 孕妇慎用或禁用。

第八节　胃　　痛

胃痛,又称胃脘痛,是由外感邪气、内伤饮食情志、脏腑功能失调等导致气机郁滞,胃失所养,以上腹胃脘部近歧骨(左右两肋弓与胸骨体相连所形成的胸骨下角)处疼痛为主症的病证。

西医的急、慢性胃炎,消化性溃疡、胃痉挛、胃下垂、胃黏膜脱垂症,胃神经官能症等病,当以上腹部疼痛为主要表现时,均可参照本节辨证论治。

【病因病机】

1. 寒邪犯胃　寒邪直中胃腑或过食生冷之物,胃中阳气被郁遏而不得伸展则胃脘痛。

2. 饮食停滞　暴饮暴食,损伤胃气,胃受纳腐熟之功失司,食滞气结,故胃脘疼痛。

3. 肝胃气滞　肝气郁结,横逆犯胃,肝胃气滞,故胃脘胀痛。

4. 肝胃郁热　肝胃不和,气机郁滞,久而化热,灼伤胃络而疼痛。

5. 瘀血阻滞　吐血、便血之后,离经之血停积于胃,或气滞日久,血行不畅,瘀血停滞胃脘发为胃脘痛。

6. 胃阴不足　气郁化热,热伤胃津,胃阴不足,胃络失养可致胃脘痛。

7. 脾胃虚寒 胃病日久,累及脾阳,脾胃阳虚,胃脘失于温养则胃脘疼痛。

【诊断要点】

凡以临床出现各种症状的胃脘部位的疼痛为主症,排除心绞痛,即可诊断为本病。

【辨证论治】

一、寒邪犯胃

[临床表现]寒邪犯胃患者多有受寒或过食生冷的病史,表现为突然发作,胃脘疼痛如绞,得温则痛减,遇寒痛甚,喜饮热汤,舌淡苔薄白,脉紧。

[治法]温中散寒,和胃止痛。

[方药]

1. 首选药:**良附丸**

药物组成:高良姜、香附。

方解:本品中高良姜温胃散寒,香附疏肝行气。气行则寒散,寒散则痛止。二药配伍,共奏温中散寒,和胃止痛之功。

制剂规格:水丸,每100粒重6g。

用法用量:口服。一次3~6g,一日2次。温开水送服。

用药注意:胃部灼痛,口苦、便秘之胃热者不适用。

2. 参考药 **虚寒胃痛颗粒**:黄芪(炙)、党参、桂枝、白芍、高良姜、干姜、甘草(炙)、大枣。

颗粒剂,每袋装5g。口服。一次1袋,一日3次。开水冲服。

3. 鉴别用药 **良附丸、虚寒胃痛颗粒**均有温中散寒止痛的作用。**良附丸**理气作用明显,**虚寒胃痛颗粒**补益作用较强。

二、饮食停滞

[临床表现]胃脘闷痛,嗳腐倒饱,饥时稍舒,进食加重,甚至呕吐不化食物,得嗳气或矢气或吐后胃脘痛减,舌苔白厚或腻,脉滑。

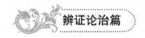

［治法］消食导滞，和中止痛。

［方药］

1. 首选药：**保和丸（片、颗粒）**

药物组成：六神曲、山楂、莱菔子、法半夏、陈皮、茯苓、麦芽、连翘。

方解：方中山楂能消一切饮食积滞，尤善消肉食油腻之积，为君药。六神曲善消谷积，兼行气滞，莱菔子善消食下气除胀，麦芽消食健胃，兼疏肝，三药合用，既助君药消积导滞，又能理气除胀和胃，共为臣药。法半夏燥湿、降逆止呕，陈皮燥湿健脾、行气和胃，茯苓利湿健脾止泻，连翘清热散结、止呕，共为佐药。全方配伍，消散健运，共奏消食、导滞、和胃之功。

制剂规格：丸剂。小蜜丸，每 100 丸重 20g；蜜丸，每丸重 9g；水丸，每袋装 6g。

片剂，薄膜衣片，每片重 0.4g。

颗粒剂，每袋装 4.5g。

用法用量：丸剂，口服。小蜜丸一次 9~18g；蜜丸一次 1~2 丸；水丸，一次 6~9g。均一日 2 次。温开水送服。

片剂，口服。一次 4 片，一日 3 次。温开水送服。

颗粒剂，口服。一次 1 袋，一日 2 次。开水冲服。

2. 参考药　**加味保和丸**：本品药物组成为茯苓、白术、六神曲、麦芽、山楂、陈皮、半夏、枳实、枳壳、香附、厚朴。

水丸，每袋装 6g。口服。一次 6g，一日 2 次。温开水送服。

沉香化滞丸：本品药物组成为枳实、山楂、黑牵牛子、枳壳、陈皮、五灵脂、香附、厚朴、莪术、砂仁、三棱、木香、青皮、大黄、沉香。

水丸，每袋装 6g。口服。一次 6g，一日 2 次。温开水送服。

3. 鉴别用药　**保和丸**、**加味保和丸**和**沉香化滞丸**均具有消食导滞之功，均可治疗饮食停滞之证。**保和丸**与**加味保和丸**均药效较缓，其中**加味保和丸**兼有行气除胀作用。**沉香化滞丸**以行气攻积导滞为主,药效较强。

三、肝胃气滞

[临床表现]胃脘胀痛,连及两胁,攻撑走窜,喜太息,每因情志不遂而加重,舌苔薄白,脉弦滑。

[治法]疏肝和胃,理气止痛。

[方药]

1. 首选药:舒肝和胃丸

药物组成:香附、白芍、佛手、木香、郁金、白术、陈皮、柴胡、藿香、炙甘草、莱菔子、槟榔、乌药。

方解:肝之经脉布于两胁,肝气郁滞故见两胁胀痛。肝气犯胃故见食欲不振、打嗝呕吐,胃脘疼痛等。方中以香附、柴胡、佛手、郁金疏肝解郁;以木香、陈皮、藿香、白术健脾理气和胃止呕,以槟榔、乌药、莱菔子宽中除胀行气消食,白芍柔肝止痛;以甘草调和诸药。共奏疏肝解郁,和胃止痛之功。

制剂规格:丸剂。蜜丸,每丸重 6g;水丸,每袋装 6g。

用法用量:丸剂,口服。蜜丸,一次 2 丸;水丸,一次 6g。均一日 2 次。温开水送服。

2. 参考药　越鞠保和丸:本品药物组成为香附、木香、陈皮、苍术、白术、茯苓、半夏、当归、川芎、连翘、黄芩、栀子、黄连、神曲、山楂、莱菔子、枳实。

水丸,每袋装 6g。口服。一次 6g,一日 2 次。温开水送服。

用药注意:孕妇慎用。

越鞠丸:本品药物组成为醋香附、川芎、六神曲、炒栀子、苍术。

水丸,每袋装 18g;每袋装 60g。口服。一次 6~9g。均一日 2 次。温开水送服。

气滞胃痛颗粒(片):本品药物组成为柴胡、醋延胡索、枳壳、醋香附、白芍、炙甘草。

颗粒剂,每袋装 5g。口服。一次 5g,一日 3 次。开水冲服。

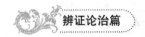

片剂,①薄膜衣片,每片重 0.5g;②糖衣片,片芯重 0.25g。口服。一次 3 片[规格①]或 6 片[规格②]。均一日 3 次。温开水送服。

用药注意:孕妇慎用。

胃苏颗粒:本品药物组成为紫苏梗、香附、陈皮、佛手等。

颗粒剂,每袋装 15g。口服。一次 15g,一日 3 次。开水冲服。

3. 鉴别用药 **疏肝和胃丸、越鞠保和丸、气滞胃痛颗粒**和**胃苏颗粒**均具有疏肝和胃,理气止痛之功。**疏肝和胃丸**疏肝理气作用较强;**越鞠保和丸**兼可消食导滞。**气滞胃痛颗粒**和**胃苏颗粒**药效较为和缓。**越鞠丸**与**越鞠保和丸**都有行气除胀,消食和胃之功,同可用治胸脘胀满,嗳气吞酸,不思饮食等症。**越鞠丸**重在行气解郁,消食之力较弱。**越鞠保和丸**行气燥湿健脾和胃、清热、消食并重,消食和胃作用较强。

四、肝胃郁热

[临床表现]胃脘灼痛,痛势急迫,嘈杂泛酸,口干口苦,渴喜凉饮,烦躁易怒,舌质红,舌苔黄,脉弦滑数。

[治法]清肝泄热,和胃止痛。

[方药]

1. 首选药:**左金丸(胶囊)**

药物组成:黄连、吴茱萸。

方解:本品中重用黄连,入肝经泻肝经横逆之火;入心经泻心火以助泻肝,入胃经清泻胃火,一药三得而为主药。少佐辛热降逆之吴茱萸疏达肝气,平肝火,兼可降逆止呕。二药配伍,共奏清肝泄热,和胃止痛之功。

制剂规格:水丸,每 50 粒重 3g。

胶囊,每粒装 0.35g。

用法用量:水丸,口服。一次 3~6g,一日 2 次。温开水送服。

胶囊,口服。一次2~4粒,一日2次。温开水送服。

2. 参考药　**加味左金丸**:本品药物组成为姜黄连、制吴茱萸、醋香附、陈皮、木香、白芍、醋青皮、麸炒枳壳、柴胡、醋延胡索、当归、郁金、黄芩、甘草。

水丸,每100丸重6g。一次6g,一日2次。温开水送服。

加味逍遥丸(口服液):本品药物组成为柴胡、当归、白芍、白术、茯苓、甘草、薄荷、生姜、牡丹皮、栀子。

水丸,每100丸重6g。口服。一次6g,一日2次。温开水送服。

口服液,①每支装10ml;②每瓶装100ml;③每瓶装150ml。口服。一次10ml,一日2次。

用药注意:切忌气恼劳碌;忌食生冷油腻。

三九胃泰颗粒(胶囊):本品药物组成为三丫苦、九里香、两面针、广木香、云苓、白芍、生地黄、丹参等。

颗粒剂,每袋装2.5g。口服。一次1袋,一日2次。开水冲服。

胶囊,每粒装0.5g。口服。一次2~4粒,一日2次。温开水送服。

用药注意:畏寒患者慎用。

摩罗丹:本品药物组成为百合、茯苓、玄参、乌药、泽泻、麦冬、当归、茵陈、延胡索、白芍、石斛、九节菖蒲、川芎、鸡内金、三七、白术、地榆、蒲黄。

丸剂。小蜜丸,每55粒重9g。口服。一次55~110粒;蜜丸,每丸重9g。口服。一次1~2丸;浓缩丸,每8丸重1.84g(相当于生药材4.5g)。口服。一次8丸,均一日3次(建议重症患者口服一次16丸,一日3次)。饭前用米汤或温开水送下。

用药注意:忌食刺激性食物及饮料;孕妇慎用。

快胃片:本品药物组成为海螵蛸、枯矾、醋延胡索、白及、甘草。

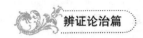

片剂,每片重 0.35g。口服。一次 6 片,11 至 15 岁一次 4 片;一日 3 次。饭前 1~2 小时服。温开水送服。

用药注意:低酸性胃病、胃阴不足者慎用。

3. 鉴别用药 以上药物均具有清肝泄热,和胃止痛之功。**加味左金丸**增加了疏肝解郁,理气和胃,活血止痛等药物,故药效强于**左金丸**。**加味逍遥丸**重在疏肝健脾,清热止痛之力略弱。**三九胃泰**主要用于上腹隐痛,饱胀、反酸、恶心、呕吐、纳减、心口嘈杂感等及浅表性胃炎、糜烂性胃炎、萎缩性胃炎等慢性胃炎见有上述证候者。**摩罗丹**用于一般性胃炎、浅表性胃炎、慢性萎缩性胃炎及胃癌手术后的治疗。临床见胃痛,胀满,痞闷,纳呆,嗳气等。**快胃片**制酸和胃,收敛止痛,对肝胃不和所致的胃脘疼痛、呕吐反酸、纳食减少效果较好。

五、瘀血阻滞

[临床表现]病程日久,胃痛反复发作而不愈,胃脘疼痛,痛如针刺或刀割,痛有定处而拒按,舌质紫黯,有瘀点、瘀斑,脉弦或涩。

[治法]化瘀止痛。

[方药]

1. 首选药:**五灵止痛散(胶囊)**

药物组成:蒲黄、五灵脂、冰片。

方解:本品中蒲黄、五灵脂活血化瘀,通利血脉,瘀血得化,脘痛则止。冰片芳香化浊,通利气机以助止痛。三药配伍,共奏化瘀止痛之功。

制剂规格:散剂,每瓶 5g。

胶囊,每粒装 0.3g。

用法用量:散剂,每服 0.3g,痛时即用。温开水送服或舌下含服。

胶囊,口服。一次 1~2 粒,痛时服用。温开水送服。

用药注意:孕妇及妇女月经量多者不宜服用。

2. 参考药　元胡止痛胶囊(片、口服液、颗粒、滴丸)：本品药物组成为延胡索(醋制)、白芷。

胶囊。软胶囊,每粒装 0.5g。口服。一次 2 粒;胶囊,每粒装①0.25g;②0.45g。口服。一次 4 ~ 6 粒[规格①],一次 2 ~ 3 粒[规格②]。均一日 3 次;或遵医嘱。温开水送服。

片剂,①薄膜衣片,每片重 0.26g 或 0.31g;②糖衣片,片芯重 0.25g 或 0.3g。口服。一次 4 ~ 6 片。均一日 3 次;或遵医嘱。温开水送服。

口服液,每支装 10ml。口服。一次 10ml,一日 3 次;或遵医嘱。

颗粒剂,每袋装 5g。口服。一次 1 袋,一日 3 次;或遵医嘱。开水冲服。

滴丸,每 10 丸重 0.5g。口服。一次 20 ~ 30 丸,一日 3 次;或遵医嘱。

3. 鉴别用药　两药均可化瘀止痛。**五灵止痛散**化瘀作用较强,除用于胃脘痛外,还可用于瘀血所致的痛经,产后腹痛及胸痹等症。**元胡止痛胶囊**止痛作用明显,尚兼有行气作用,亦可用于寒凝气滞引起的胃脘痛。

六、胃阴不足

[临床表现]胃脘隐痛或隐隐灼痛,饥不欲食,口干不思饮,咽干唇燥,大便干结或不畅,舌体瘦,舌质嫩红,少苔或无苔,脉细而数。

[治法]益气养阴,和胃止痛。

[方药]

1. 首选药:养胃舒胶囊

药物组成:党参、黄精、玄参、乌梅、白术、菟丝子、山楂等。

方解:本品中党参、白术、黄精健脾益气,养胃生津。菟丝子平补阴阳。玄参、乌梅、山楂养阴生津。诸药配伍,胃阴得以补充,胃络得以濡养,则胃脘疼痛可止。诸药配伍,共奏益气养阴,

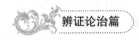

和胃止痛之功。

制剂规格:胶囊,每粒装 0.4g。

用法用量:口服。一次 3 粒,一日 2 次。温开水送服。

2. 参考药　二冬膏:参见本章咳嗽一节中燥热咳嗽参考药。

3. 鉴别用药　**两药均有滋养胃阴之功。养胃舒胶囊**兼有益气作用,宜于胃阴虚等有脾气虚弱者。

七、脾胃虚寒

[临床表现]胃脘隐痛,遇寒或饥饿时疼痛加剧,得温则痛减,喜暖喜按,面色不华,神疲肢倦,食少便溏,舌淡而胖,边有齿痕,舌苔薄白,脉沉细无力。

[治法]温中健脾,缓急止痛。

[方药]

1. 首选药:小建中合剂(片、颗粒)

药物组成:桂枝、白芍、炙甘草、生姜、大枣、饴糖。

方解:本品中饴糖甘温质润,温中补虚,缓急止痛。桂枝配饴糖,建中焦阳气。白芍合饴糖,滋阴补血。炙甘草甘温益气,既助饴糖、桂枝益气温中,又合芍药缓急止痛。生姜温中散寒,大枣益气滋脾。炙甘草兼调和诸药。诸药配伍,共奏温中健脾,缓急止痛之功。

制剂规格:合剂,每瓶装 180ml。

薄膜衣片,每片重 0.6g。

颗粒剂,每袋装 15g。

用法用量:合剂,口服。一次 20~30ml,一日 3 次。

薄膜衣片,口服。一次 2~3 片,一日 3 次。温开水送服。

颗粒剂,口服。一次 1 袋,一日 3 次。开水冲服。

2. 参考药　温胃舒胶囊(颗粒):本品药物组成为党参、附子、黄芪、肉桂、山药、肉苁蓉、白术、山楂、乌梅、砂仁、陈皮、补骨脂。

胶囊,每粒装 0.4g。口服。一次 3 粒,一日 2 次。温开水送服。

颗粒剂,每袋装 10g。口服。一次 10~20g,一日 2 次。开水冲服。

香砂养胃丸(颗粒):本品药物组成白术、香附、陈皮、藿香、茯苓、白豆蔻、厚朴、枳实、半夏曲、木香、砂仁、甘草。

丸剂。水丸,每袋内装 9g。口服。一次 1 袋,一日 2 次。温开水送服;浓缩丸,每 8 丸相当于饮片 3g。口服。一次 8 丸,一日 3 次。温开水送服。

颗粒剂,每袋内装 5g。口服。一次 1 袋,一日 2 次。开水冲服。

香砂六君丸:本品药物组成为木香、砂仁、党参、炒白术、茯苓、炙甘草、陈皮、姜半夏。

水丸,每袋装 6g。口服。一次 6g,一日 2~3 次。温开水送服。

附子理中丸(片):本品药物组成为附子、党参、白术、干姜、甘草。

丸剂。小蜜丸,每 100 丸重 20g。口服。一次 9g;蜜丸,每丸重 9g。口服。一次 1 丸,均一日 2~3 次。

片剂,片芯重 0.25g。口服。一次 6~8 片,一日 1~3 次。温开水送服。

胃复春片:本品药物组成为红参、香茶菜、麸炒枳壳。

片剂,每片重 0.36g。口服。一次 4 片,一日 3 次。温开水送服。

3. 鉴别用药 **小建中合剂**、**温胃舒胶囊**、**香砂养胃丸**、**香砂六君丸**和**附子理中丸**均可温中健脾,缓急止痛,治疗脾胃虚寒胃脘痛。**小建中合剂**适用于脾胃虚弱而阴阳都不足者。**温胃舒胶囊**适用于脾胃虚弱阳虚明显者。**香砂养胃丸**适用于脾胃虚弱兼有食积不化者。**香砂六君丸**适用于脾胃虚弱兼有痰湿气滞者。

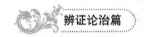

附子理中丸适用于脾胃虚寒,脘腹冷痛,呕吐泄泻,手足不温。主要用于慢性浅表性胃炎引起的胃痛。**胃复春片**具有健脾益气,活血解毒的作用,主要用于胃癌前期病变、胃癌手术后辅助治疗以及慢性浅表性胃炎属脾胃虚弱者。此外治疗脾胃虚弱者尚有**猴头菌片**,该药主要有养胃和中的作用。

[医嘱]

1. 注意胃部保暖,避免感受外寒。

2. 不宜过量进食生冷食品。戒烟、酒,忌食辛辣刺激的食品,以防生内热。

3. 保持心情舒畅,避免忧郁恼怒。

第九节　腹　　痛

腹痛是指胃脘以下,耻骨毛际以上部位发生疼痛的症状而言。腹痛涉及范围较广,凡属妇科、外科疾病所致的腹痛以及痢疾、霍乱等疾病所致的腹痛,不在此介绍。

西医学中的急、慢性胰腺炎、胃肠痉挛、结核性腹膜炎、腹性过敏性紫癜、肠易激综合征、消化不良性腹痛等疾病引起的腹痛可以参照本篇辨证治疗。

【病因病机】

1. 寒邪入腹　外感寒邪,积于腹中,中阳受损,运化失司,气血不畅,脉络挛急,发为腹痛。

2. 中虚脏寒　素体阳虚,或寒湿停滞,损伤脾阳,脾虚失运,则气血不足,不能温养脏腑,发为腹痛。

3. 肝气乘脾　情志不遂,肝气不舒,气机郁滞,横逆犯脾,以致肝脾不和发为腹痛。

4. 瘀血阻滞　腹部手术,或跌仆损伤之后,或气滞日久而导致血瘀,瘀血阻滞发为腹痛。

5. 饮食停滞　暴饮暴食,食滞内停,腑气不通,发为腹痛。

【诊断要点】

患者胃脘以下,耻骨毛际以上部位发生疼痛,并以此为主症者,即可诊断为本病。

【辨证论治】

一、寒邪入腹

[临床表现]腹痛急暴,得温则减,遇冷更甚,口不渴,喜热饮,尿清便溏,或大便不通,多有受寒病史,舌苔薄白,脉沉紧或弦紧。

[治法]温中散寒,行气止痛。

[方药]

1. 首选药:**十香止痛丸**

药物组成:香附、乌药、檀香、延胡索、香橼、蒲黄、沉香、厚朴、零陵香、降香、丁香、五灵脂、木香、香排草、砂仁、乳香、高良姜、熟大黄。

方解:方中香附、檀香、沉香、降香、木香、延胡索、乌药、砂仁、厚朴、香橼行气解郁,其中乌药、延胡索兼能止痛;熟大黄、降香、蒲黄、乳香、五灵脂、香排草活血化瘀;高良姜、丁香、零陵香温里散寒止痛。诸药共奏疏气解郁,散寒止痛之功。

制剂规格:蜜丸,每丸重6g。

用法用量:口服。一次1丸,一日2次。温开水送服。

2. 参考药 **良附丸**:参见本章胃痛一节中寒邪犯胃首选药。

九气拈痛丸:本品药物组成为香附、陈皮、木香、槟榔、延胡索、郁金、莪术、五灵脂、高良姜、甘草。

水丸,每100粒重6g。口服。一次6~9g,一日2次。温开水送服。

用药注意:孕妇禁用;胃热引起的胃痛禁用。

3. 鉴别用药 **十香止痛丸**理气散寒作用较强,用于风寒犯胃重症患者。**良附丸**用于肝郁气滞,胃有寒凝所致胃痛。**九气**

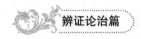

拈痛丸主要为理气散寒,活血止痛之品,适用于气滞寒凝、血行受阻的胃脘疼痛。

二、中虚脏寒

[临床表现] 腹痛绵绵,时作时止,喜热恶冷,痛时喜按,饥饿及劳累后更甚,神疲气短,便溏,舌质淡,舌苔白,脉沉细或虚弱。

[治法] 健脾益气,散寒止痛。

[方药]

1. 首选药:**附子理中丸(片)**

药物组成:附子、人参、白术、干姜、甘草。

方解:本品中人参大补元气,益气健脾。附子、干姜温补脾肾,散寒止痛。白术健脾燥湿。甘草和中健脾,兼调和诸药。诸药配伍,共奏健脾益气,散寒止痛之功。

制剂规格:丸剂。小蜜丸,每100丸重20g;蜜丸,每丸重9g。

片剂,片芯重0.25g。

用法用量:丸剂,口服。小蜜丸一次9g;蜜丸一次1丸。均一日2~3次。温开水送服。

片剂,口服。一次6~8片,一日1~3次。温开水送服。

2. 参考药　**小建中合剂**:参见本章胃痛一节中脾胃虚寒首选药。

十香暖脐膏:本品药物组成为乌药、八角茴香、小茴香、沉香、母丁香、肉桂、木香、生香附、乳香、没药、当归、白芷、麝香。

膏剂,小张长3寸4分,宽3寸,油重7.5g。温火化开,贴于脐上。

用药注意:孕妇忌用。

平安丸:本品药物组成为公丁香、母丁香、肉豆蔻、草果仁、木香、砂仁、豆蔻仁、香附、青皮、陈皮、枳实、沉香、槟榔、延胡索、白术、六神曲、麦芽、山楂、茯苓。

蜜丸,每丸重 6g。口服。一次 2 丸,一日 2~3 次。温开水送服。

3. 鉴别用药　以上四药均有温中散寒止痛之功,可同用于中虚脏寒腹痛。**附子理中丸(片)**以温脾益气为主,兼可温肾散寒。**小建中合剂**重在补虚缓急止痛。**十香暖脐膏**为外贴膏药,可配合内服药物同时使用。**平安丸**具有暖胃散寒、行气止痛之功,所治之症,多因脾胃素虚、过食生冷或感受寒凉,致使寒凝气滞,症见脘腹隐痛,脘腹怕冷,呕逆泛吐清水等症。

三、肝气乘脾

[临床表现]腹痛胀闷或痛,攻窜不定,痛引少腹,得嗳气减轻,遇恼怒则加重,伴有胸闷,纳呆,喜太息,矢气后痛减,舌苔薄白,脉弦。

[治法]疏肝解郁,行气止痛。

[方药]

1. 首选药:**舒郁九宝丸**

药物组成:香附、当归、白芍、扁豆、茯苓、白术、青皮、木香、陈皮、沉香、丁香、砂仁、厚朴、甘草。

方解:本品中香附疏肝理气为主。辅以当归、白芍养血柔肝,扁豆、茯苓、白术健脾化湿,青皮、木香、陈皮、沉香行气燥湿,降逆调中。佐以丁香、砂仁、厚朴理气化湿,温中止呕。甘草和中补脾,兼调和诸药为使。诸药配伍,共奏疏肝解郁,行气止痛之功。

制剂规格:蜜丸,每丸重 6g。

用法用量:口服。一次 2 丸,一日 2 次。温开水送服。

用药注意:孕妇慎用。

2. 参考药　**舒肝止痛丸**　本品药物组成为柴胡、香附、川楝子、郁金、延胡索、木香、陈皮、川芎、生姜、莱菔子、法半夏、白术、白芍、赤芍、当归、黄芩、薄荷、甘草。

浓缩丸,每袋装 4.2g。口服。一次 1 袋,一日 2 次。温开

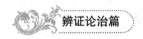

水送服。

用药注意:孕妇慎用。

柴胡舒肝丸:本品药物组成为白芍、槟榔、薄荷、柴胡、陈皮、大黄、当归、豆蔻、莪术、防风、茯苓、甘草、厚朴、黄芩、姜半夏、桔梗、六神曲、木香、青皮、三棱、山楂、乌药、香附、枳壳、紫苏梗。

丸剂。小蜜丸,每 100 丸重 20g。口服。一次 10g;蜜丸,每丸重 10g。口服。一次 1 丸。均一日 2 次。温开水送服。

3. 鉴别用药　**舒郁九宝丸**和**舒肝止痛丸**均可疏肝解郁,行气止痛,用治肝气乘脾,气滞腹痛之证。**舒郁九宝丸**兼有健脾温中作用,用于肝郁脾虚有寒者。**舒肝止痛丸**止痛作用较强,用于腹痛较重者。**柴胡舒肝丸**可舒肝理气,消胀止痛,用于肝气不舒,胸胁痞闷,食滞不消,呕吐酸水。

四、瘀血阻滞

[临床表现]腹痛经久不愈痛势较剧,状如针刺,固定不移,拒按,面色晦黯或青灰,唇黯,舌质青紫,脉弦或涩。

[治法]活血化瘀。

[方药]

1. 首选药:**少腹逐瘀丸**

药物组成:小茴香、干姜、官桂、延胡索、没药、当归、川芎、赤芍、蒲黄、五灵脂。

方解:本品中小茴香、干姜、官桂温经散寒止痛。当归养血活血,延胡索、川芎活血行气,没药、赤芍、蒲黄、五灵脂活血祛瘀止痛。诸药配伍,共奏活血化瘀,温经止痛之功。

制剂规格:蜜丸,每丸重 9g。

用法用量:口服。一次 1 丸,一日 2～3 次。温黄酒或温开水送服。

用药注意:孕妇忌服。

2. 参考药　**五灵止痛散:**参见本章胃痛一节中瘀血阻滞证首选药。

九气拈痛丸：参见本章本节中寒邪入腹参考药。

3. 鉴别用药　以上三药均可活血化瘀,用治瘀血阻滞腹痛之证。**少腹逐瘀丸**比**五灵止痛散**活血化瘀止痛之力强,兼有温经散寒之功,最适合治疗寒凝血瘀之证,亦常用治妇女经寒腹痛。**九气拈痛丸**主要为理气散寒,活血止痛之品,适用于气滞寒凝、血行受阻的胃脘疼痛。

五、饮食停滞

[临床表现]脘腹胀满疼痛,拒按,恶闻食气,嗳腐吞酸,痛而欲泻,泻后痛减,臭秽难闻,大便秘结,舌苔腻,脉滑实。

[治法]消食导滞。

[方药]

1. 首选药：**保和丸(片、颗粒)**

药物组成:六神曲、山楂、莱菔子、法半夏、陈皮、茯苓、麦芽、连翘。

方解:方中山楂能消一切饮食积滞,尤善消肉食油腻之积,为君药。六神曲善消谷积,兼行气滞,莱菔子善消食下气除胀,麦芽消食健胃,兼疏肝,三药合用,既助君药消积导滞,又能理气除胀和胃,共为臣药。法半夏燥湿、降逆止呕,陈皮燥湿健脾、行气和胃,茯苓利湿健脾止泻,连翘清热散结、止呕,共为佐药。全方配伍,消散健运,共奏消食、导滞、和胃之功。

制剂规格:丸剂。小蜜丸,每100丸重20g;蜜丸,每丸重9g;水丸,每袋装6g。

片剂,薄膜衣片,每片重0.4g。

颗粒剂,每袋装4.5g。

用法用量:丸剂,口服。小蜜丸一次9~18g;蜜丸一次1~2丸。均一日2次。温开水送服。

水丸,口服。一次6~9g,一日2次。温开水送服。

片剂,口服。一次4片,一日3次。温开水送服。

颗粒剂,口服。一次1袋,一日2次。开水冲服。

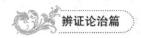

2. 参考药　**枳实导滞丸**：本品药物组成为枳实、大黄、黄连、黄芩、六神曲、白术、茯苓、泽泻。

水丸，每瓶装 36g。口服。一次 6～9g，一日 2 次。温开水送服。

木香槟榔丸：本品药物组成为木香、香附、青皮、陈皮、黄连、黄柏、槟榔、牵牛子、莪术、大黄、玄明粉。

水丸，每袋内装 6g。口服。一次 6g，一日 2 次。温开水送服。

3. 鉴别用药　以上三药均可消食导滞，用于治疗饮食停滞导致的腹痛之证。**枳实导滞丸**除消积导滞外，还可清利湿热。**木香槟榔丸**行气消积之力较强，适用于病症较重者。

[医嘱]

1. 注意饮食卫生，防止暴饮暴食，免伤脾胃之气。

2. 保持心情愉快，避免忧思恼怒等不良因素的刺激。

第十节　呕　吐

胃中之物上逆，经口而出，谓之呕吐。有声无物为呕，有物无声为吐，临床呕与吐往往同时发生，难以截然分开，故一般通称为"呕吐"。

西医的神经性呕吐、急性胃炎、贲门痉挛、幽门痉挛、肝炎、胰腺炎、胆囊炎以及某些颅脑疾患表现为本病症的可以参照本篇治疗。

【病因病机】

1. 外邪犯胃　外感六淫及秽浊之气，侵犯胃腑，胃失和降，浊气上逆，发为呕吐。

2. 饮食停滞　饮食不节，暴饮暴食或过食肥甘厚味，食滞中脘，胃失和降，发为呕吐。

3. 痰饮内停　劳倦过度，久病失养，中气受损，脾运失司，水谷不化精微而聚生痰饮,停于胃脘,胃失和降,发为呕吐。

4. 肝气犯胃　恼怒伤肝,肝气不舒,横逆犯胃,胃气上逆,发为呕吐。

5. 脾胃虚寒　大病、久病之后,脾胃虚弱,甚则中阳不振,运化无权,气机升降失司,胃气上逆,发为呕吐。

【诊断要点】

凡胃中之物上逆,经口而出,即可诊断为本病。

【辨证论治】

一、外邪犯胃

[临床表现]感受外邪后,突然呕吐,来势急暴,伴有发热、恶寒,舌苔薄白,脉浮濡。

[治法]解表散寒,和胃化浊。

[方药]

1. 首选药:**藿香正气软胶囊(水、口服液、滴丸)**

药物组成:苍术、陈皮、厚朴(姜制)、白芷、茯苓、大腹皮、生半夏、甘草浸膏、广藿香油、紫苏叶油。

方解:藿香辛温芳香,即可外散风寒,内化湿浊,醒脾悦胃,故为主药;紫苏叶、白芷宣肺利气,疏散风寒,化湿止痛助藿香以解表邪,兼理肠胃气滞;苍术、厚朴、陈皮、半夏燥湿化痰,行气除满,和胃降逆,合藿香以除湿滞;茯苓、大腹皮健脾利湿,以助脾运;甘草兼调和诸药。诸药配伍,共奏解表化湿,理气和中之功。

制剂规格:软胶囊,每粒装 0.45g。

酊剂,每支 10ml。

口服液,每支 10ml。

滴丸,每袋装 2.6g。

用法用量:软胶囊,口服。一次 2~4 粒,一日 2 次。温开水送服。

酊剂,口服。一次 5~10ml,一日 2 次。用时摇匀。

口服液,口服。一次 5~10ml,一日 2 次。用时摇匀。

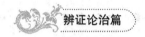

滴丸,口服。一次 1~2 袋,一日 2 次。温开水送服。

2. 参考药 **藿香正气丸**:参见本章感冒一节中暑湿证。

六合定中丸:参见本章感冒一节中暑湿证。

3. 鉴别用药 **藿香正气软胶囊**具有解表化湿,理气和中的功效,可用于外感风寒、内伤湿滞或夏伤暑湿所致的感冒、脘腹胀痛、呕吐泄泻。**藿香正气丸**在此主要调养脾胃,和胃止呕。**六合定中丸**通过理气消食健胃达到止呕的效果。

二、饮食停滞

[临床表现]呕吐酸腐,得食则甚,吐后反快,嗳气厌食,甚则疼痛拒按,大便或溏或秘,舌苔白厚或腻,脉滑。

[治法]消食化滞,和胃止呕。

[方药]

1. 首选药:**保和丸(片、颗粒)**

药物组成:六神曲、山楂、莱菔子、法半夏、陈皮、茯苓、麦芽、连翘。

方解:方中山楂能消一切饮食积滞,尤善消肉食油腻之积,为君药。六神曲善消谷积,兼行气滞,莱菔子善消食下气除胀,麦芽消食健胃,兼疏肝,三药合用,既助君药消积导滞,又能理气除胀和胃,共为臣药。法半夏燥湿、降逆止呕,陈皮燥湿健脾、行气和胃,茯苓利湿健脾止泻,连翘清热散结、止呕,共为佐药。全方配伍,消散健运,共奏消食、导滞、和胃之功。

制剂规格:丸剂。小蜜丸,每 100 丸重 20g;蜜丸,每丸重 9g;水丸,每袋装 6g。

薄膜衣片,每片重 0.4g。

颗粒剂,每袋装 4.5g。

用法用量:丸剂,口服。小蜜丸一次 9~18g;蜜丸一次 1~2 丸;水丸,一次 6~9g。均一日 2 次。温开水送服。

片剂,口服。一次 4 片,一日 3 次。温开水送服。

颗粒剂,口服。一次 1 袋,一日 2 次。开水冲服。

2. 参考药　加味保和丸:本品药物组成为茯苓、白术、六神曲、麦芽、山楂、陈皮、半夏、枳实、枳壳、香附、厚朴。

水丸,每袋装 6g。口服。一次 6g,一日 2 次。温开水送服。

3. 鉴别用药　保和丸与加味保和丸均具有消食导滞之功,均可治疗饮食停滞导致的呕吐之证,加味保和丸兼有行气除胀作用,呕恶兼脘腹胀满宜用。

三、痰饮内停

[临床表现]恶心、呕吐痰涎清水,或咳吐痰涎,其色或白或黄,素体肥胖,嗜食肥甘或纳食不香,伴有头晕,舌苔白腻或水滑,脉细滑。

[治法]温化痰饮,和胃降逆。

[方药]

1. 首选药:香砂六君丸

药物组成:党参、白术、茯苓、姜半夏、陈皮、木香、砂仁、炙甘草、生姜、大枣。

方解:本品中党参补中益气,健脾和胃,白术健脾燥湿,茯苓健脾渗湿共为主药。辅佐以半夏燥湿化痰,和胃消痞,降逆止呕,陈皮、木香、砂仁芳香化湿醒脾,理气宽中止痛。甘草和中补脾,兼以调和诸药。诸药配伍,共奏温化痰饮,和胃降逆之功。

制剂规格:水丸,每袋内装 6g。

用法用量:口服。一次 6g,一日 2 次。温开水送服。

2. 参考药　香砂平胃颗粒(丸):本品药物组成为苍术、藿香、厚朴、砂仁、香附、陈皮、枳实、六神曲、麦芽、南山楂、甘草。

颗粒剂,每袋装 10g。口服。一次 1 袋,一日 2 次。开水冲服。

水丸,每袋装 6g。口服。一次 6g,一日 2 次。温开水送服。

枳术宽中胶囊:本品药物组成为白术、枳实、柴胡、山楂。

胶囊,每粒装 0.43g。口服。一次 3 粒,一日 3 次。温开水

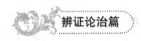

送服。

舒肝平胃丸:本品药物组成为苍术、厚朴、陈皮、甘草、枳壳、半夏、槟榔。

水丸,每 10 粒重 0.6g。口服。一次 4.5g,一日 2 次。温开水送服。

用药注意:孕妇慎用。

橘半枳术丸:本品药物组成为枳实、白术、陈皮、法半夏(即二味枳术丸加陈皮、法半夏)。

水丸,每袋装 6g。口服。一次 6g,一日 1~2 次。温开水送服。

二味枳术丸:本品药物组成为枳实、白术。

水丸,每袋装 6g。口服。一次 6g,一日 2 次。温开水送服。

香砂枳术丸:本品药物组成为木香、麸炒枳实、砂仁、白术。

水丸,每袋装 10g。口服。一次 1 袋,一日 2 次。温开水送服。

曲麦枳术丸:本品药物组成为枳实、白术、陈皮、枳壳、南山楂、麦芽、六神曲、桔梗。

水丸,每 20 粒重 1g。口服。一次 6g,一日 2 次。温开水送服。

3. 鉴别用药　**香砂六君丸**适用于脾胃虚弱兼有痰湿气滞导致的呕吐之证。**香砂平胃丸**适用于脾虚湿邪内盛,兼有宿食停滞导致的呕吐之证。**枳术宽中胶囊**用于脾虚气滞,症见呕吐、反胃、纳呆、返酸等,以及功能性消化不良见以上症状者。**舒肝平胃丸**适用于湿邪阻滞脾胃所致的呕吐之证。

二味枳术丸、**香砂枳术丸**、**曲麦枳术丸**、**橘半枳术丸**均有健脾行气,消食除胀之功,同可用治脾胃失和,饮食停滞,脘腹胀满之证。**二味枳术丸**为健脾行气的基础方,药效较为和缓。**香砂枳术丸**行气除胀作用强于**二味枳术丸**,用于胸膈脘腹胀满较重者。**曲麦枳术丸**消食与行气作用均较强,用于食积气滞并重者。

橘半枳术丸由于增加了燥湿化痰,和胃降逆的陈皮、半夏、故兼有化痰之功,用于痰湿中阻脾胃气滞,症见痰多胸痞,脘腹胀满,不思饮食,恶心呕吐者。

四、肝气犯胃

[临床表现] 呕吐酸苦,嗳气频作,得嗳则舒,伴有胸胁胀满,心烦易怒,每因情志不遂时症状加重。

[治法] 疏肝理气,和胃降逆。

[方药]

1. 首选药:**舒肝丸**

药物组成:香附、柴胡、砂仁、豆蔻仁、陈皮、木香、沉香、枳实、厚朴、延胡索、牡丹皮、片姜黄、白芍、川芎、甘草、朱砂。

方解:本品中柴胡、白芍、香附疏肝解郁理气。陈皮、木香、砂仁、豆蔻仁理气宽中,和胃降逆。沉香行气降逆。枳实、厚朴行气消胀除满,丹皮泻肝经郁火。延胡索、片姜黄、川芎行气活血,通络止痛。朱砂镇静安神。甘草调和诸药。诸药配伍,共奏疏肝理气,和胃降逆之功。

制剂规格:丸剂。水丸,每 20 丸重 2.3g;水蜜丸,每 100 丸重 20g;小蜜丸,每 100 丸重 20g;蜜丸,每丸重 6g。

用法用量:口服。水丸一次 2.3g;水蜜丸一次 4g;小蜜丸一次 6g;蜜丸一次 1 丸。均一日 2~3 次。温开水送服。

用药注意:孕妇慎用。

2. 参考药 **越鞠丸**:参见本章胃痛一节中肝胃气滞证参考药。

气滞胃痛颗粒(片):参见本章胃痛一节中肝胃气滞证参考药。

3. 鉴别用药 **舒肝丸**和**越鞠丸**均有疏肝理气,和胃降逆之功,均可治疗肝气犯胃导致的呕吐之证。**舒肝丸**兼有止痛之功,**越鞠丸**兼有消食之功。**气滞胃痛颗粒**具有疏肝理气,和胃止痛之功。

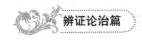

五、脾胃虚寒

[临床表现] 呕吐日久,每遇过劳或饮食不慎则恶心呕吐,或呕吐清涎,伴有面色萎黄,倦怠乏力,大便不实,畏寒喜暖,舌质淡,舌苔薄白,脉沉细弱。

[治法] 温中健脾,和胃降逆。

[方药]

1. 首选药:香砂养胃丸(颗粒)

药物组成:党参、白术、苍术、茯苓、藿香、厚朴、豆蔻、半夏曲、砂仁、香附、陈皮、木香、神曲、麦芽、甘草。

方解:本品中党参益气健脾为主药。辅以白术、苍术燥湿健脾,茯苓渗湿健脾,藿香、厚朴、豆蔻、砂仁芳香化湿,理气和胃。佐以木香、陈皮、香附行气调中止痛,神曲、半夏曲、麦芽消食和胃健脾。使以甘草补脾和中,兼以调和诸药。诸药配伍,共奏温中健脾,和胃降逆之功。

制剂规格:丸剂。水丸,每袋内装 9g;浓缩丸,每 8 丸相当于饮片 3g。

颗粒剂,每袋内装 5g。

用法用量:水丸,口服。一次 9g,一日 2 次。温开水送服。浓缩丸,口服。一次 8 丸,一日 3 次。温开水送服。

颗粒剂,口服。一次 1 袋,一日 2 次。开水冲服。

2. 参考药 香砂六君丸:参见本章胃痛一节中脾胃虚寒参考药。

3. 鉴别用药 香砂养胃丸和**香砂六君丸**,均有理气健脾之功,同可用于治疗脘腹胀痛、不思饮食等症。**香砂养胃丸**偏于健脾益气,兼可行气除胀,用于脾胃虚弱兼有气滞者。**香砂六君丸**重在祛邪,故燥湿行气,消食并重,用于脾虚湿盛,兼有食积气滞者。

[医嘱]

1. 大病、久病之后,脾胃虚弱,饮食应注意定时、定量。并以清淡、易消化的食品为宜,少食肥甘厚味之品,以免更伤脾胃。

2. 注意饮食卫生,不吃不洁及腐败变质的食物。

3. 饮食要有节制,不可暴饮暴食。

第十一节 呃 逆

胃中气逆上冲,喉间呃呃连声,声短而频,令人不能自制,称为"呃逆"。

西医中的功能性胃肠病、胃炎、胃扩张、肝硬化晚期、脑血管病、尿毒症以及其他原因引起的呃逆,均可参照本篇辨证治疗。

【病因病机】

1. 寒邪客胃 寒气侵入肺胃,或过食生冷,致使肺胃之气失于和降,上逆为呃。

2. 肝郁气滞 情志不遂,肝郁气滞,横逆犯胃,胃气上逆而发呃逆。

3. 脾胃阳虚 久病体虚,脾胃不健;或重病失治,阳气虚衰,清阳不升,浊阴不降,故发为呃逆。

4. 胃阴不足 热病后期,或嗜好烟酒,或暴呕之后,或过食炙煿之品,均可耗伤胃津,胃津不足,润降失司,上逆为呃。

【诊断要点】

喉间呃呃连声,声短而频,令人不能自制,即可诊断为本病。

【辨证论治】

一、寒邪客胃

[临床表现]呃声沉缓有力,得热则缓,得寒则甚,多有明显的受寒或饮冷的病史,口不渴,舌苔白润,脉象沉紧。

[治法]温中散寒止呃。

[方药]本类呃逆无合适的中成药。可采用丁香、高良姜各6g,柿蒂10g煎水饮服。

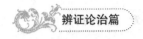

二、肝郁气滞

[临床表现]呃逆连声,呃出为快,多由抑郁恼怒而诱发,情绪好转则呃逆缓解,伴有胸胁胀闷,舌苔薄腻,脉弦而滑。

[治法]疏肝行气,降逆止呃。

[方药]

1. 首选药:**木香分气丸**

药物组成:香附、木香、陈皮、白豆蔻、砂仁、藿香、檀香、丁香、甘松、厚朴、山楂、槟榔、枳实、莪术、白术、甘草。

方解:本品中木香、香附、陈皮理气解郁为主药。辅以枳实、槟榔、厚朴下气消胀,宽胸除痞,白豆蔻、砂仁、藿香、檀香、丁香、甘松芳香开胃,降逆止呃,佐以莪术活血散结,山楂消食导滞,白术健脾渗湿。甘草调和诸药为使。诸药配伍,共奏疏肝行气,降逆止呃之功。

制剂规格:水丸,每100丸重6g。

用法用量:口服。一次6g,一日2次。温开水送服。

2. 参考药 **逍遥丸(片、胶囊、颗粒)**:本品药物组成为柴胡、当归、白芍、炒白术、茯苓、炙甘草、薄荷、生姜。

丸剂。水丸,每袋装6g。口服。一次6~9g,一日1~2次。温开水送服。

小蜜丸,每100丸重20g。口服。一次9g;蜜丸,每丸重9g。口服。一次1丸。均一日2次。温开水送服。浓缩丸,每8丸相当于饮片3g。口服。一次8丸,一日3次。温开水送服。

片剂,每片重0.35g。口服。一次4片,一日2次。温开水送服。

胶囊,每粒装①0.4g;②0.34g。口服。一次5粒[规格①],一次4粒[规格②]。均一日2次。温开水送服。

颗粒剂,每袋装①15g;②4g;③5g;④6g;⑤8g。口服。一次1袋。均一日2次。开水冲服。

越鞠丸:参见本章胃痛一节中肝胃气滞参考药。

3. 鉴别用药 以上三药均具疏肝行气之功。**木香分气丸**、**越鞠丸**具有下气宽胸作用较强。**逍遥丸**调理肝脾兼有健脾养血之功。

三、脾胃阳虚

［临床表现］呃声低沉无力,气短不续,伴有面色㿠白,畏寒肢冷,大便稀溏,舌胖而淡,舌苔薄白,脉沉细无力。

［治法］温补脾胃,和中降逆。

［方药］

1. 首选药:**丁蔻理中丸**

药物组成:党参、干姜、白术、甘草、丁香、蔻仁。

方解:本品中党参、白术补气健脾以疗其虚。干姜、丁香温胃散寒。蔻仁行气醒脾,以助脾运。甘草和中补脾,兼调和诸药。诸药配伍,共奏温补脾胃,和中降逆之功。

制剂规格:丸剂。蜜丸,每丸重9g;水蜜丸,每20粒重1g。

用法用量:口服。蜜丸,一次1丸;水蜜丸,一次6~9g。均一日3次。温开水送服。

2. 参考药 **香砂六君丸**:参见本章胃痛一节中脾胃虚寒证参考药。

3. 鉴别用药 **丁蔻理中丸**、**香砂六君丸**两药均可治疗脾胃阳虚呃逆之证,**丁蔻理中丸**温补脾胃之力较强。**香砂六君丸**行气和胃兼有健脾化痰之功。

四、胃阴不足

［临床表现］呃声急促而不连续,口干舌燥,舌体瘦,舌质嫩红而干,或有裂纹,脉象细数。

［治法］养胃生津,降逆止呃。

［方药］

首选药:**枇杷叶膏**

药物组成:鲜枇杷叶、川贝母、莲子、麦冬、红枣、天冬、生地黄、玄参。

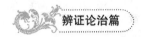

方解:本品中用苦、凉之枇杷叶、川贝母清肺和胃,降气化痰。天冬、麦冬、玄参、生地黄滋胃阴而清虚热。莲子、红枣补脾和胃。诸药配伍,共奏养胃生津,降逆止呃之功。

制剂规格:煎膏剂。

用法用量:口服。一次 9~15g,一日 2 次。

[医嘱]

1. 少食辛辣刺激及油腻之品,以免耗伤阴液。

2. 适当进食梨汁、荸荠汁、鲜藕汁等,有利于本病的恢复。

3. 保持情志舒畅,避免暴怒、大笑不止等不良情志刺激。

第十二节　泄　　泻

泄泻是指排便次数增多,粪质清稀,甚如水样,或便下完谷不化之物。泄指大便溏薄而势缓,泻为大便清稀而直下,统称"泄泻"。

西医学中的急、慢性肠炎、肠结核、过敏性结肠炎、肠功能紊乱、结肠溃疡等均可参照本篇辨证治疗。

【病因病机】

1. 寒湿困脾　外感寒湿之邪,客于肠胃,或过食生冷黏腻及不洁之物,损伤脾胃,清浊不分,而成泄泻。

2. 湿热内蕴　夏秋之间,暑湿较盛,或因恣食肥甘厚味,湿热蕴积,伤于肠胃,传导失常而成泄泻。

3. 食伤脾胃　饮食不节,宿食内停,损伤脾胃,传导失常而成泄泻。

4. 脾胃虚弱　久病体弱,或久泻伤正,中气虚弱,运化无权,清气下陷,水谷不化,清浊不分,而成泄泻。

5. 肝气乘脾　情志不遂,肝气不舒,横逆犯脾,脾虚运化无权,清浊不分,混杂而下而成泄泻。

6. 肾阳虚衰　久病失养,或年老体衰,导致肾阳虚衰,不能温煦脾土以助运化,阴寒内生,水湿下注则生泄泻。

【诊断要点】

凡排便次数增多,粪质清稀,甚如水样,或便下完谷不化之物,不伴有里急后重,便下脓血等症,即可诊断为本病。

【辨证论治】

一、寒湿困脾

[临床表现]发病急暴,大便清稀甚或如水样,泄泻阵作,肠鸣漉漉,多伴有恶寒发热,头重体倦,舌苔薄白,或白腻,脉濡缓。

[治法]解表散寒,化浊利湿。

[方药]

1. 首选药:**藿香正气软胶囊(水、口服液、滴丸)**

药物组成:苍术、陈皮、厚朴(姜制)、白芷、茯苓、大腹皮、生半夏、甘草浸膏、广藿香油、紫苏叶油。

方解:藿香辛温芳香,外散风寒,内化湿浊,醒脾悦胃,故为主药;紫苏叶、白芷宣肺利气,疏散风寒,化湿止痛助藿香以解表邪,兼理肠胃气滞;苍术、厚朴、陈皮、半夏燥湿化痰,行气除满,和胃降逆,合藿香以除湿滞;茯苓、大腹皮健脾利湿,以助脾运;甘草兼调和诸药。诸药配伍,共奏解表化湿,理气和中之功。

制剂规格:软胶囊,每粒装 0.45g。

酊剂,每支 10ml。

口服液,每支 10ml。

滴丸,每袋装 2.6g。

用法用量:软胶囊,口服。一次 2~4 粒,一日 2 次。温开水送服。

酊剂,口服。一次 5~10ml,一日 2 次。用时摇匀。

口服液,口服。一次 5~10ml,一日 2 次。用时摇匀。

滴丸,口服。一次 1~2 袋,一日 2 次。温开水送服。

2. 参考药 **藿香正气丸**:参见本章感冒一节中暑湿证参考药。

六合定中丸:参见本章感冒一节中暑湿证参考药。

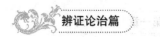

3. 鉴别用药 **藿香正气软胶囊、藿香正气丸、六合定中丸**均可治疗寒湿泄泻之证。**藿香正气软胶囊**解表化湿止泻之力较强。藿香正气丸调和脾胃作用较好,**六合定中丸理气消食健胃。**

二、湿热内蕴

[临床表现]腹痛即泻,泻下急迫,或泻而不爽,粪色黄褐,质地黏稠,气味臭秽,肛门灼热,小便短赤,舌质红,舌苔黄腻,脉滑数。

[治法]清热燥湿,行气化滞。

[方药]

1. 首选药:**香连丸(片)**

药物组成:黄连(用吴茱萸煎汤制)、木香。

方解:本品中黄连苦寒,清热燥湿,解毒止痢为主药。吴茱萸监制黄连苦寒之性,并可增强行气止痛的作用。木香行气化滞,消胀止痛为辅药。二药合用,共奏清热燥湿止泻之功。

制剂规格:丸剂。水丸,每袋装 6g;浓缩丸,①每 10 丸重1.7g;②每 10 丸重 2g。

片剂,①薄膜衣小片,每片重 0.1g(相当于饮片 0.35g);②薄膜衣大片,每片重 0.3g(相当于饮片 1g);③糖衣小片(片芯重 0.1g,相当于饮片 0.35g);④糖衣大片(片芯重 0.3g,相当于饮片 1g)。

用法用量:丸剂,口服。水丸,一次 3~6g;浓缩丸,一次6~12 丸。均一日 2~3 次;小儿酌减。温开水送服。

片剂,口服。一次 5 片[规格②、④],一日 3 次;小儿一次2~3 片[规格①、③]。均一日 3 次。温开水送服。

2. 参考药 **枫蓼肠胃康颗粒(片、胶囊):**本品药物组成为牛耳枫、辣蓼。

颗粒剂,每袋装 8g,每袋装 3g(无糖型)。口服。一次 8g,一次 3g(无糖型)。均一日 3 次。开水冲服。

片剂,每片重 0.24g。口服。一次 4~6 片,一日 3 次。温开

水送服

胶囊,每粒装 0.37g。口服。一次 2 粒,一日 3 次。温开水送服。

加味香连丸:本品药物组成为黄连、黄柏、黄芩、木香、枳壳、槟榔、厚朴、吴茱萸、延胡索、当归、白芍、甘草。

水丸剂,每袋装 6g。口服。一次 6g,一日 2 次。温开水送服。

香连化滞丸:本品药物组成为黄连、黄芩、木香、厚朴、槟榔、青皮、陈皮、枳实、当归、白芍、滑石、甘草。

丸剂。水丸,每 10 丸重 0.3g。口服。一次 5g;水蜜丸,每 100 粒重 10g。口服。一次 8g;蜜丸,每丸重 6g。一次 2 丸。均一日 2 次;或遵医嘱。温开水送服。

用药注意:忌食生冷油腻;孕妇忌服。

葛根芩连丸(片):本品药物组成为葛根、黄芩、黄连、甘草。

水丸,每袋装 1g。口服。一次 3 袋;小儿一次 1 袋。均一日 3 次。温开水送服。

片剂,①糖衣片(片芯重 0.3g);②薄膜衣片,每片重 0.3g。口服。一次 3~4 片。均一日 3 次。温开水送服。

3. 鉴别用药 以上药物均可治疗湿热泄泻之证。**加味香连丸**和**香连化滞丸**是由香连丸化裁而来,三药功效基本相同。**枫蓼肠胃康颗粒**除了清热除湿外还有化滞的作用。用于急性胃肠炎,属伤食泄泻型及湿热泄泻型者,亦可用于食滞胃痛而症见胃脘痛、拒按、恶食欲吐、嗳腐吞酸、舌苔厚腻或黄腻脉滑数者。**葛根芩连丸**兼有解表之功,可用于治疗湿热泄泻兼有表证者。

三、食伤脾胃

[临床表现]腹痛即泻,粪便臭如败卵,泻后痛减,脘腹痞满,嗳腐倒饱,舌苔厚腻垢浊,脉象滑。

[治法]消食导滞。

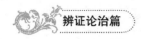

[方药]

1. 首选药：**保和丸(片、颗粒)**

药物组成：六神曲、山楂、莱菔子、法半夏、陈皮、茯苓、麦芽、连翘。

方解：方中山楂能消一切饮食积滞，尤善消肉食油腻之积，为君药。六神曲善消谷积，兼行气滞，莱菔子善消食下气除胀，麦芽消食健胃，兼疏肝，三药合用，既助君药消积导滞，又能理气除胀和胃，共为臣药。法半夏燥湿、降逆止呕，陈皮燥湿健脾、行气和胃，茯苓利湿健脾止泻，连翘清热散结、止呕，共为佐药。全方配伍，消散健运，共奏消食、导滞、和胃之功。

制剂规格：丸剂。小蜜丸，每 100 丸重 20g；蜜丸，每丸重9g；水丸，每袋装 6g。

片剂，薄膜衣片，每片重 0.4g。

颗粒剂，每袋装 4.5g。

用法用量：蜜丸，口服。小蜜丸一次 9～18g；蜜丸一次 1～2丸；水丸，一次 6～9g。均一日 2 次。温开水送服。

片剂，口服。一次 4 片，一日 3 次。温开水送服。

颗粒剂，口服。一次 1 袋，一日 2 次。开水冲服。

2. 参考药　**加味保和丸**：参见本章胃脘痛一节中饮食停滞参考药。

沉香化滞丸：参见本章胃脘痛一节中饮食停滞参考药。

胃肠安丸：本品药物组成为木香、沉香、檀香、麝香、枳壳、厚朴、大黄、巴豆霜、川芎、朱砂、大枣。

丸剂，水丸，小丸每 20 丸重 0.6g；大丸每 4 丸重 0.08g。口服。小丸，一次 20 丸，一日 3 次；小儿周岁内一次 4～6 丸，一日2～3 次；一至三岁一次 6～12 丸，一日 3 次；三岁以上酌加。大丸，成人一次 4 丸，一日 3 次；小儿周岁内一次 1 丸，一日 2～3次，一至三岁一次 1～2 丸，一日 3 次；三岁以上酌加。温开水送服。

用药注意:脾胃虚弱者慎用。

枫蓼肠胃康颗粒(片、胶囊):参见本章本节中湿热内蕴参考药。

3. 鉴别用药 以上药物均具有消食导滞之功,均可治疗伤食泄泻之证。**保和丸**与**加味保和丸**均具有消食导滞的作用,其中**加味保和丸**兼有行气除胀作用。**沉香化滞丸**以行气攻积导滞为主,药效较峻。**胃肠安丸**性偏温,治疗寒积气滞、胃肠失调的腹泻。**枫蓼肠胃康颗粒**有清热除湿化滞的作用。用于急性胃肠炎,属伤食泄泻型及湿热泄泻型者,亦可用于食滞胃痛而症见胃脘痛、拒按、恶食欲吐、嗳腐吞酸、舌苔厚腻或黄腻脉滑数者。

四、脾胃虚弱

[临床表现]大便不实,时溏时泻,每因稍进油腻或劳累之后,则便次增多,伴有面色萎黄,纳食不香,舌质淡,体胖,舌苔薄白,脉细弱。

[治法]健脾益气,和胃渗湿。

[方药]

1. 首选药:**参苓白术丸(散、颗粒)**

药物组成:人参、白术、山药、茯苓、薏苡仁、扁豆、甘草、砂仁、莲子肉、桔梗。

方解:本品中人参、白术、山药益气补脾为主药。茯苓、薏苡仁、扁豆渗湿健脾为辅药。甘草和中健脾,砂仁开胃醒脾,行气宽中,莲子肉补脾固肠,合山药健脾止泻,共为佐药。桔梗载药上浮。诸药配伍,共奏健脾益气,和胃渗湿之功。

制剂规格:水丸,每100粒重6g。

散剂,每袋装6g。

颗粒剂,每袋装6g。

用法用量:水丸,口服。一次6g,一日3次。温开水送服。

散剂,口服。一次6~9g,一日2~3次。温开水送服。

颗粒剂,口服。一次6g,一日3次。开水冲服。

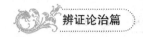

2. 参考药　六君子丸:本品药物组为人参、白术、茯苓、甘草、陈皮、半夏、生姜、大枣。

水丸,每袋装 9g。口服。一次 9g,一日 2 次。温开水送服。

人参健脾丸:本品药物组成为人参、白术、山药、薏苡仁、白扁豆、莲子肉、芡实、甘草、砂仁、木香、陈皮、枳壳、青皮、六神曲、山楂、谷芽、当归。

蜜丸,每丸重 6g。口服。一次 2 丸,一日 2 次。淡姜汤或温开水送服。

附子理中丸(片):参见本章胃痛一节中脾胃虚寒参考药。

补脾益肠丸:本品药物组成为黄芪、党参、砂仁、白芍、当归、白术、肉桂、延胡索、荔枝核、干姜、甘草(炙)、防风、木香、补骨脂、赤石脂。

水密丸,每瓶装①72g;②90g;③130g。口服。一次 6g,一日 3 次;儿童酌减,重症加量或遵医嘱。温开水送服。30 天为一疗程,一般连服 2~3 个疗程。

用药注意:孕妇慎用。

四神丸(片):本品药物组成为肉豆蔻、补骨脂、吴茱萸、五味子、红枣。

水丸,每袋装 9g。口服。一次 9g,一日 1~2 次。温开水送服。

片剂,薄膜衣片,每片重 0.3g。口服。一次 4 片,一日 2 次。温开水送服。

3. 鉴别用药　**参苓白术丸**和**六君子丸**适用于脾胃虚弱,不能运化水湿而引起的泄泻之证。**参苓白术丸**偏于健脾运化水湿,**六君子丸**偏于健脾运化痰湿。**人参健脾丸**适用于脾胃虚弱的泄泻之证伴有饮食不化者,**人参健脾丸**健脾补气作用较强。

附子理中丸、**补脾益肠丸**和**四神丸**均可用于脾胃虚寒,阳气不足引起腹痛泄泻,**附子理中丸**温中作用强,**补脾益肠丸**兼有行气和血的作用,**四神丸**则温补脾肾,用于脾肾虚寒引起的久泻,五更泄泻等症。

五、肝气乘脾

[临床表现]每因情绪波动时即发生腹痛泄泻,便后腹痛略减,再痛再泻,患者平素多愁善感,易于激动或紧张,两胁胀闷,神疲乏力,舌质淡红,舌苔薄白,或薄黄,脉弦细。

[治法]抑肝扶脾。

[方药]

首选药:**加味逍遥丸(口服液)**

药物组成:柴胡、当归、白芍、茯苓、白术、甘草、煨姜、薄荷、牡丹皮、栀子。

方解:本品中柴胡、薄荷疏肝解郁,当归、白芍养血柔肝。茯苓、白术、甘草、煨姜益气健脾。丹皮、栀子清热泻火。诸药配伍,肝气得疏,脾气得健,则泄泻可止,共奏抑肝扶脾之功。

制剂规格:水丸,每100丸重6g。

口服液,①每支装10ml;②每瓶装100ml;③每瓶装150ml。

用法用量:水丸,口服。一次6g,一日2次。温开水送服。

口服液,口服。一次10ml,一日2次。

用药注意:切忌气恼劳碌;忌食生冷油腻。

六、肾阳虚衰

[临床表现]黎明之前,腹部作痛,肠鸣即泻,泻后则安,伴有形寒肢冷,腰膝酸软,舌质淡,体胖,舌苔白水滑,脉沉迟。

[治法]温肾健脾,涩肠止泻。

[方药]

1. 首选药:**四神丸(片)**

药物组成:肉豆蔻、补骨脂、吴茱萸、五味子、红枣。

方解:本品中补骨脂温肾暖脾,固精止泻为主药。吴茱萸温中散寒,肉豆蔻温肾暖脾,涩肠止泻共为辅药。五味子酸敛固涩,大枣滋养脾胃共为佐药。诸药配伍,共奏温肾健脾,涩肠止泻之功。

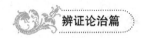

制剂规格：水丸，每袋内装 9g。片剂，薄膜衣片，每片重 0.3g。

用法用量：水丸，口服。一次 9g，一日 1～2 次。温开水送服。

片剂，口服。一次 4 片，一日 2 次。温开水送服。

2. 参考药　附子理中丸：参见本章胃痛一节中脾胃虚寒证参考药。

3. 鉴别用药　四神丸和附子理中丸两药均具温肾补脾之功。四神丸偏于温补肾阳，固涩之性较强。附子理中丸温补脾肾，补益之性显著。

［医嘱］

1. 注意饮食卫生，不吃馊腐变质食物；不喝生水；生吃瓜果要洗净；要养成饭前便后洗手的良好习惯。

2. 泄泻病人宜吃流质或半流质食物，以清淡、少油脂、少纤维、易于消化为原则，忌食辛辣肥甘厚味之品。

第十三节　痢　疾

痢疾是以腹痛，里急后重，便下赤白脓血为特征的病证，一年四季均可发病，尤以夏秋季节为多见。

西医学中的急慢性细菌性痢疾、阿米巴痢疾、溃疡性结肠炎、过敏性结肠炎、细菌性食物中毒等表现为本病症特点的参照本病辨证治疗。

【病因病机】

1. 湿热壅滞　夏秋季节，暑热湿浊之邪客于胃肠，或饮食不节，过食肥甘厚味，或误食腐馊不洁之物，损伤肠胃，酿生湿热，湿热蕴蒸，气血壅滞，化腐成脓，而成湿热痢。

2. 疫毒内攻　夏秋之交，外感疫毒之邪，毒邪暴盛，湿浊热毒熏浊肠道，气血壅滞，化腐成脓，而成疫毒痢。

3. 寒湿内停　寒湿之邪内侵肠胃,或痢疾日久,脾胃俱伤,运化障碍,湿浊内生,从阴化寒,与气血相搏,而成寒湿痢。

4. 胃肠虚寒　脾胃素虚,复感寒湿之邪,或热痢过服寒凉药物,或久痢不愈,脾肾俱伤,寒湿滞留肠中,而成虚寒痢。

5. 正虚邪敛　痢疾迁延日久,脾胃虚弱,湿热留恋不净,正气恢复时病轻痢止,湿热转甚则下痢脓血,而成休息痢。

【诊断要点】

患者腹痛,里急后重,便下赤白脓血并结合大便化验,即可诊断为本病。

【辨证论治】

一、湿热壅滞(湿热痢)

[临床表现]下痢脓血,赤白相间,肛门灼热,腹痛,里急后重,口黏泛恶,小便短赤,舌质红,舌苔黄腻,脉滑数。

[治法]清热燥湿,调气和血。

[方药]

1. 首选药:**香连丸(片)**

药物组成:黄连(用吴茱萸煎汤制)、木香。

方解:本品中黄连苦寒,清热燥湿,解毒止痢为主药。吴茱萸监制黄连苦寒之性,并可增强行气止痛的作用。木香行气化滞,消胀止痛为辅药。二药合用,共奏清热燥湿止泻之功。

制剂规格:丸剂。水丸,每袋内装 6g;浓缩丸,①每 10 丸重 1.7g;②每 10 丸重 2g。

片剂,①薄膜衣小片,每片重 0.1g(相当于饮片 0.35g);②薄膜衣大片,每片重 0.3g(相当于饮片 1g);③糖衣小片(片芯重 0.1g,相当于饮片 0.35g);④糖衣大片(片芯重 0.3g,相当于饮片 1g)。

用法用量:丸剂,口服。水丸,一次 3~6g;浓缩丸,一次 6~12 丸。均一日 2~3 次。温开水送服。

片剂,口服。一次 5 片[规格②、④],一日 3 次;小儿一次

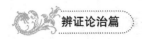

2~3片[规格①、③]。均一日3次。温开水送服。

2. 参考药　**加味香连丸**:参见本章泄泻一节中湿热内蕴参考药。

加味香连片:本品药物组成为小檗碱、木香、厚朴、槟榔、枳实、白芍。

片剂,每片重0.55g。口服。一次4片,一日2~3次。温开水送服。

香连化滞丸:参照本章泄泻一节中湿热内蕴证参考药。

葛根芩连丸:参照本章泄泻一节中湿热内蕴证参考药。

木香槟榔丸:参照本章腹痛一节中饮食停滞证参考药。

3. 鉴别用药　以上药物均可治疗湿热痢疾。**香连丸、加味香连丸、加味香连片**和**香连化滞丸**是由香连丸化裁而来,均有清热祛湿,化滞止痢之功,同可用治湿热痢疾,腹痛下坠,里急后重之症。**香连丸**为治疗湿热痢疾的基本方。**加味香连丸**清湿热与行气导滞作用均强于香连丸,故用于病情较重者。**加味香连片**行气导滞作用强于香连丸,偏于治疗腹痛下坠。**香连化滞丸**行气化滞作用较强,且兼有清利小便之功,适用于湿热痢疾,腹胀腹痛,小便不利者。**葛根芩连丸**兼有解表之功,还可用于治疗湿热痢疾兼有表证者。**木香槟榔丸**适用于湿热、食积,蕴结在肠胃导致的痢疾之证。

二、疫毒内攻(疫毒痢)

[临床表现]发病急骤,壮热烦躁,甚则神昏,下痢鲜紫脓血,腹痛如绞,里急后重,口渴饮冷,舌质红绛,舌苔黄燥,脉滑数。

[治法]清热解毒,凉血止痢。

[方药]目前尚无有效的中成药,可考虑用白头翁汤治疗。若病情严重,应及时送往医院救治。

三、寒湿内停(寒湿痢)

[临床表现]下痢赤白黏冻,白多赤少,或纯为白冻,腹痛,

里急后重,饮食乏味,舌质淡,舌苔白腻,脉濡缓。

〔治法〕温化寒湿,佐以行气。

〔方药〕

1. 首选药:胃苓丸

药物组成:苍术、白术、茯苓、猪苓、泽泻、厚朴、陈皮、肉桂、甘草。

方解:本品中泽泻、猪苓、茯苓渗利水湿。苍术、白术健脾燥湿。肉桂温阳化气行水。厚朴、陈皮行气燥湿,有利于水湿的驱除。甘草和胃调和诸药诸药配伍,共奏温化寒湿,佐以行气之功。

制剂规格:水丸,每袋内装 6g。

用法用量:口服。一次 6g,一日 2 次。温开水送服。

2. 参考药 香砂平胃丸(颗粒): 本品药物组成为苍术、厚朴、陈皮、甘草、藿香、砂仁、香附、枳实、南山楂、麦芽、六神曲。

丸剂。水丸,每瓶装①6g;②60g。口服。一次 6g,一日 1~2 次。温开水送服。蜜丸,每丸重 6g。一次 2 丸,一日 2 次。温开水送服。

颗粒剂,每袋装 10g。口服。一次 10g,一日 2 次。开水冲服。

3. 鉴别用药 胃苓丸祛湿作用较强。**香砂平胃丸**重在祛邪,故燥湿行气,消食并重,用于脾虚湿盛,兼有食积气滞者。

四、虚寒痢

〔临床表现〕久痢不愈,时轻时重,下痢稀薄,夹有黏冻,便下不爽,甚则滑脱不禁,小腹隐痛,身倦乏力,畏寒肢冷,舌质淡,舌苔薄白,脉细弱。

〔治法〕温补脾肾,涩肠固脱。

〔方药〕

1. 首选药:泻痢固肠丸

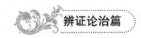

药物组成:人参、茯苓、白术、甘草、罂粟壳、肉豆蔻、诃子、陈皮、白芍。

方解:本品中人参、茯苓、白术、甘草益气健脾。罂粟壳、肉豆蔻、诃子温中涩肠。陈皮理气止痛,防止收涩太过。白芍、甘草缓急止痛。诸药配伍,共奏温补脾肾,涩肠固脱之功。

制剂规格:水丸,每袋装 6g。

用法用量:口服。一次 6g,一日 2 次。温开水送服。

2. 参考药 附子理中丸(片):参见本章胃脘痛一节中脾胃虚寒证参考药。

固本益肠片:本品药物组成为黄芪、党参、白术、山药、炙甘草、补骨脂、炮姜、当归、白芍、煨木香、赤石脂、地榆炭、儿茶、延胡索。

片剂,片重 0.32g。口服。一次 8 片,一日 3 次。温开水送服。

3. 鉴别用药 **泻痢固肠丸**、**附子理中丸**、**固本益肠片**三药均具温补脾肾之功,**泻痢固肠丸**中配有收涩药物,故涩肠固脱作用较强。**附子理中丸**温补作用显著。**固本益肠片**温补脾肾,尚有行血止血止痛的作用,用于脾虚或脾肾阳虚所致久泻久痢,急慢性腹泻。

五、休息痢

[临床表现]下痢时发时止,日久不愈,发则下痢脓血,腹痛,里急后重,食欲不振,甚则形体消瘦。舌质淡,舌苔腻,脉弱。

[治法]健脾益气与清热化湿交替使用。

[方药]

首选药:香连丸合**参苓白术丸(散、颗粒)**

药物组成:

(1)**香连丸:**黄连(用吴茱萸煎汤制)、木香。

(2)**参苓白术丸(散、颗粒):**人参、白术、山药、茯苓、薏苡仁、扁豆、甘草、砂仁、莲子肉、山药、桔梗。

方解:香连丸中黄连苦寒,清热燥湿,解毒止痢为主药。吴茱萸监制黄连苦寒之性,并可增强行气止痛的作用。木香行气化滞,消胀止痛为辅药。二药合用,共奏清热燥湿,调气和血之功。参苓白术丸中人参、白术、山药益气补脾为主药。茯苓、薏苡仁、扁豆渗湿健脾为辅药。甘草和中健脾,砂仁开胃醒脾,行气宽中,莲子肉补脾固肠,合山药健脾止泻,共为佐药。桔梗载药上浮。诸药配伍,共奏健脾益气,和胃渗湿之功。

制剂规格:**香连丸(片)**:丸剂。水丸,每袋内装6g;浓缩丸,①每10丸重1.7g;②每10丸重2g。

片剂,①薄膜衣小片,每片重0.1g(相当于饮片0.35g);②薄膜衣大片,每片重0.3g(相当于饮片1g);③糖衣小片(片芯重0.1g,相当于饮片0.35g);④糖衣大片(片芯重0.3g,相当于饮片1g)。

参苓白术丸(散、颗粒剂):水丸,每100粒重6g。

散剂,每袋装6g。颗粒剂,每袋装6g。

用法用量:**香连丸**:丸剂。水丸,口服。一次3~6g;浓缩丸,口服。一次6~12丸,一日2~3次。温开水送服。

片剂,口服。一次5片[规格②、④],一日3次;小儿一次2~3片[规格①、③]。均一日3次。温开水送服。

参苓白术丸(散、颗粒剂):水丸。口服。一次6g,一日3次。温开水送服。

散剂,口服。一次6~9g,一日2~3次。温开水送服。

颗粒剂,口服。一次6g,一日3次。开水冲服。

发作时服**香连丸**;缓解时服**参苓白术丸(散、颗粒)**。

[医嘱]

1. 注意饮食卫生,不食生冷、油腻、不洁及变质食物。

2. 夏秋季节,常食生大蒜可预防本病。

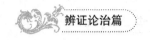

第十四节 便 秘

便秘是指大便秘结不通,或表现为大便干结,或排便时间延长,或大便虽不干而排便困难。

<u>西医学中的习惯性便秘、全身衰弱致排便动力减弱引起的便秘,肠神经官能症、肠炎恢复期肠蠕动减弱引起的便秘、肛门直肠疾患引起的便秘以及药物引起的便秘均可参照本篇辨证治疗。</u>

【病因病机】

1. 肠胃积热 阳盛之体,或过食辛辣厚味,或过服辛热温补之品,以致热毒壅盛,热盛灼津,肠道津液枯槁而致便秘。

2. 气机郁滞 忧愁思虑,情志不遂,或久坐少动,引起气机郁滞,大肠传导失司,糟粕内停,不能下行,而成便秘。

3. 脾肺气虚 素体脾肺气虚,或劳倦内伤,脾肺受损,气虚则大肠传导无力,大便排出困难,而成便秘。

4. 阴血亏虚 大病、久病、产后以及年高体衰之人,阴血不足,不能滋润大肠,肠道干燥,排便不畅,而成便秘。

5. 阴寒凝滞 年高体弱,或久病不复,或过用苦寒之剂,伐伤阳气,致使脾肾阳衰,真阳亏损,阳气不运,则阴邪凝结,而使大肠传导无力而成便秘。

【诊断要点】

患者大便燥结,排便时间延长,经常三五日或七八日一次,或虽然次数不减,但是粪便干燥坚硬,排出困难,或时有便意,但排出不畅,均可诊断为本病。

【辨证论治】

一、肠胃积热

[临床表现]大便干结,排便困难,排便时间延长,或三五日,或七八日一行,口臭口苦,腹胀纳呆,小便短赤,舌质红,舌苔

黄或黄燥,脉滑数。

　　[治法]泄热通腑。

　　[方药]

　　1. 首选药:**清宁丸**

　　药物组成:大黄、黄酒、厚朴、陈皮、香附、桑叶、车前草、白术、法半夏、绿豆、黑豆、麦芽、牛乳、侧柏叶、桃枝。

　　方解:本品中重用大黄,泻火通便。厚朴、陈皮、香附行气导滞,消胀除满。佐以桑叶、车前草清热明目,祛风利水。白术、半夏燥湿健脾祛痰。生侧柏叶、桃枝清热凉血。牛乳滋阴润燥。黄酒防止大黄苦寒之性。绿豆、黑豆解毒利水,麦芽消食导滞。诸药配伍,共奏泄热通腑之功。

　　制剂规格:丸剂。水蜜丸,每袋装 6g;蜜丸,每丸重 6g。

　　用法用量:水蜜丸,口服。一次 6g。一日 1~2 次。温开水送服。蜜丸,口服。一次 1 丸,一日 2 次。温开水送服。

　　2. 参考药　**牛黄解毒丸(片、胶囊)**:本品药物组成为人工牛黄、雄黄、石膏、大黄、黄芩、桔梗、冰片、甘草。

　　丸剂。水蜜丸,每 100 丸重 5g。口服。一次 2g;蜜丸,每丸重 3g。口服。一次 2 丸。均一日 2~3 次。温开水送服。

　　片剂,小片一次 3 片;大片一次 2 片。均一日 2~3 次。温开水送服。

　　胶囊。软胶囊,每粒装 0.4g。口服。一次 4 粒;胶囊,①每粒相当于饮片 0.78g,每粒装 0.3g;每粒装 0.4g;每粒装 0.5g;②每粒相当于饮片 0.52g,每粒装 0.3g。口服。一次 2 粒[规格①],或一次 3 粒[规格②]。均一日 2~3 次。温开水送服。

　　用药注意:孕妇禁用。

　　三黄片:本品药物组成为大黄、盐酸小檗碱、黄芩浸膏。

　　片剂,每片重 0.26g。口服。一次 4 片,一日 2 次;小儿酌减。温开水送服。

　　复方芦荟胶囊:本品药物组成为芦荟、青黛等。

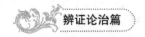

胶囊,每粒装 0.5g。口服。一次 1~2 粒,一日 1~2 次。温开水送服。

麻仁丸:本品药物组成为火麻仁、苦杏仁、大黄、枳实(炒)、厚朴(姜制)、白芍(炒)。

蜜丸,每丸 9g。口服,一次 1 丸,一日 1~2 次。温开水送服。

麻仁润肠丸:本品药物组成为火麻仁、苦杏仁(去皮炒)、大黄、木香、陈皮、白芍。

蜜丸,每丸重 6g。口服,一次 1~2 丸,一日 2 次。温开水送服。

3. 鉴别用药 **清宁丸、牛黄解毒丸、三黄片、复方芦荟胶囊**均有泄热通腹之功。**清宁丸**清热凉血,兼治热伤血络,便干带血之症。**牛黄解毒丸、三黄片**功效类似均兼有清热解毒功效,适用于大便秘结伴有咽喉肿痛,牙龈肿痛,口舌生疮,目赤肿痛,心烦口渴,尿黄便秘等症。**复方芦荟胶囊**兼有益肾、宁心安神之功。

麻仁丸长于清胃肠实火,胃肠热盛,口干口渴,又见大便燥结难解者。**麻仁润肠丸**有润肠通便的功效,用治肠失润濡的大便燥结。润肠兼理气降气,用于大便燥结难解并脘腹胀满不舒者。

二、气机郁滞

[临床表现] 大便干结或不干结,欲便不得,排出不畅,每于情绪不好时便秘加重,喜太息,舌质红,舌苔白腻或薄黄腻,脉弦。

[治法] 顺气行滞。

[方药]

1. 首选药:**沉香化滞丸**

药物组成:枳实、山楂、黑牵牛子、枳壳、陈皮、五灵脂、香附、厚朴、莪术、砂仁、三棱、木香、青皮、大黄、沉香。

方解:本品中沉香理气调中,降气祛浊;大黄泻下通便,清除积滞;牵牛子通利二便,使积滞浊气从二便排出,共为主药。辅以枳实、枳壳、厚朴、砂仁、木香、陈皮、青皮、香附理气健脾,破气化滞,降气祛浊,莪术、三棱、山楂、五灵脂破血祛瘀,消积止痛,共为佐使药。诸药配伍,共奏顺气行滞之功。

制剂规格:水丸。每袋内装6g。

用法用量:口服。一次6g,一日2次。温开水送服。

用药注意:孕妇禁用;月经过多者慎用。

2. **参考药** **木香槟榔丸**:参照本章腹痛一节中饮食停滞参考药。

木香顺气丸:本品药物组成为青皮、陈皮、乌药、枳实、槟榔、香附、木香、甘松、枳壳、厚朴、三棱、莪术、桔梗、黄芩、官桂、吴茱萸、黑牵牛子、大黄、山楂。

水丸,每袋装6g。口服。一次6g,一日2次。温开水送服。

用药注意:孕妇慎用。

开胸顺气丸:本品药物组成为木香、香附、陈皮、三棱、莪术、猪牙皂、五灵脂、黄芩、牵牛子、大黄、滑石。

水丸,每袋装6g。口服。一次3~9g,一日1~2次。温开水送服。

用药注意:孕妇禁用;年老体弱者慎用。

3. **鉴别用药** **沉香化滞丸**、**木香槟榔丸**、**木香顺气丸**和**开胸顺气丸**功效基本相同,均有行气通便之功,同可用于胃肠积滞,胸腹胀痛等症。**沉香化滞丸**消食积作用较强,宜用于食积停滞。**木香槟榔丸**兼有清热作用,宜用于胃肠实热,湿热积滞均可。**木香顺气丸**配有泻下攻积之品,药力较峻,胀满疼痛伴有大便不通者,尤宜服用。**开胸顺气丸**重在消食行水,兼有利尿作用,宜用于停食、停水,二者相较,开胸顺气丸药力较强。

三、脾肺气虚

[临床表现]虽有便意,临厕努挣乏力,排便艰涩不畅,便质一般并不干结,伴有神疲气怯,舌质淡,舌苔薄白,脉细弱。

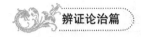

［治法］健脾益气。

［方药］

1. 首选药：补中益气丸（合剂、颗粒）

药物组成：人参、白术、当归、黄芪、甘草、陈皮、柴胡、升麻。

方解：本品中黄芪补中益气，升阳固表。以人参、白术、甘草补气健脾而和中。补气容易导致气滞，故配陈皮理气，使之补而不滞。脾胃虚弱，中气下陷，故用升麻、柴胡助人参、黄芪以升举阳气，使下陷之气，得以提升。脾为气血生化之源，脾虚则血弱，故配当归以补血。诸药合用，使脾胃强健，中气充沛，诸症自除，诸药配伍，共奏健脾益气之功。

制剂规格：丸剂。水丸，每袋装 6g；小蜜丸，每袋装 9g；蜜丸，每丸重 9g。

合剂，每瓶装 100ml。

颗粒剂，每袋装 3g。

用法用量：丸剂，口服。水丸一次 6g；小蜜丸一次 9g；蜜丸一次 1 丸。均一日 2~3 次。温开水送服。

合剂，口服。一次 10~15ml，一日 3 次。

颗粒剂，口服。一次 1 袋，一日 2~3 次。开水冲服。

用药注意：水丸、颗粒，尚不明确；合剂，本品不适用于恶寒发热表证者，暴饮暴食脘腹胀满实证者，高血压患者慎服。

2. 参考药　四君子丸（颗粒）：本品药物组成为党参、白术、茯苓、生姜、大枣、甘草。

水丸，每袋装 6g。口服。一次 3~6g，一日 3 次。温开水送服。

颗粒剂，每袋装 15g。口服。一次 1 袋，一日 3 次。开水冲服。

便秘通：本品药物组成为白术、肉苁蓉、枳壳。

浸膏剂，每瓶装 20ml。口服。一次 20ml，一日 2 次。

芪蓉润肠口服液：本品药物组成为黄芪(炙)、肉苁蓉、白术、太子参、地黄、玄参、麦冬、当归、黄精（制）、桑椹、黑芝麻、火麻仁、郁李仁、枳壳（麸炒）、蜂蜜。

口服液，每支装20ml。口服。一次20ml，一日3次。

3. 鉴别用药 **补中益气丸、四君子丸**均可健脾益气，气足推动作用增强，大便自通。**补中益气丸**偏于补益脾气，升提中焦。**便秘通**偏于补肾润肠。**苁蓉润肠口服液**有益气养阴，健脾滋肾，润肠通便的作用。用于气阴两虚，脾肾不足，大肠失于濡润而致的虚证便秘。

四、阴血亏虚

〔临床表现〕大便燥结如球，便次虽然正常，但排便不畅，伴有头眩心悸，面色、唇甲而无华，舌质淡，舌苔薄白，脉象细软。

〔治法〕养血润燥，行气通便。

〔方药〕

1. 首选药：**麻仁滋脾丸**

药物组成：熟大黄、火麻仁、当归、厚朴、苦杏仁、枳实、郁李仁、白芍、白蜜。

方解：本品中熟大黄、麻子仁泄热润肠通便为主药。辅以杏仁、郁李仁降气润肠通便，当归、白芍滋阴养血，润肠通便。佐以枳实行气破结，厚朴下气除满，二药合而通畅腑气以助泻下。白蜜为使，减缓攻下乏力，使泻而不峻，下而不伤正，兼可调和诸药。诸药配伍，共奏养血润燥，行气通便之功。

制剂规格：丸剂。小蜜丸每100丸重20g；蜜丸每丸重9g。

用法用量：口服。小蜜丸一次9g（45丸）；蜜丸一次1丸。均一日2次。温开水送服。

2. 参考药 **润肠丸**：本品药物组成为生阿胶、当归、火麻仁、郁李仁、苦杏仁、枳壳、陈皮、熟大黄、防风、羌活、荆芥、秦艽。

蜜丸，每丸重9g。口服。一次1丸，一日2次。温开水送服。

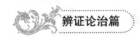

搜风顺气丸:本品药物组成为熟大黄、火麻仁、郁李仁、枳壳、槟榔、车前子、怀牛膝、防风、独活、山茱萸、菟丝子。

蜜丸,每丸重 9g。口服。一次 1 丸,一日 2 次。温开水送服。

3. 鉴别用药 以上三药均有养血润燥,行气通便之功,治疗阴血亏虚便秘之证。**麻仁滋脾丸**通腑泄热之力较强。**润肠丸**兼可疏散肠中风热之邪。**搜风顺气丸**兼有补肝肾之功,且消胀顺气之力较强。

五、阴寒凝滞

[临床表现]大便艰涩,难以排出,便质或干或不干,伴畏寒肢冷,腹中冷气攻痛,肠鸣,或腰脊冷痛,小便清长,舌质淡胖,舌苔白润,脉象沉迟而弱。

[治法]温通开秘。

[方药]

1. 首选药:**苁蓉通便口服液**

药物组成:肉苁蓉、何首乌、枳实(麸炒)、蜂蜜。

方解:本品以肉苁蓉温肾助阳,润肠通便为君药;以何首乌滋阴养血,润燥通便为臣药;佐以枳实行气破结,畅通腑气而助通便;使以蜂蜜润燥和药。诸药配伍,共奏温肾润燥通便之功。

制剂规格:口服液,每支 10ml。

用法用量:口服。一次 10~20ml,一日 1 次。睡前或清晨服用。

2. 参考药 附子理中丸合九制大黄丸

附子理中丸(片):参见本章胃脘痛一节中脾胃虚寒证参考药。

九制大黄丸:药物组成为大黄、黄酒。

水丸剂,口服。一次 6g,一日 1 次。温开水送服。

附子理中丸具有温肾散寒,补气健脾之功。**九制大黄丸**具有泄热通便之功。单用附子理中丸通便之力不足;单用九制大黄丸温肾散寒之力不足,两药配伍使用,则可起到温通开秘之功。

通便灵胶囊:本品药物组成为番泻叶、当归、肉苁蓉。

胶囊,每粒装 0.25g。口服。一次 5~6 粒,一日 1 次。温开水送服。

3. 鉴别用药 **苁蓉通便口服液**温润开通,是治疗阴寒凝滞便秘的首选药。**附子理中丸**合**九制大黄丸**攻补兼施,温通开秘。**通便灵胶囊**中加有番泻叶,通便之力较强。

[医嘱]

1. 养成每日定时排便的习惯,排便时注意力要集中,不看书报,不思考问题,必要时可热敷下腹部促使排便。

2. 适当多食富含植物纤维的蔬菜、水果,如菠菜、芹菜、香蕉、桃等,常食粗粮,可增强胃肠蠕动。忌食辛辣、刺激之食物。

3. 注意保持会阴、肛门的清洁卫生,便后用温水洗净。

4. 使用泄热通腑类药物中病即止,不可过用或久用,否则容易苦寒伤胃。

5. 孕妇慎用或禁用。

第十五节 胁 痛

以一侧或两侧胁肋部位疼痛为主要表现的病证,称为"胁痛"。

西医学中的急慢性肝炎、肝硬化、肝脓肿、肝癌、急慢性胆囊炎、胆道蛔虫症、胆结石、肋间神经痛等可以参照本篇辨证治疗。

【病因病机】

1. 肝气郁结 情志抑郁,或暴怒伤肝,肝气失于条达,气血阻于胁络而致疼痛。

2. 瘀血停着 肝郁日久,气行不畅,瘀血停积,络脉痹阻或跌扑损伤瘀血痹阻胁络,而致胁痛。

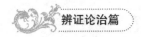
3. 肝胆湿热　外湿内侵,或饮食所伤,脾失健运,痰浊内生,郁久化热,湿热蕴结于肝胆,肝络失和,胆不疏泄,而致胁痛。

4. 肝阴不足　肝郁日久化热,耗伤肝阴,或久病体虚,精血亏损,不能濡养肝络,肝络失养而成胁痛。

【诊断要点】

患者两胁部位有胀痛、刺痛、灼痛、隐痛等症状,即可诊断为本病。

【辨证论治】

一、肝气郁结

[临床表现]胁痛以胀痛为主,走窜不定,疼痛每因情志的变动而增减,兼有胃脘胀满,胸闷不舒,嗳气频作,舌苔薄白,脉弦。

[治法]疏肝理气,解郁止痛。

[方药]

1. 首选药:**舒肝丸**

药物组成:香附、柴胡、砂仁、豆蔻仁、陈皮、木香、沉香、枳实、厚朴、延胡索、牡丹皮、片姜黄、白芍、川芎、甘草、朱砂。

方解:本品中柴胡、白芍、香附疏肝解郁理气。陈皮、木香、砂仁、豆蔻仁理气宽中,和胃降逆。沉香行气降逆。枳实、厚朴行气消胀除满,丹皮泻肝经郁火。延胡索、片姜黄、川芎行气活血,通络止痛。朱砂镇静安神。甘草调和诸药。诸药配伍,共奏疏肝理气,和胃降逆之功。

制剂规格:丸剂。水丸,每 20 丸重 2.3g;水蜜丸,每 100 丸重 20g;小蜜丸,每 100 丸重 20g;蜜丸,每丸重 6g。

用法用量:口服。水丸一次 2.3g;水蜜丸一次 4g;小蜜丸一次 6g;蜜丸一次 1 丸。均一日 2~3 次。温开水送服。

用药注意:孕妇慎用。

2. 参考药　**舒肝止痛丸**:参见本章腹痛一节中肝气乘脾参考药。

3. 鉴别用药 **舒肝丸**与**舒肝止痛丸**均有舒肝理气,和胃止痛之功,同可用肝胃不和,两胁胀满,胃痛泛酸等症。**舒肝丸**行气除胀之力较强,兼有安神之功,用于胁脘胀痛等睡眠不安者。**舒肝止痛丸**行气活血并重,止痛力强,胁脘胀痛,刺痛皆可用之。

二、瘀血停着

〔临床表现〕胁痛如刺,痛处不移,入夜更甚,或胁下见有癥块,舌质紫黯,或有瘀斑,脉象沉涩。

〔治法〕祛瘀通络。

〔方药〕

1. 首选药:**五灵止痛散(胶囊)**

药物组成:蒲黄、五灵脂、冰片。

方解:本品中蒲黄、五灵脂活血化瘀,通利血脉,瘀血得化,脘痛则止。冰片芳香化浊,通利气机以助止痛。三药配伍,共奏化瘀止痛之功。

制剂规格:散剂,每瓶5g。

胶囊,每粒装0.3g。

用法用量:散剂,每服0.3~0.6g。痛时即用。温开水送服或舌下含服。

胶囊,口服。一次1~2粒,痛时服用。温开水送服。

用药注意:孕妇及妇女月经量多者不宜服用。

2. 参考药 **元胡止痛胶囊(片、颗粒、滴丸)**:本品药物组成为延胡索、白芷。

胶囊。软胶囊,每粒装0.38g。口服。一次3粒;胶囊,①每粒装0.3g;②每粒装0.5g。口服。一次1粒[规格①]或一次2粒[规格②)]。均一日2次。温开水送服。

片剂,①薄膜衣片,每片重0.26g、0.31g;②糖衣片,片芯重0.25g、0.3g。口服。一次4~6片。均一日3次。温开水送服。

颗粒剂,每袋装5g。口服。一次1袋,一日3次。开水冲服。

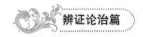

滴丸,每 10 丸重 0.5g。口服。一次 20~30 丸,一日 3 次。温开水送服。

3. 鉴别用药 以上二药均可化瘀止痛。**五灵止痛散**化瘀作用较强,可用治一切血瘀引起的疼痛之证。**元胡止痛胶囊**止痛作用明显,尚有行气作用,亦可用于气滞血瘀引起的多种脏腑疼痛。

三、肝胆湿热

[临床表现]胸胁闷痛,口苦,纳呆,恶心,或见目黄或身黄,小便黄赤,舌苔黄腻,脉弦数。

[治法]清热利湿。

[方药]

1. 首选药:龙胆泻肝丸

药物组成:龙胆草、泽泻、柴胡、黄芩、栀子、木通、车前子、当归、生地黄、甘草。

方解:本品中龙胆草清泻肝胆实火、湿热为主药。辅以黄芩、栀子清热泻火利水,泽泻、木通、车前子清热利湿,使湿热从小便而下。佐当归、生地黄滋阴养血补肝,柴胡疏肝解郁,三药合而兼顾肝之体阴用阳之性。甘草为使,协调诸药,使泻中有补,疏中有养,诸药配伍,有清利肝胆湿热之功。

制剂规格:丸剂。小蜜丸,每 100 丸重 20g;蜜丸,每丸重 6g;水丸,每袋装 6g。

用法用量:口服。小蜜丸,一次 6~12g(30~60 丸);蜜丸,一次 1~2 丸;水丸,一次 3~6g。均一日 2 次。温开水送服。

用药注意:孕妇慎用。

2. 参考药 茵陈五苓丸(糖浆):本品药物组成为茵陈、泽泻、茯苓、猪苓、白术(炒)、肉桂。

水丸,每 20 粒重 1g。口服。一次 6g,一日 2 次。温开水送服。

糖浆剂,每瓶 100ml。口服。一次 10ml,一日 3 次。

利肝隆颗粒：本品药物组成为板蓝根、茵陈、郁金、五味子、甘草、当归、黄芪、刺五加浸膏。

颗粒剂，每袋装 10g。口服。一次 10g，一日 3 次；小儿酌减。开水冲服。

3. 鉴别用药　**龙胆泻肝丸**和**茵陈五苓丸**均有清利肝胆湿热的作用，用于黄疸性肝炎。**龙胆泻肝丸**清肝胆湿热作用最强，**茵陈五苓丸**则清利肝胆湿热偏于湿重者。**利肝隆颗粒**兼有补益气血作用。

四、肝阴不足

[临床表现]胁肋隐痛，伴有口干咽燥，心中烦热，头晕目眩，潮热盗汗，腰酸乏力，舌质红，少苔，脉细弦而数。

[治法]滋阴养肝。

[方药]

1. 首选药：**养肝口服液**

药物组成：生地黄、北沙参、当归、阿胶、何首乌等。

方解：本品中用生地黄，何首乌滋阴壮水以涵肝木。以当归、阿胶益阴补血柔肝。以北沙参养阴生津。诸药配伍，共奏滋阴养肝之功。

制剂规格：口服液，每支 10ml。

用法用量：口服。一次 10ml，一日 2 次。

2. 参考药　**黄精丸**：本品药物组成为黄精、当归。

蜜丸，每丸重 9g。口服。一次 1 丸，一日 2 次。温开水送服。

麦味地黄丸：参见本章咳嗽一节中肺阴虚咳嗽证首选药。

肝肾滋：本品药物组成为枸杞子、黄芪、党参、麦冬、阿胶。

煎膏剂，每支重 10g，每瓶重 200g。口服。一次 10g，一日 2 次。

3. 鉴别用药　以上四药均有滋养肝阴作用。**养肝口服液**为一派滋补之剂，重在补肝血养肝阴。**麦味地黄丸**在六味地黄

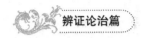

丸的基础上增加麦冬和五味子而成,重在补肾水,养肾阴,滋水涵木。**黄精丸**补精益血,但作用较弱。**肝肾滋**重在滋补肝肾,益气补血,为气血双补之品。

[医嘱]

1. 本病的发生与情志有密切的关系,故患者应保持心情舒畅,避免恼怒、忧郁等不良因素的刺激。

2. 饮食以富于营养,容易消化的食品为宜。少食辛辣、海腥、油腻厚味之品,不饮酒。

第十六节　头　痛

头痛是指以病人自觉头部疼痛为主要症状的一类病证,可发生于多种急慢性疾病过程中。

头痛可见于西医学内、外、神经、精神、五官等各科疾病中,如血管性头痛、紧张性头痛、三叉神经痛、高血压性头痛、外伤后头痛、部分颅内疾病、神经官能症及某些感染性疾病等可引起头痛。

【病因病机】

1. 外感六淫　多由起居不慎,感受风、寒、湿、热之邪,邪气上犯巅顶,清阳之气受阻发为头痛。因风为百病之长,故六淫之中,以风邪为主要病因,多夹寒、湿上扰清空,经脉绌急而发病。

2. 情志失调　忧郁恼怒,情志不遂,肝失条达,气郁阳亢,或肝郁化火,阳亢火生,为头痛。若肝火郁久,耗伤阴血,亦可引发头痛。

3. 饮食劳倦,久病体虚　脾胃为后天之本,气血生化之源。若脾胃虚弱,气血化源不足,或病后正气受损,营血亏虚,不能上荣于脑髓脉络,可致头痛发生。若因饮食不节,脾失健运,痰湿内生,阻塞气机,清阳不升,清窍被蒙而致头痛。嗜酒太过,或过食辛辣肥甘,阻遏清阳,上蒙清窍而为痰浊头痛。

4. 先天不足,房事不节 肾为先天之本,肾主骨生髓,髓上通于脑,脑髓有赖于肾精的不断化生。禀赋不足,或房劳过度,使肾精久亏,不能生髓,脑髓空虚,清窍失养,则发为头痛。

5. 头部外伤 跌仆闪挫头部外伤,或久病入络,气血滞涩,瘀血阻于脑络,不通则痛,发为瘀血头痛。

【诊断要点】

以头部疼痛为主要临床表现者,即可诊断为本病。

【辨证论治】

一、风寒头痛

[临床表现]头痛连及项背,痛势较剧烈,常有拘急收紧感,或伴恶风畏寒,遇风尤剧,口不渴,苔薄白,脉浮紧。

[治法]疏风散寒止痛。

[方药]

1. 首选药:川芎茶调颗粒(丸、片、袋泡剂)

药物组成:川芎、白芷、羌活、细辛、防风、薄荷、荆芥、甘草。辅料:蔗糖、糊精。

方解:头痛有外感、内伤之分,此方所治为外感风寒头痛。风邪在表可见头痛、恶寒发热、鼻塞。治法宜疏风止痛。方中川芎性味辛温,用量较重,善于祛风活血而止头痛,长于治少阳、厥阴经头痛(头顶或两侧痛),并为诸经头痛之要药,为君药。薄荷、荆芥轻而上行,善能疏风止痛,并能清利头目,为臣药。羌活、白芷均能疏风止痛,其中羌活长于治太阳经头痛(后脑牵连项痛);白芷长于治阳明经头痛(前额及眉心痛);细辛散寒止痛,并长于治少阴经头痛;防风辛散上部风邪,上述诸药协助君、臣药以增强疏风止痛之效,均为佐药。炙甘草益气和中,调和诸药,为使。服时以茶水调下,取其苦凉之性,既可上清头目,又能制约风药的过于温燥与升散。诸药合用,共奏疏风止痛之效。

制剂规格:颗粒剂,①每袋装 7.8g;②每袋装 4g(无蔗糖)。

浓缩丸,每 8 丸相当于原药材 3g。

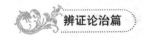

片剂,每片重 0.48g。

袋泡剂,每袋装 1.6g。

用法用量:颗粒剂,口服。一次 1 袋,一日 2 次;儿童酌减。饭后用开水或浓茶冲服。

浓缩丸,口服。一次 8 丸,一日 3 次。饭后清茶送服。

片剂,口服。一次 4~6 片,一日 3 次。饭后清茶送服。

袋泡剂,口服。一次 2 袋,一日 2~3 次。开水泡服。

用药注意:孕妇慎服。

2. 参考药　都梁丸:本品药物组成为白芷(黄酒浸蒸)、川芎。

蜜丸,每丸重9g。口服。一次 1 丸,一日 3 次。

用药注意:忌食辛辣食物。

3. 鉴别用药　**川芎茶调丸**与**都梁丸**均可治疗风寒头痛,**川芎茶调丸**祛风止痛之力较强,用于风寒头痛较重者。**都梁丸**具有祛风散寒,活血通络之功效,主治风寒瘀血阻滞脉络所致的头痛。

除以上药物外,临床常用治疗风寒头痛的中成药还有:**风寒感冒颗粒、荆防颗粒、感冒软胶囊**等。**风寒感冒颗粒**发散风寒作用较强,兼有宣肺止咳作用,用于外感风寒重症,兼有咳嗽者最为相宜;**荆防颗粒**以发散风寒为主,兼有祛风胜湿作用,用于外感风寒湿邪,症见头痛身重者较为相宜;**感冒软胶囊**用于外感风寒邪气引起的感冒。用法用量可参照所选中成药说明书。

二、风热头痛

[临床表现]头痛而胀,甚则头胀如裂,发热或恶风,面红目赤,口渴喜饮,大便不畅。舌尖红,苔薄黄,脉浮数。

[治法]疏风清热和络。

[方药]

1. 首选药:**芎菊上清丸(片)**

药物组成:川芎、菊花、黄芩、栀子、炒蔓荆子、黄连、薄荷、连翘、荆芥穗、羌活、藁本、桔梗、防风、甘草、白芷。

方解：本品中薄荷、菊花、连翘、蔓荆子疏散风热，清利头目，为主药。配以防风、荆芥、羌活协助主药透表散邪，黄连、黄芩、栀子清热泻火解毒为辅药。佐以川芎、白芷、藁本散风祛邪而止头痛。桔梗载药上行头面，使以甘草调和诸药。诸药配伍，共奏疏风清热止痛之功。

制剂规格：丸剂。水丸，每袋装6g；蜜丸，每丸重9g。

片剂，①糖衣片片芯重0.25g；②糖衣片片芯重0.3g。

用法用量：丸剂，口服。水丸，一次6g；蜜丸，一次1丸。均一日2次。温开水送服。

片剂，口服。一次4片，一日2次。温开水送服。

用药注意：体虚者慎用。

2. **参考药** **清眩片（丸）**：本品药物组成为川芎、白芷、薄荷、荆芥穗、石膏。

片剂，每片重0.55g。口服。一次4片，一日2次。温开水送服。

丸剂。小蜜丸，每100丸重20g。口服。一次6~12g（30~60丸）；蜜丸，每丸重6g。口服。一次1~2丸。均一日2次。温开水送服。

3. **鉴别用药** 两药功效基本相同，**芎菊上清丸**药力较强。

除以上药物外，临床常用治疗风热头痛的中成药还有：**风热感冒颗粒**、**桑菊感冒片**、**清眩丸**等。**风热感冒颗粒**清热疏表作用较强，主要用于外感风热，表证未解者；**桑菊感冒片**为辛凉轻剂，适用于风热感冒初起，病情尚轻之证；**清眩丸**散风清热，主治外感风邪化热，或风热邪气直入，邪热上攻所致的头痛目眩，偏正头痛。用法用量可参照所选中成药说明书。

三、肝阳头痛

[临床表现]头昏胀痛，或抽掣而痛，两侧为重，头晕目眩，心烦易怒，夜寐不宁，口苦胁痛，面红耳赤。舌红，苔黄，脉弦数。

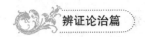

[治法]平肝潜阳,息风止痛。

[方药]

1. 首选药:**天麻钩藤颗粒**

药物组成:天麻、钩藤、石决明、栀子、黄芩、牛膝、盐杜仲、益母草、桑寄生、首乌藤、茯苓。

方解:本品中天麻、钩藤平肝息风,为君药。石决明咸寒质重,功能平肝潜阳,并能除热明目,与君药合用,加强平肝息风之力;川牛膝引血下行,并能活血利水,共为臣药。杜仲、桑寄生补益肝肾以治本;栀子、黄芩清肝降火,以折其亢阳;益母草合牛膝活血利水,有利于平降肝阳;首乌藤、茯苓宁心安神,均为佐药。诸药合用,共奏平肝息风,清热安神,补益肝肾之功。

制剂规格:颗粒剂,①每袋装5g(无蔗糖);②每袋装10g。

用法用量:口服。一次1袋,一日3次;或遵医嘱。开水冲服。

2. 参考药　**降压丸**:本品药物组成为珍珠母、龙胆、槐米、夏枯草、地黄、牛膝。

浓缩丸剂。每袋装6g。口服。一次6g(1袋),一日2~3次。温开水送服。

用药注意:孕妇慎服。

脑立清胶囊(丸):本品药物组成为磁石、熟酒曲、冰片、牛膝、珍珠母、酒曲、薄荷脑、代赭石、清半夏、猪胆粉。

胶囊,每粒装0.33g。口服。一次3粒,一日2次。温开水送服。

水丸剂。每10丸重1.1g。口服。一次10丸,一日2次。温开水送服。

用药注意:孕妇及体弱虚寒者忌服。

镇脑宁胶囊:本品药物组成为猪脑粉、细辛、丹参、水牛角浓缩粉、川芎、天麻、葛根、藁本、白芷。

胶囊,每粒重0.3g。口服。一次4~5粒,一日3次。温开水送服。

3. 鉴别用药 三药均具有平肝潜阳之功,用治肝阳上亢引起的头痛。**天麻钩藤颗粒**对伴有眩晕证的头痛更适宜,**降压丸**兼有滋补肾阴之功。**脑立清胶囊**具有平肝息风降压作用,用于风气内动者且镇痛作用较强。**镇脑宁胶囊**具有息风通络之功效,用于风邪上扰所致的头痛,恶心呕吐,视物不清,肢体麻木,耳鸣者。

除以上药物外,临床用于治疗肝阳头痛的中成药还有:**天麻头风灵胶囊、养血清脑颗粒、全天麻胶囊**等。**天麻头风灵胶囊**主要用于阴虚阳亢及风湿阻络所致的头痛;**养血清脑颗粒**用于血虚肝亢所致的头痛;**全天麻胶囊**平肝,息风,止痉,用于头晕头痛伴肢体麻木者。用法用量可参照所选中成药说明书。

四、痰浊头痛

[临床表现]头痛昏蒙,胸脘满闷,纳呆呕恶,舌淡,苔白腻,脉滑或弦滑。

[治法]健脾燥湿,化痰降逆。

[方药]

1. 首选药:**半夏天麻丸**

药物组成:法半夏、天麻、黄芪(蜜炙)、人参、苍术(米泔炙)、白术(麸炒)、茯苓、陈皮、泽泻、六神曲(麸炒)、麦芽(炒)、黄柏。

方解:本品中半夏辛温性燥,归脾胃经,善于燥湿化痰;天麻甘平、质润入肝,功长平肝潜阳,均系治风痰眩晕,痰厥头痛之良药,共为君药。臣以人参、黄芪、白术甘温补中,健脾益气;苍术、陈皮苦温香燥,功能燥湿健脾;茯苓、泽泻甘淡,健脾渗湿,诸药共治生痰之本,以除痰源。佐以六神曲、麦芽健胃消食,以资化源;黄柏苦寒坚阴,以防温燥太过,伤阴耗液,属佐制之用,共为佐药。诸药相合,共奏健脾祛湿,化痰息风之功。

制剂规格:水丸。每100丸重6g,每袋装6g。

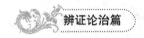

用法用量:口服。一次 6g,一日 2~3 次。温开水送服。

用药注意:忌食生冷油腻。

2. 参考药　眩晕宁颗粒(片): 本品药物组成为泽泻、白术、茯苓、半夏、女贞子、墨旱莲、菊花、牛膝、陈皮、甘草。

颗粒剂,每袋装 8g(相当于原药材 15g)。口服。一次 8g,一日 3~4 次。开水冲服。

片剂,每片重 0.38g(相当于原药材 6g)。口服。一次 2~3 片,一日 3~4 次。温开水送服。

用药注意:片剂孕妇禁用;外感者禁服。

3. 鉴别用药　两药均能健脾祛湿化痰,**半夏天麻丸**兼有健脾益气、消食和胃作用,**眩晕宁颗粒**兼有补益肝肾的作用。

除以上药物外,临床常用治疗痰浊头痛的中成药还有:**头痛停滴鼻液**等。**头痛停滴鼻液**有化痰开窍,解痉止痛之功效,主要用于风痰阻脑窍所致的偏头痛。

五、瘀血头痛

[临床表现]头痛经久不愈,痛处固定不移,痛如锥刺,日轻夜重,或有头部外伤史。舌紫暗,或有瘀斑、瘀点,苔薄白,脉细或细涩。

[治法]活血化瘀,通窍止痛。

[方药]

1. 首选药:血府逐瘀口服液(丸、胶囊)

药物组成:桃仁、红花、赤芍、川芎、枳壳、柴胡、桔梗、当归、地黄、牛膝、甘草。

方解:本品中桃仁、红花活血祛瘀,通络止痛,共为君药。地黄、川芎、赤芍、当归、牛膝活血化瘀,宣痹止痛,以助君药之力,为臣药。柴胡疏肝解郁,升达清阳;桔梗开宣肺气,载药上行;枳壳升降气机,开胸行气,使气行则血行,为佐药。甘草调和诸药,为使药。诸药相合,共奏活血祛瘀,行气止痛之功。

制剂规格:口服液,每支 10ml。

蜜丸,每丸重 9g。

胶囊,每粒装 0.4g。

用法用量:口服液,一次 20ml,一日 3 次。

蜜丸,口服。一次 1~2 丸,一日 2 次。空腹时用红糖水送服。

胶囊,口服。一次 6 粒,一日 2 次。温开水送服。

用药注意:忌食辛冷食物。孕妇禁用。

2. 参考药　**正天胶囊(丸)**:本品药物组成为钩藤、白芍、川芎、当归、地黄、白芷、防风、羌活、桃仁、红花、细辛、独活、麻黄、附片、鸡血藤。

胶囊,每粒装 0.45g。口服。一次 2 粒,一日 3 次。温开水送服。

水丸剂。每袋重 6g。口服。一次 6g,一日 2~3 次。温开水送服。

用药注意:①用药期间注意血压监测;②孕妇慎用;③宜饭后服用;④有心脏病史者,用药期间注意监测心率情况。

通天口服液,本品药物组成为川芎、赤芍、天麻、羌活、白芷、细辛、菊花、薄荷、防风、茶叶、甘草。

口服液,每支装 10ml。第 1 日服法,即刻、服药 1 小时后、2 小时后、4 小时后各服 10ml,以后每 6 小时服 10ml。第 2 日、3 日,一次 10ml,一日 3 次。

用药注意:出血性脑血管病、阴虚阳亢患者和孕妇禁服。

丹七片:本品药物组成为丹参、三七。

片剂,①素片 每片重 0.3g;②薄膜衣片 每片重 0.32g;③糖衣片片心重 0.3g。口服。一次 3~5 片。均一日 3 次。

用药注意:孕妇慎服。

乐脉颗粒:本品药物组成为丹参、川芎、赤芍、红花、香附、木香、山楂。

颗粒剂,每袋重 3g。口服。一次 1~2 袋,一日 3 次。开水

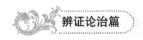

冲服。

心可舒片:本品药物组成为丹参、葛根、三七、山楂、木香。

片剂,每片重 0.31g。口服。一次 4 片,一日 3 次。温开水送服。

用药注意:孕妇慎服。

3. 鉴别用药 上述药物均可活血化瘀而止痛。**血府逐瘀口服液**活血化瘀而不伤血,疏肝解郁而不耗气。**正天胶囊**兼有一定的平肝息风、祛除外风的作用;**通天口服液**兼有一定的清热平肝的作用;**丹七片**适宜治疗外伤引起的头痛;**乐脉颗粒**行气力量较强,适用于气滞血瘀引起的头痛。

【医嘱】

1. 头痛患者宜注意休息,保持环境安静,光线不宜过强。

2. 外感头痛由于外邪侵袭所致,故平时当顺应四时变化,寒温适宜,起居定时,参加体育锻炼,以增强体质,抵御外邪侵袭。

3. 内伤所致者,宜情绪舒畅,避免精神刺激,注意休息。肝阳上亢者,禁食肥甘厚腻,辛辣发物,以免生热动风而加重病情。肝火头痛者,可用冷毛巾敷头部辅助治疗。因痰浊所致者,饮食宜清淡,勿进肥甘之品,以免助湿生痰。精血亏虚者,应加强饮食调理,多食动物脊髓、牛乳、蜂乳等血肉有情之品。各类头痛患者均应禁烟戒酒。若头痛进行性加重,或伴有视力障碍,或伴口舌歪斜,一侧肢体不遂者,病情凶险,应及时去医院就诊,以便延误治疗。

此外,尚可选择合适的头部保健按摩法,以疏通经脉,调畅气血,防止头痛发生。

第十七节 眩 晕

眩晕是以头晕眼花为主要临床表现的一类病证。眩是指眼花或眼前发黑,视物模糊;晕是指头晕,或感觉自身或外界景物旋转。二者常同时并见,故统称为"眩晕"。轻者闭目即止;重者如坐车船,旋转不定,不能站立,或伴有恶心、呕吐、汗出,甚则昏倒等症状。

西医学中的梅尼埃病、高血压病、低血压、脑动脉硬化、椎-基底动脉供血不足、贫血、神经衰弱等,临床表现以眩晕为主症者,均可参考本节有关内容辨证论治。

【病因病机】

1. 情志内伤　素体阳盛,加之恼怒太过,肝阳上亢,阳升风动,发为眩晕;或长期忧郁过度,气郁化火,肝阴耗伤,风阳易动,上扰头目,发为眩晕。

2. 饮食不节　饮食不节,损伤脾胃,气血生化乏源,清窍失养;或嗜酒肥甘,脾胃健运失司,水湿内停,积聚生痰,痰阻中阻,清阳不升,浊阴不降,引起眩晕。

3. 年高肾亏　年高肾精亏虚,髓海不足,无以充盈于脑;或肾阴素亏,肝失所养,以致阴虚阳亢,发为眩晕。

4. 病后体虚　大病久病或失血之后,气血两虚,清阳不展,脑失所养,发生眩晕;久病伤肾,肾精亏虚,髓海失充,发为眩晕。

5. 跌仆、外伤　头部外伤,气滞血瘀,痹阻清窍,发为眩晕。

【诊断要点】

患者头晕目眩,视物旋转,轻者闭目即止,重者如坐车船,甚则仆倒,即可诊断为本病。

【辨证论治】

一、肝阳上亢

[临床表现]眩晕耳鸣,头目胀痛,遇烦劳郁怒而加重,肢麻震颤,失眠多梦,急躁易怒,舌红苔黄,脉弦或数。

[治法]平肝潜阳,滋养肝肾。

[方药]

1. 首选药:**天麻钩藤颗粒**

药物组成:天麻、钩藤、石决明、栀子、黄芩、牛膝、盐杜仲、益母草、桑寄生、首乌藤、茯苓。

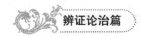

方解:本品中天麻、钩藤平肝息风,为君药。石决明咸寒质重,功能平肝潜阳,并能除热明目,与君药合用,加强平肝息风之力;川牛膝引血下行,并能活血利水,共为臣药。杜仲、桑寄生补益肝肾以治本;栀子、黄芩清肝降火,以折其亢阳;益母草合川牛膝活血利水,有利于平降肝阳;首乌藤、茯苓宁心安神,均为佐药。诸药合用,共奏平肝息风,清热安神,补益肝肾之功。

制剂规格:颗粒剂,①每袋装 5g(无蔗糖);②每袋装 10g。

用法用量:口服。一次 1 袋,一日 3 次;或遵医嘱。开水冲服。

2. 参考药　**脑立清胶囊(丸)**:见本章第十六节头痛肝阳头痛证参考药。

牛黄降压胶囊(片、丸):本品药物组成为羚羊角、珍珠、水牛角浓缩粉、人工牛黄、冰片、白芍、党参、黄芪、决明子、川芎、黄芩提取物、甘松、薄荷、郁金。

胶囊,每粒装 0.4g。口服。一次 2~4 粒,一日 1 次。温开水送服。

片剂,每片重 0.27g。口服。一次 2 片,一日 2 次。温开水送服。

丸剂。水蜜丸,每 20 丸重 1.3g。口服。一次 20~40 丸;蜜丸,每丸重 1.6g。口服。一次 1~2 丸。均一日 1 次。温开水送服。

用药注意:腹泻者忌服。

全天麻胶囊:本品药物组成为天麻。

胶囊,每粒装 0.5g。口服。一次 2~6 粒,一日 3 次。温开水送服。

磁朱丸:见本章第七节失眠肝郁化火证参考药。

安宫降压丸:本品药物组成为郁金、黄连、栀子、黄芩、天麻、珍珠母、黄芪、白芍、党参、麦冬、五味子、川芎、人工牛黄、水牛角浓缩粉、冰片。

蜜丸。每丸重 3g。口服。一次 1~2 丸,一日 2 次。温开水送服。

用药注意:孕妇慎用;无高血压症状时停服或遵医嘱。

3. 鉴别用药 上述六种药物均具有镇肝潜阳的作用,用于治疗肝阳上亢所致的眩晕证。**天麻钩藤颗粒**兼有补益肝肾之功。**脑立清胶囊**兼有清热息风之功。**磁朱丸**兼有明目、安神之功。**牛黄降压胶囊**兼有清心化痰之功。**全天麻胶囊**功专平肝息风。**安宫降压丸**兼有清心降火、益气养阴之功。

二、痰浊上蒙

[临床表现]眩晕,头重昏蒙,视物旋转,胸闷恶心,呕吐痰涎,食少多寐,舌苔白腻,脉弦滑。

[治法]燥湿祛痰,健脾和胃。

[方药]

1. 首选药:**半夏天麻丸**

药物组成:法半夏、天麻、黄芪、人参、苍术、白术、茯苓、陈皮、泽泻、六神曲、麦芽、黄柏。

方解:本品中半夏辛温性燥,归脾胃经,善于燥湿化痰;天麻甘平,质润入肝,功长平肝潜阳,均系治风痰眩晕,痰厥眩晕之良药,共为君药。臣以人参、黄芪、白术甘温补中,健脾益气;苍术、陈皮苦温香燥,功能燥湿健脾;茯苓、泽泻甘淡,健脾渗湿,诸药共治生痰之本,以除痰源。佐以六神曲、麦芽健胃消食,以资化源;黄柏苦寒坚阴,以防温燥太过,伤阴耗液,属佐制之用,共为佐药。诸药相合,共奏健脾祛湿,化痰息风之功。

制剂规格:水丸。每袋 6g(每 100 丸重 6g)。

用法用量:口服。一次 6g,一日 2~3 次。温开水送服。

用药注意:忌食生冷油腻。

2. 参考药 **眩晕宁颗粒(片)**:见本章第十六节头痛痰浊头痛证参考药。

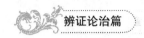

3. 鉴别用药 两药均能健脾祛湿化痰，**半夏天麻丸**兼有健脾益气、消食和胃作用，**眩晕宁颗粒**兼有补益肝肾的作用。

三、瘀血阻窍

［临床表现］眩晕，头痛，兼见健忘脉涩或细涩。失眠，心悸，精神不振，耳鸣耳聋，面唇紫暗，舌暗有瘀斑，脉弦涩或细涩。

［治法］祛瘀生新，活血通窍。

［方药］

1. 首选药:血府逐瘀口服液(丸、胶囊)

药物组成:桃仁(炒)、红花、赤芍、川芎、枳壳(麸炒)、柴胡、桔梗、当归、地黄、牛膝、甘草。

方解:本品中桃仁、红花活血祛瘀，通络止痛，共为君药。地黄、川芎、赤芍、当归、牛膝活血化瘀，宣痹止痛，以助君药之力，为臣药。柴胡疏肝解郁，升达清阳;桔梗开宣肺气，载药上行;枳壳升降气机，开胸行气，使气行则血行，为佐药。甘草调和诸药，为使药。诸药相合，共奏活血祛瘀，行气止眩之功。

制剂规格:口服液，每支 10ml。

蜜丸，每丸重 9g。

胶囊，每粒装 0.4g。

用法用量:口服液，口服。一次 20ml，一日 3 次。

蜜丸，口服。一次 1~2 丸，一日 2 次。空腹时红糖水送服。

胶囊，口服。一次 6 粒，一日 2 次。温开水送服。

用药注意:忌食辛冷食物;孕妇禁用。

2. 参考药 **通天口服液**:见本章第十六节头痛瘀血头痛证参考药。

天麻头痛片:本品药物组成为天麻、白芷、川芎、荆芥、当归、乳香(醋制)。

片剂，①每片重 0.31g。口服。一次 4~6 片，一日 3 次。温开水送服。②每片重 0.62g。口服。一次 2~3 片，一日 3 次。温开水送服。③每片重 0.3g。口服。一次 4~6 片，一日 3 次。

温开水送服。

脑得生丸(片、胶囊、颗粒):本品药物组成为三七、川芎、红花、葛根、山楂(去核)。

蜜丸,每丸重9g。口服。一次1丸,一日3次。

片剂,①薄膜衣片,每片重0.35g;②薄膜衣片,每片重0.38g;③糖衣片,(片芯重0.3g)。口服。一次6片。均一日3次。

胶囊,①每粒装0.45g;②每粒装0.3g。口服。一次4粒〔规格①〕或一次6粒,〔规格②〕。均一日3次。

颗粒剂,每袋装3g。口服。一次一袋,一日3次。

乐脉颗粒:见本章第十六节头痛瘀血头痛证参考药。

愈风宁心片(胶囊):本品药物组成为葛根。

片剂,每片重0.25g。口服。一次5片,一日3次。温开水送服。

胶囊,每粒装0.4g。口服。一次4粒,一日3次。温开水送服。

心脑康胶囊:本品药物组成为丹参、制何首乌、赤芍、枸杞子、葛根、川芎、红花、泽泻、牛膝、地龙、郁金、远志(蜜炙)、九节菖蒲、酸枣仁(炒)、鹿心粉、甘草。

胶囊,口服。每粒重0.25g。一次4粒,一日3次。温开水送服。

用药注意:孕妇禁用。

正天胶囊(丸):见本章第十六节头痛瘀血头痛证参考药。

心脑欣胶囊(丸):本品药物组成为红景天、沙棘鲜浆、枸杞子。

胶囊,每粒装0.5g。口服。一次2粒,一日2次,饭后温开水送服。

丸剂。浓缩水丸,①每袋装1.0g(约1250丸);②每袋装1.0g(约30~40丸)。口服。一次1袋;③每丸重0.2g。口服。

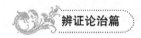

一次5丸。均一日2次。饭后温开水送服。

3. 鉴别用药 上述药物均可活血化瘀,通经活络。**血府逐瘀口服液**活血化瘀而不伤血,疏肝解郁而不耗气。**通天口服液**兼有一定的清热平肝的作用。**天麻头痛片**兼能祛风止痛,善治血瘀风寒头痛。**脑得生丸**通经活络力强,兼治瘀血阻滞所引起的中风病证。**乐脉颗粒**行气力量较强,适用于气滞血瘀引起的眩晕、头痛病证。**愈风宁心片**解痉力量较强。**心脑康胶囊**安神定志作用力较强。**正天胶囊**兼有一定的平肝息风、祛除外风的作用。**心脑欣胶囊**兼有一定的益气养阴的作用。

四、气血亏虚

[临床表现]眩晕,动则加剧,劳累即发,面色苍白,神疲乏力,倦怠懒言,爪甲不荣,心悸少寐,纳少腹胀,舌淡苔薄白,脉细弱。

[治法]补益气血,调养心脾。

[方药]

1. 首选药:**八珍颗粒(丸)**

药物组成:党参、白术、茯苓、熟地黄、当归、白芍、川芎、甘草、生姜、大枣。

方解:方中党参、白术、茯苓、甘草补脾益气;当归、白芍、熟地黄滋养心肝,加入川芎入血分而理气,则当归、熟地黄补而不滞;加入生姜、大枣助人参、白术入气分以调和脾胃。

制剂规格:颗粒剂,①每袋装8g;②每袋装3.5g(无蔗糖)。

丸剂。水蜜丸,一袋6g。蜜丸,每丸重9g。

用法用量:颗粒剂,口服。一次1袋,一日2次。开水冲服。

丸剂,口服。水蜜丸,一次6g;蜜丸,一次1丸。均一日2次。温开水送服。

2. 参考药 **十全大补丸**:本品药物组成为党参、白术、茯苓、炙甘草、当归、川芎、白芍、熟地黄、炙黄芪、肉桂。

丸剂。水蜜丸,每袋重6g,口服。一次6g;小蜜丸,每100

粒重20g,口服。一次9g(45粒);蜜丸,每丸重9g,口服。一次1丸,均一日2~3次。温开水送服。

人参养荣丸:见本章第六节心悸心血不足证参考药。

复方阿胶浆(无糖型):本品药物组成为阿胶、红参、熟地黄、党参、山楂。

口服液,每瓶装20ml(无蔗糖)。口服。一次20ml,一日3次。

3. 鉴别用药 上述五药均为气血双补之剂。**八珍颗粒**为平补气血之品。**十全大补丸**药性偏温,适用于气血两虚,兼见寒象者。**人参养荣丸**兼能养心安神。**复方阿胶浆**偏于补血。

除以上药物外,临床常用治疗气血亏虚所致眩晕的中成药,还有**阿胶补血膏、阿归养血颗粒、温胆宁心颗粒**等。**阿胶补血膏**用于久病体弱,血亏目眩者。**阿归养血颗粒**补养气血,用于气血亏虚,眩晕乏力;**温胆宁心颗粒**温胆益气,宁心安神,用于心胆气虚者。用法用量可参照所选中成药说明书。

五、肾精不足

[临床表现]眩晕日久不愈,两目干涩,视力减退,少寐多梦,健忘,心烦口干,耳鸣,神疲乏力,腰酸膝软,遗精,舌红苔薄,脉弦细。

[治法]滋养肝肾,益精填髓。

[方药]

1. 首选药:**六味地黄丸(胶囊、颗粒)**

药物组成:熟地黄、山茱萸、牡丹皮、山药、茯苓、泽泻。

方解:方中重用熟地黄,滋阴补肾,填精益髓,为君药。山茱萸补养肝肾,并能涩精;山药补益脾阴,亦能固精,共为臣药。三药相配,滋养肝脾肾,称为"三补"。但熟地黄的用量是山茱萸与山药两味之和,故以补肾阴为主,补其不足以治本。配伍泽泻利湿泄浊,并防熟地黄之滋腻恋邪;牡丹皮清泄相火,并制山茱萸之温涩;茯苓淡渗脾湿,并助山药之健运。三药为"三

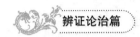

泻",渗湿浊,清虚热,平其偏胜以治标,均为佐药。六味合用,三补三泻,其中补药用量重于"泻药",是以补为主;肝脾肾三阴并补,以补肾阴为主,这是本方的配伍特点。

制剂规格:丸剂。蜜丸,每丸重 9g;水丸,每袋装 5g;浓缩丸,每 8 丸重 1.44g(每 8 丸相当于饮片 3g)。

胶囊。软胶囊,每粒装 0.38g;胶囊,①每粒装 0.3g;②每粒装 0.5g。

颗粒剂,每袋装 5g。

用法用量:丸剂,口服。蜜丸,一次 1 丸;水丸,一次 5g。均一日 2 次。温开水送服。浓缩丸,一次 8 丸,一日 3 次。温开水送服。

胶囊,口服。软胶囊,一次 3 粒;胶囊,一次 1 粒[规格①]或一次 2 粒[规格②]。均一日 2 次。温开水送服。

颗粒剂,口服。一次 1 袋,一日 2 次。开水冲服。

2. 参考药　左归丸:本品药物组成为熟地黄、菟丝子、牛膝、龟甲胶、鹿角胶、山药、山茱萸、枸杞子。

蜜丸。口服。每丸重 9g。一次 9g,一日 2 次。温开水送服。

用药注意:孕妇忌服,儿童禁用。

杞菊地黄口服液(丸):本品药物组成为枸杞子、菊花、熟地黄、酒萸肉、牡丹皮、山药、茯苓、泽泻。

剂型:口服液,每支装 10ml。口服。一次 1 支,一日 2 次。

丸剂。蜜丸,每丸重 9g。口服。一次 1 丸,一日 2 次。温开水送服;浓缩丸,每 8 丸相当于原药材 3g。口服。一次 8 丸,一日 3 次。温开水送服。

降脂灵片:本品药物组成为制何首乌、枸杞子、黄精、山楂、决明子。

片剂,①薄膜衣片,每片重 0.31g;②糖衣片,片芯重 0.30g。口服。一次 5 片,一日 3 次。温开水送服。

3. 鉴别用药　四药均可补肝肾,益精血。**六味地黄丸**药力较缓。**左归丸**纯补无泻,药力较强。**杞菊地黄口服液**兼有明目功效。**降脂灵片**兼有养血、明目、降脂作用。

除以上药物外,临床常用治疗肾精不足所致眩晕的中成药还有:**益髓生血颗粒**滋阴补肾,益髓生血,补气健脾,用于脾肾两虚,精血不足所致的眩晕。用法用量可参照所选中成药说明书。

【医嘱】

眩晕的发生,多与饮食不节、劳倦过度、情志失调等因素有关,因此,预防眩晕之发生,应避免和消除能导致眩晕发生的各种内、外致病因素。要坚持适当的体育锻炼,增强体质;保持心情舒畅,情绪稳定,防止七情内伤;注意劳逸结合,避免体力和脑力的过度劳累;饮食有节,防止暴饮暴食,过食肥甘醇酒及过咸伤肾之品,尽量戒烟戒酒。

眩晕发病后要及时治疗,注意休息,严重者当卧床休息;注意饮食清淡,保持情绪稳定,避免突然、剧烈的体位改变和头颈部运动,以防眩晕症状的加重,或发生昏仆。有眩晕史的病人,当避免剧烈体力活动,避免高空作业。重症眩晕病人,要密切注意血压、呼吸、神志、脉搏等情况,以便及时就医对证处理。

第十八节　健　　忘

健忘是指记忆力减退,遇事善忘的一种病证,亦称"喜忘""善忘""多忘"等。表现为徒然而忘其事,为事有始无终,甚则言谈不知首尾。

西医所称之神经衰弱、神经官能症、更年期综合征等疾病出现健忘症状者,可参照本病证辨证论治。

【病因病机】

1. 心脾两虚　思虑过度,劳伤心脾,心脾不足,心失所养,

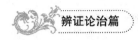

神志失藏而致健忘。

2. 心肾不交 大病之后,身体亏虚,或起居失节,阴精暗耗,肾阴不足则难以上济于心,心火亦难下温肾水,以致心肾不交,脑海空虚而健忘。

3. 痰湿上蒙 素体肥胖,嗜食酒肉,伐伤脾胃,脾失健运,聚湿生痰,痰湿上蒙清窍则健忘。

【诊断要点】

凡表现为脑力衰弱,记忆减退,遇事善忘,排除生性迟钝、天资不足者即可诊断本病。

【辨证论治】

一、心脾两虚

[临床表现]健忘失眠,神疲气短,伴有四肢乏力,心悸头晕,舌淡有齿痕,苔薄白或白腻,脉细弱。

[治法]补益心脾,补气养血。

[方药]

1. 首选药:**人参归脾丸**

药物组成:人参、白术、茯神、甘草、黄芪、当归、木香、远志、龙眼肉、酸枣仁、生姜、大枣。

方解:本品中人参、黄芪、白术、甘草、生姜、大枣益气补脾以统血摄血;当归甘辛温养肝而生心血;茯神、酸枣仁、龙眼肉甘平养心安神;远志交通心肾而定志宁心;木香理气醒脾,以防益气补血药滋腻滞气,有碍脾胃运化功能。本方为养心与益脾并进之方,亦即益气与养血相融之剂。

制剂规格:蜜丸。每丸重9g。

用法用量:口服。一次1丸,一日2次。温开水送服。

用药注意:身体壮实不虚者忌服。

2. 参考药 **人参养荣丸**:见本章第六节心悸心血不足证参考药。

3. 鉴别用药 两药均具有健脾养心,补气养血之功。**人参**

归脾丸益气之功较强，**人参养荣丸**补血养心之功较强。

除以上药物外，临床常用治疗心脾两虚所致健忘的中成药还有：**补肾益寿胶囊**、**养血明目丸**、**安神补脑液**等。**补肾益寿胶囊**补肾益气，用于治疗气血双亏，心脾两虚，神志失养所致健忘；**养血明目丸**宁神益智，养血明目，用于治疗心神不宁，失眠头昏健忘；**安神补脑液**健脑安神，益气养血，用于治疗神经衰弱，健忘。用法用量可参照所选中成药说明书。

二、心肾不交

[临床表现] 健忘，形体疲惫，腰酸腿软，头晕耳鸣，遗精早泄，或五心烦热，舌红，苔薄白，脉细数。

[治法] 交通心肾。

[方药]

1. 首选药：**健脑胶囊**

药物组成：当归、天竺黄、肉苁蓉、龙齿、山药、琥珀、五味子、天麻、柏子仁、丹参、益智仁、人参、制远志、菊花、九节菖蒲、赭石、胆南星、炒酸枣仁、枸杞子。

方解：本品中柏子仁、酸枣仁、当归、远志、人参养心安神，滋养阴血，共为君药；辅以枸杞子、益智仁、肉苁蓉、山药补肾益精健脑；佐以九节菖蒲、五味子敛心气，安心神；使以琥珀、龙齿、代赭石、天麻平肝潜阳，重镇安神；胆南星、天竺黄清热化痰，凉心定惊；菊花清肝明目；丹参活血养血。全方共奏补肾健脑，养血安神之功。

制剂规格：胶囊，每粒装 0.3g。

用法用量：口服。一次 2 粒，一日 3 次。温开水送服。

2. 参考药　**天王补心丸**：见本章第六节心悸阴虚火旺证首选药。

乌灵胶囊：本品药物组成为乌灵菌粉。每粒装 0.33g。口服。一次 3 粒，一日 3 次。温开水送服。

3. 鉴别用药　三药均可交通心肾，养心安神。**健脑胶囊**健

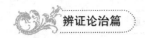

脑益智,养心安神,适用于用脑过度,记忆衰退。**天王补心丸**适用于阴虚有热者。**乌灵胶囊**适用于气虚甚者。

除以上药物外,临床常用治疗心肾不交所致健忘的中成药还有:**安神健脑液、安神补心丸**等。**安神健脑液**健脑安神,用于神经衰弱,健忘等;**安神补心丸**用于健忘属于阴虚阳亢者。用法用量可参照所选中成药说明书。

三、痰湿上蒙

[临床表现]健忘,嗜卧,头晕胸闷,呕恶,咳吐痰涎,肢体沉重,苔白腻,脉濡滑。

[治法]祛湿化痰。

[方药]

1. 首选药:**眩晕宁颗粒(片)**

药物组成:泽泻、白术、茯苓、半夏、女贞子、墨旱莲、菊花、牛膝、陈皮、甘草。

方解:本品中以泽泻利湿除痰为主药,配以白术、半夏、茯苓、甘草健脾化痰;女贞子、墨旱莲养五脏;菊花平肝;牛膝补肝肾。本品药性平和,不燥不滞,健脾利湿祛痰,益肝补肾,主治痰湿中阻,肝肾不足之眩晕。

制剂规格:颗粒剂,每袋装 8g(相当于原药材 15g)。

片剂,每片重 0.38g(相当于原药材 6g)。

用法用量:颗粒剂,口服。一次 8g,一日 3~4 次。开水冲服。

片剂,口服。一次 2~3 片,一日 3~4 次。温开水送服。

用药注意:片剂孕妇禁用;外感者禁服。

2. 参考药　**心脑健片**:本品药物组成为茶叶提取物。

片剂,每片含茶叶提取物 0.1g。口服。一次 2 片,一日 3 次;或遵医嘱。温开水送服。

3. 鉴别用药　两药均有醒神健脑之功。**眩晕宁颗粒**偏于益精血、充清窍。**心脑健片**兼有化浊降脂之功。

【医嘱】

1. 防止用脑过度,保证充足的睡眠时间。
2. 生活起居要有规律,劳逸要适度。
3. 酌服健脑食品,如核桃、莲子、桂圆肉等。

第十九节　中　风

中风是以卒然昏仆,不省人事,伴半身不遂,口眼㖞斜,语言不利为主症的病证。病轻者可无昏仆而仅见半身不遂及口眼㖞斜等症状。本病起病急骤,病情变化多端,发病后应及时送医院采用中西医结合方法进行抢救治疗。本节只介绍有关中风后遗症的治疗。

西医学中的急性脑血管疾病与之相近,包括缺血性中风和出血性中风,其他如短暂性脑缺血发作、局限性脑梗死、原发性脑出血和蛛网膜下腔出血等,均可参照本节进行辨证论治。

【病因病机】

1. **内伤积损**　年老体虚、久病伤正、恣情声色、劳累过度,损伤五脏气阴,复因将息失宜,致使阴虚阳亢,气血上逆,脑脉瘀滞,上蒙神窍,突发本病。

2. **情志过极**　七情内伤,肝失条达,气机郁滞,则血瘀脑脉;暴怒伤肝,则肝阳暴张,或心火暴盛,风火相煽,血随气逆,上冲犯脑。凡此种种,均易引起气血逆乱,上扰脑窍而发为中风,尤以暴怒引发本病者最为多见。

3. **饮食不节**　嗜食肥甘厚味,丰香炙煿之物,或饮酒过度,致使脾失健运,聚湿生痰,痰湿生热,热极生风,终致风火痰热内盛,窜犯络脉,上阻清窍。

4. **体虚痰盛**　体肥之人多痰盛,易致气机郁滞,血瘀脑脉,而发中风。

5. **气虚邪中**　气血不足,脉络空虚,尤其在气候突变之际,

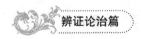

风邪乘虚人中,气血痹阻,或形盛气衰,外风引动痰湿,闭阻经络,而致㖞僻不遂。

此外,环境因素,如寒冷刺激等,也是导致中风发病的诱因,即古人所谓中风之"外因",但临床以"内因"引发者居多。

【诊断要点】

患者突然昏仆,不省人事,半身不遂,偏身麻木,口眼㖞斜,言语謇涩,或未经昏仆而见半身不遂,口舌㖞斜,除外痫症、痿证即可诊断为中风。

【辨证论治】

一、肝肾阴虚,风阳上扰

[临床表现]平素头晕目眩,头痛,耳鸣,少寐多梦,腰酸腿软,突然手足麻木,半身不遂,口舌㖞斜,言语謇涩,或舌强不语,便秘尿赤,舌质红,舌苔黄,脉弦细数或弦滑。

[治法]平肝息风,育阴潜阳。

[方药]

首选药:**天麻钩藤颗粒**

药物组成:天麻、钩藤、石决明、栀子、黄芩、牛膝、盐杜仲、益母草、桑寄生、首乌藤、茯苓。

方解:本品中天麻、钩藤平肝息风,为君药。石决明咸寒质重,功能平肝潜阳,并能除热明目,与君药合用加强平肝息风之力;牛膝引血下行,并能活血利水,共为臣药。杜仲、桑寄生补益肝肾以治本;栀子、黄芩清肝降火,以折其亢阳;益母草合川牛膝活血利水,有利于平降肝阳;首乌藤、茯苓宁心安神,均为佐药。诸药合用,共奏平肝息风,清热安神,补益肝肾之功。

制剂规格:颗粒剂,①每袋装 5g(无蔗糖);②每袋装 10g。

用法用量:口服。一次 1 袋,一日 3 次,或遵医嘱。开水冲服。

二、气虚血瘀,经脉阻滞

[临床表现]半身不遂,口眼㖞斜,言语謇涩,偏身麻木,面

色无华,气短乏力,口角流涎,小便频数或遗尿不禁,舌苔薄白或白腻,脉沉细。

[治法]补气活血通络。

[方药]

1. 首选药:**通心络胶囊**

药物组成:人参、水蛭、全蝎、赤芍、蝉蜕、土鳖虫、蜈蚣、檀香、降香、乳香、酸枣仁、冰片。

方解:方中人参大补元气,益气以行血;水蛭破血逐瘀;全蝎通络止痛,共为方中之主药。辅以土鳖虫破血逐瘀;蜈蚣通络止痛;檀香理气宽胸止痛;降香行气活血止痛,乳香、赤芍活血祛瘀止痛。佐以酸枣仁养心安神;冰片通窍止痛;蝉蜕息风止痉。诸药合用,共奏益气活血,通络止痛之功。

制剂规格:胶囊,每粒装 0.26g。

用法用量:胶囊,口服。一次 2~4 粒,一日 3 次。温开水送服。

用药注意:出血性疾患、孕妇及妇女经期及阴虚火旺型中风禁用。

2. 参考药 **乐脉颗粒**:见本章第五节胸痹心血瘀阻证参考药。

消栓口服液:本品药物组成为黄芪、当归、赤芍、地龙、川芎、桃仁、红花。

口服液,每支装 10ml。口服。一次 1 支,一日 3 次。

用药注意:①孕妇禁服。②凡阴虚阳亢,风火上扰,痰浊蒙蔽者禁用。

中风回春片(丸):本品药物组成为酒当归、红花、酒川芎、桃仁、丹参、忍冬藤、地龙(炒)、伸筋草、蜈蚣、全蝎、炒僵蚕、金钱白花蛇、鸡血藤、络石藤、土鳖虫(炒)、川牛膝、炒芜蔚子、威灵仙(酒制)、木瓜。

片剂,①薄膜衣片,每片重 0.3g;②糖衣片,片芯重 0.3g。

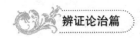

口服。一次 4~6 片。均一日 3 次;或遵医嘱服用。温开水送服。

浓缩丸,①每瓶装 16g;②每袋装 1.8g。口服。一次1.2~1.8g,一日 3 次;或遵医嘱。温开水送服。

脑得生丸(片、胶囊、颗粒):见本章第十七节眩晕瘀血阻窍证参考药。

人参再造丸:本品药物组成为人参、蕲蛇、广藿香、檀香、母丁香、玄参、细辛、香附、地龙、熟地黄、三七、乳香、青皮、豆蔻、防风、制何首乌、川芎、片姜黄、黄芪、甘草、黄连、茯苓、赤芍、大黄、桑寄生、葛根、麻黄、骨碎补、全蝎、豹骨、僵蚕、附子、琥珀、龟甲、粉草薢、白术、沉香、天麻、肉桂、白芷、没药、当归、草豆蔻、威灵仙、乌药、羌活、化橘红、六神曲、朱砂、血竭、人工麝香、冰片、牛黄、天竺黄、胆南星、水牛角浓缩粉。

蜜丸,每丸重 3g。口服。一次 1 丸,一日 2 次。温开水送服。

用药注意:孕妇忌服。

3. 鉴别用药 **通心络胶囊、消栓口服液**适用于治疗气虚血瘀络阻型中风病。**乐脉颗粒、中风回春片、脑得生丸、人参再造丸**均具有活血化瘀、疏通经络之功,均可治疗血瘀中风后遗症。

除以上药物外,临床常用治疗气虚血瘀,经脉阻滞型中风后遗症的中成药还有:**消栓通络片、绞股蓝总苷片**等。**消栓通络片**活血化瘀,温经通络,治疗中风后遗症因瘀血阻滞经脉不畅者;**绞股蓝总苷片**养心健脾,益气活血,兼有除痰化瘀,降血脂作用;用法用量可参照所选中成药说明书。

【医嘱】

1. 本病多发生于中老年人,一旦发病,易形成后遗症而难以恢复,因此本病应以预防为主。

2. 平时生活要有规律,注意劳逸结合,应加强体育锻炼,使气机调和,血脉流畅,关节疏利,可有效地防止本病的发生。

3. 经常保持心情舒畅,情绪稳定,避免忧思、恼怒等不良精神刺激的影响,以免诱发本病。

4. 饮食要以清淡为主,避免肥甘厚味之品,切忌嗜烟酗酒,也不可食之过饱。

以上医嘱适用于已发病的患者,也适用于未发病的中老年人。

第二十节　消　　渴

消渴是以多饮,多食,多尿,乏力,消瘦,或伴体重减轻甚至消瘦为主要临床表现的一种疾病。消指消耗水谷,渴指饮不解渴。本病各年龄段均可发生,但更多见于中老年人。

西医学中的糖尿病、尿崩症等,具有消渴临床特征者,可以参照本节辨证论治。

【病因病机】

1. 禀赋不足　中医早就认识到先天禀赋不足是引起消渴病的重要因素。禀赋不足,先天肾精亏虚,五脏柔弱,易发消渴,其中尤以阴虚体质最易罹患。

2. 饮食失节　过食肥甘厚味、辛辣香燥之品,损伤脾胃,致脾胃运化失职,痰湿内生,壅郁生热,化燥伤津而发为消渴。

3. 情志失调　长期过度的精神刺激,如恼怒惊恐、忧思过度,肝气郁结,以致郁久化火,火热内燔,消灼肺胃阴津而发为消渴。

4. 劳逸失调　房事不节,劳欲过度,或过于安逸,肾精亏损,虚火内生,灼伤肾液,化生虚火,上炎肺胃,发为消渴。

【诊断要点】

患者多饮,多食,多尿,乏力,消瘦,或伴体重减轻甚至消瘦即可诊断本病。

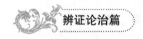

【辨证论治】

一、肺热津伤

[临床表现] 口渴多饮,口舌干燥,尿频量多,多食,烦热多汗,舌边尖红,苔薄黄,脉洪数。

[治法] 清热润肺,生津止渴。

[方药]

1. 首选药:**消渴丸**

药物组成:葛根、地黄、黄芪、天花粉、玉米须、南五味子、山药、格列本脲。

方解:本品中以地黄为君,滋肾养阴,清热生津。臣以黄芪、葛根、天花粉、五味子、山药益气养阴,生津止渴。佐以玉米须利尿泄热。诸药配合,共奏滋肾养阴,益气生津之功。

制剂规格:水丸,每 10 丸重 2.5g(含格列本脲 2.5mg)。

用法用量:口服。一次 5~10 丸(1.25~2.5g),一日 2~3次。饭前用温开水送服。

用药注意:本品含格列本脲,严格按处方药使用,并注意监测血糖。

2. 参考药　**二冬膏**:本品药物组成为天冬、麦冬。

煎膏剂,每瓶 240g。口服。一次 9~15g,一日 2 次;小儿酌减。

渴乐宁胶囊:本品药物组成为黄芪、黄精(酒炙)、地黄、太子参、天花粉。胶囊,每粒重 0.45g。口服。一次 1.8g(4 粒),一日 3 次。温开水送服。

3. 鉴别用药　三药均具有清热润肺,生津止渴之功。**消渴丸**兼有滋肾养阴之功。**二冬膏**兼有滋阴清热、润肺止咳之功,适用于阴虚肺热之证。**渴乐宁胶囊**补气养阴之力稍弱。

二、胃热炽盛

[临床表现] 多食易饥,口渴多饮,尿多,形体消瘦,大便干燥,苔黄,脉滑实有力。

［治法］清胃泻火,养阴增液。

［方药］

1. 首选药:消渴平胶囊(片)

药物组成:黄芪、天花粉、丹参、葛根、沙苑子、枸杞子、知母、人参、黄连、天冬、五味子、五倍子。

方解:本品中人参、黄芪、天花粉、葛根益气生津为主;辅以黄连、知母清三焦之热,枸杞子、沙苑子、天冬、五味子、五倍子补肝肾、缩尿固精以加强主药之功效,共为辅药;佐以丹参凉血活血。诸药相合,气阴得补,燥热得清,诸症自愈。

制剂规格:胶囊,每粒重 0.4g。

片剂,①每片重 0.34g;②每片重 0.55g。

用法用量:胶囊,口服。一次 6~8 粒,一日 3 次;或遵医嘱。温开水送服。

片剂,口服。一次 6~8 片,一日 3 次,或遵医嘱。温开水送服。

用药注意:孕妇慎用。

2. 参考药 栀子金花丸:本品药物组成为栀子、黄连、黄芩、黄柏、大黄、金银花、知母、天花粉。

水丸,每袋装 9g。口服。一次 9g,一日 1 次。温开水送服。

用药注意:孕妇慎用。

消糖灵胶囊:本品药物组成为人参、黄连、天花粉、杜仲、黄芪、丹参、枸杞子、沙苑子、白芍、知母、五味子、格列本脲。

胶囊,每粒重 0.4g。口服。一次 3 粒,一日 2 次;或遵医嘱。温开水送服。

金芪降糖片:本品药物组成为黄连、黄芪、金银花。

片剂,每片重 0.56g。饭前半小时口服。一次 2~3 片,一日 3 次;或遵医嘱。温开水送服。

3. 鉴别用药 四药均具有清胃泻火之功。但**消渴平胶囊**益气养阴之功较强。**栀子金花丸**清热泻火之功较强。**消糖灵**

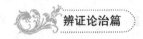

胶囊兼能益气养阴、补益肾气。**金芪降糖片**清热益气之力较缓。

三、气阴亏虚

[临床表现]口渴引饮,精神不振,四肢乏力,或便溏,或饮食减少,舌质淡,苔少而干,脉细弱。

[治法]益气养阴,生津止渴。

[方药]

1. 首选药:糖脉康颗粒(胶囊、片)

药物组成:黄芪、地黄、赤芍、丹参、牛膝、麦冬、葛根、桑叶、黄连、黄精、淫羊藿。

方解:本品中黄芪补益气血,地黄、麦冬、黄精滋阴养血,丹参、赤芍凉血活血,葛根生津,桑叶润燥凉血,黄连清中焦之热,牛膝、淫羊藿补肾阳、强筋骨。诸药合用,共奏养阴清热,活血化瘀,益气固肾之功。

制剂规格:颗粒剂,每袋装 5g。

胶囊,每粒装 0.5g。

片剂,每片重 0.6g。

用法用量:颗粒剂,口服。一次 1 袋,一日 3 次。开水冲服。

胶囊,口服。一次 6 粒,一日 3 次。温开水送服。

片剂,口服。一次 5 片,一日 3 次。温开水送服。

用药注意:孕妇慎服或遵医嘱。

2. 参考药 糖尿乐胶囊:本品药物组成为天花粉、黄芪、地黄、知母、茯苓、五味子、山药、红参、枸杞子、天冬、山茱萸、葛根、炒鸡内金。

胶囊,每粒装 0.3g。口服。一次 3~4 粒,一日 3 次。温开水送服。

用药注意:严忌含糖食物,烟酒。

3. 鉴别用药 两药均能够益气养阴,生津止渴。**糖脉康颗粒**兼有一定的补肾、活血化瘀的作用,适用于糖尿病兼有血瘀证

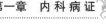

的患者。

除以上药物外,临床常用治疗气阴亏虚型糖尿病的中成药还有:**降糖通脉宁胶囊**等。**降糖通脉宁胶囊**益气养阴,活血化瘀,用于气阴两虚,兼有血瘀的糖尿病;用法用量可参照所选中成药说明书。

四、肾阴亏虚

[临床表现]尿频量多,混浊如脂膏,或尿甜,腰膝酸软,乏力,头晕耳鸣,口干唇燥,皮肤干燥,瘙痒,舌红苔少,脉细数。

[治法]滋阴固肾。

[方药]

1. 首选药:六味地黄丸(胶囊、颗粒)

药物组成:熟地黄、山茱萸、牡丹皮、山药、茯苓、泽泻。

方解:本品中重用熟地黄,滋阴补肾,填精益髓,为君药。山萸肉补养肝肾,并能涩精;山药补益脾阴,亦能固精,共为臣药。三药相配,滋养肝脾肾,称为"三补"。但熟地黄的用量是山萸肉与山药两味之和,故以补肾阴为主,补其不足以治本。配伍泽泻利湿泄浊,并防熟地黄之滋腻恋邪;牡丹皮清泄相火,并制山萸肉之温涩;茯苓淡渗脾湿,并助山药之健运。三药为"三泻",渗湿浊,清虚热,平其偏胜以治标,均为佐药。六味合用,三补三泻,其中补药用量重于"泻药",是以补为主;肝脾肾三阴并补,以补肾阴为主,这是本方的配伍特点。

制剂规格:丸剂。蜜丸,每丸重9g;水丸,每袋装5g;浓缩丸,每8丸重1.44g(每8丸相当于饮片3g)。

胶囊。软胶囊,每粒装0.38g;胶囊,①每粒装0.3g;②每粒装0.5g。

颗粒剂,每袋装5g。

用法用量:丸剂,口服。蜜丸,一次1丸;水丸,一次5g。均

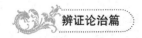

一日2次。浓缩丸,一次8丸,一日3次。温开水送服。

胶囊,口服。软胶囊,一次3粒;胶囊,一次1粒,[规格①]或一次2粒[规格②]。均一日2次。温开水送服。

颗粒剂,口服。一次1袋,一日2次。开水冲服。

2. 参考药　左归丸:见本章第十七节眩晕肾精不足证参考药。

杞菊地黄口服液(丸):见本章第十七节眩晕肾精不足证参考药。

知柏地黄丸:本品药物组成为知母、黄柏、熟地黄、山茱萸(制)、牡丹皮、山药、茯苓、泽泻。

丸剂。蜜丸,每丸重9g。口服。蜜丸,一次1丸;水蜜丸,一次6g;小蜜丸,一次9g。均一日2次。浓缩丸,每10丸重1.7g。一次8丸,一日3次。淡盐水或温开水送服。

麦味地黄丸:见本章第二节咳嗽肺阴虚咳嗽证首选药。

降糖舒胶囊(片):本品药物组成为熟地黄、地黄、枸杞子、刺五加、黄芪、玄参、麦冬、知母、葛根、人参、黄精、天花粉、益智仁、牡蛎、丹参、荔枝核、生石膏、芡实、山药、五味子、乌药、枳壳。

胶囊,每粒重0.3g。口服。一次4~6粒,一日3次。温开水送服。

片剂,每粒重0.3g。口服。一次4~6粒,一日3次。温开水送服。

参芪降糖颗粒(胶囊):本品药物组成为人参皂苷、五味子、黄芪、山药、地黄、覆盆子、麦冬、茯苓、天花粉、泽泻、枸杞子。

颗粒剂,每袋装3g。口服。一次1g,一日3次。效果不显著或治疗前症状较重者,一次用量可达3g,一日3次。开水冲服。

胶囊,每粒装0.35g。口服。一次3粒,一日3次。治疗前症状较重者,一次用量可达8粒,一日3次。温开水送服。

用药注意:有实热症者禁用,待实热症退后可以用。

3. 鉴别用药 上述药物均有滋阴补肾的功效。**六味地黄丸**药力较缓。**左归丸**纯补无泻,药力较强。**杞菊地黄口服液**滋养肝阴明目力量较强。**知柏地黄丸**滋阴降火力量较强。**降糖舒胶囊**在滋阴补肾的同时,兼有生津止渴的功效。**参芪降糖颗粒**兼有补脾益气的作用。

五、阴阳两虚

[临床表现]小便频数,混浊如膏,或清长,甚至饮一溲一,面容憔悴,耳轮干枯,腰膝酸软,四肢欠温,畏寒肢冷,阳痿或月经不调,舌苔淡白而干,脉沉细无力。

[治法]滋阴温阳,补肾固涩。

[方药]

1. 首选药:**金匮肾气丸**

药物组成:地黄、山药、山茱萸、茯苓、牡丹皮、泽泻、桂枝、附子。

方解:本品中重用干地黄滋阴补肾为君药。臣以山茱萸、山药补肝脾而益精血;加以附子、桂枝之辛热,助命门以温阳化气。君臣相伍,补肾填精,温肾助阳,乃阴中求阳之治。从用量分析,补肾药居多,温阳药较轻,其立方之旨,又在微微生火,鼓舞肾气,取"少火生气"之意,而非峻补。又配泽泻、茯苓利水渗湿泄浊,丹皮清泄肝火,三药于补中寓泻,使邪去则补乃得力,并防滋阴药之腻滞。诸药合用,温而不燥,滋而不腻,助阳之弱以化水,滋阴之虚以生气,使肾阳振奋,气化复常,则诸症自除。

制剂规格:丸剂,水蜜丸,每 100 粒重 20g;蜜丸,每丸重 6g。

用法用量:口服。水蜜丸,一次 4~5g(20~25 粒);蜜丸,一次 1 丸。均一日 2 次。温开水送服。

用药注意:孕妇忌服。

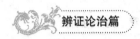

2. **参考药** **右归丸**:本品药物组成为熟地黄、附子、肉桂、山药、山茱萸、菟丝子、鹿角胶、枸杞子、当归、杜仲。

丸剂。小蜜丸,每10丸重1.8g,口服。一次9g;蜜丸,每丸重9g。口服。一次1丸。均一日3次。温开水送服。

愈三消胶囊:本品药物组成为黄芪、地黄、熟地黄、麦冬、天冬、玄参、五味子、淫羊藿、丹参、红花、当归、黄连、知母、党参、天花粉、红参、鹿茸。

胶囊,每粒装0.4g。一次8粒,一日3次,或遵医嘱。温开水送服。

用药注意:孕妇忌服。阴虚火旺者不宜使用。

3. **鉴别用药** 三药均具有阴阳双补作用。**右归丸**温补力量较**金匮肾气丸**更强。**愈三消胶囊**兼有益气健脾之功效。

【医嘱】

1. 消渴病的预防要点首先要节制饮食,具有基础治疗的重要作用。在保证机体合理需要的情况下,应限制粮食、油脂的摄入,忌食糖类,饮食宜以适量米、麦、杂粮,配以蔬菜、豆类、瘦肉、鸡蛋等,定时定量进餐。增加体育锻炼,增强体质。保持合适的体重,预防肥胖。

2. 保持情志平和,避免七情过极,郁结化火,伤阴耗津,燥热更烈。

3. 宣传消渴病知识,使患者对本病有基本的认识,配合医生对消渴病进行合理、全面的治疗和长期监测。

第二十一节 水 肿

水肿是指体内水液潴留,泛滥肌肤,临床表现以头面、眼睑、四肢、腹背,甚至全身浮肿为特征的一类病证。

本节论及的水肿主要以肾性水肿为主,包括西医学中的急慢性肾小球肾炎、肾病综合征、继发性肾小球疾病等。其他原因引起的水肿,可以参照本节内容辨治。

【病因病机】

1. 风邪袭表　风为六淫之首,往往夹寒夹热侵袭人体。风寒或风热之邪,侵袭肺卫,肺宣发肃降、通调水道等功能失调,风水相搏,水湿泛溢肌肤而发为水肿。

2. 疮毒内犯　肌肤患痈疡疮毒,火热内攻,损伤肺脾,以致运化失司,通调失职,津液气化失常,发为水肿。

3. 外感水湿　久居湿地,冒雨涉水,湿衣裹身时间过久,水湿内侵,困遏脾阳,脾胃失其升清降浊之能,水无所制,泛溢肌肤而发为水肿。

4. 饮食所伤　饮食不节,或暴饮暴食,过食肥甘,嗜食辛辣,嗜酒无度,久则湿热中阻,损伤脾胃,健运失司,湿聚为水,发为水肿;或因饮食失调,营养不足,气血生化乏源,脾气失养,以致脾运不健,脾失转输,水湿壅滞,发为水肿。

5. 禀赋不足,久病劳倦　先天禀赋薄弱,肾气亏虚,膀胱开合不利,气化失常,水泛肌肤,发为水肿。或因劳倦纵欲无节,生育过多,久病产后,损伤脾肾,以致于脾失健运水湿,肾失蒸腾气化,水湿输布失常,溢于肌肤,发为水肿。

【诊断要点】

皮肤虚浮肿胀色亮,手指按之凹陷者,即可诊断为本病。

【辨证论治】

一、水湿浸渍

[临床表现] 全身水肿,下肢明显,按之没指,小便短少,身体困重,胸闷,纳呆,泛恶,苔白腻脉沉缓,起病缓慢,病程较长。

[治法] 健脾化湿,理气利水。

[方药]

1. 首选药:**五皮丸**

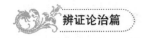

药物组成:陈皮、茯苓皮、大腹皮、桑白皮、生姜皮。

方解:本品中茯苓皮甘淡渗湿,实土而利水,其功专行皮肤水湿,多用于皮肤水肿,为君药。大腹皮能行气导滞,为宽中理气之捷药,能利水消肿,为臣药。陈皮既健脾又理气燥湿,健脾则脾运有力,水湿难停;理气则加强大腹皮行气导滞之功,既可治气滞不行,又可使气行则水湿行。以桑白皮肃降肺气,通调水道而利水消肿,上两味为佐药。生姜皮辛散水气,和脾行水消肿,主要用于水肿小便不利,亦为佐药。五药相配,共奏健脾化湿,理气利水之功。

制剂规格:水丸,每袋内装 18g。

用法用量:口服。一次 9g,一日 2 次。温开水送服。

2. 参考药　**五苓散**:本品药物组成为泽泻、茯苓、猪苓、桂枝、白术。

散剂,每袋装 6g。口服。一次 6~9g ,一日 3 次。温开水送服。

3. 鉴别用药　两药均有健脾利水作用。**五皮丸**具有健脾利湿、理气行水之功。**五苓散**具有温阳健脾,行气利水之功。

二、湿热壅盛

[临床表现] 遍体浮肿,皮肤绷急光亮,胸脘痞闷,烦热口渴,小便短赤,或大便燥结,舌红,苔黄腻,脉沉濡数。

[治法] 分利湿热,疏理气机。

[方药]

首选药:**舟车丸**

药物组成:牵牛子、大黄、甘遂、红大戟、芫花、青皮、陈皮、木香、轻粉。

方解:本品中甘遂、芫花、大戟攻逐脘腹经隧之水,为主药;大黄、牵牛子荡涤泻下为辅,主辅相配,使水热实邪从二便分消下泄;再以青皮破气散结,陈皮理气燥湿,木香调气导滞,使气畅水行;轻粉走而不守,逐水通便,共为佐使。诸药合用,共成行气破泄、峻下逐水之方。

制剂规格:水丸,每袋装 3g。

用法用量:口服。一次 3g,一日 1 次。温开水送服。

用药注意:孕妇及久病气虚者忌服。

三、脾阳虚衰

[临床表现]身肿日久,腰以下为甚,按之凹陷不易恢复,脘腹胀闷,纳减便溏,面色萎黄,神疲乏力,四肢倦怠,小便短少,舌质淡,苔白腻或白滑,脉沉缓或沉弱。

[治法]健脾温阳利水。

[方药]

1. 首选药:肾炎温阳片(胶囊)

药物组成:人参、黄芪、附子、党参、茯苓、肉桂、香加皮、木香、大黄、白术、葶苈子等。

方解:本品中以人参、附子、肉桂峻补元阳,益火之源为主药;以党参、黄芪健脾益气升阳,茯苓、白术、香加皮、葶苈子利水消肿共为辅药。大黄能泻火,清除体内毒邪,又有活血祛瘀之功为佐药。大队壮阳温补药中佐以大黄清热泻浊,使补阳而无过燥之弊。木香行气以助利水消肿为使药。全方配伍,温阳健脾,化气行水,兼有活血祛瘀之功。

制剂规格:片剂,每片重 0.34g。

胶囊,每粒装 0.48g。

用法用量:片剂,口服。一次 4~5 片,一日 3 次。温开水送服。

胶囊,口服。一次 3 粒,一日 3 次。温开水送服。

用药注意:孕妇慎用。

2. 参考药　参苓白术丸(散、颗粒):见本章第十二节泄泻脾胃虚弱证首选药。

3. 鉴别用药　两药均有益气健脾、渗湿利水之功。**肾炎温阳片**偏于温肾健脾,化气行水。**参苓白术丸**益气健脾。

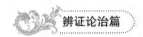

除以上药物外,临床常用治疗脾阳虚衰型水肿的中成药还有:**芪归降压口服液**、**益气降浊胶囊**等。**芪归降压口服液**益气活血,健脾利水,用于气虚血瘀水停引起的慢性肾炎合并高血压;**益气降浊胶囊**健脾益气,清热降浊,用于慢性肾功能不全之脾气虚,湿热瘀阻证,症见神疲乏力,四肢水肿等;用法用量可参照所选中成药说明书。

四、肾阳衰微

[临床表现]面浮身肿,腰以下甚,按之凹陷不起,尿量减少或反多,腰酸冷痛,四肢厥冷,怯寒神疲,面色㿠白,甚者心悸胸闷,喘促难卧,腹大胀满,舌质淡胖,苔白,脉沉细或沉迟无力。

[治法]温肾助阳,化气行水。

[方药]

1. 首选药:**济生肾气丸**

药物组成:熟地黄、山茱萸、牡丹皮、山药、茯苓、泽泻、肉桂、附子、牛膝、车前子。

方解:本品中以熟地黄、山茱萸、牡丹皮、山药、茯苓、泽泻滋补肾阴。附子、肉桂温补肾阳。车前子、牛膝利水消肿,兼可引药到病所。诸药配伍,共奏温肾助阳、化气行水之功。

制剂规格:蜜丸,每丸重9g。

用法用量:口服。一次1丸,一日2~3次。温开水送服。

2. 参考药　**金匮肾气丸**:见本章第二十节消渴阴阳两虚证首选药。

肾康宁胶囊(颗粒、片):本品药物组成为黄芪、丹参、泽泻,茯苓、益母草,淡附片、锁阳、山药。

剂型:胶囊,①每粒装0.35g;②每粒装0.45g。口服。一次5粒[规格①]或一次4粒[规格②]。均一日3次。温开水送服。

颗粒剂,每袋装 5g。口服。一次 1 袋,一日 3 次。开水冲服。

片剂,①薄膜衣片,每片重 0.31g;②薄膜衣片,每片重 0.33g;③糖衣片(片芯重 0.3g)。口服。一次 5 片。均一日 3 次。温开水送服。

强肾片:本品药物组成为鹿茸、山药、山茱萸、熟地黄、枸杞子、丹参、补骨脂、牡丹皮、桑椹、益母草、茯苓、泽泻、盐杜仲、人参茎叶总皂苷。

片剂,每片重 0.63g。口服。一次 2~3 片,一日 3 次。温开水送服。

用药注意:孕妇慎用。

3. 鉴别用药 四药均具有温肾助阳,化气行水之功。**济生肾气丸**与**金匮肾气丸**功效基本相同,但**济生肾气丸**利尿消肿作用强于**金匮肾气丸**。**肾康宁胶囊**兼有益气、和血、渗湿之功。**强肾片**兼有益气壮阳、扶正固本之功。

【医嘱】

1. 适当锻炼身体,增强体质,提高抗病能力。避免风邪外袭,外感风邪是水肿发生与复发的重要因素。

2. 注意调摄饮食。水肿病人应忌盐,肿势重者应予无盐饮食,轻者予低盐饮食(每日食盐量 3~4g),肿退之后,亦应注意饮食不可过咸。若因营养障碍而致水肿者,不必过于忌盐,饮食应富含蛋白质,清淡易消化,忌食辛辣肥甘之品。

3. 劳逸结合,调畅情志。患者应起居有时,避免过度劳累,节制房事,调摄情志,树立战胜疾病的信心。

4. 保持皮肤清洁,避免抓破皮肤。水肿病人水液潴留肌肤,皮肤绷紧,容易破损,此外,水肿病人长期服用肾上腺糖皮质激素,皮肤易生疮疡,故在洗澡时防止擦伤皮肤,避免抓搔肌肤,以免皮肤感染。对长期卧床者,皮肤外涂滑石粉,经常保持干燥,并定时翻身,以免压疮发生,加重水肿的病情。

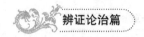

5. 每日记录水液出入量。水肿期间,应严格记录出入量,每日测量体重,以了解水肿的进退消长。若每日尿量少于500ml,要警惕癃闭的发生。

第二十二节 淋 证

淋证是指以小便频数短涩,淋沥刺痛,欲出未尽,小腹拘急,或痛引腰腹为主要特征的病证。一般根据淋证的不同表现,可分为石淋、气淋、血淋、膏淋、劳淋五种,淋证中与下焦湿热关系密切者又称热淋。受药物所限,本节只讨论热淋、石淋、膏淋。

西医学中急、慢性尿路感染,泌尿道结核,泌尿系结石,急、慢性前列腺炎,前列腺肥大,乳糜尿以及尿道综合征等病,凡是具有淋证特征者,均可参照本节内容辨证论治。

【病因病机】

1. 外感湿热　因下阴不洁,秽浊之邪从下侵入机体,上泛膀胱;或由小肠邪热、心经火热、下肢丹毒等他处之热邪传入膀胱,发为淋证。

2. 饮食不节　多食辛热肥甘之品,或嗜酒太过,脾胃运化失常,积湿生热,下注膀胱,乃成淋证。

3. 情志失调　情志不遂,肝气郁结,膀胱气滞,或气郁化火,气火郁于膀胱,导致淋证。

4. 禀赋不足或劳伤久病　禀赋不足,肾与膀胱先天畸形,或久病缠身,劳伤过度,房事不节,多产多育,或久淋不愈,耗伤正气,或妊娠,产后脾肾气虚,膀胱容易感受外邪,而致本病。

【诊断要点】

以小便赤涩热痛,伴有口渴,喜冷饮为主要症状者,即可诊断为热淋。以尿中有时夹有砂石,伴有尿时疼痛为主要症状者,即可诊断为石淋。尿如米泔,凝如膏糊,小便频数疼痛为主要症状者,即可诊断为膏淋。

【辨证论治】

一、湿热下注(热淋)

[临床表现]小便频数短涩,灼热刺痛,溺色黄赤,有时夹有砂石,甚则尿中带血,或癃闭不通,少腹拘急胀痛,或有寒热、口苦、呕恶,或有腰痛拒按,或有大便秘结,苔黄腻,脉滑数。

[治法]清热泻火,利湿通淋。

[方药]

1. 首选药:**分清五淋丸**

药物组成:木通、盐车前子、黄芩、茯苓、猪苓、黄柏、大黄、萹蓄、瞿麦、知母、泽泻、栀子、甘草、滑石。

方解:本品中以木通、车前子、瞿麦、萹蓄、泽泻、寒凉之品,清热泻火,利尿通淋为主;辅以滑石逐湿利窍,茯苓、猪苓利水渗湿,均能增强通利小便之力;佐黄芩、黄柏、栀子倾泻三焦湿热,并引病邪从小便排出;配大黄下行通便,以助清热功效;知母清热滋液;用甘草和中解毒,以防苦寒伤胃。诸药配伍,具有清热泻火,利尿通淋作用。

制剂规格:水丸,每袋装6g。

用法用量:口服。一次6g,一日2~3次。温开水送服。

用药注意:孕妇慎用。

2. 参考药　**排石颗粒**:本品药物组成为连钱草、车前子、关木通、徐长卿、石韦、瞿麦、忍冬藤、滑石、苘麻子、甘草。

颗粒剂:①每袋装20g;②每袋装5g(无蔗糖)。口服。一次1袋,一日3次;或遵医嘱。开水送服。

用药注意:孕妇忌服;体虚者慎用。

复方金钱草颗粒:本品药物组成为广金钱草、车前草、石韦、玉米须。

颗粒剂:①每袋装10g;②每袋装3g(无蔗糖)。口服。一次

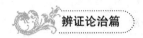

1~2 袋，一日 3 次。开水冲服。

八正合剂：本品药物组成为瞿麦、车前子、萹蓄、大黄、滑石、川木通、栀子、灯心草、甘草。

口服液，①每瓶装 100ml；②每瓶装 120ml；③每瓶装 200ml。口服。一次 15~20ml，一日 3 次。用时摇匀。

三金片：本品药物组成为金樱根、菝葜、羊开口、金沙藤、积雪草。

片剂，①薄膜衣小片，每片重 0.18g（相当于饮片 2.1g），口服。一次 5 片；②薄膜衣大片，每片重 0.29g（相当于饮片 3.5g）。口服。一次 3 片；③糖衣小片，片芯重 0.17g（相当于饮片 2.1g），口服。一次 5 片；④糖衣大片，片芯重 0.28g（相当于饮片 3.5g），口服。一次 3 片。均一日 3~4 次。温开水送服。

3. 鉴别用药　五药均可清热利水通淋。**分清五淋丸**与**八正合剂**清热利水通淋作用强，适用于小便赤涩热痛明显者。**排石颗粒**与**复方金钱草颗粒**排石作用强，适用于已被确诊为尿路结石的患者，其中**排石颗粒**作用强于**复方金钱草颗粒**。**三金片**偏于清热解毒，湿热下注，小便短赤者。

除以上药物外，临床常用治疗湿热下注（热淋）的中成药还有：**复方石韦片**、**泌感平口服液**等。**复方石韦片**用于下焦湿热所见的热淋；**泌感平口服液**清热解毒，利湿通淋，用于泌尿系感染见本证者。用法用量可参照所选中成药说明书。

二、肾阳不足，下焦虚寒

[临床表现]　小便频数疼痛，混浊不清，色如米泔，旋即澄下，凝如白油，积如膏糊，舌质淡，舌苔腻，脉沉而无力。

[治法]　温肾利湿，分清化浊。

[方药]

1. 首选药：**萆薢分清丸**

药物组成:粉萆薢、石菖蒲、甘草、乌药、盐益智仁。

方解:本品中萆薢味苦性平,善泻阳明、厥阴湿热,去浊而分清;臣以益智仁,暖肾缩尿,补脾益气,君臣相配,温肾而利湿,分清而化浊;石菖蒲为佐,行气祛湿,辟秽开浊,以助祛邪化湿之功;使以乌药,入肾、膀胱经,温肾散寒,行气止痛,且可引药入经。甘草调和诸药。诸药合用,共奏温肾健脾,分清化浊之功。

制剂规格:水丸,每20丸重1g。

用法用量:口服。一次6~9g,一日2次。温开水送服。

用药注意:忌食油腻、茶、醋及辛辣刺激性物。

2. **参考药　男康片**:本品药物组成为白花蛇舌草、赤芍、熟地黄、肉苁蓉、甘草、蒲公英、败酱草、红花、鱼腥草、淫羊藿、覆盆子、白术、黄芪、菟丝子、紫花地丁、野菊花、当归。

片剂,①糖衣片(片芯重0.32g);②薄膜衣片,每片重0.33g。口服。一次4~5片。均一日3次,或遵医嘱。温开水送服。

3. **鉴别用药　萆薢分清丸**重在分清化浊,温肾利湿。**男康片**重在补肾益精,活血化瘀,利湿解毒。

【医嘱】

1. 注意外阴清洁,不憋尿,多饮水,预防各种原因引起的感染。

2. 养成良好的饮食起居习惯,饮食宜清淡,忌肥腻辛辣酒醇之品,避免饮酒过度。

3. 避免纵欲过劳,保持心情舒畅,以提高机体抗病能力。

4. 妇女在月经期、妊娠期、产后更应注意外阴卫生,以免虚体受邪。

5. 尽量避免使用尿路器械,如导尿、膀胱镜、膀胱逆行造影,以防外邪带入膀胱。

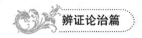

6. 积极治疗消渴、肺痨等肾虚疾患，也可减少淋证发生。

7. 淋证患者多喝水，禁房事，注意休息，调畅情志。

第二十三节 遗 精

遗精是指不因性生活而精液自行频繁遗泄的病证。因梦而遗精的称"梦遗"，无梦而遗精，甚至清醒时无性刺激情况下精液流出的谓"滑精"。

西医学中的神经衰弱、神经官能症，前列腺炎，精囊炎，或包皮过长、包茎等疾患，出现以遗精为主要症状者，可参照本节内容辨证治疗。

【病因病机】

1. 劳心太过 情志失调，劳神太过，则心阳独亢，心阴被灼，心火不能下交于肾，肾水不能上济于心，心肾不交，水亏火旺，扰动精室而遗精。或因思虑太过，损伤心脾，以致心神失养，气不摄精，而致遗泄。

2. 欲念不遂 少年气盛，情动于中，或心有恋慕，所欲不遂，或壮夫久旷，思慕色欲，皆令心动神摇，君相火旺，扰动精室而遗精。

3. 饮食不节 醇酒厚味，损伤脾胃，湿热内生，蕴而生热，湿热扰动精室，或郁于肝胆，迫精下泄均可致遗精。

4. 恣情纵欲 青年早婚，房事过度，或少年无知，频犯手淫，或醉而入房，纵欲无度，日久肾虚精脱，或相火扰动精室，或肾不固精乃成遗精。

【诊断要点】

患者不因性生活而精液自行排出，但无疼痛，除外膏淋证，即可诊断为本病。

【辨证论治】

一、君相火旺

[临床表现] 遗精梦泄，性欲亢进，易举易泄，心烦寐差，潮

热颧红,腰酸耳鸣,口干多饮,溲黄便结,舌红苔少或薄黄,脉细数。

[治法]滋阴降火,安神固精。

[方药]

1. 首选药:**大补阴丸**

药物组成:熟地黄、盐知母、盐黄柏、醋龟甲、猪脊髓。

方解:本品中熟地黄滋阴补肾、补血填精,龟甲育阴潜阳,猪脊髓填精补髓共为主药。黄柏、知母苦寒坚阴,泻肾火存阴液共为辅药。诸药配伍,补不足之阴液,泻偏亢之火邪,使肾水上济于心,则心肾相交,诸症自除。

制剂规格:蜜丸,每丸重9g。

用法用量:口服。一次1丸,一日2次。温开水送服。

用药注意:孕妇慎用;糖尿病患者禁服。

2. 参考药 **六味地黄丸(胶囊、颗粒)**:见本章第十七节眩晕肾精不足证首选药。

知柏地黄丸:见本章第二十节消渴肾阴亏虚证参考药。

左归丸:见本章第十七节眩晕肾精不足证参考药。

3. 鉴别用药 五药均具有滋补肝肾之功。**大补阴丸**滋阴降火之力比较强。**六味地黄丸**药力较缓,偏于补养肾阴,清热之力不足。**左归丸**纯补无泻,药力较强。**知柏地黄丸**滋肾阴,清相火之力较强。

二、湿热下注

[临床表现]遗精时作,小便混浊或尿末滴白,兼见尿道灼热或痒痛,溲黄频急或淋漓不尽,大便不爽,口黏口苦,外阴湿痒,舌质红,苔黄腻,脉濡数或滑数。

[治法]清热利湿。

[方药]

1. 首选药:**萆薢分清丸**

药物组成:粉萆薢、石菖蒲、甘草、乌药、盐益智仁。

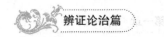

方解:方中萆薢味苦性平,善泻阳明、厥阴湿热,去浊而分清;臣以益智仁,暖肾缩尿,补脾益气,君臣相配,温肾而利湿,分清而化浊;石菖蒲为佐,行气祛湿,辟秽开浊,以助祛邪化湿之功;使以乌药,入肾、膀胱经,温肾散寒,行气止痛,且可引药入经。甘草调和诸药。诸药合用,共奏温肾健脾,分清化浊之功。

制剂规格:水丸。每20丸重1g。

用法用量:口服。一次6~9g,一日2次。温开水送服。

用药注意:对本品过敏者禁用。

2. 参考药　**龙胆泻肝丸**:见本章第十五节胁痛肝胆湿热证首选药。

3. 鉴别用药　两药均具有清利湿热之功。**萆薢分清丸**主要用于治疗肾不化气,湿浊下注证。**龙胆泻肝丸**主要用于治疗肝胆湿热下注证。

三、肾气不固

[临床表现] 梦遗频作,甚则滑精,伴见形寒肢冷,阳痿早泄,精液清冷,夜尿频多,面色㿠白,舌质淡嫩,有齿痕,苔白滑,脉沉细。

[治法] 补肾益精,固涩止遗。

[方药]

1. 首选药:**金锁固精丸**

药物组成:沙苑子、芡实、莲子、莲须、龙骨、牡蛎。

方解:方中沙苑子补肾涩精,为君药。莲子、芡实助君药补肾涩精,为臣药。莲须、煅龙骨、煅牡蛎性涩收敛,转以涩精为用,共为佐使药。诸药合用,既可涩精液之外泄,又能补肾精之不足。

制剂规格:水丸。每15丸相当于原药材3g。

用法用量:口服。一次15丸,一日3次。空腹用淡盐水或温开水送服。

用药注意:感冒发热勿服。

2. **参考药** **锁阳固精丸** 本品药物组成为锁阳,肉苁蓉,巴戟天,补骨脂,菟丝子,杜仲,八角茴香,韭菜籽,芡实,莲子,莲须,牡蛎,龙骨,鹿角霜,熟地黄,山茱萸,牡丹皮,山药,茯苓,泽泻,知母,黄柏,牛膝,大青盐。

丸剂。水蜜丸,每 100 丸重 10g。口服。一次 6g;小蜜丸,每 100 丸重 20g。口服。一次 9g;蜜丸,每丸重 9g。口服。一次 1 丸。均一日 2 次。温开水送服。

萃仙丸 本品药物组成为潼蒺藜、山萸肉、芡实、莲须、枸杞子、菟丝子、川续断、覆盆子、金樱子。

蜜丸。每 100 粒重 3g。口服。一次 100 粒,一日 3 次。温开水送服。

3. **鉴别用药** **金锁固精丸**、**锁阳固精丸** 均为阴阳双补之剂,适用于遗精属于阴阳两虚,伴有阳痿不举者,**金锁固精丸**的温补作用较强,**锁阳固精丸**偏于温补肾阳而固涩。**萃仙丸**固涩作用较强。

除以上药物外,临床常用治疗肾气不固型遗精的中成药还有:**五子衍宗丸**、**人参鹿茸丸**、**肾宝合剂**等。**五子衍宗丸**滋肾助阳,固精止遗,用于肾阴不足,阴损及阳;**人参鹿茸丸**温肾助阳,固肾涩精,用于肾精不足,气血双亏;**肾宝合剂**用于肾阳亏虚、精气不足所致的阳痿遗精;用法用量可参照所选中成药说明书。

【医嘱】

1. 注意精神调养,排除杂念,不接触不健康书刊、影像,不贪恋女色。

2. 避免过度脑力劳动,做到劳逸结合,丰富文体活动,适当参加体力劳动。

3. 注意生活起居,节制性欲,戒除手淫,夜晚进食不宜过饱,睡前用温水洗脚,被褥不宜过厚、过暖,衬裤不宜过紧,养成

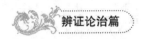

侧卧习惯。

4. 少食醇酒厚味及辛辣刺激性食品。

第二十四节　阳痿、早泄

阳痿是指成年男子性交时,阴茎痿软不举,或举而不坚,或坚而不久,无法进行正常性生活的病证。但对发热、过度劳累、情绪反常等因素造成的一时性阴茎勃起障碍,不能视为病态。阴茎尚未接触阴道就射精,或一经接触立即射精的不正常现象称为"早泄"。

根据本病的临床特点,<u>西医学中各种功能性及器质性疾病造成的男子阴茎勃起功能障碍</u>,可参照本节辨证论治。

【病因病机】

1. 禀赋不足,劳伤久病　先天不足或恣情纵欲,房事过度,或手淫、早婚,均可造成精气虚损,命门火衰而致阳事不举。此外久病劳伤,损及脾胃,气血化源不足,可致宗筋失养而成阳痿。

2. 七情失调　情志不遂,思欲过度,忧思郁怒,则肝失疏泄,宗筋所聚无能,乃成阳痿。或过思多虑,损伤心脾,气血不足,宗筋失养;或大惊卒恐,伤于心肾,气机逆乱,气血不达宗筋,不能作强,则阳事不举。

3. 饮食不节　过食醇酒厚味乃成阳痿。脾胃运化失常,聚湿生热,湿热下注肝肾,经络阻滞,气血不荣宗筋发为阳痿。

4. 外感湿热　久居湿地或湿热外侵,蕴结肝经,下注宗筋,或寒湿伤阳,阳为阴遏,发为阳痿。

【诊断要点】

阴茎痿而不举,或举而不坚,甚至无法进行正常性生活者,即可诊断为阳痿。阴茎尚未接触阴道而射精,或一经接触立即射精者,即可诊断为早泄。

【辨证论治】

一、命门火衰

[临床表现]阳事不举,或举而不坚,精薄清冷,神疲倦怠,畏寒肢冷,面色㿠白,头晕耳鸣,腰膝酸软,夜尿清长,甚至五更泄泻,阴器冷缩。舌淡胖,苔白,脉沉迟。

[治法]温肾壮阳。

[方药]

1. 首选药:五子衍宗丸(片)

药物组成:枸杞子、菟丝子、覆盆子、五味子、车前子。

方解:本品中枸杞子、菟丝子补肾精,壮阳道,助精神;覆盆子养真阴,固精关,起阳痿;五味子补肾水,益肺气,止遗泄;车前子利小便,与上述四子相配,补中寓泻,补而不腻。诸药相配成方,共奏补肾益精之功。

制剂规格:蜜丸,每丸重9g。

片剂,糖衣片,片芯重0.3g。

用法用量:蜜丸,口服。一次1丸,一日2次。温开水送服。

片剂,口服。一次6片,一日3次。温开水送服。

2. 参考药 龟龄集:本品药物组成为红参、鹿茸、海马、枸杞子、丁香、穿山甲、雀脑、牛膝、锁阳、熟地黄、补骨脂、菟丝子、杜仲、石燕、肉苁蓉、甘草、天冬、淫羊藿、大青盐、砂仁等。

胶囊,每粒装0.3g。口服。一次0.6g,一日1次。早饭前2小时用淡盐水送服。

强阳保肾丸:本品药物组成为淫羊藿,阳起石(煅,酒淬),肉苁蓉,胡芦巴,补骨脂,五味子,沙苑子,蛇床子,覆盆子,韭菜籽,芡实,肉桂,小茴香,茯苓,远志。

水丸。每100丸重6g。口服。一次6g(1瓶),一日2次。温开水送服。

用药注意:阴虚火旺,湿热下注所致的遗精不宜使用;服药

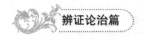

期间忌食生冷食物,忌房事。

3. 鉴别用药 三药均具有补肾壮阳之功。**五子衍宗丸**药性平和,平补阴阳。**龟龄集**补肾气作用较强。**强阳保肾丸**温补之力较弱,偏于壮阳。

除以上药物外,临床常用治疗命门火衰型阳痿、早泄的中成药还有:**补肾壮阳胶囊**、**龟鹿二仙膏**、**金水宝胶囊**等。**补肾壮阳胶囊**补肾壮阳,益肾生津,用于肾阳亏损的阳痿、早泄,腰膝酸软症;**龟鹿二仙膏**既补肾阳又补肾阴,阴阳兼顾,相得益彰,为补肾固本之良药;**金水宝胶囊**用于肺肾两虚,精气不足,神疲乏力,阳痿早泄等症。用法用量可参照所选中成药说明书。

二、心脾两虚

[临床表现]阳痿不举,遇劳加重,心悸,失眠多梦,神疲乏力,面色萎黄,食少纳呆,腹胀便溏,舌淡,或边有齿痕,苔薄白,脉细弱。

[治法]健脾养心,益气起痿。

[方药]

1. 首选药:**人参归脾丸**

药物组成:人参、白术、茯神、甘草、黄芪、当归、木香、远志、龙眼肉、酸枣仁、生姜、大枣。

方解:本品中人参、黄芪、白术、甘草、生姜、大枣益气补脾以统血摄血;当归甘辛温养肝而生心血;茯神、酸枣仁、龙眼肉甘平养心安神;远志交通心肾而定志宁心;木香理气醒脾,以防益气补血药滋腻滞气,有碍脾胃运化功能。本方为养心与益脾并进之方,亦即益气与养血相融之剂。

制剂规格:蜜丸,每丸重9g。

用法用量:口服。一次1丸,一日2次。温开水送服。

用药注意:身体壮实不虚者忌服。

2. 参考药 **人参养荣丸**:参见本章第六节心悸心血不足证参考药。

3. 鉴别用药 两药均具有健脾养心,补气养血之功。**人参归脾丸**益气之功较强,**人参养荣丸**补血养心之功较强。

三、肝郁气滞

[临床表现] 阳事不起,或起而不坚,心情抑郁烦闷,胸胁胀满或窜痛,脘闷不适,或嗳气太息,舌质淡,苔薄白,脉弦或弦细。

[治法] 疏肝解郁。

[方药]

1. 首选药:柴胡舒肝丸

药物组成:茯苓、麸炒枳壳、豆蔻、酒白芍、甘草、醋香附、陈皮、桔梗、姜厚朴、炒山楂、防风、六神曲、柴胡、黄芩、薄荷、紫苏梗、木香、炒槟榔、醋三棱、酒大黄、青皮、当归、姜半夏、乌药、醋莪术。

方解:方中柴胡、酒白芍、当归三药为君,疏肝理气,养血柔肝。臣以茯苓、甘草、姜半夏,和胃健脾,降逆止呕。君臣合用,肝胃同调。肝郁容易化火,薄荷、黄芩清热散肝;气滞不舒,伍以醋香附、乌药、陈皮、青皮、紫苏梗、木香、醋三棱、醋莪术、桔梗、麸炒枳壳、姜厚朴大队理气药物,行气消痞;炒山楂、六神曲、豆蔻、炒槟榔、酒大黄消食导滞,以上共为佐药。防风入肝脾经,为引经药。诸药配伍,共奏疏肝理气,消胀止痛之功。

制剂规格:丸剂。小蜜丸,每 100 粒重 20g;蜜丸,每丸重 10g。

用法用量:口服。小蜜丸一次 10g(50 粒);蜜丸一次 1 丸。均一日 2 次。温开水送服。

2. 参考药 逍遥丸(片、胶囊、颗粒):见本章第十一节呃逆肝郁气滞证参考药。

加味逍遥丸(口服液):见本章第八节胃脘痛肝胃郁热证参考药。

越鞠丸:见本章第八节胃脘痛肝胃气滞证参考药。

舒肝丸:见本章第十节呕吐肝气犯胃证参考药。

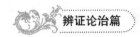

3. 鉴别用药　五药均具有疏肝理气解郁之功,均可用于治疗肝气郁结证。**柴胡舒肝丸**重在行气止痛,兼有行气消痞、除胀止痛之功。**逍遥丸**偏于健脾和营调理肝脾。**加味逍遥丸**在疏肝健脾的同时,兼有清热作用。**舒肝丸**兼有和胃降逆、活血止痛之功。**越鞠丸**兼有清热活血、化痰消食之功。

四、湿热下注

[临床表现] 阳痿不举,阴茎弛长,阴囊瘙痒或潮湿多汗,瘙痒腥臭,睾丸坠胀作痛,小便赤涩灼痛,肢体困倦,泛恶口苦,舌红苔黄腻,脉滑数。

[治法] 清肝泄热,利湿通阳。

[方药]

首选药:龙胆泻肝丸

药物组成:龙胆、柴胡、黄芩、栀子、泽泻、木通、车前子、当归、地黄、炙甘草。

方解:本品中龙胆草大苦大寒,能上清肝胆实火,下泻肝胆湿热,泻火除湿,两擅其功,切中病情,故为方中君药。黄芩、栀子两药苦寒,归经肝胆三焦,泻火解毒,燥湿清热,用以为臣,以加强君药清热除湿之功。用渗湿泄热之车前子、木通、泽泻,导湿热下行,从水道而去,使邪有出路,则湿热无留,用以为佐;用生地黄养阴,当归补血,使驱邪而不伤正;肝体阴用阳,性喜疏泄条达而恶抑郁,火邪内郁,肝气不舒,用大剂苦寒降泄之品,恐肝胆之气被抑,故又用柴胡疏畅肝胆,并能引诸药归于肝胆之经,且柴胡与黄芩相合既解肝胆之热,又增清上之力,以上 6 味皆为佐药。甘草为使,一可缓苦寒之品防其伤胃,二可调和诸药。诸药配伍,有清利肝胆湿热之功。

制剂规格:丸剂。小蜜丸:每 100 丸重 20g;蜜丸:每丸重 6g;水丸:每袋装 6g。

用法用量:口服。小蜜丸,一次 6~12g(30~60 丸);蜜丸,一次 1~2 丸;水丸,一次 3~6g。均一日 2 次。温开水送服。

用药注意:孕妇慎用。

五、阴精亏损

[临床表现]阳举不坚,中道痿软,易举易泄,时有遗精,腰膝酸软,耳鸣眩晕,足跟疼痛,溲黄便干,重者盗汗潮热,五心烦热,咽干颧红,舌红苔少,甚至有剥苔或舌面龟裂,脉细数。

[治法]滋阴填精,润养宗筋。

[方药]

1. 首选药:**大补阴丸**

药物组成:熟地黄、盐知母、盐黄柏、醋龟甲、猪脊髓。

方解:方中熟地黄、龟甲补肾滋阴,阴复则火自降;黄柏、知母苦寒泻火,火降则阴可保;猪脊髓与蜂蜜均属血肉之品,能填精益髓,保阴生津。诸药合用,共收滋阴降火之效。

制剂规格:蜜丸,每丸重9g。

用法用量:口服。一次1丸,一日2次。温开水送服。

用药注意:孕妇慎用;糖尿病患者禁服。

2. 参考药　**六味地黄丸(胶囊、颗粒)**:见本章第十七节眩晕肾精不足证首选药。

知柏地黄丸:见本章第二十节消渴肾阴亏虚证参考药。

左归丸:见本章第十七节眩晕肾精不足证参考药。

3. 鉴别用药　四药均具有滋补肝肾之功。**大补阴丸**滋阴降火之力均比较强。**六味地黄丸**药力较缓,偏于补养肾阴,清热之力不足。**左归丸**纯补无泻,补肾之药力较强。**知柏地黄丸**滋肾阴,清相火之力较均衡。

【医嘱】

1. 节制性欲,切忌恣情纵欲,房事过频,手淫过度,以防精气虚损,命门火衰,导致阳痿。宜清心寡欲,摒除杂念,怡情养心。

2. 不应过食醇酒肥甘,避免湿热内生,壅塞经络,造成阳痿。

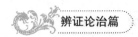

3. 积极治疗易造成阳痿的原发病,如糖尿病、动脉硬化、甲状腺功能亢进、皮质醇增多症等。此外,某些药物可影响性功能而致阳痿,如大剂量镇静剂、降压药,抗胆碱类药物等,尽量避免长期服用。

4. 情绪低落,焦虑惊恐是阳痿的重要诱因。精神抑郁是阳痿患者难以治愈的主要因素。因此调畅情志,怡悦心情,防止精神紧张是预防及调护阳痿的重要环节。

5. 为巩固疗效,阳痿好转时,应停止一段时间性生活,以免症状反复。

第二十五节　腰　　痛

腰痛又称"腰脊痛",是指以腰部疼痛为主要表现的一种病证。

西医学的腰肌纤维炎、强直性脊柱炎、腰椎骨质增生、腰椎间盘病变、腰肌劳损等腰部病变,凡以腰痛为主要症状者,可参考本节辨证论治。

【病因病机】

1. 外邪侵袭　多由居处潮湿,或劳作汗出当风,衣着单薄,或冒雨着凉,或暑夏贪凉,腰府失护,风、寒、湿、热之邪乘虚侵入,阻滞经脉,气血运行不畅而发腰痛。湿性黏滞,所以感受外邪多离不开湿邪为患。

2. 体虚年衰　先天禀赋不足,或劳役负重,或久病体虚,或年老体衰,或房事不节,以致肾之精气虚亏,腰府失养。

3. 跌仆闪挫　举重抬异,暴力扭转,坠堕跌打,或体位不正,用力不当,屏气闪挫,导致腰部经络气血运行不畅,气血阻滞不通,瘀血留着而发生疼痛。

【诊断要点】

患者腰部一侧或两侧疼痛,或腰痛连及脊柱疼痛,即可诊断为本病。

【辨证论治】

一、寒湿外侵

[临床表现]腰部冷痛重着,转侧不利,逐渐加重,静卧病痛不减,寒冷和阴雨天则加重,舌质淡苔白腻,脉沉而迟缓。

[治法]散寒祛湿,温经通络。

[方药]

1. 首选药:**独活寄生丸(合剂)**

药物组成:独活、桑寄生、熟地黄、牛膝、细辛、秦艽、茯苓、肉桂、防风、川芎、党参、甘草、酒当归、白芍、盐杜仲。

方解:本品中重用独活为君,辛苦微温,善治伏风,除久痹,且性善下行,以祛下焦与筋骨间的风寒湿邪。臣以细辛、防风、秦艽、桂心,细辛入少阴肾经,长于搜剔阴经之风寒湿邪,又除经络留湿;秦艽祛风湿,舒筋络而利关节;桂心温经散寒,通利血脉;防风祛一身之风而胜湿,君臣相伍,共祛风寒湿邪。本证因痹证日久而见肝肾两虚,气血不足,遂佐入桑寄生、杜仲、牛膝以补益肝肾而强壮筋骨,且桑寄生兼可祛风湿,牛膝尚能活血以通利肢节筋脉;当归、川芎、地黄、白芍养血和血,党参、茯苓、甘草健脾益气,以上诸药合用,具有补肝肾、益气血之功。且白芍与甘草相合,尚能柔肝缓急,以助舒筋。当归、川芎、牛膝、桂心活血,寓"治风先治血,血行风自灭"之意。甘草调和诸药,兼使药之用。

制剂规格:丸剂。水蜜丸,每袋装 6g;蜜丸,每丸重 9g。

合剂,每瓶装①20ml;②100ml。

用法用量:丸剂,口服。水蜜丸,一次 6g;蜜丸,一次 1 丸。均一日 2 次。温开水送服。

合剂,口服。一次 15~20ml,一日 3 次。用时摇匀。

用药注意:孕妇慎用。

2. 参考药　**天麻丸**:本品药物组成为天麻、羌活、独活、杜

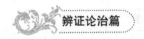

仲、牛膝、粉萆薢、附子、当归、地黄、玄参。

丸剂。水蜜丸,每袋装6g。口服。一次6g;小蜜丸,每100丸重20g。口服。一次9g(45粒);蜜丸,每丸重9g。口服。一次1丸。均一日2~3次。温开水送服。

用药注意:孕妇慎用。

3. 鉴别用药　两药均可祛风湿,强筋骨,止痹痛。**独活寄生丸(合剂)**药力更强。

除以上药物外,临床常用治疗寒湿外侵型腰痛的中成药还有:**风湿痛药酒、国公酒、代温灸膏**等。**风湿痛药酒**能祛风、散寒、胜湿,为治疗风寒湿痹的有效中成药;**国公酒**散风祛湿,舒筋止痛,用于风湿痹痛,腰腿疼痛;**代温灸膏**用于寒滞静脉;用法用量可参照所选中成药说明书。

二、湿热外侵

[临床表现]腰部疼痛,重着而热,暑湿阴雨天气症状加重,活动后或可减轻,身体困重,口苦烦热,小便短赤,舌红,苔黄腻,脉濡数或弦数。

[治法]清热利湿,舒筋止痛。

[方药]

1. 首选药:**湿热痹片**

药物组成:苍术、忍冬藤、地龙、连翘、黄柏、薏苡仁、防风、川牛膝、粉萆薢、桑枝、防己、威灵仙。

方解:本品中防风、防己、威灵仙祛风除湿,通利经络。生薏苡仁、萆薢、苍术、黄柏清热利湿。忍冬藤清热解毒,疏风通络。地龙性善走窜,有通经活络之功。桑枝祛风除痹止痛,川牛膝通利筋脉。诸药配伍,共奏清热通络、祛风除湿之功。

制剂规格:片剂,片芯重0.25g。

用法用量:口服。一次6片,一日3次。温开水送服。

2. 参考药　**二妙丸**:本品药物组成为苍术、黄柏。

水丸,每袋装6g。口服。一次6~9g,一日2次。温开水送服。

3. 鉴别用药　两药均有清热通络、祛风除湿之功。**湿热痹颗粒**药力较强,**二妙丸**药力较弱。

除以上药物外,临床常用治疗湿热外侵型腰痛的中成药还有:**益气降浊胶囊**等。**益气降浊胶囊**用于慢性肾功能不全之脾气虚、湿热瘀阻证。

三、瘀血阻滞

[临床表现]腰痛如刺,痛有定处,痛处拒按,日轻夜重,轻者俯仰不便,重者不能转侧,舌质紫黯,或有瘀斑,脉涩。部分病人有跌仆闪挫病史。

[治法]活血化瘀,通络止痛。

[方药]

1. 首选药:**跌打丸**

药物组成:三七,当归,白芍,赤芍,桃仁,红花,血竭,北刘寄奴,骨碎补,续断,苏木,牡丹皮,乳香,没药,姜黄,三棱,防风,甜瓜子,枳实,桔梗,甘草,关木通,自然铜,土鳖虫。

方解:本品中乳香、没药、苏木、姜黄、三棱、血竭、自然铜、土鳖虫活血化瘀、消肿止痛。三七、桃仁、红花、北刘寄奴、牡丹皮、甜瓜子均有活血化瘀之功。骨碎补、续断补肾强骨。防风、关木通除湿,湿除气顺,经络通利。桔梗、枳实一升一降气机调畅,助瘀血消散。诸药配伍,共奏活血化瘀,行气止痛之功。

制剂规格:丸剂。小蜜丸,每10丸重2g;蜜丸,每丸重3g。

用法用量:口服。小蜜丸,一次3g;蜜丸,一次1丸。均一日2次。温开水送服。

用药注意:孕妇忌服;皮肤破伤出血者不可外敷。

2. 参考药　**七厘散**:本品药物组成为血竭、乳香、没药、红花、儿茶、冰片、麝香、朱砂。

散剂,每瓶装①1.5g,②3g。口服。一次1～1.5g,一日

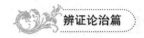

1~3次。温开水送服;外用,调敷患处。

用药注意:孕妇禁用。

瘀血痹胶囊(颗粒):本品药物组成为乳香、没药、红花、威灵仙、川牛膝、香附、姜黄、当归、丹参、川芎、炙黄芪。

胶囊,每粒装0.4g;口服。一次6粒,一日3次;或遵医嘱。温开水送服;

颗粒剂,每袋装10g;口服。一次1袋,一日3次。开水冲服。

用药注意:孕妇禁用;脾胃虚弱者慎用。

3. 鉴别用药　　三药均具有活血化瘀,行气止痛之功。**跌打丸**与**七厘散**功效相近,还常用于治疗外伤引起的跌打伤痛,瘀血肿痛,**七厘散**内服、外用皆可。而**瘀血痹胶囊**兼有益气活血之功,适宜口服。

四、肾阴亏虚

[临床表现] 腰部隐隐作痛,酸软无力,缠绵不愈,心烦少寐,口燥咽干,面色潮红,手足心热,舌红少苔,脉弦细数。

[治法] 补肾滋阴,濡养筋脉。

[方药]

1. 首选药:六味地黄丸(胶囊、颗粒)

药物组成:熟地黄、山茱萸、牡丹皮、山药、茯苓、泽泻。

方解:本品中重用熟地黄,滋阴补肾,填精益髓,为君药。山萸肉补养肝肾,并能涩精;山药补益脾阴,亦能固精,共为臣药。三药相配,滋养肝脾肾,称为"三补"。但熟地黄的用量是山萸肉与山药两味之和,故以补肾阴为主,补其不足以治本。配伍泽泻利湿泄浊,并防熟地黄之滋腻恋邪;牡丹皮清泄相火,并制山萸肉之温涩;茯苓淡渗脾湿,并助山药之健运。三药为"三泻",渗湿浊,清虚热,平其偏胜以治标,均为佐药。六味合用,三补三泻,其中补药用量重于"泻药",是以补为主;肝脾肾三阴并补,以补肾阴为主,这是本方的配伍特点。

制剂规格:丸剂。蜜丸,每丸重 9g;水丸,每袋装 5g;浓缩丸,每 8 丸重 1.44g(每 8 丸相当于饮片 3g)。

胶囊。软胶囊,每粒装 0.38g;胶囊,①每粒装 0.3g;②每粒装 0.5g。

颗粒剂,每袋装 5g。

用法用量:丸剂,口服。蜜丸,一次 1 丸;水丸,一次 5g。均一日 2 次。浓缩丸,一次 8 丸,一日 3 次。温开水送服。

胶囊,口服。软胶囊,一次 3 粒;胶囊,一次 1 粒,[规格①]或一次 2 粒[规格②]。均一日 2 次。温开水送服。

颗粒剂,口服。一次 1 袋,一日 2 次。开水冲服。

2. 参考药　**左归丸**:见本章第十七节眩晕肾精不足证参考药。

3. 鉴别用药　两药均具有滋补肝肾之功。**六味地黄丸**药力较缓。**左归丸**纯补无泻,药力较强。

除以上药物外,临床常用治疗肾阴亏虚型腰痛的中成药还有:**滋肾清利膏、补肾生血胶囊、锁阳固精丸**等。**滋肾清利膏**滋补肾阴,清热利湿,用于慢性肾小球肾炎,阴虚火旺,下焦湿热型;**补肾生血胶囊**滋阴补肾,养血生血,用于肾阴亏损,精血不足;**锁阳固精丸**所治之证,主要由肾阴亏损,导致肾阳不足。用法用量可参照所选中成药说明书。

五、肾阳亏虚

[临床表现]腰部隐隐作痛,酸软无力,缠绵不愈,局部发凉,喜温喜按,遇劳加重,卧则减轻,常反复发作,少腹拘急,面色㿠白,肢冷畏寒,舌质淡,苔薄白,脉沉细无力。

[治法]补肾壮阳,暖腰止痛。

[方药]

1. 首选药:**青娥丸**

药物组成:杜仲、补骨脂、核桃仁、大蒜。

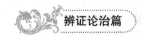

方解：本品中补骨脂温肾壮阳，强健腰膝。杜仲补肝肾，强筋骨。核桃仁温肾养肝。大蒜辛温，温暖中焦脾胃。共奏补肾壮阳，暖腰止痛之功。

制剂规格：蜜丸，每丸重9g。

用法用量：口服。一次1丸，一日2~3次。温开水送服。

2. 参考药　**右归丸**：见本章第二十节消渴阴阳两虚证参考药。

金匮肾气丸：见本章第二十节消渴阴阳两虚证首选药。

强肾片：见本章第二十一节水肿肾阳衰微证参考药。

五子衍宗丸（片）：见本章第二十五节阳痿、早泄命门火衰证首选药。

3. 鉴别用药　五药均具有温肾助阳，止腰痛之功。**青蛾丸**偏于治疗无明显阴阳偏虚患者。**右归丸**温养命门之火力强，作用力强于**金匮肾气丸**。**金匮肾气丸**温补肾阳的同时，兼有一定益气利水作用，可以用于治疗肾虚水肿患者。**强肾片**补肾壮阳的同时，兼有一定益气作用。**五子衍宗丸**补肾益精之力较强，兼能治疗阳痿、早泄、遗精等病证。

【医嘱】

1. 预防腰痛，应注意在日常生活中要保持正确的坐、卧、行体位，劳逸适度，不可强力负重，避免腰部跌仆闪挫。避免坐卧湿地，暑季湿热郁蒸时，亦应避免夜宿室外，贪冷喜凉。涉水冒雨或身汗出后即应换衣擦身，或服用生姜红糖茶，以发散风寒湿邪。

2. 急性腰痛，应及时治疗，愈后注意休息调养，以巩固疗效。慢性腰痛除药物治疗外，注意腰部保暖，或加用腰托固护，避免腰部损伤。避免劳欲太过，防止感受外邪，经常活动腰部，或进行腰部自我按摩、打太极拳等医疗体育活动，有助于腰痛的康复。

第二十六节 痹 证

痹证是由于风、寒、湿、热等邪气痹阻经络,影响气血运行,导致肢体筋骨、关节、肌肉等处发生疼痛、重着、酸楚、麻木,或关节屈伸不利、僵硬、肿大、变形等症状的一种疾病。

西医学中的风湿性关节炎、类风湿关节炎、反应性关节炎、肌纤维炎、强直性脊柱炎、痛风、骨关节炎等,出现痹证的临床表现时,均可参考本节内容辨证论治。

【病因病机】

1. 感受风寒湿邪 久居潮湿之地、严寒冻伤、贪凉露宿、睡卧当风、暴雨浇淋、水中作业或汗出入水等,外邪注于肌腠经络,滞留于关节筋骨,导致气血痹阻而发为风寒湿痹。

2. 感受风湿热邪 久居炎热潮湿之地,外感风湿热邪,袭于肌腠,壅于经络,痹阻气血经脉,滞留于关节筋骨,发为风湿热痹。

3. 劳逸不当 劳欲过度,将息失宜,精气亏损,卫外不固;或激烈活动后,耗损正气,汗出肌疏,外邪乘袭。

4. 久病体虚 老年体虚,肝肾不足,肢体筋脉失养;或病后、产后气血不足,腠理空疏,外邪乘虚而入。

【诊断要点】

患者以肢体、筋骨、关节的疼痛、麻木、重着、肿胀、屈伸不利为主要症状时,即可诊断为本病。

【辨证论治】

一、风寒湿痹,风邪偏盛

[临床表现]肢体关节、肌肉疼痛酸楚,屈伸不利,可涉及肢体多个关节,疼痛呈游走性,初起可见有恶风,发热等表证。舌苔薄白,脉浮或浮缓。

[治法]祛风通络,散寒除湿。

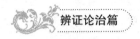

［方药］

1. 首选药:**疏风定痛丸**

药物组成:马钱子、麻黄、乳香、没药、千年健、自然铜、地枫皮、桂枝、牛膝、木瓜、甘草、杜仲、防风、羌活、独活。

方解:本品中马钱子通经络,消肿止痛;乳香、没药、自然铜行气活血,散瘀止痛;麻黄、桂枝温通经络,散寒除湿;羌活、独活、防风、木瓜祛风除湿,舒筋活络;地枫皮祛湿止痛;千年健、牛膝、杜仲益肝肾强筋骨;甘草调和药性。诸药合用,共奏祛风散寒,活血止痛之功。

制剂规格:丸剂。水蜜丸,每 100 丸重 20g;小蜜丸,每 100 丸重 20g;蜜丸,每丸重 6g。

用法用量:丸剂,口服。水蜜丸,一次 4g(20 丸);小蜜丸,一次 6g;蜜丸,一次 1 丸。均一日 2 次。温开水送服。

用药注意:按规定量服用,不宜多服;体弱者慎服,孕妇忌服。

2. 参考药 **豨莶丸**:本品药物组成为豨莶草。

蜜丸,每丸重 9g。口服。一次 1 丸,一日 2~3 次。温开水送服。

3. 鉴别用药 两药均有祛风通络、散寒祛湿之功,用于治疗风寒湿痹风邪偏盛者。**疏风定痛丸**兼有补肾强腰之功。**豨莶丸**祛风通络作用较弱。

二、风寒湿痹,寒邪偏盛

［临床表现］肢体关节疼痛,痛势较剧,部位固定,遇寒则痛甚,得热则痛缓,关节屈伸不利,局部皮肤或有寒冷感,口淡不渴,恶风寒,肢体沉重,舌质淡,苔薄白,脉弦紧。

［治法］散寒通络,祛风除湿。

［方药］

1. 首选药:**小活络丸**

药物组成:胆南星、制川乌、制草乌、地龙、乳香、没药。

方解：本品中草乌、川乌辛温燥烈，专于祛风除湿，散寒止痛，为主药；胆南星燥湿化痰，以除经络中痰湿，亦有止痛之效；配乳香、没药、地龙行气活血，通络止痛。诸药共用，共奏祛风除湿，活络痛痹之效。

制剂规格：丸剂。蜜丸，每丸重 3g；小蜜丸，每 100 丸重 20g。

用法用量：口服。蜜丸，一次 1 丸；小蜜丸，一次 3g（15 丸）。均一日 2 次。温开水送服。

用药注意：孕妇禁用。

2. 参考药　**木瓜丸**：本品药物组成为木瓜、当归、川芎、白芷、威灵仙、狗脊、牛膝、鸡血藤、海风藤、人参、制川乌、制草乌。

糖衣水丸，每 10 丸重 1.8g。口服。一次 30 丸，一日 2 次。温开水送服。

用药注意：孕妇禁用。

追风透骨丸：本品药物组成为制川乌、白芷、制草乌、香附、甘草、白术、没药、麻黄、川芎、乳香、秦艽、地龙、当归、茯苓、赤小豆、羌活、天麻、赤芍、细辛、防风、天南星、桂枝、甘松。

水蜜丸，每 10 丸重 1g。口服。一次 6g，一日 2 次。温开水送服。

用药注意：不宜久服，属风热痹者及孕妇忌服。

三七伤药胶囊（颗粒）：本品药物组成为三七、草乌、雪上一枝蒿、冰片、骨碎补、红花、接骨木、赤芍。

胶囊，①每粒装 0.25g；②每粒装 0.3g。口服。一次 3 粒，一日 3 次；或遵医嘱。温开水送服。

颗粒剂，每袋装 1g。口服。一次 1 袋，一日 3 次；或遵医嘱。开水冲服。

用药注意：本品药性强烈，应按规定量服用。孕妇忌用。有心血管疾病患者慎用。

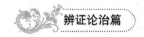

伸筋活络丸:本品药物组成为制马钱子、制川乌、制草乌、当归、川牛膝、续断、木瓜、木香、杜仲炭、全蝎、珍珠透骨草。

水丸,每14粒重1g。口服。一日1次,成人男子一次2~3g,女子一次1~2g,晚饭后温开水送服。服药后应卧床休息6~8小时。老弱酌减,小儿慎用或遵医嘱。温开水送服。

用药注意:不宜过量、久服,忌食生冷及荞麦;孕妇、儿童、高血压、肝肾不全者禁用。

3. 鉴别用药 五药均有温经散寒、祛风除湿之功。**小活络丸**偏于散寒止痛。**木瓜丸**兼有补益肝肾、补益气血之功,可以用于痹证日久,肝肾不足者。**追风透骨丸**偏于散寒除湿。**三七伤药胶囊**兼有一定活血化瘀之功,可以用于治疗跌打损伤。**伸筋活络丸**偏于舒筋活络,止痛作用较强,因为此药含有马钱子,故不宜久服。

除以上药物外,临床常用治疗风寒湿痹,寒邪偏盛的中成药还有:**狗皮膏**等。**狗皮膏**为外用膏剂,祛风散寒,舒筋活血,主治风寒湿痹。用法用量可参照所选中成药说明书。

三、风寒湿痹,湿邪偏盛

[临床表现]肢体关节、肌肉酸楚、重着、疼痛,肿胀散漫,关节活动不利,肌肤麻木不仁,舌质淡,苔白腻,脉濡缓。

[治法]除湿通络,祛风散寒。

[方药]

首选药:寒湿痹颗粒(丸、片)

药物组成:白芍、白术、当归、附子、甘草、桂枝、黄芪、麻黄、木瓜、威灵仙、细辛、制川乌。

方解:本品中重用附子、川乌以温经通阳,散寒祛湿;当归、桂枝、麻黄、威灵仙、芍药以温经和营止痛,通经络,引药直达病所;黄芪、白术益气健脾渗湿;木瓜平肝舒筋,和胃化湿。细辛散寒止痛,甘草调和诸药;共奏祛湿散寒之功。

制剂规格：颗粒剂,每袋 5g。

蜜丸,每丸重 5g。

片剂,每片重 0.25g。

用法用量：颗粒剂,口服。一次 1 袋,一日 3 次。开水冲服。

蜜丸,口服。一次 1～2 丸,一日 2 次。温黄酒或温开水送服。

片剂,口服。一次 4 片,一日 3 次。开水冲服。

用药注意：孕妇忌服、身热高烧者禁用。

四、风湿热痹

[临床表现] 一个或多个关节红肿、灼热、疼痛,活动不便,局部灼热红肿,痛不可触,得冷则舒,可有皮下结节或红斑,常伴有发热、恶风、汗出、口渴、烦躁不安等全身症状。舌红,舌苔黄或黄腻,脉滑数或浮数。

[治法] 清热通络,祛风除湿。

[方药]

1. 首选药：湿热痹片

药物组成：苍术、忍冬藤、地龙、连翘、黄柏、生薏苡仁、防风、川牛膝、粉萆薢、桑枝、防己、威灵仙。

方解：本品中防风、防己、威灵仙祛风除湿,通利经络。生薏苡仁、粉萆薢、苍术、黄柏清热利湿。地龙性善走窜,有通经活络之功。忍冬藤、连翘清热解毒。桑枝祛寒湿,利关节。川牛膝通利筋脉。诸药配伍,共奏清热通络、祛风除湿之功。

制剂规格：片剂,片芯重 0.25g。

用法用量：口服。一次 6 片,一日 3 次。温开水送服。

2. 参考药 二妙丸：见本章第二十六节腰痛湿热外侵证参考药。

3. 鉴别用药 两药均有清热通络、祛风除湿之功。**湿热痹颗粒**药力较强,**二妙丸**药力较弱。

除以上药物外,临床常用治疗风湿热痹的中成药还有：**风湿**

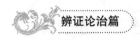

安颗粒等。**风湿安颗粒**清热利湿,益气通络,用于类风湿性关节炎,湿热痹阻证;用法用量可参照所选中成药说明书。

五、肝肾两虚

[临床表现]痹证日久不愈,关节肿胀畸形,屈伸不利,肌肉瘦削,腰膝酸软,或畏寒肢冷,阳痿,遗精,或骨蒸劳热,心烦口干,头晕目眩,失眠。舌质淡红,舌苔薄白或少津,脉沉细弱或细数。

[治法]培补肝肾,舒筋止痛。

[方药]

1. 首选药:**尪痹颗粒(片)**

药物组成:地黄、熟地黄、续断、附片、独活、骨碎补、桂枝、淫羊藿、防风、威灵仙、皂角刺、羊骨、白芍、狗脊、知母、伸筋草、红花。

方解:本品中附片、骨碎补、淫羊藿、续断补肝肾、壮腰脊、填精髓、强筋骨、益元气为主药。独活、防风、桂枝、威灵仙、皂角刺、狗脊、伸筋草祛风除湿,温经散寒,活血通络,蠲痹止痛为辅药。白芍、熟地黄、生地黄、知母养阴,荣筋脉,兼可防止辛燥耗血伤阴,共为佐药。羊骨温补阳气。红花活血通络。诸药配伍,共奏补肾散寒,祛风除湿,养肝荣筋,通经活络之功。

制剂规格:颗粒剂,①每袋装3g;②每袋装6g。

片剂,①糖衣片,片芯重0.25g;②薄膜衣片:每片重0.51g。

用法用量:颗粒剂,口服。一次6g,一日3次。开水冲服。

片剂,口服。①糖衣片,一次7~8片;②薄膜衣片,一次4片。均一日3次。温开水送服。

用药注意:孕妇禁用;忌食生冷食物。

2. 参考药　**独活寄生丸(合剂)**:见本章第二十六节腰痛湿热外侵证首选药。

骨仙片:本品药物组成为熟地黄、枸杞子、女贞子、黑豆、菟丝子、骨碎补、仙茅、牛膝、防己。

片剂:①糖衣片,片芯重0.32g;②薄膜衣片,每片重0.33g;③薄膜衣片,每片重0.41g;口服。一次4~6片。均一日3次。温开水送服。

用药注意:孕妇慎服。感冒发热勿服。

国公酒:本品药物组成为当归、羌活、牛膝、防风、独活、牡丹皮、广藿香、槟榔、麦冬、陈皮、五加皮、厚朴、红花、天南星(矾炙)、枸杞子、白芷、白芍、紫草、补骨脂、青皮、白术、川芎、木瓜、栀子、苍术(炒)、枳壳、乌药、佛手、玉竹、红曲。

酒剂,①每瓶装328ml;②每瓶装656ml;③每瓶装375ml;④每瓶装750ml。一次10ml,一日2次。

用药注意:孕妇忌服。

3. 鉴别用药　四药均具有补肝肾,强筋骨,祛风湿之功。**尪痹颗粒**为治疗风湿久痹的常用中成药。**独活寄生丸**偏于治疗腰膝痹痛。**骨仙片**偏于补肾益精,强筋健骨。**国公酒**为酒剂,温通作用较强,患者可以根据自己酒量酌情增减。

除以上药物外,临床常用治疗肝肾两虚型痹症的中成药还有:**牛膝健步颗粒**等。**牛膝健步颗粒**益气血、补肝肾、祛寒湿、通络止痛,用于膝骨关节炎,屈伸不利等;用法用量可参照所选中成药说明书。

【医嘱】

1. 本病发生多与气候和生活环境有关,平素应注意防风,防寒,防潮,避免久居暑湿之地。特别是居住寒冷地区或气候骤变季节,应注意保暖,免受风寒湿邪侵袭。劳作运动汗出肌疏之时,切勿当风贪凉,乘热浴冷。内衣汗湿应及时更换,垫褥、被子应勤洗勤晒。居住和作业地方保持清洁和干燥。

2. 平时应注意生活调摄,加强体育锻炼,增强体质,有助于提高机体对病邪的抵御能力。

3. 痹证初发,应积极治疗,防止病邪传变。病邪入脏,病情

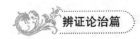

较重者应卧床休息。行走不便者,应防止跌仆,以免发生骨折。长期卧床者,既要保持病人肢体的功能位,有利于关节功能恢复,还要经常变换体位,防止褥疮发生。

4. 久病患者,往往情绪低落,容易产生焦虑心理和消化机能低下,因此,保持病人乐观心境和摄入富于营养、易于消化的饮食,有利于疾病的康复。

第二十七节 痿 证

痿证是指肢体筋脉弛缓,软弱无力,不能随意运动,或伴有肌肉萎缩的一种病证。临床以下肢痿弱较为常见,亦称"痿躄"。

西医学中多发性神经炎、运动神经元疾病、脊髓病变、重症肌无力、周期性麻痹等符合本病特征者,均可参照本节辨证论治。

【病因病机】

1. 感受温毒 温热毒邪内侵,或病后余邪未尽,低热不解,或温病高热持续不退,皆令内热燔灼,伤津耗气,肺热叶焦,津伤失布,不能润泽五脏,五体失养而痿弱不用。

2. 湿热浸淫 久处湿地或涉水冒雨,感受外来湿邪,湿热浸淫经脉,营卫运行受阻,或郁遏生热,或痰热内停,蕴湿积热,导致湿热相蒸,浸淫筋脉,气血运行不畅,致筋脉失于滋养而成痿。

3. 饮食毒物所伤 饮食不节,脾胃运化失常,气血津液生化乏源,无以濡养五脏,以致筋骨肌肉失养;或过食肥甘,嗜酒辛辣,致脾胃虚弱,运化失司,聚湿生痰,湿热内生,均可致痿。此外,服用或接触毒性药物,损伤气血经脉,经气运行不利,脉道失畅,亦可致痿。

4. 久病房劳 先天不足,或久病体虚,或房劳太过,伤及肝肾,精损难复;或劳役太过而伤肾,耗损阴精,肾水亏虚,筋脉失于灌溉濡养而致痿。

5. 跌仆外伤　跌打损伤,瘀血阻络,新血不生,经气运行不利,脑失神明之用,发为痿证;或产后恶露未尽,瘀血流注于腰膝,以致气血瘀阻不畅,脉道不利,四肢失其濡润滋养。

【诊断要点】

患者肢体筋脉弛缓,软弱无力,或者肌肉萎缩,除外中风,即可诊断为本病。

【辨证论治】

一、湿热侵淫

［临床表现］起病较缓,逐渐出现肢体困重,痿软无力,尤以下肢或两足痿弱为甚,兼见微肿,手足麻木,扪及微热,喜凉恶热,或有发热,胸脘痞闷,小便赤涩热痛,舌质红,舌苔黄腻,脉濡数或滑数。

［治法］清热利湿,通利经脉。

［方药］

1. 首选药:**二妙丸**

药物组成:苍术、黄柏。

方解:本品中黄柏苦寒,寒以清热,苦以燥湿,且偏入下焦;苍术苦温,善能燥湿;二药相伍,合成清热燥湿之效,使热祛湿除,诸症自愈。

制剂规格:水丸,每袋装6g。

用法用量:口服。一次6~9g,一日2次。温开水送服。

2. 参考药　**龙胆泻肝丸**:见本章第十五节胁痛肝胆湿热证首选药。

3. 鉴别用药　两药均具有清利湿热之功。**二妙丸**药力较弱。**龙胆泻肝丸**药力过强,用于湿热、实火皆盛者。

二、脾胃虚弱

［临床表现］起病缓慢,肢体软弱无力逐渐加重,神疲肢倦,

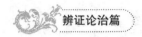

肌肉萎缩,少气懒言,纳呆便溏,面色㿠白或萎黄无华,面浮,舌淡苔薄白,脉细弱。

[治法] 补中益气,健脾升清。

[方药]

1. 首选药:补中益气丸(合剂、颗粒)

药物组成:黄芪、人参、甘草、白术、当归、升麻、柴胡、陈皮。

方解:本品中黄芪味甘微温,入脾肺经,补中益气,升阳固表,故为君药。配伍人参、炙甘草、白术,补气健脾为臣药。当归养血和营,协人参、黄芪补气养血;陈皮理气和胃,使诸药补而不滞,共为佐药。少量升麻、柴胡升阳举陷,协助君药以升提下陷之中气,共为佐使。炙甘草调和诸药为使药。诸药合用,使脾胃强健,中气充沛,诸症自除。共奏健脾益气之功。

制剂规格:丸剂。水丸,每袋装 6g;小蜜丸,每袋装 9g;蜜丸,每丸重 9g。

合剂,每瓶装 100ml。

颗粒剂,每袋装 3g。

用法用量:丸剂,口服。水丸一次 6g;小蜜丸一次 9g;蜜丸一次 1 丸。均一日 2~3 次。温开水送服。

合剂,口服。一次 10~15ml,一日 3 次。温开水送服。

颗粒剂,口服。一次 1 袋,一日 2~3 次。温开水冲服。

用药注意:本品不适用于恶寒发热表证者,暴饮暴食脘腹胀满实证者,高血压患者慎服。

2. 参考药 参苓白术丸(散、颗粒):见本章第十二节泄泻脾胃虚弱证参考药。

3. 鉴别用药 两药均具有益气健脾之功,均能治疗脾胃气虚引起的痿证。**补中益气丸**补中益气之力强,**参苓白术丸**兼有渗湿止泻之功。

三、肝肾亏损

[临床表现]起病缓慢,渐见肢体痿软无力,尤以下肢明显,腰膝酸软,不能久立,甚至步履全废,腿胫大肉渐脱,或伴有眩晕耳鸣,舌咽干燥,遗精或遗尿,或妇女月经不调,舌红少苔,脉细数。

[治法]补益肝肾,滋阴清热。

[方药]

首选药:养血荣筋丸

药物组成:当归、鸡血藤、何首乌、赤芍、续断、桑寄生、铁丝威灵仙、伸筋草、透骨草、油松节、盐补骨脂、党参、炒白术、陈皮、木香、赤小豆。

方解:本品中当归、鸡血藤、何首乌、赤芍活血补血;续断、桑寄生、补骨脂滋补肝肾;威灵仙、伸筋草、透骨草、油松节祛风通络止痛;党参、白术、陈皮健脾益气;木香、赤小豆理气活血止痛。诸药共奏养血活血,舒筋通络,祛风止痛作用。

制剂规格:蜜丸,每丸重9g。

用法用量:蜜丸,口服。一次 1~2 丸,一日 2 次。温开水送服。

用药注意:孕妇禁用。

【医嘱】

1. 避居湿地,防御外邪侵袭,有助于痿证的预防和康复。

2. 病情危重,卧床不起,吞咽呛咳,呼吸困难者,要常翻身拍背,鼓励病人排痰,以防止痰湿壅肺和发生褥疮。对瘫痪者,应注意患肢保暖,保持肢体功能体位,防止肢体挛缩和关节僵硬,有利于日后功能恢复。由于肌肤麻木,知觉障碍,在日常生活与护理中,应避免冻伤或烫伤。

3. 病人进行适当锻炼,对生活自理者,可打太极拳,做五禽戏。病情较重者,可经常用手轻轻拍打患肢,以促进肢体气血运行,有利于康复。

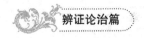

4. 注意精神调养,清心寡欲,避免过劳,生活规律,饮食宜清淡富有营养,忌油腻辛辣,对促进痿证康复亦具重要意义。

第二十八节 郁 证

郁证是由于情志不舒、气机郁滞所致,以心情抑郁、情绪不宁,胸部满闷、胁肋胀痛或易怒喜哭,或咽中如有异物梗塞等症为主要临床表现的一类病证。

西医学的抑郁症、焦虑症、神经官能症、癔症、更年期综合征及反应性精神病,出现郁证的临床表现时,可参考本节辨证论治。

【病因病机】

1. 情志失调 七情过极,刺激过于持久,超过机体的调节能力,导致情志失调,尤以悲忧恼怒最易致病。

2. 体质因素 原本肝旺,或体质素弱,复加情志刺激,易发郁证。

【诊断要点】

患者由于情志不舒,气机郁滞,所引起的性情抑郁,情绪不宁,悲伤善哭,胸胁胀痛,咽中如有异物梗阻等复杂症状,除外器质性病变,即可诊断为本病。

【辨证论治】

一、肝气郁结

[临床表现]精神抑郁,情绪不宁,善太息,少腹或胁肋胀痛,痛无定处,脘闷嗳气,腹胀纳呆,呕吐,大便不调,女子停经,苔薄腻,脉弦。

[治法]疏肝解郁,理气畅中。

[方药]

1. 首选药:**解郁安神颗粒**

药物组成:柴胡,大枣,石菖蒲,姜半夏,炒白术,浮小麦,制

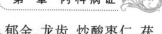

远志,炙甘草,炒栀子,百合,胆南星,郁金,龙齿,炒酸枣仁,茯苓,当归。

方解:本品中柴胡、郁金疏肝解郁;酸枣仁、龙齿、远志、石菖蒲、百合安心神;白术、茯苓补益脾气;浮小麦敛心气而安心神;当归养血活血;栀子清心除烦;半夏、胆南星化痰散结;甘草、大枣调和药性。诸药合用,疏肝解郁,安神定志。

制剂规格:颗粒剂,①每袋5g;②每袋2g(无蔗糖)。

用法用量:口服。一次1袋,一日2次。开水冲服。

2. 参考药　脑乐静:本品药物组成为甘草浸膏、大枣、小麦。

糖浆剂,口服。一次30ml,一日3次;小儿酌减。

用药注意:糖尿病患者禁用;痰多者不宜用。

越鞠丸:见本章第八节胃脘痛肝胃气滞证参考药。

舒肝丸:见本章第十节呕吐肝气犯胃证参考药。

柴胡舒肝丸:见本章第九节腹痛肝气乘脾证参考药。

3. 鉴别用药　四药均具有疏肝理气解郁之功,均可用于治疗肝气郁结证。**解郁安神颗粒**主治情志不舒,肝郁气滞所致心烦,焦虑,更年期综合征、神经官能症等见上述证候者。**脑乐静**兼有养心、健脑、安神之功。**舒肝丸**兼有和胃降逆、活血止痛之功。**越鞠丸**兼有清热活血、化痰消食之功。**柴胡疏肝丸**兼有行气消痞、除胀止痛之功。

除以上药物外,临床常用治疗肝气郁结证的中成药还有:**沉香舒气丸、舒肝止痛丸**等。**沉香舒气丸**主治肝郁气滞,肝胃不和引起的胃脘胀痛,烦躁易怒,周身串通等症;**舒肝止痛丸**主治肝气郁结、肝胃不和引起的胸胁胀满,胃脘疼痛等症。用法用量可参照所选中成药说明书。

二、气郁化火

[临床表现]情急躁易怒,胸胁胀满,口苦而干,或头痛,目赤,耳鸣,或嘈杂吞酸,大便秘结,舌质红,苔黄,脉弦数。

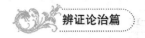

［治法］疏肝解郁,清肝泻火。

［方药］

1. 首选药:加味逍遥丸(口服液)

药物组成:柴胡、当归、白芍、白术、茯苓、甘草、牡丹皮、栀子、薄荷、生姜。

方解:本品中柴胡疏肝解郁,当归、白芍养血柔肝。当归芳香行气,味甘缓急,为肝郁血虚之要药。白术、茯苓健脾祛湿,使运化有权,气血有源,炙甘草益气补中,缓肝之急。生姜温胃和中,薄荷助柴胡散肝郁而生之热。牡丹皮和栀子都是清热凉血的要药,具有良好的清热、除烦、凉血、止血、活血、消瘀的功能 。

制剂规格:水丸,每 100 丸重 6g。

口服液,①每支装 10ml;②每瓶装 100ml;③每瓶装 150ml。

用法用量:水丸,口服。一次 6g,一日 2 次。温开水送服。

口服液,口服。一次 10ml,一日 2 次。

用药注意:切忌气恼劳碌;忌食生冷油腻。

2. 参考药 泻肝安神丸:见本章第七节失眠肝郁化火证首选药。

3. 鉴别用药 两药均具有清热泻肝之功。**加味逍遥丸**和胃之功较强。**泻肝安神丸**兼有养阴安神之功。

三、痰气郁结

［临床表现］精神抑郁,胸部闷塞,胁肋胀满,咽中如有物梗塞,吞之不下,咯之不出,但吞咽食物自如,咽中异物感常随情志变化而轻重,舌苔白腻,脉弦滑。

［治法］行气开郁,化痰散结。

［方药］尚无有效的中成药,建议汤药治疗,可以考虑半夏厚朴汤加减。

四、心脾两虚

［临床表现］心悸胆怯,多思善疑,头晕神疲,失眠健忘,纳差,面色不华,舌质淡,苔薄白,脉细弱。

［治法］健脾养心,补益气血。

［方药］

1. 首选药:**归脾丸(合剂、颗粒)**

药物组成:党参、白术、黄芪、茯苓、远志、酸枣仁、龙眼肉、当归、木香、大枣、甘草。

方解:本品中以党参、黄芪、白术、甘草甘温之品补脾益气以生血,使气旺而血生;当归、龙眼肉甘温补血养心;茯苓(多用茯神)、酸枣仁、远志宁心安神;木香辛香而散,理气醒脾,与大量益气健脾药配伍,复中焦运化之功,又能防大量益气补血药滋腻碍胃,使补而不滞,滋而不腻。

制剂规格:丸剂。水蜜丸,每 30 粒重 6g;蜜丸,每丸重 9g;浓缩丸,每 8 丸相当于饮片 3g。

合剂,①每支装 10ml;②每瓶装 100ml;③每瓶装 120ml。

颗粒剂,每袋装 3g。

用法用量:丸剂,口服。水蜜丸,一次 6g;蜜丸,一次 1 丸;浓缩丸,一次 8～10 丸。均一日 3 次。温开水或生姜汤送服。

合剂,口服。一次 10～20ml,一日 3 次。用时摇匀。

颗粒剂,口服。一次 1 袋,一日 3 次。开水冲服。

用药注意:忌油腻食物;外感或实热内盛者不宜服用。

2. 参考药　**人参归脾丸**:见本章第六节心悸心血不足证参考药。

人参养荣丸:见本章第六节心悸心血不足证参考药。

3. 鉴别用药　三药均具有健脾养心、益气补血之功。**归脾丸**具有益气健脾、养心安神之功。**人参归脾丸**偏于补益心脾。**人参养荣丸**偏于补益气血。

五、心肾阴虚

［临床表现］虚烦少寐,惊悸多梦,头晕耳鸣,健忘,五心烦热,盗汗,口咽干燥,男子遗精,女子月经不调,舌红少津,脉

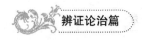

细数。

［治法］滋养心肾。

［方药］

首选药:天王补心丸(口服液、片)

药物组成:丹参,当归,石菖蒲,党参,茯苓,五味子,麦冬,天冬,地黄,玄参,远志,酸枣仁,柏子仁,桔梗,甘草,朱砂。

方解:本品中重用甘寒之生地黄,入心能养血,入肾能滋阴,故能滋阴养血,壮水以制虚火,为君药。天冬、麦冬滋阴清热,酸枣仁、柏子仁养心安神,当归补血润燥,共助生地黄滋阴补血,并养心安神,俱为臣药。玄参滋阴降火;茯苓、远志养心安神;人参补气以生血,并能安神益智;五味子之酸以敛心气,安心神;丹参清心活血,合补血药使补而不滞,则心血易生;朱砂镇心安神,以治其标,以上共为佐药。桔梗为舟楫,载药上行以使药力缓留于上部心经,为使药。

制剂规格:蜜丸,每丸重9g。

口服液,每瓶100ml。

片剂,每片重0.5g。

用法用量:蜜丸,口服。一次1丸,一日2次。温开水送服。

口服液,口服。一次15ml,一日2次。温开水送服。

片剂,口服。一次4~6片,一日2次。温开水送服。

【医嘱】

1. 正确对待各种事物,避免忧思郁怒,防止情志内伤,是防治郁证的重要措施。

2. 医务人员深入了解病史,详细进行检查,用诚恳、关怀、同情、耐心的态度对待病人,取得患者的充分信任,在郁证的治疗及护理中具有重要作用。

3. 对郁证患者,应做好精神治疗的工作,使病人能正确认识和对待疾病,增强治愈疾病的信心,并解除情志致病的原因,以促进郁证的完全治愈。

第二十九节 内伤发热

内伤发热是指以内伤为病因,脏腑功能失调、气血阴阳失衡所导致的,以发热为主要临床表现的病证。一般起病较缓,病程较长,热势轻重不一,但以低热为多,或自觉发热而体温并不升高。

西医学中的功能性低热、肿瘤、血液病、结缔组织疾病、结核病、内分泌疾病及部分慢性感染性疾病所引起的发热,和某些原因不明的发热,均可参照本节辨证论治。

【病因病机】

1. 久病体虚 久病或原本体虚,失于调理,以致机体的气、血、阴、阳亏虚,阴阳失衡而引起发热。若中气不足,阴火内生,可引起气虚发热;久病心肝血虚,或脾虚不能生血,或长期慢性失血,以致血虚阴伤,无以敛阳,导致血虚发热;素体阴虚,或热病日久,耗伤阴液,或误用、过用温燥药物,导致阴精亏虚,阴衰则阳盛,水不制火,而导致阴虚发热。寒证日久,或久病气虚,气损及阳,脾肾阳气亏虚,虚阳外浮,导致阳虚发热。

2. 饮食劳倦 饮食失调,劳倦过度,脾胃受损,水谷精气不充,以致中气不足,阴火内生,或脾虚不能化生阴血,而引起发热。若脾胃受损,运化失职,以致痰湿内生,郁而化热,进而引起湿郁发热。

3. 情志失调 情志抑郁,肝气不能条达,气郁化火,或恼怒过度,肝火内盛,导致气郁发热。

4. 外伤出血 外伤以及出血使血循不畅,瘀血阻滞经络,气血壅遏不通,因而引起瘀血发热。外伤以及血证时出血过多,或长期慢性失血,以致阴血不足,无以敛阳而引起血虚发热。

【诊断要点】

患者表现以低热为多,偶见高热,或自觉发热,或五心烦热

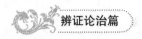

而体温并不升高,除外外感发热,即可诊断为本病。

【辨证论治】

一、阴虚发热

[临床表现] 午后潮热,或夜间发热,不欲近衣,手足心热,烦躁,少寐多梦,盗汗,口干咽燥,质红,或有裂纹,苔少甚至无苔,脉细数。

[治法] 滋阴清热。

[方药]

1. 首选药:**大补阴丸**

药物组成:熟地黄、盐知母、盐黄柏、醋龟甲、猪脊髓。

方解:方中熟地黄、龟甲补肾滋阴,阴复则火自降;黄柏、知母苦寒泻火,火降则阴可保;猪脊髓与蜂蜜均属血肉之品,能填精益髓,保阴生津。诸药合用,共收滋阴降火之效。

制剂规格:蜜丸,每丸重9g。

用法用量:蜜丸,口服。一次1丸,一日2次。温开水送服。

用药注意:糖尿病患者禁服。

2. 参考药　知柏地黄丸:见本章第二十节消渴肾阴亏虚证参考药。

3. 鉴别用药　两药均可滋阴清热,**大补阴丸**药力较强,而**知柏地黄丸**药力较缓。

除以上药物外,临床常用治疗阴虚发热的中成药还有:**人参固本丸、归芍地黄丸**等。**人参固本丸**既能滋阴,又能补气,对于阴虚气亏所致的慢性虚弱疾病用之为宜;**归芍地黄丸**滋阴补血,用于肝肾两亏,阴虚血少,耳鸣咽干,午后潮热等症;用法用量可参照所选中成药说明书。

二、血虚发热

[临床表现] 发热,热势多为低热,头晕眼花,身倦乏力,心悸不宁,面白少华,唇甲色淡,舌质淡,脉细弱。

[治法] 益气养血。

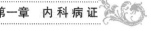

[方药]

1. **首选药:当归补血口服液**

药物组成:黄芪、当归。

方解:方中重用黄芪益气固表,且能补气生血,故为主药。辅以当归补血和营,使气有所依附。二药配伍,使气旺血生,阳有所附,则虚热、心悸、眼花诸症自除。

制剂规格:口服液,每支装 10ml。

用法用量:口服。一次 10ml,一日 2 次。

2. **参考药　人参归脾丸**:见本章第六节心悸心血不足证参考药。

3. 鉴别用药　两药均有益气养血退热之功,用于治疗血虚发热之证。**当归补血口服液**补气之力较强,补气以生血。**人参归脾丸**健脾益气之力较强,兼有养心安神之功。

除以上药物外,临床常用治疗血虚发热的中成药还有:**河车大造丸**、**益气维血颗粒**等。**河车大造丸**用于劳伤虚损,精血不足;**益气维血颗粒**用于气血两虚所致的眩晕,自汗等;用法用量可参照所选中成药说明书。

三、气虚发热

[临床表现]发热,热势或低或高,常在劳累后发作或加剧,头晕乏力,气短懒言,自汗,易于感冒,食少便溏,舌质淡,苔白薄,脉细弱。

[治法]益气健脾,甘温除热。

[方药]

1. **首选药:补中益气丸(合剂、颗粒)**

药物组成:黄芪、人参、甘草、白术、当归、升麻、柴胡、陈皮。

方解:本品中黄芪味甘微温,入脾肺经,补中益气,升阳固表,故为君药。配伍人参、炙甘草、白术,补气健脾为臣药。当归养血和营,协人参、黄芪补气养血;陈皮理气和胃,使诸药补而不滞,共为佐药。少量升麻、柴胡升阳举陷,协助君药以升提下陷之中气,共为佐使。炙甘草调和诸药为使药。诸药合用,使脾胃强健,中气充沛,诸症自除。共奏健脾益气之功。

制剂规格:丸剂。水丸,每袋装 6g;小蜜丸,每袋装 9g;蜜丸,每丸重 9g。

合剂,每瓶装 100ml。

颗粒剂,每袋装 3g。

用法用量:丸剂,口服。水丸一次 6g;小蜜丸一次 9g;蜜丸一次 1 丸。均一日 2～3 次。温开水送服。

合剂,口服。一次 10～15ml,一日 3 次。温开水送服。

颗粒剂,口服。一次 1 袋,一日 2～3 次。温开水冲服。

用药注意:本品不适用于恶寒发热表证者,暴饮暴食脘腹胀满实证者,高血压患者慎服。

2. 参考药　黄芪膏:本品药物组成为黄芪。

煎膏剂,每瓶装 300g。口服。一次 10g,一日 2 次。热开水冲服。

党参膏:见本章第十七节气血亏虚证参考药。

3. 鉴别用药　补中益气丸益气健脾、甘温除热之力最强;党参膏次之,但兼有养血之功;黄芪膏药平力薄,作用较弱。

四、阳虚发热

[临床表现]发热而欲近衣,形寒怯冷,四肢不温或下肢发冷,少气懒言,面色㿠白,头晕嗜寐,舌质淡胖,或有齿痕,苔白润,脉沉细无力。

[治法]温补肾阳。

[方药]

1. 首选药:金匮肾气丸

药物组成:地黄、山药、山茱萸、茯苓、牡丹皮、泽泻、桂枝、附子。

方解:本品中重用干地黄滋阴补肾为君药。臣以山茱萸、山药补肝脾而益精血;加以附子、桂枝之辛热,助命门以温阳化气。君臣相伍,补肾填精,温肾助阳,乃阴中求阳之治。从用量分析,补肾药居多,温阳药较轻,其立方之旨,又在微微生火,鼓舞肾气,取"少火生气"之意,而非峻补。又配泽泻、茯苓利水渗湿泄浊,丹皮清泄肝火,三药于补中寓泻,使邪去则补乃得力,并防滋阴药之腻滞。诸药合用,温而不燥,滋而不腻,助阳之弱以化水,滋阴之虚以生气,使肾阳振奋,气化复常,则诸症自除。

制剂规格:丸剂。水蜜丸,每 100 粒重 20g;蜜丸,每丸重 6g。

用法用量:口服。水蜜丸,一次 4~5g(20~25 粒);蜜丸,一次 1 丸。均一日 2 次。温开水送服。

用药注意:孕妇忌服。

2. **参考药 右归丸**:参见本章第二十节消渴阴阳两虚证参考药。

愈三消胶囊:见本章第二十节消渴阴阳两虚证参考药。

3. **鉴别用药 三药**均具有温肾助阳作用。**右归丸**温补力量较**金匮肾气丸**更强。**愈三消胶囊**兼有益气健脾之功效。

五、气郁发热

[临床表现] 低热或潮热,热势常随情绪波动而起伏,精神抑郁,胁肋胀满,烦躁易怒,口干而苦,纳食减少,舌红,苔黄,脉弦数。

[治法] 疏肝解郁,清肝泄热。

[方药]

首选药:加味逍遥丸(口服液)

药物组成:柴胡、当归、白芍、白术、茯苓、甘草、牡丹皮、栀子、薄荷、生姜。

方解:本品中柴胡疏肝解郁,当归、白芍养血柔肝。当归芳香行气,味甘缓急,为肝郁血虚之要药。白术、茯苓健脾祛湿,使

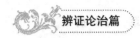

运化有权,气血有源,炙甘草益气补中,缓肝之急。生姜温胃和中,薄荷助柴胡散肝郁而生之热。牡丹皮和栀子都是清热凉血的要药,具有良好的清热、除烦、凉血、止血、活血、消瘀的功能。

制剂规格:水丸,每 100 丸重 6g。

口服液,①每支装 10ml;②每瓶装 100ml;③每瓶装 150ml。

用法用量:水丸,口服。一次 6g,一日 2 次。温开水送服。

口服液,口服。一次 10ml,一日 2 次。

用药注意:切忌气恼劳碌;忌食生冷油腻。

六、血瘀发热

[临床表现] 午后或夜晚发热,或自觉身体某些部位发热,口燥咽干,但不多饮,肢体或躯干有固定痛处或肿块,甚或肌肤甲错,面色萎黄或黯黑,舌质青紫或有瘀点、瘀斑,脉弦或涩。

[治法] 活血化瘀。

[方药]

1. 首选药:血府逐瘀口服液(丸、胶囊)

药物组成:桃仁、红花、赤芍、川芎、枳壳、柴胡、桔梗、当归、地黄、牛膝、甘草。

方解:本品中桃仁、红花活血祛瘀,通络止痛,共为君药。地黄、川芎、赤芍、当归、牛膝活血化瘀,宣痹止痛,以助君药之力,为臣药。柴胡疏肝解郁,升达清阳;桔梗开宣肺气,载药上行;枳壳升降气机,开胸行气,使气行则血行,为佐药。甘草调和诸药,为使药。诸药相合,共奏活血祛瘀,行气止痛之功。

制剂规格:口服液,每支 10ml。

蜜丸,每丸重 9g。

胶囊,每粒装 0.4g。

用法用量:口服液,口服。一次 20ml,一日 3 次。

蜜丸,口服。一次 1~2 丸,一日 2 次。空腹时用红糖水送服。

胶囊,口服。一次6粒,一日2次。温开水送服。

用药注意:忌食辛冷食物,孕妇禁用。

2. 参考药 **大黄蛰虫丸**,本品药物组成为熟大黄、土鳖虫、水蛭、虻虫、蛴螬、干漆、桃仁、苦杏仁、黄芩、地黄、白芍、甘草。

丸剂。蜜丸,每丸重3g。

口服。水蜜丸一次3g;小蜜丸一次3~6丸;蜜丸一次1~2丸。均一日1~2次。温开水送服。

用药注意:孕妇忌用;有出血倾向者慎用,皮肤过敏者停服。

3. 鉴别用药 两药均有活血化瘀之功。**大黄蛰虫丸**祛瘀之力较强,适用于血瘀内停日久者。

【医嘱】

1. 及时治疗外感发热及其他疾病,防止久病伤正,保持精神愉快,避免过度劳累,注意调节饮食,防止用药失当等,对预防内伤发热有重要作用。

2. 内伤发热患者应注意休息,发热高者应卧床,部分长期低热的患者,在体力许可的条件下,可做适当活动。卫表不固而有自汗、盗汗者,应注意保暖、避风,防止感受外邪。

第三十节 汗 证

汗证是指人体阴阳失调,营卫不和,腠理不固,而致汗液外泄失常的病证。若清醒时汗出,动辄益甚者,称为自汗;寐中汗出,醒来自止者,称为盗汗,二者统称为"汗证"。

西医学中的甲状腺功能亢进、自主神经功能紊乱、风湿热、结核病、低血糖、虚脱、休克,及肝病黄疸等传染病以汗出为主要表现者,可参考本节辨证论治。

【病因病机】

1. 病后体虚 素体薄弱,病后体虚,或久患咳喘,耗伤肺

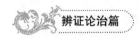

气,肺气不足之人,肌表疏松,表虚不固,腠理开泄而致自汗。或因表虚卫弱,复加微受风邪,导致营卫不和,卫外失司,而致汗出。

2. 情志不调　思虑烦劳过度,损伤心脾,血不养心,心不敛营,则汗液外泄。或因耗伤阴精,虚火内生,阴津被扰,不能自藏而汗泄。亦有因忿郁恼怒,气机郁滞,肝郁化火,火热逼津外泄,而致汗出。

3. 饮食不节　嗜食辛辣厚味,或素体湿热偏盛,以致湿热内盛,邪热郁蒸,津液外泄而致汗出增多。

【诊断要点】

不因穿衣过厚、天气炎热、过饮热汤、劳动奔走或服发汗药而汗出者,即可诊断为本病。

【辨证论治】

一、营卫不和

[临床表现] 时时汗出,或但头、手、足或半身汗出,微恶风,微发热,头痛,舌苔薄白,脉浮缓。

[治法] 疏风解表,调和营卫。

[方药]

首选药:**桂枝合剂**

药物组成:桂枝、白芍、生姜、甘草、大枣。

方解:本品中用桂枝为君药,解肌发表,散外感风寒,又用芍药为臣,益阴敛营。桂、芍相合,一治卫强,一治营弱,合则调和营卫,是相须为用。生姜辛温,既助桂枝解肌,又能暖胃止呕。大枣甘平,既能益气补中,又能滋脾生津。姜、枣相合,还可以升腾脾胃生发之气而调和营卫,所以并为佐药。炙甘草之用有二:一为佐药,益气和中,合桂枝以解肌,合芍药以益阴;一为使药,调和诸药。诸药配伍,共奏疏风解表,调和营卫之功。

制剂规格:合剂,瓶装,每瓶 100ml。

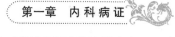

用法用量:合剂,口服。一次 10~15ml,一日 3 次。

用药注意:孕妇禁用;表实无汗或温病发热、口渴者禁服。

二、肺卫不固

[临床表现]汗出恶风,稍劳汗出尤甚,或表现半身,某一局部出汗,易于感冒,体倦乏力,面色少华,苔薄白,脉细弱。

[治法]益气固表。

[方药]

1. 首选药:**玉屏风颗粒**

药物组成:黄芪、白术、防风。

方解:本品中黄芪甘温,内补脾肺之气,外可固表止汗,为君药;白术健脾益气,助黄芪以加强益气固表之功,为臣药;佐以防风走表而散风邪,合黄芪、白术以益气祛邪。且黄芪得防风,固表而不致留邪;防风得黄芪,祛邪而不伤正,有补中寓疏,散中寓补之意。

制剂规格:颗粒剂,每袋装 5g。

用法用量:颗粒剂,口服。一次 5g,一日 3 次。开水冲服。

2. 参考药 **黄芪膏**:见本章第三十节节内伤发热气虚发热证参考药。

复芪止汗颗粒:本品药物组成为黄芪、党参、麻黄根、炒白术、煅牡蛎、五味子(蒸)。

颗粒剂,每袋装 20g。口服。儿童 5 岁以下一次 20g,一日 2次;5~12 岁一次 20g,一日 3 次;成人一次 40g,一日 2 次。温开水冲服。

用药注意:佝偻病、结核病、甲状腺功能亢进、更年期综合征等患者,服用本品同时应作病因治疗。

3. 鉴别用药 三药均具有益气固表之功。**玉屏风颗粒**偏于补卫气,固表止汗,常用于预防感冒。**黄芪膏**药力相对较弱。**复芪止汗颗粒**兼有收敛之功。

除以上药物外,临床常用治疗肺卫不固型汗出的中成药还

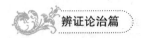

有:**黄芪精**、**益气清热膏**等。**黄芪精**用于脾肺气虚,症见自汗,倦怠乏力,精神萎靡等;**益气清热膏**用于慢性肾小球肾炎,气虚外感型,感冒反复发作,汗出乏力等症;用法用量可参照所选中成药说明书。

三、阴虚火旺

[临床表现]夜寐盗汗,或有自汗,五心烦热,或兼午后潮热,两颧色红,口渴,舌红少苔,脉细数。

[治法]滋阴降火。

[方药]

1. 首选药:该病证汤药可用**当归六黄汤**,目前尚无中成药。

2. 参考药　**知柏地黄丸**:见本章第二十节消渴肾阴亏虚证参考药。

天王补心丸(口服液、片):见本章第六节心悸阴虚火旺证首选药。

3. 鉴别用药　以上两药均可用于阴虚火旺之汗证。**知柏地黄丸**偏于滋阴降火;**天王补心丸**偏于清热养心安神。

除以上药物外,临床常用治疗阴虚火旺型汗出的中成药还有:**生脉饮**、**心康口服液**、**人参固本丸**等。**生脉饮**用于气阴两亏,症见咽干口渴,自汗等;**心康口服液**用于阴虚热盛型急性病毒性心肌炎,症见心悸,气短,动则汗出等;**人参固本丸**用于肺肾阴虚气亏,症见心悸气短,潮热盗汗,咽干口燥等症。用法用量可参照所选中成药说明书。

【医嘱】

1. 加强体育锻炼,注意劳逸结合,避免思虑烦劳过度,保持精神愉快,少食辛辣刺激性食物,是预防自汗、盗汗的重要措施。

2. 汗出之时,腠理空虚,易于感受外邪,故当避风寒,以防感冒。汗出之后,应及时用干毛巾将汗擦干。

3. 出汗多者,需经常更换内衣,并注意保持衣服、卧具干燥清洁。

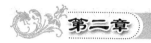

妇产科病证

第一节 月经先期

月经来潮比正常周期提前7天以上,甚则一月两行,连续出现3个月经周期以上者,称为"月经先期",亦称"经期超前""经早"等。若月经仅提前3~5天,或偶尔提前一次,又无任何不适者,不作月经先期论。

西医学有排卵型黄体不健的功能失调性子宫出血和盆腔炎所致的经期提前可参照本节内容进行辨证论治。

【病因病机】

月经先期病因统摄无权,冲任失固;血热则迫血妄行,以致血海不宁,可使月经先期而至。

1. 脾虚不摄 体质素弱,或饮食失节,或劳倦过度,或思虑过多,损伤脾气,脾伤则中气虚弱,不能摄血归源,使冲任不固,精血失于统摄而妄溢,遂致月经先期。

2. 肾气不固 青年肾气未充,或绝经前肾气渐衰,或多次流产损伤肾气,使肾气不固,户闭失司,冲任失于约制,经血下溢而为月经先期。

3. 肝经郁热 情志不畅,肝气郁滞,木火妄动,疏泄过度,扰及冲任,冲任不固,血遂妄行,因而经不及期而先来。

4. 阴虚内热 素体阴虚,或失血伤阴,或久病失养,或多产房劳耗伤精血,以致阴液亏损,虚热内生,热扰冲任,经血失其固

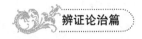

摄而妄溢,则月经先期而下。

【诊断要点】

月经来潮比正常周期提前 7 天以上,或 20 天左右一行,连续出现 2 个月经周期以上者即可诊断。

【辨证论治】

一、脾虚不摄

[临床表现]月经先期,经量多,色淡质稀,神疲体倦,心悸气短,小腹空坠,食少便溏,舌质淡白,脉虚弱无力。

[治法]补脾益气,固冲调经。

[方药]

1. 首选药:**补中益气丸(合剂、颗粒)**

药物组成:人参、白术、当归、黄芪、甘草、陈皮、柴胡、升麻。

方解:本品中黄芪补中益气,升阳固表。以人参、白术、甘草补气健脾而和中。补气易于气滞,故配陈皮理气,使之补而不滞。脾胃虚弱,中气下陷,故用升麻、柴胡助人参、黄芪以升举阳气,使下陷之气,得以提升。脾为气血生化之源,脾虚则血弱,故配当归以补血。诸药合用,使脾胃强健,中气充沛,则统摄有权,诸症自除。

制剂规格:丸剂。水丸,每袋装 6g;小蜜丸,每袋装 9g;蜜丸,每丸重 9g。

合剂,每瓶装 100ml。

颗粒剂,每袋装 3g。

用法用量:丸剂,口服。水丸一次 6g;小蜜丸一次 9g;蜜丸一次 1 丸。均一日 2~3 次。温开水送服。

合剂,口服。一次 10~15ml,一日 3 次。

颗粒剂,口服。一次 1 袋,一日 2~3 次。开水冲服。

用药注意:本品不适用于恶寒发热表证者,暴饮暴食脘腹胀满实证者,高血压患者慎服。

2. **参考药** **人参归脾丸**:本品药物组成为人参、黄芪、白术、茯苓、甘草、当归、桂圆肉、酸枣仁、远志、木香。

蜜丸,每丸重 9g。口服。一次 1 丸,一日 2 次。温开水
送服。

用药注意:身体壮实不虚者忌服。

益气养元丸:本品药物组成为人参、黄芪、白术、党参、甘草、
当归、山药、陈皮、升麻、柴胡。

蜜丸,每丸重9g。一次 1 丸,一日 2 次。温开水送服。

3. 鉴别用药 **补中益气丸**具有补中益气,升阳举陷之功。
除可治疗脾气虚弱,月经先期外,还可用于治疗气虚发热证以及
中气下陷所致的内脏下垂之证。**人参归脾丸**具有益气健脾,补
血养心之功。除可治疗脾气虚弱,月经先期外,还可用于治疗心
血不足,血不养心之心悸、失眠、怔忡、健忘之证。**益气养元丸**具
有健脾养胃,升举中气之功。本药即补中益气丸原方加入了党
参、山药而成。功用与补中益气丸基本相同,但增强了补气健脾
作用。

【医嘱】

1. 饮食规律,禁服辛辣刺激食物,避免暴饮暴食。

2. 调畅情志,避免肝木乘脾,加重病情。

3. 起居有节,避免过度劳累。

二、肾气不固

[临床表现]月经先期,经量少,色淡质稀,腰膝酸软,头晕
目眩,耳鸣作响,精神不振,小便频数,带下淋漓,舌质淡红,舌苔
薄白,脉沉细无力。

[治法]补肾益气,固冲调经。

[方药]

1. 首选药:**右归丸**

药物组成:熟地黄、山茱萸、枸杞子、菟丝子、山药、鹿角胶、
当归、杜仲炭、肉桂、川附子。

方解:本品中熟地黄、山茱萸、枸杞子、山药滋肾阴,填精髓。

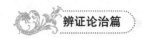

菟丝子、鹿角胶、当归、杜仲炭温肾阳,益精血。肉桂、川附子补命火,散阴寒。诸药配伍,阴中求阳,化生肾气,共奏补肾益气,固冲调经之功。

制剂规格:丸剂。小蜜丸,每 10 丸重 1.8g;蜜丸,每丸重 9g。

用法用量:口服。小蜜丸,一次 9g;蜜丸,一次 1 丸。均一日 3 次。温开水送服。

2. 参考药 金匮肾气丸:本品药物组成为熟地黄、山茱萸、山药、茯苓、泽泻、牡丹皮、附子、肉桂。

丸剂。水蜜丸,每100粒重20g,口服。一次 4~5g(20~25 粒);蜜丸,每丸重6g,口服。一次 1 丸。均一日 2 次。温开水送服。

用药注意:孕妇忌服。

3. 鉴别用药 右归丸除能温肾益气,固冲调经外,兼能补益精血,纯补无泻,温补力量较金匮肾气丸强。**金匮肾气丸**除能温肾益气,固冲调经外,兼能化气行水,治疗肾虚水肿之症,是补中有泻。

【医嘱】

1. 节制性生活,避免房劳伤肾。

2. 注意计划生育,防止堕胎,损伤肾气,加重病情。

三、肝经郁热

[临床表现]月经先期,经量或多或少,色或紫或红,或有血块,胸胁、乳房、少腹胀痛,心烦易怒,口苦咽干,面红目赤,舌质红,舌苔薄黄,脉弦数。

[治法]清肝解郁,凉血调经。

[方药]

1. 首选药:加味逍遥丸(口服液)

药物组成:当归、柴胡、白芍、茯苓、白术、甘草、薄荷、生姜、牡丹皮、栀子。

方解:本品中以柴胡疏肝解郁为主,以除致病之因。以当归、白芍养血柔肝为辅。佐茯苓、白术、甘草、生姜健脾和中,以助生化之源。配少许薄荷助柴胡疏肝解郁,并能清散郁热。加入丹皮、栀子,以增强清热凉血之功。诸药为伍,共奏清肝解郁,凉血调经之功。

制剂规格:水丸,每 100 丸重 6g。

口服液,①每支装 10ml;②每瓶装 100ml;③每瓶装 150ml。

用法用量:水丸,口服。一次 6g,一日 2 次。温开水送服。

口服液,口服。一次 10ml,一日 2 次。

用药注意:切忌气恼劳碌,忌食生冷油腻。

2. 参考药 **安坤颗粒**:本品药物组成为牡丹皮、栀子、当归、白术、白芍、茯苓、女贞子、墨旱莲、益母草。

颗粒剂,每袋装 10g。口服。一次 1 袋,一日 2 次。开水冲服。

3. 鉴别用药 **加味逍遥丸**和**安坤颗粒**均有调经作用,主治热扰冲任,冲任不固,月经提前。**加味逍遥丸**在逍遥丸方上加牡丹皮清血中伏火,导热下行,具有舒肝清热,养血调经的功效,主治肝郁血虚,有热之月经不调。**安坤颗粒**以滋阴清热凉血化瘀为主,用于阴虚、血瘀化热而致的月经提前或月经不调。

【医嘱】

1. 经前和经期都应保持心情舒畅,忌恼怒。

2. 少食辛热香燥之品,以免助阳耗阴,导致血分蕴热,迫血妄行。

四、阴虚内热

[临床表现]月经先期,经量偏少或正常(亦有偏多者),色红质稠,两颧潮红,午后发热,骨蒸盗汗,五心烦热,舌质红而干,少苔,脉细数无力。

[治法]养阴清热,凉血调经。

[方药]

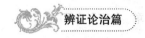

1. 首选药:大补阴丸

药物组成:熟地黄、龟甲、黄柏、知母、猪脊髓。

方解:本品中以熟地黄滋补肾阴。龟甲育阴潜阳。猪脊髓峻补精髓。知母、黄柏苦寒坚阴,降泻肾火而保存阴液。诸药配伍,使肾之阴液得以补充,血之虚热得以清除,共奏养阴清热,凉血调经之功。

制剂规格:蜜丸,每丸重 9g。

用法用量:口服。一次 1 丸,一日 2 次。温开水送服。

2. 参考药　乌鸡白凤丸(片、颗粒):本品药物组成为人参、黄芪、山药、当归、川芎、白芍、熟地黄、乌鸡、鹿角胶、天冬、生地黄、鳖甲、银柴胡、丹参、鹿角霜、桑螵蛸、煅牡蛎、芡实、香附。

丸剂。蜜丸,每丸重 9g。口服。蜜丸,一次 1 丸;小蜜丸一次 9g;水蜜丸,一次 6g。均一日 2 次。温开水送服。

片剂,每片重 0.5g。口服。一次 2 片,一日 2 次。温开水送服。

颗粒剂,每袋装 2g。口服。一次 1 袋,一日 2 次。开水冲服。

知柏地黄丸:本品药物组成为熟地黄、山药、山茱萸、茯苓、泽泻、牡丹皮、知母、黄柏。

丸剂。蜜丸,每丸重 9g。口服。蜜丸,一次 1 丸;水蜜丸一次 6g,小蜜丸一次 9g。均一日 2 次。浓缩丸,每 10 丸重 1.7g。口服。一次 8 丸,一日 3 次。淡盐汤或温开水送服。

固经丸:本品药物组成为黄柏、黄芩、椿根皮、香附、白芍、龟甲。

水丸,每袋 6g。口服。一次 6g。一日 2 次。温开水送服。

3. 鉴别用药　大补阴丸具有滋肾水,降虚火之功。适用于阴虚内热之月经先期,量少者。还可用于治疗阴虚火旺所致的五心烦热、咳嗽咯血之证。**乌鸡白凤丸**具有补气益血,固摄冲任之功。适用于阴虚内热之月经先期,经量少者。还可用于治疗气血两亏所致的多种妇女疾病。**知柏地黄丸**具有滋补肾阴,清降肾火之功。适用于阴虚内热之月经先期,量少者。还可用于治疗阴虚火旺所致的骨蒸潮热,遗精盗汗等症。本品滋阴降火之力较大补阴丸弱。**固经丸**具有滋阴清热,固经止带之功。适用于阴虚内热之月经先期,量多者。还可用于治疗阴虚有热所致的赤白带下之证。

【医嘱】

1. 少食辛热香燥之品,以免助阳耗阴,导致血分蕴热,迫血妄行。

2. 节制性生活。

3. 调畅情志。

第二节　月　经　后　期

月经来潮比正常周期延迟 7 天以上,或延后时间更长,连续出现 3 个月经周期以上者,称为"月经后期",亦称"月经后错""经迟"等。若月经周期仅延迟 3~5 天,或偶尔一次周期较长,又无任何不适者,不作月经后期论。

西医学的月经稀发可参照本节内容进行辨证论治。

【病因病机】

月经后期病机有虚实之分。虚者或因为营血亏损,或因为阳气虚衰,以致血源不足,血海不能按时满溢;实者或因为气滞血瘀,冲任受阻,或因寒凝血瘀,冲任不畅,致使经期延后。月经后期伴有月经量少,无论虚实,常可发展成闭经。

1. 寒凝冲任　经产之期,过食生冷,或淋雨涉水,感受寒邪,寒邪乘虚客于冲任,血被寒凝,流行不畅而发病。

2. 阳虚内寒　禀赋素弱,阳气不足,或房劳过度,损伤阳气,虚寒内生,脏腑失于温养,血的生化与运行受遏,血海不能如期盈溢。

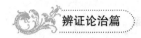

3. 血虚失盈　久病耗损,营血不足,或长期缓慢失血,产乳过多,冲任亏虚,血海不足,以致经期后错。

4. 气滞血瘀　情志抑郁,肝气不舒,气机不畅,血行不利,冲任受阻,经血不能以时而致。

【诊断要点】

月经周期延迟 7 天以上,连续出现 3 个月经周期以上者,即可诊断为本病。

【辨证论治】

一、寒凝冲任

[临床表现] 经期后错,量少色黯,有血块,小腹冷痛,喜温拒按,畏寒肢冷,舌苔薄白,脉沉紧。

[治法] 温经散寒,活血调经。

[方药]

1. 首选药:**少腹逐瘀颗粒(丸)**

药物组成:小茴香、干姜、官桂、延胡索、没药、当归、川芎、赤芍、蒲黄、五灵脂。

方解:本品中小茴香、干姜、官桂温通下焦。当归养血活血,延胡索、川芎活血行气,没药、赤芍、蒲黄、五灵脂活血祛瘀止痛。诸药配伍,共奏温经散寒,活血调经之功。

制剂规格:颗粒剂,每袋 6g。

蜜丸,每丸重 9g。

用法用量:颗粒剂,口服。一次 6g,一日 2～3 次。开水冲服。

蜜丸,口服。一次 1 丸,一日 2～3 次。温黄酒或温开水送服。

用药注意:孕妇忌服。

2. 参考药　**舒肝保坤丸**:本品药物组成为香附、木香、陈皮、沉香、厚朴、枳实、槟榔、莱菔子、山楂、法半夏、砂仁、草果、干姜、红花、桃仁、五灵脂、蒲黄、益母草、当归、川芎、白芍、生阿胶、白术、茯苓、山药、黄芪、木瓜、山茱萸、官桂、艾叶炭、黄芩、石菖蒲、防风。

蜜丸,每丸重9g。一次1丸,一日2次。温开水送服。

3. 鉴别用药　**少腹逐瘀颗粒**具有温经散寒,活血调经之功。用于治疗由于寒邪客于胞宫,血被寒凝,形成瘀血,瘀血阻滞,故经来量少者较为适宜。**舒肝保坤丸**重在理气行滞,兼可活血调经,用于气滞为主者功效较好。还可用于肝郁气滞,横逆犯胃之不思饮食、呕吐恶心之症。

【医嘱】

1. 经期应注意保暖,避免受寒,切忌涉水、淋雨、冒雪、坐卧湿地等,严禁游泳、冷水浴。

2. 忌食生冷食物。

二、阳虚内寒

[临床表现]经行后错,量少色淡,腹部隐痛,喜热喜按,头晕气短,腰酸凉无力,尿清长频数,面色白,舌质淡,舌苔薄白,脉沉迟无力。

[治法]温经扶阳,养血调经。

[方药]

1. 首选药:**艾附暖官丸**

药物组成:艾叶炭、吴茱萸、官桂、当归、川芎、白芍、生地黄、黄芪、香附、续断。

方解:本品中以艾叶炭、吴茱萸、官桂温经散寒,暖宫止痛。以当归、川芎、白芍、生地黄补血活血。以黄芪益气扶阳。配香附解郁和肝,疏通血中之气。用续断助肾调经。诸药配伍,共奏温经扶阳,养血调经之功。

制剂规格:蜜丸,每丸重9g。

用法用量:口服。一次1丸,一日2次。温开水送服。

2. 参考药　**女金丸:**本品药物组成为当归、熟地黄、白芍、川芎、茯苓、白术、甘草、党参、阿胶、官桂、延胡索、香附、陈皮、砂

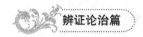

仁、没药、益母草、牡丹皮、白芷、藁本、鹿角霜、赤石脂、黄芩、白薇。

蜜丸,每丸重9g。口服。一次 1 丸,一日 2 次。生姜汤或温开水送服。

3. 鉴别用药　**艾附暖宫丸**适用于阳虚内寒病情较轻的患者。**女金丸**适用于阳虚内寒,气血不足偏重者,且有温阳固涩止带之功。

【医嘱】同"寒凝冲任"证医嘱。

三、血虚失盈

[临床表现]月经后错,量少色淡,小腹空痛,头晕眼花,或心悸失眠,面色萎黄,皮肤不泽,舌质淡红,脉沉细无力。

[治法]补血养营,益气调经。

[方药]

1. 首选药:**八珍益母丸(胶囊)**

药物组成:人参、茯苓、白术、甘草、当归、熟地黄、白芍、川芎、益母草。

方解:本品中人参、茯苓、白术、甘草、黄芪健脾益气。当归、熟地黄、白芍、川芎养血活血。益母草活血化瘀。诸药配伍,共奏补血养营,益气调经之功。

制剂规格:丸剂。蜜丸,每丸重 10g;水丸,每袋装 6g。

胶囊,每粒 0.28g。

用法用量:丸剂,口服。蜜丸,一次 1 丸;水丸,一次 6g。均一日 2 次。温开水送服。

胶囊,口服。一次 3 粒,一日 3 次。温开水送服。

2. 参考药　**八珍颗粒(丸)**:本品药物组成为人参、茯苓、白术、甘草、川芎、当归、熟地黄、白芍。

颗粒剂,①每袋装 8g;②每袋装 3.5g(无蔗糖)。口服。一次 1 袋,一日 2 次。开水冲服。

丸剂。水蜜丸,每袋装 6g。口服。一次 6g;蜜丸每丸重 9g。

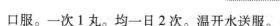

口服。一次 1 丸。均一日 2 次。温开水送服。

十全大补丸：本品药物组成为人参、茯苓、白术、甘草、川芎、当归、熟地黄、白芍、黄芪、肉桂。

丸剂。水蜜丸，每袋重 6g，口服。每次 6g；小蜜丸，每 100 粒重 20g，口服。每次 9g(45 粒)；蜜丸，每丸重 9g。口服。一次 1 丸。均一日 2~3 次。温开水送服。

人参养荣丸：本品药物组成为人参、茯苓、白术、甘草、黄芪、当归、熟地黄、白芍、肉桂、五味子、远志、陈皮。

丸剂。水蜜丸，每袋重 6g。口服。一次 6g；蜜丸，每丸重 9g。口服。一次 1 丸，均一日 1~2 次。温开水送服。

八宝坤顺丸：本品药物组成为人参、茯苓、白术、甘草、熟地黄、当归、白芍、生地黄、香附、木香、乌药、橘红、砂仁、沉香、紫苏叶、益母草、怀牛膝、琥珀、黄芩、生阿胶。

蜜丸，每丸重 9g。口服。一次 1 丸，一日 2 次。温开水送服。

3. 鉴别用药　**八珍益母丸**为八珍丸的基础上加入益母草而成。益母草具有活血化瘀之功，故用于治疗气血两虚，血行不畅所致的月经后错，闭经等症，最为恰当。**八珍颗粒**为气血双补之剂，除用于治疗血虚之月经后错，量少以外，常用于病后虚弱，贫血，产后身体不复等症。**十全大补丸**即八珍丸原方加入黄芪、肉桂而成。加入黄芪，增强了益气作用，加入肉桂温阳活血，可促进血液生成。所以，较**八珍颗粒**滋补作用有所增强。本药药性偏温，适用于气血两虚，而见症偏于虚寒者。**人参养荣丸**即**十全大补丸**原方减去川芎，加入五味子、远志、陈皮而成。功效与十全大补丸相仿，但偏于补血养心。除可用治月经后期，量少以外，还可用治气虚较甚，心失所养而致的惊悸、怔忡、失眠多梦等症。**八宝坤顺丸**气血并补，兼疏肝行气为其特点。

【医嘱】

1. 避免劳碌、思虑过度，防止阴血暗耗。

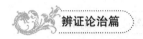

2. 注意饮食调养,多食清淡而富有营养之食物。

四、气滞血瘀

[临床表现] 经期后错,量少色黯,夹有血块,小腹胀痛,拒按或伴胸胁、乳房胀痛,舌色正常或有瘀点,脉弦涩。

[治法] 理气行滞,活血调经。

[方药]

1. 首选药:**舒肝保坤丸**

药物组成:香附、木香、陈皮、沉香、厚朴、枳实、槟榔、莱菔子、山楂、法半夏、砂仁、草果、干姜、红花、桃仁、五灵脂、蒲黄、益母草、当归、川芎、白芍、生阿胶、白术、茯苓、山药、黄芪、木瓜、山茱萸、官桂、艾叶炭、黄芩、石菖蒲、防风。

方解:本品中以香附、木香、陈皮舒肝解郁,条达气机。防风散肝理脾。配黄芩清虚热。以沉香、厚朴、枳实、槟榔行气消胀。以莱菔子、山楂健胃助消化。以法半夏、砂仁、草果、干姜、石菖蒲和胃降逆止呕。以红花、桃仁、五灵脂、蒲黄、益母草活血通经,化瘀止痛。以当归、川芎、白芍、生阿胶补血养血。白术、茯苓、山药、黄芪健脾益气,以助运化。木瓜、山茱萸柔肝养阴。官桂、艾叶炭暖宫散寒。诸药配伍,共奏理气行滞,活血调经之功。

制剂规格:蜜丸,每丸重 9g。

用法用量:口服。一次 1 丸,一日 2 次。温开水送服。

2. 参考药 **七制香附丸**:本品药物组成为香附、白术、当归、川芎、白芍、熟地黄、砂仁、黄芩、陈皮。

水丸,每袋 6g。口服。一次 1 袋,一日 2 次。温开水送服。

得生丸:本品药物组成为益母草、当归、白芍、柴胡、木香、川芎。

蜜丸,每丸重 9g。口服。一次 1 丸,一日 2 次。温开水送服。

3. 鉴别用药 **舒肝保坤丸**重在理气行滞,兼可活血调经,用于气滞为主者功效较好。还可用于肝郁气滞,横逆犯胃之不思饮食、呕吐恶心之症。**七制香附丸**养血作用明显,适用于气滞血瘀,月经后错,量少而血虚较重者。**得生丸**养血化瘀,疏肝调经,用于气滞血瘀所致的月经不调、痛经,适用于月经量少有血块、经行后期或前后不定、经行小腹胀痛,或有癥瘕痞块者。

【医嘱】

1. 保持心情舒畅,避免不良刺激影响。

2. 适当增加活动,有利于经行畅利。

第三节 月经先后不定期

月经不按正常周期来潮,时或提前,时或延后在 7 天以上,且连续出现 3 个月经周期以上者,称为"月经先后不定期",亦称"经水先后不定期""经乱"等。如仅提前或错后3~5天,不作"月经先后不定期"论。

西医学中的功能失调性子宫出血,放置宫内节育器后月经经期、经量异常者均可参照本节辨证论治。

【病因病机】

1. 肝气郁滞 肝主疏泄而司血海,情志损伤,肝失疏泄,气血运行失调,血海蓄溢无常而成本病。如疏泄过度,月经先期而至,疏泄不及,月经后期而来。

2. 肾气虚弱 肾主封藏,若肾气不足,或房劳损伤,产育过多,久病失养等,以致肾之封藏失职,冲任功能紊乱,血海蓄溢失常,遂致经行前后不定。

【诊断要点】

月经的周期或先或后均在 7 天以上,且连续出现 3 个月经周期以上者,即可诊断为本病。

【辨证论治】

一、肝气郁滞证

[临床表现]月经先后不定期,经量或多或少,色黯红有块,

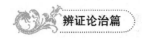

经行不畅,临经胸胁、乳房、小腹胀痛,或胀闷不舒,长吁短叹,舌色正常,苔薄白。脉弦。

[治法] 疏肝解郁,和血调经。

[方药]

1. 首选药:逍遥丸(片、胶囊、颗粒)

药物组成:当归、白芍、柴胡、茯苓、白术、甘草、煨姜、薄荷。

方解:本品中以柴胡疏肝解郁为主,以除致病之因。以当归、白芍养血柔肝为辅。佐茯苓、白术、甘草健脾和中,以助生化之源。配少许薄荷助柴胡疏肝解郁,并能清散郁热。诸药为伍,共奏疏肝解郁,和血调经之功。

制剂规格:丸剂。小蜜丸,每100丸重20g;蜜丸,每丸重9g;水丸,每袋装6g;浓缩丸,每8丸相当于饮片3g。

片剂,每片重0.35g。

胶囊,每粒装①0.4g;②0.34g。

颗粒,每袋装①15g;②4g;③5g;④6g;⑤8g。

用法用量:丸剂,口服。小蜜丸,一次9g;蜜丸一次1丸。均一日2次。水丸,口服。一次6~9g,一日1~2次。浓缩丸,口服。一次8丸,一日3次。温开水送服。

片剂,口服。一次4片,一日2次。温开水送服。

胶囊,口服。一次5粒[规格①],或一次4粒[规格②]。均一日2次。温开水送服。

颗粒,口服。一次1袋,一日2次。开水送服。

2. 参考药 七制香附丸:本品药物组成为香附、白术、当归、川芎、白芍、熟地黄、砂仁、黄芩、陈皮。

水丸,每袋6g。口服。一次1袋,一日2次。温开水送服。

3. 鉴别用药 逍遥丸具有疏肝健脾养血调经之功。除可用于治疗肝郁血虚,月经不调外,还可用治肝郁克犯脾土,脾失健运之食少便溏,体倦乏力等症。**七制香附丸**具有补血和血,理气调经之功。除可用于治疗月经不调外,还可治疗妊娠呕吐,胎动不安之症。

【医嘱】

1. 情志因素对月经的影响极大,故应调和情志。

2. 经期避免精神过度紧张。

二、肾气虚弱证

[临床表现]月经先后不定期,经量少,色黯淡,质清稀,头晕耳鸣,带下清稀,腰骶酸软,小腹空坠,舌质淡,苔薄白,脉沉细无力。

[治法]补肾益气,调摄冲任。

[方药]

1. 首选药:**金匮肾气丸**

药物组成:熟地黄、山药、山茱萸、茯苓、泽泻、牡丹皮、附子、肉桂。

方解:本品中以肉桂、附子鼓舞肾气,温补肾阳。但阴阳互根,相互为用,若单补其阳,易伤其阴,而且肾阳也无所依附,故配伍熟地黄、山药、山茱萸以滋补肾阴。并佐以茯苓、泽泻、牡丹皮宣泄肾浊,行水利尿。诸药合用,使阴阳协调,肾气充盛,诸症自愈。

制剂规格:丸剂,水蜜丸,每100粒重20g;蜜丸,每丸重6g。

用法用量:口服。水蜜丸,一次4~5g(20~25粒);蜜丸,一次1丸。均一日2次。温开水送服。

用药注意:孕妇忌服。

2. 参考药 **右归丸**:见本章第一节月经先期肾气不固证首选药。

3. 鉴别用药 **金匮肾气丸**除能补肾益气,调摄冲任外,兼能化气行水,治疗肾虚水肿之症,是补中有泻。**右归丸**除能补肾益气,调摄冲任外,兼能补益精血,纯补无泻,温补力量较**金匮肾气丸**强。

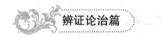

【医嘱】

1. 避免房事劳伤,注意计划生育,防止产育过多,损伤肾气。

2. 经期注意适当休息,避免过度劳累。

第四节　月经过少

月经量较平时明显减少,甚则点滴即净者,或行经时间缩短至1~2天,经量亦少者,连续两个周期以上,称为"月经过少",又称"经量过少""经少"等。如果一次经量减少,或绝经期妇女出现渐次减少,可不作病论。

西医学中的子宫发育不良、子宫内膜结核、子宫内膜炎、卵巢功能早衰等出现的月经过少均可参照本节辨证论治。

【病因病机】

1. 血虚　素体血虚,或久病大病耗伤阴血;或饮食劳倦,思虑过度,损伤脾气,气血化源不足,以致血虚不能充盈胞脉而致。

2. 肾虚精亏　禀赋不足,肾气未充,或房劳多产,损伤肾精,不能充养胞脉,血海空虚而经来量少。

3. 血瘀　忧思恚怒,气机不利,气滞血瘀,阻滞胞脉;或寒邪客于胞宫,血被寒凝,瘀血阻滞,故经来量少。

【诊断要点】

月经量少于20ml,又排除早孕,即可诊断为本病。

【辨证论治】

一、气血两虚

[临床表现]月经量少,或点滴而下,色淡质稀,伴有头晕眼花,心悸失眠,小腹空坠,面色萎黄,唇舌淡白,苔薄白,脉沉细。

[治法]养血益气调经。

[方药]

1. 首选药:**内补养荣丸**

药物组成:熟地黄、当归、白芍、阿胶、黄芪、白术、茯苓、甘草、香附、陈皮、砂仁、艾叶炭、杜仲炭、川芎、益母草。

方解:本品中熟地黄、当归、白芍、阿胶养血补血。黄芪、白术、茯苓、甘草健脾益气。香附、陈皮、砂仁理气行滞。艾叶炭暖宫散寒。杜仲炭补肝肾,强腰膝。川芎、益母草活血通经。诸药配伍,血虚得养,胞宫得充,气虚得健,气行血行,则月经正常。

制剂规格:蜜丸,每丸重 6g。

用法用量:口服。一次 2 丸,一日 2 次。温开水送服。

2. 参考药 **人参养荣丸**:见本章第二节月经后期血虚失盈证参考药。

八珍丸:见本章第二节月经后期血虚失盈证参考药。

当归养血丸:本品药物组成为当归、白芍、地黄、炙黄芪、阿胶、牡丹皮、制香附、茯苓、炒杜仲、白术。

水丸,每袋 9g。口服。一次 9g,一日 3 次。温开水送服。

宁坤至宝丸:本品药物组成为当归、白芍、川芎、熟地黄、生地黄、人参、茯苓、白术、甘草、香附、木香、乌药、橘红、砂仁、沉香、紫苏叶、益母草、川牛膝、琥珀、黄芩、阿胶。

蜜丸,每丸重 9g。口服。一次 1 丸,一日 3 次。温开水送服。

3. 鉴别用药 **内补养荣丸**为气血双补之剂,补血之力大于补气之功,适用于血虚不能充盈胞脉而致的月经量少,经期后错等月经不调之症。**人参养荣丸**亦为气血双补之剂,但补气之力稍强于补血之功。除可用治血虚所致的月经后期,量少以外,还可用治气虚较甚,心失所养而致的惊悸、怔忡、失眠多梦等症。**八珍丸**为气血双补之剂,除用于治疗血虚之月经后错,量少以外,常用于病后虚弱,贫血,产后身体不复等症。**当归养血丸**为养血调经剂,用于气血两虚所致的月经不调,常见症为月经提前、经血量少或量多,经期延长,肢体乏力。**宁坤至宝丸**具有补气养血,解郁调经的作用,适用于治疗气血不足,兼有气滞所的

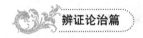

月经错后,痛经、闭经。

【医嘱】

1. 忌食生冷、油腻,损伤脾胃。

2. 避免思虑劳碌过度,防止损伤心脾。

3. 可适当进食龙眼肉、大枣等养血益气食品。

二、肾虚精亏证

[临床表现]月经量少,或点滴即净,色淡红,质稀,伴头晕耳鸣,腰膝酸软,足跟痛,精神萎靡不振,或见潮热盗汗,五心烦热,舌淡红,少苔,脉沉细无力。

[治法]补肾填精,养血调经。

[方药]

1. 首选药:左归丸

药物组成:熟地黄、山药、山茱萸、枸杞子、菟丝子、龟甲、鹿角胶、怀牛膝。

方解:本品中熟地黄益肾填精,山药补肾益脾,山茱萸补肾益肝,三药配伍,补肾为主。枸杞子、菟丝子滋补肝肾,龟甲育阴潜阳,鹿角胶峻补精血,怀牛膝强健筋骨。诸药配伍,共奏补肾益精,养血调经之功。

制剂规格:蜜丸,每丸重9g。

用法用量:口服。一次1丸,一日2次。温开水送服。

2. 参考药 六味地黄丸(胶囊、颗粒):本品药物组成为熟地黄、山药、山茱萸、茯苓、泽泻、牡丹皮。

丸剂。蜜丸,每丸重9g,口服。一次1丸;水丸,每袋装5g,口服。一次5g。均一日2次。温开水送服。浓缩丸,每8丸重1.44g(每8丸相当于饮片3g),口服。一次8丸,一日3次。温开水送服。

胶囊。软胶囊,每粒装0.38g。口服。一次3粒;胶囊,①每粒装0.3g;②每粒装0.5g。口服。一次1粒[规格①]或一次2粒[规格②]。均一日2次。温开水送服。

颗粒剂,每袋装 5g,口服。一次 1 袋,一日 2 次。开水冲服。

3. 鉴别用药　**左归丸**适用于肾精不足之重症。表现为月经后期,经量少,色淡红,质稀,兼见腰膝酸软,头晕耳鸣,足跟作痛等症者,较为适宜。**六味地黄丸**适用于阴虚火旺之证。表现为月经后期,经量少,色淡红,质稀,兼见五心烦热,盗汗等症者,较为适宜。

【医嘱】

1. 注意节欲保精,以利于疾病的治疗。

2. 避免产育过度,损伤肾气。

三、瘀血阻滞

[临床表现] 经行量少,色紫黯有块,小腹疼痛拒按,血块排除后痛减,舌黯或有瘀点,脉弦涩或细涩。

[治法] 活血化瘀调经。

[方药]

1. 首选药:**益母草口服液(片、胶囊、颗粒、膏)**

药物组成:益母草、当归、川芎、白芍、生地黄、木香。

方解:上述诸症,皆由内有瘀阻,血行不畅所致。故本品中以益母草活血化瘀通经为主。辅以当归、川芎、白芍、生地黄补血和血。因气行则血行,气滞则血瘀,故佐以木香行气导滞,有利于瘀血的祛除。诸药相伍,瘀血祛,经血调,共奏活血化瘀调经之功。

制剂规格:口服液,每支装 10ml。

片剂,①糖衣片 (片芯重 0.25g);②薄膜衣片,每片重 0.28g;③薄膜衣片,每片重 0.5g。

胶囊,每粒装 0.36g,相当于饮片 2.5g。

颗粒剂,①每袋装 15g;②每袋装 5g(无蔗糖)。

煎膏剂,①每瓶装 125g;②每瓶装 250g。

用法用量:口服液,口服一次 10~20ml,一日 3 次;或遵

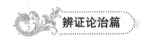

片剂,口服。一次 3~4 片[规格①、②],一日 2~3 次或一次 1~2 片[规格③]。一日 3 次。温开水送服。

胶囊,口服,一次 2~4 粒,一日 3 次。温开水送服。

颗粒剂,口服,一次 1 袋,一日 2 次。开水冲服。

煎膏剂,口服。一次 10g,一日 1~2 次。

用药注意:孕妇禁用。

2. **参考药　少腹逐瘀颗粒**:见本章第二节月经后期寒凝冲任证首选药。

3. **鉴别用药　益母草口服液**具有活血化瘀调经之功。用于治疗月经量少属血瘀兼有气滞者较为适宜。**少腹逐瘀颗粒**具有温经散寒,活血调经之功。用于治疗由于寒邪客于胞宫,血被寒凝,形成瘀血,瘀血阻滞,故经来量少者较为适宜。

【医嘱】

1. 因用药多为活血化瘀之品,故孕妇禁用;月经过多的患者忌服。

2. 患者平时应注意精神调养,保持心情愉快,避免七情过度。

第五节　闭　　经

女子年满 16 周岁月经尚未来潮,或已经建立起月经周期规律后又停止 6 个月以上,或根据自身月经周期计算停经 3 个周期以上者,称为闭经。前者为原发性闭经,约占 5%;后者为继发性闭经,约占 95%。青春期前、妊娠期、哺乳期、绝经后期的月经不来潮以及月经初潮后 1 年内月经数月停闭不行,无其他不适者均属生理性停经,不属于闭经范畴。如因玉门闭锁(处女膜闭锁)或阴道横隔以致经血潴留不能外排者,称为"隐经"

而非闭经,需手术治疗;因先天生殖器官缺如或畸形,或后天生殖器官严重损伤而无月经者,药物难以奏效,故本节主要介绍严重功能紊乱引起的继发性闭经。

西医学的闭经、多囊卵巢综合征引起的闭经可参照本病辨证治疗。

【病因病机】

1. 肝肾不足　先天不足,精气未充,肝血虚少,冲任失于充养,无经血可下;或因多产、堕胎、房劳及久病伤肾,使肾精亏耗,肝血亦亏,精血匮乏,泉源枯竭,胞宫无血可下而形成闭经。

2. 气血虚弱　素体脾虚,或忧思劳倦,损伤心脾,营血不足;或大病久病,失血过多,哺乳过长,患虫积耗伤阴血等,以致冲任血虚,胞宫不能满溢而闭经。

3. 气滞血瘀　七情内伤,肝气郁结,血行不畅,瘀阻冲任,经水阻隔不行,故致闭经。

4. 痰湿阻滞　肥胖之人,多痰多湿,痰湿壅阻经隧;或脾运失职,聚湿生痰,脂膏痰湿阻滞冲任,胞脉闭阻而经血不行。

【诊断要点】

女子年龄超过 16 周岁,仍不见月经来潮,或曾来过月经,但又连续闭止 6 个月以上,排除生理性停经者即可诊断为本病。

【辨证论治】

一、肝肾不足

[临床表现]月经初潮晚,或年逾 16 周岁月经仍未来潮,或由月经后期逐渐至闭经,其体质素弱,腰酸腿软,头晕耳鸣,两目干涩,舌淡红,少苔,脉沉细或细涩。

[治法]滋补肝肾调经。

[方药]

1. 首选药:**左归丸**

药物组成:熟地黄、山药、山茱萸、枸杞子、菟丝子、龟甲、鹿角胶、怀牛膝。

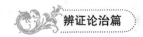

方解:本品中熟地黄益肾填精,山药补肾益脾,山茱萸补肾益肝,三药配伍,补肾为主。枸杞子、菟丝子滋补肝肾,龟甲育阴潜阳,鹿角胶峻补精血,怀牛膝强健筋骨。诸药配伍,共奏滋补肝肾调经之功。

制剂规格:蜜丸,每丸重9g。

用法用量:蜜丸,口服,一次1丸,一日2次。温开水送服。

2. 参考药　六味地黄丸(胶囊、颗粒):见本章第三节月经过少肾虚精亏证参考药。

3. 鉴别用药　左归丸适用于肾精不足之重症。表现为月经后期,经量少,色淡红,质稀,兼见腰膝酸软,头晕耳鸣,足跟作痛等症者,较为适宜。六味地黄丸适用于阴虚火旺之证。表现为月经后期,经量少,色淡红,质稀,兼见五心烦热,盗汗等症者,较为适宜。

【医嘱】

1. 注意饮食调养,适当进食滋补性食品,如乌鸡、甲鱼等。

2. 已婚者应节制房事,避免产育过多损伤肾精。

二、气血虚弱

[临床表现]月经先见后期量少,色淡质稀,逐渐闭经不行,伴头晕眼花,心悸气短,神疲乏力,食欲不振,毛发不泽,形体羸瘦,面色萎黄,爪甲失润,唇舌色淡,苔薄白,脉沉细或缓。

[治法]补气养血调经。

[方药]

1. 首选药:人参养荣丸

药物组成:人参、黄芪、白术、甘草、当归、白芍、陈皮、茯苓、熟地黄、五味子、远志、生姜、肉桂、大枣。

方解:本品中人参、黄芪、白术、茯苓、炙甘草补中益气。当归、熟地黄、白芍养血柔肝。五味子、远志补益心肾。肉桂振奋脾阳,通利血脉。陈皮理气健脾。生姜、大枣调和脾胃。诸药配伍,共奏补益气血,固摄敛乳之功。

制剂规格:丸剂。水蜜丸,每袋重 6g;蜜丸,每丸重 9g。

用法用量:口服。水蜜丸,每次 6g;蜜丸,一次 1 丸。均一日 1~2 次。温开水送服。

2. 参考药　**女金丸:**本品药物组成为当归、熟地黄、白芍、川芎、茯苓、白术、甘草、党参、阿胶、官桂、延胡索、香附、陈皮、砂仁、没药、益母草、牡丹皮、白芷、藁本、鹿角霜、赤石脂、黄芩、白薇。

蜜丸,每丸重 9g。口服。一次 1 丸,一日 2 次。生姜汤或温开水送服。

八珍丸:见本章第二节月经后期血虚失盈证参考药。

黄精丸:本品药物组成为黄精、当归。

蜜丸,每丸重 3g。口服。一次 2 丸,一日 2 次。温开水送服。

3. 鉴别用药　四种中成药均有补气养血之功。但**人参养荣丸**和**女金丸**补气养血之力较强,并兼有补肾强腰、温经散寒、活血通经之功。**黄精丸**与**八珍丸**两方补气养血之力较**人参养荣丸**和**女金丸**为弱,其中**黄精丸**为平补之剂,力量较缓。**八珍丸**补气养血力量相对较强。

【医嘱】

1. 平时要注意饮食营养。

2. 大病、久病之后应注意调养。

3. 哺乳时间不可过长。

三、气滞血瘀

[临床表现]月经数月不行,精神抑郁,烦躁易怒,胸胁胀满,少腹胀痛或拒按,舌边紫黯或有瘀点,脉沉弦或沉涩。

[治法]理气活血,化瘀通经。

[方药]

1. 首选药:**血府逐瘀口服液(丸、胶囊)**

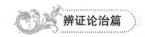

药物组成:当归、生地黄、桃仁、红花、甘草、枳实、赤芍、柴胡、川芎、牛膝、桔梗。

方解:本品中柴胡、枳实、甘草、桔梗四药相配,疏肝解郁,宽胸理气。当归、生地黄、赤芍、川芎四药相配,养血活血。桃仁、红花活血祛瘀。牛膝引瘀血下行。诸药配伍,共奏理气活血,化瘀通经之功。

制剂规格:口服液,每支 10ml。

蜜丸,每丸重 9g。

胶囊,每粒装 0.4g。

用法用量:口服液,口服。一次 20ml,一日 3 次。

蜜丸,口服。一次 1~2 丸,一日 2 次。空腹时用红糖水送服。

胶囊,口服。一次 6 粒,一日 2 次。温开水送服。

用药注意:忌食辛冷食物;孕妇禁用。

2. 参考药 **少腹逐瘀丸**:见本章第二节月经后期寒凝冲任证首选药丸。

通经甘露丸:本品药物组成为桃仁、红花、牡丹皮、赤芍、三棱、莪术、煅干漆、大黄、怀牛膝、肉桂、当归。

水丸,每袋 6g。口服。一次 1 袋,一日 2 次。温黄酒或温开水送服。

妇科回生丹:本品药物组成为大黄、红花、苏木、黑豆、延胡索、桃仁、牛膝、蒲黄、五灵脂、乳香、没药、三棱、香附、木香、青皮、陈皮、乌药、高良姜、人参、白术、茯苓、甘草、熟地黄、当归、白芍、川芎、羌活、木瓜、地榆、苍术、山茱萸、米醋。

蜜丸,每丸重 9g。口服。一次 1 丸,一日 2 次。温开水送服。

3. 鉴别用药 **血府逐瘀口服液**具有理气活血,化瘀通经之功。用于治疗肝气郁结,血行不畅,瘀阻冲任之闭经证。**少腹逐瘀丸**具有温经散寒,活血调经之功。用于治疗由于寒邪客于胞宫,血被寒凝,形成瘀血,瘀血阻滞之闭经证。**通经甘露丸**具有化瘀通经之功。本品由活血化瘀之品组成,适用于体质较强,血瘀较重者。**妇科回生丹**具有破血通经,化瘀止痛之功。由于配伍了补益气血的药物,因此疗效较为缓和,具有攻补兼施之意。可用于血瘀兼有气血不足者。

【医嘱】

1. 保持心情舒畅,防止引起脏腑功能失调,气血运行逆乱,加重病情。

2. 经期应加强寒温调摄,避免使用冷水洗衣物或冷水浴。

四、痰湿阻滞

[临床表现]月经停闭,形体肥胖,胸胁满闷,呕恶痰多,神疲倦怠,面浮足肿,带下量多色白,舌苔厚腻,脉滑或濡细。

[治法]豁痰除湿,理气活血。

[方药]

1. 首选药:**二陈丸合益母草口服液(片、胶囊、颗粒、膏)**

药物组成:

(1)**二陈丸**:陈皮、姜半夏、茯苓、甘草、生姜。

(2)**益母草口服液(片、胶囊、颗粒、膏)**:益母草。

方解:二陈丸中主以姜半夏燥湿化痰。气顺则痰降,又以陈皮利气化痰。二药合用,还可和胃止呕。辅以茯苓健脾渗湿,消除生痰之源。佐以甘草和中止咳。配生姜以增强化痰止呕之力。诸药配伍,确有燥湿化痰和胃止呕之功。

益母草口服液中主以益母草活血化瘀通经。辅以当归、川芎、白芍、生地黄补血和血。因气行则血行,气滞则血瘀,故佐以木香行气导滞,有利于瘀血的祛除。诸药相伍,瘀血祛,经血调,共奏活血化瘀调经之功。

单用二陈丸无活血之力,单用益母草口服液无除湿化痰之功,故需两方合用,共奏豁痰除湿,理气活血之功。

制剂规格:二陈丸,水丸剂,每8丸相当于原生药3g。

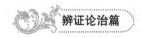

益母草口服液(片、胶囊、颗粒、膏),口服液,每支装 10ml。

片剂,①糖衣片(片芯重 0.25g);②薄膜衣片,每片重 0.28g;③薄膜衣片,每片重 0.5g。

胶囊,每粒装 0.36g,相当于饮片 2.5g。

颗粒剂,①每袋装 15g;②每袋装 5g(无蔗糖)。

煎膏剂,①每瓶装 125g;②每瓶装 250g。

用法用量:**二陈丸**,口服。一次 9~15g,一日 2 次。温开水送服。

益母草口服液(片、胶囊、颗粒、膏),口服液,口服。一次 10~20ml,一日 3 次;或遵医嘱。

片剂,口服。一次 3~4 片[规格①、②],一次 2~3 次或一次 1~2 片[规格③]。均一日 3 次。温开水送服。

胶囊,口服。一次 2~4 粒,一日 3 次。温开水送服。

颗粒,口服。一次 1 袋,一日 2 次。开水冲服。

煎膏剂,口服。一次 10g,一日 1~2 次。

用药注意:益母草口服液(片、胶囊、颗粒、膏)孕妇禁用。

2. 参考药　**参苓白术丸**合**益母草口服液**:参苓白术丸(**散、颗粒**)药物组成为组成为人参、茯苓、白术、薏苡仁、砂仁、甘草、桔梗、山药、扁豆、陈皮、莲子。

参苓白术丸(散、颗粒):水丸,每 100 粒重 6g,每袋装 6g。口服。一次 1 袋,一日 2 次。温开水送服。

散剂,每袋装 6g。口服。一次 6~9g,一日 2~3 次。温开水送服。

颗粒,每袋 6g。口服。一次 1 袋,一日 2 次。开水冲服。

益母草口服液(片、胶囊、颗粒、膏)见本章本节痰湿阻滞证首选药。

3. 鉴别用药　**二陈丸**具有燥湿化痰和胃止呕之功。与**益母草口服液**配伍,适用于肥胖之人,多痰多湿,痰湿壅阻经隧而闭经者。**参苓白术丸**具有补气健脾祛湿之功。与**益母草口服液**配伍,适用于脾运失职,聚湿生痰,脂膏痰湿阻滞冲任,胞脉闭阻而经血不行者。

【医嘱】

1. 注意加强体育锻炼,控制体重,必要时应进行减肥。

2. 饮食以清淡为宜,避免膏粱厚味。

第六节　月经过多

月经过多是指月经周期正常,经量明显多于既往,亦称"经水过多"。

<u>西医的排卵性功能失调性子宫出血、子宫肌瘤、子宫肥大症、盆腔炎、子宫内膜异位症等以月经过多为主要症状者可以参考本节内容进行辨证论治。</u>

【病因病机】

1. 气虚　素体虚弱,或劳倦内伤,饮食不节,损伤中气,经行之时其气亦虚,气虚统摄无权,不能统血固冲,以致月经过多。

2. 血热　素体阳盛,或情志内伤,五志化火;或阴分素虚,阴虚无以制阳等,使阳亢火动,扰及冲任,迫血妄行,遂致经量过多。

3. 血瘀　素多抑郁,使气滞血结,或经期、产后感受寒、热邪气,血为寒凝或热结,瘀阻冲任,使新血不得循经而妄行,以致经量过多。

【诊断要点】

月经血量超过 80ml 即可诊断为本病。

【辨证论治】

一、气虚

[临床表现] 经来量多,或过期不止,色淡红,质清稀,伴面色白,气短懒言,形寒畏冷,神疲乏力,小腹空坠,舌淡,苔薄白,

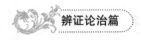

脉虚弱。

［治法］补气摄血固冲。

［方药］

1. 首选药：**定坤丹**

药物组成：鹿茸、阿胶、当归、白芍、川芎、熟地黄、白术、黄芪、茯苓、西洋参、麦冬、生地黄、山茱萸、龟甲、杜仲、续断、艾叶炭、肉桂、香附、砂仁、橘红、厚朴、延胡索、牡丹皮、琥珀、黄芩。

方解：本品中鹿茸峻补精血，固摄冲任。阿胶补血兼能止血。当归、白芍、川芎、熟地黄补血和血，调理月经。以白术、黄芪、茯苓益气扶脾，培补中气。以上均为主药。以西洋参、麦冬、生地黄、山茱萸、龟甲养阴柔肝。以杜仲、续断助肾强腰，治疗腰腿酸痛。佐艾叶炭、肉桂暖宫散寒。香附、砂仁、橘红、厚朴、延胡索、牡丹皮、琥珀理气活血止痛。配黄芩清虚热。诸药配伍，共奏补气摄血固冲之功。

制剂规格：蜜丸，每丸10.8g。

用法用量：口服。一次0.5~1丸，一日2次。温开水送服。

用药注意：忌食生冷油腻及刺激性食物；伤风感冒时停服。

2. 参考药　**补中益气丸（合剂、颗粒）**：见本章第一节月经先期脾虚不摄证首选药。

乌鸡白凤丸（片、颗粒）：见本章第一节月经先期阴虚内热证首选药。

3. 鉴别用药　**定坤丹**具有补气补血，调经固冲之功。因方中配伍了滋阴养血药，故适用于气虚失摄之月经过多兼有阴血不足者。**补中益气丸**具有补中益气，升阳举陷之功。除可治疗脾气虚弱，脾不统血之月经量多外，还可用于治疗气虚发热证以及中气下陷所致的内脏下垂之证。**乌鸡白凤丸**具有益气养血，调经止带之功。适用于气血亏损，阴精不足而致的月经过多，崩漏带下之证。

【医嘱】

1. 患者月经期间应注意休息,避免劳倦过度,否则耗气动血,加重病情。

2. 饮食应以清淡而富有营养为宜,不可暴饮暴食损伤脾胃。

二、血热

[临床表现]经来量多,常先期而下,色深红,质稠有块,或伴急躁易怒,心烦口渴,尿黄便干,舌红,苔黄而干,脉滑数。

[治法]清热凉血止血。

[方药]

1. 首选药:加味逍遥丸(口服液)

药物组成:当归、柴胡、白芍、茯苓、白术、甘草、薄荷、生姜、牡丹皮、栀子。

方解:本品中以柴胡疏肝解郁为主,以除致病之因。以当归、白芍养血柔肝为辅。佐茯苓、白术、甘草、生姜健脾和中,以助生化之源。配少许薄荷助柴胡疏肝解郁,并能清散郁热。加入丹皮、栀子,以增强清热凉血之功。诸药为伍,共奏清肝解郁,凉血调经之功。

制剂规格:水丸剂,每100丸重6g。

口服液,①每支装10ml;②每瓶装100ml;③每瓶装150ml。

用法用量:水丸,口服。一次6g,一日2次。温开水送服。

口服液,口服。一次10ml,一日2次。

用药注意:切忌气恼劳碌;忌食生冷油腻。

2. 参考药　荷叶丸:本品药物组成为生荷叶、荷叶炭、藕节、知母、玄参、白芍、栀子、生地炭、小蓟炭、黄芩炭、棕榈炭、茅根炭、当归炭、香墨。

蜜丸,每丸重9g。口服。一次1丸,一日2~3次。温开水送服。

3. 鉴别用药　加味逍遥口服液具有清肝热解肝郁,凉血止血调经之功。适用于由于肝郁化火,热迫血妄行引起的月经过

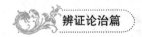

多之证。**荷叶丸**具有清热凉血,止血之功。除可用于因热伤血络所致的月经过多之证外,对于其他出血证如咳血、吐血、鼻衄以及尿血等属于热伤血络的患者,均有疗效。

【医嘱】

1. 经前和经期都应保持心情舒畅,忌恼怒。

2. 少食辛热香燥之品,以免助阳耗阴,导致血分蕴热,迫血妄行。

三、血瘀

[临床表现]经行量多,色紫黑,有血块或小腹疼痛拒按,血块排出后疼痛减轻。舌质紫黯,或舌有瘀点,脉细涩。

[治法]活血化瘀,安冲止血。

[方药]

1. 首选药:血府逐瘀口服液(丸、胶囊)

药物组成:当归、生地黄、桃仁、红花、甘草、枳实、赤芍、柴胡、川芎、牛膝、桔梗。

方解:本品中柴胡、枳实、甘草、桔梗四药相配,疏肝解郁,宽胸理气。当归、生地黄、赤芍、川芎四药相配,养血活血。桃仁、红花活血祛瘀。牛膝引瘀血下行。诸药配伍,共奏理气活血,化瘀通经之功。

制剂规格:口服液,每支 10ml。

蜜丸,每丸重 9g。

胶囊,每粒装 0.4g。

用法用量:口服液,口服。一次 20ml,一日 3 次。

蜜丸,口服。一次 1~2 丸,一日 2 次。空腹时用红糖水送服。

胶囊,口服。一次 6 粒,一日 2 次。温开水送服。

用药注意:忌食辛冷食物;孕妇禁用。

2. 参考药 少腹逐瘀颗粒(丸):见本章第二节月经后期寒凝冲任证首选药。

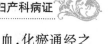

3. 鉴别用药 **血府逐瘀口服液**具有理气活血,化瘀通经之功。用于治疗气滞血瘀,瘀阻冲任,血不归经之月经过多证。**少腹逐瘀颗粒**具有温经散寒,活血调经之功。用于治疗由于寒邪客于胞宫,血被寒凝,形成瘀血,血不归经之月经过多证。

【医嘱】

1. 保持心情舒畅,防止引起脏腑功能失调,气血运行逆乱,加重病情。

2. 经期应加强寒温调摄,避免使用冷水洗衣物或冷水浴。

第七节 崩 漏

崩漏是指经血非时暴下不止或淋漓不尽,前者称崩中,后者称漏下,由于崩与漏二者常相互转化,故概称崩漏,是月经周期、经期、经量严重紊乱的月经病。

西医学功能失调性子宫出血的无排卵型可参照本病治疗。

【病因病机】

病因较为复杂。但可概括为虚、热、瘀三个方面;其主要病机是劳伤血气,脏腑损伤,血海蓄溢失常,以致冲任二脉不能制约经血,故经血非时而下。

1. 血热妄行 素体阳盛,或情志抑郁,肝郁化火;或过食辛热之物酿成实火,灼伤冲任,扰动血海,迫血妄行,致成崩漏。

2. 瘀血阻滞 情志内伤,冲任气血郁滞;或经期产后,瘀血未尽,感受外邪,以致瘀阻经脉,血不得归经而妄行。

3. 气虚不摄 忧思过度,饮食劳倦,损伤脾气,气虚下陷,统血无权,冲任失固,不能制约经血而成崩漏。

4. 肾虚不固 素体肾气不足,或因早婚、多产、房事不节损伤肾气;或年老肾气渐衰,或手术损伤等,以致肾气亏虚,封藏失职,冲任失固而成崩漏。

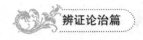

【诊断要点】

月经的周期、经期及经量严重紊乱,根据非经期出血,量多如注,或淋漓不断,甚至屡月不止者,即可诊断为本病。

【辨证论治】

一、血热妄行

[临床表现] 经血非时而下,或淋漓不尽,色深红或鲜红,质稠或有块,口渴烦热,大便干,尿黄赤,舌红,苔黄,脉滑数。

[治法] 清热凉血,止血调经。

[方药]

1. 首选药:**四红丹**

药物组成:当归炭、蒲黄炭、大黄炭、槐花炭、阿胶珠。

方解:本品中五味药除阿胶珠以外,均为炒炭,取其收涩止血作用。炒炭需存性,存性的目的是不完全失去原来药物功能。当归炭兼能和血。蒲黄炭兼能行血,利小便。大黄炭、槐花炭兼能清利胃肠湿热,并可导热下行。阿胶珠补血兼能止血。诸药配伍,共奏清热凉血,止血调经之功。

制剂规格:蜜丸,每丸重9g。

用法用量:口服。一次1丸,一日2次。温开水冲服。

2. 参考药　**荷叶丸**:见本章第六节月经过多血热证参考药。

3. 鉴别用药　二药均可治疗血热妄行的崩漏之证。**四红丹**清热收涩止血之中兼有补血养血之功。**荷叶丸**清热凉血,收涩止血,兼有清热养阴,化瘀之功。除可用于因热伤血络所致的月经过多之证外,对于热伤肺络引起的咳血、咯血或痰中带血也有很好的疗效。

【医嘱】

1. 经前和经期都应保持心情舒畅,忌恼怒。

2. 少食辛热香燥之品,以免助阳耗阴,导致血分蕴热,迫血妄行。

二、瘀血阻滞

［临床表现］经血非时而下，时下时止，或淋漓不尽，或停闭日久又突然崩中而下，继而淋漓不断，色紫黑有块。小腹疼痛或腹痛，舌质紫黯，苔薄黄，脉涩。

［治法］活血化瘀，止血调经。

［方药］

1. 首选药：**三七粉**

药物组成：三七。

方解：本品甘缓温通，苦降下泄。功擅散瘀和血，瘀散则血自归经，为散瘀止血良药。

制剂规格：散剂。每瓶 3g。

用法用量：散剂，口服。一次 3g。温开水送服。血止停用。

2. 参考药　**云南白药（散、胶囊）**：本品药物组成（略）。

散剂，每瓶 4g，保险子 1 粒。口服。一次 0.25～0.5g，一日 4 次（2～5 岁按 1/4 剂量服用；6～12 岁按 1/2 剂量服用）。妇科各症，用酒送服，但月经过多，红崩，用温水送服。凡遇较重的跌打损伤可先服保险子 1 粒，轻伤及其他病症不必服。

胶囊，每粒装 0.25g，保险子 1 粒。口服。一次 1～2 粒，一日 4 次（2～5 岁按 1/4 剂量服用；6～12 岁按 1/2 剂量服用）。服用方法同散剂。

用药注意：孕妇忌用；服药一日内，忌服蚕豆、鱼类及酸冷食物。

益母草口服液（片、胶囊、颗粒、膏）：见本章第四节月经过少瘀血阻滞证首选药。

3. 鉴别用药　**三七粉**具有化瘀止血之功。适用于瘀血停滞体内引起的崩漏下血之证，初期症状较轻时使用。**云南白药**具有止血愈伤，活血化瘀，消肿止痛等功效。为活血止血之佳品。常用于治疗崩漏病症较重者。除用治妇科血证以外，还可治疗刀伤、枪伤、创伤出血及跌打损伤等症，以及胃及十二指肠

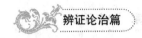

溃疡出血等。**益母草口服液**具有补血养血,化瘀生新之功。活血化瘀之中又兼有养血之功。用治瘀血导致的崩漏下血,而又有阴血不足者。出血量过多者不宜服用。

【医嘱】

1. 经前期及经期均应避免紧张忧郁,以防气滞血瘀。

2. 经期、产后,注意保暖,防止感受外邪,以避免血不归经。

三、气虚不摄

[临床表现] 经血非时暴崩而下,或淋漓不止,色淡质稀,面色白,气短乏力,神疲欲睡,面浮肢肿,便溏纳呆,舌淡白,苔薄白,脉虚弱。

[治法] 益气摄血,养血调经。

[方药]

1. 首选药:**乌鸡白凤丸(片、颗粒)**

药物组成:人参、黄芪、山药、当归、川芎、白芍、熟地黄、乌鸡、鹿角胶、天冬、生地黄、鳖甲、银柴胡、丹参、鹿角霜、桑螵蛸、煅牡蛎、芡实、香附。

方解:本品中主以人参、黄芪、山药重在益气健脾,当归、川芎、白芍、熟地黄补血养血,乌鸡、鹿角胶峻补精血。辅以天冬、生地黄、鳖甲、银柴胡滋阴退虚热,丹参凉血除烦。佐以鹿角霜、桑螵蛸、煅牡蛎、芡实固经止带。在大队补益气血药中,配伍香附,既能疏肝利气,又能防止过补气滞。诸药为伍,共奏补气养血,固摄冲任之效。

制剂规格:丸剂,蜜丸,每丸重9g。

片剂,每片重0.5g。

颗粒剂,每袋装2g。

用法用量:丸剂,口服。蜜丸一次1丸。一日2次。温开水送服。

片剂,口服。一次2片,一日2次。温开水送服。

颗粒剂,口服。一次1袋,一日2次。开水冲服。

2. **参考药 补中益气丸(合剂、颗粒)**:见本章第一节月经先期脾虚不摄证首选药。

人参归脾丸:见本章第一节月经先期脾虚不摄证参考药。

3. **鉴别用药 乌鸡白凤丸**具有益气养血,固摄冲任之功。方中除有益气之药外,还配伍有养血、固经之品,最适用于治疗气血不足,气虚失摄之崩漏之证。**补中益气丸**具有补中益气,升阳举陷之功。用于治疗脾气虚弱,脾不统血所致的崩漏之证,伴有神疲乏力、大便溏薄等中气不足之症尤为突出的患者。此外,还可用于治疗气虚发热证以及中气下陷所致的内脏下垂之证。**人参归脾丸**具有益气健脾,养血补心之功,方中配有养心安神之药,适用于气虚不摄之崩漏证兼有心悸、失眠、健忘者。

【医嘱】

1. 饮食要清淡,定时定量,禁止暴饮暴食及肥甘厚味以防损伤脾气。

2. 劳逸结合,避免忧思过度而伤脾。

四、肾阳虚

[临床表现] 经来无期,出血量多或淋漓不绝,色淡质稀,畏寒肢冷,面色晦黯,腰酸膝冷,小便清长,夜尿频,舌淡苔薄白,脉沉细。

[治法] 温肾固冲调经。

[方药]

1. **首选药:右归丸合三七粉**

药物组成:熟地黄、山茱萸、枸杞子、菟丝子、山药、鹿角胶、当归、杜仲炭、肉桂、川附子、三七粉。

方解:本品中熟地黄、山茱萸、枸杞子、山药滋肾阴,填精髓。菟丝子、鹿角胶、当归、杜仲炭温肾阳,益精血。肉桂、川附子补命火,散阴寒。三七粉化瘀止血。诸药配伍,阴中求阳,化生肾气,共奏温肾固冲调经之功。

制剂规格:右归丸,丸剂。小蜜丸,每10丸重1.8g;蜜丸,

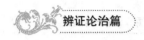

每丸重 9g。

三七粉,散剂。每小瓶 3g。

用法用量:右归丸,口服。小蜜丸,一次 9g;蜜丸,一次 1 丸。均一日 3 次。温开水送服。

出血多时三七粉,每 4 小时服 1 次,一次 3 g。开水冲服。血止停用。

2. 参考药　**金匮肾气丸:**本品药物组成为熟地黄、山茱萸、山药、茯苓、泽泻、牡丹皮、附子、桂枝、牛膝、车前子。

丸剂,水蜜丸,每 100 粒重 20g,口服。一次 4~5g(20~25 粒);蜜丸,每丸重 6g,口服。一次 1 丸。均一日 2 次。温开水送服。

用药注意:孕妇忌服。

3. 鉴别用药　**右归丸**除能温肾益气,固冲调经外,兼能补益精血,纯补无泻,温补力量较金匮肾气丸强。出血多时加**三七粉,**血止后停用。**金匮肾气丸**除能温肾益气,固冲调经外,兼能化气行水,治疗肾虚水肿之症,是补中有泻。

【医嘱】

1. 节制房事。

2. 晚婚少育。

五、肾阴虚

[临床表现] 经乱无期,出血淋漓或量多,色鲜红质稠,头晕耳鸣,腰膝酸软,心烦潮热舌红少苔,脉细数。

[治法] 滋阴清热固冲。

[方药]

1. 首选药:**固经丸**

药物组成:黄柏、黄芩、椿根皮、香附、白芍、龟甲。

方解:本品中龟甲益肾滋阴而降火。白芍敛阴养血以柔肝。黄芩苦寒,清热止血。黄柏泻火坚阴。椿根皮苦涩而凉,固经止血。香附理气调经。诸药合用,使阴血得养,火热得清,气血调畅,诸症自愈。

制剂规格:水丸。一袋装 6g。

用法用量:口服。一次 6g,一日 2 次。温开水送服。

2. 参考药 **左归丸**:见本章第四节月经过少肾虚精亏证首选药。

3. 鉴别用药 **固冲丸**具有滋阴清热,固冲止血之功。方中配伍有收涩药,故适用于阴虚血热,出血较多者。**左归丸**具有补肝肾,益精血之功。适用于肾精不足之重症。常用于阴血不足,出血淋漓者。

【医嘱】

1. 节制房事。

2. 晚婚少育。

第八节 痛 经

妇女在行经前后,或正值行经期间,小腹及腰部疼痛,甚至剧痛难忍,并随着月经周期发作,称为"痛经",亦称"经行腹痛"。本病以青年妇女较为多见。

西医学中的原发性痛经、子宫内膜异位症、宫腔粘连、宫颈狭窄、子宫腺肌症及盆腔炎等引起的继发性痛经均可参照本节辨证论治。

【病因病机】

1. 气滞血瘀 情志不遂,肝气郁滞,气不能运血,血行受阻,经血瘀滞于胞宫中而作痛。

2. 寒湿凝滞 月经期间或因冒雨涉水、游泳、感寒饮冷,或因坐卧湿地,寒湿伤于下焦,客于胞宫,经血被寒湿所凝,阻于胞宫而作痛。

3. 气血虚弱 素体气血不足,或大病久病之后,气血两亏,行经之后,血海空虚,胞脉失养而作痛。

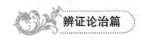

4. 肝肾亏虚　素体肝肾不足,或因多产房劳,以致精亏血少,行经之后,血海空虚,不能滋养胞脉而作痛。

【诊断要点】

妇女经期前后小腹疼痛,并随月经周期而发作即可诊断为本病。

【辨证论治】

一、气滞血瘀证

[临床表现] 经前或经期小腹胀痛或阵痛,月经量少,淋漓不畅,经色紫黯,或夹有血块,或排出腐肉片状物,血块排出后疼痛缓解,伴有胸胁乳房胀痛,心烦易怒,喜太息,舌质紫黯,或舌边有瘀点,脉沉弦。

[治法] 行气活血止痛。

[方药]

1. 首选药：**调经姐妹丸**

药物组成:香附、青皮、莪术、红花、桃仁、五灵脂、大黄、当归、丹参、肉桂。

方解:本品中香附、青皮、莪术疏肝理气。红花、桃仁、五灵脂、大黄活血化瘀。当归、丹参养血活血,使行气活血而不伤正。肉桂温经散寒,以促血行,有利于瘀血的排除。诸药配伍,可使气机得畅,瘀血得行,则经期腹痛之症可愈。

制剂规格:水丸,每30丸重3.2g。

用法用量:口服。一次30丸,一日2次。温开水送服。

2. 参考药　**调经活血片(胶囊)**:本品药物组成为木香、川芎、当归、熟地黄、延胡索、红花、乌药、白术、丹参、香附、吴茱萸、泽兰、鸡血藤、菟丝子等。

片剂,糖衣片(片芯重0.34g)。口服。一次5片,一日3次。温开水送服。

胶囊,①每粒装0.38g(相当于饮片1.292g),②每粒装0.4g(相当于饮片1.033g),③每粒装0.41g(相当于饮片

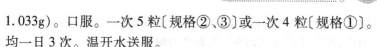

1.033g）。口服。一次 5 粒〔规格②、③〕或一次 4 粒〔规格①〕。均一日 3 次。温开水送服。

痛经宝颗粒：本品药物组成为红花、当归、肉桂、三棱、莪术、丹参、五灵脂、木香、醋制延胡索。

颗粒剂，每袋 10g。口服。一次 1 袋，一日 2 次。于月经前一周开始，持续至月经来三天后停服，连续服用三个月经周期。温开水冲服。

妇女痛经丸：本品药物组成为五灵脂、丹参、蒲黄炭、延胡索。

水丸，每 100 粒重 6g。口服。一次 6g，一日 3 次。温开水送服。

田七痛经胶囊（散）：本品药物组成为三七、五灵脂、蒲黄、延胡索、川芎、木香、小茴香、冰片。

胶囊，每粒装 0.3g。口服。轻、中度痛经：经前 3~5 天开始服用或痛经发作时服至月经来潮后 1~2 日，每次 3~6 粒，一日 2~3 次。重度痛经：平时即服用，每次 3~6 粒，一日 2~3 次，服至经前 3~5 日。温开水送服。

散剂，每瓶装 2g。口服。轻、中度痛经：经前 3~5 天开始服用或痛经发作时服至月经来潮后 1~2 日，每次 1~2g，一日 2~3 次。重度痛经：平时即服用，每服 1~2g，一日 2~3 次，服至经前 3~5 日。温开水送服。

3. 鉴别用药　以上五药均可治疗气滞血瘀的痛经证。**调经姐妹丸**行气活血并重，且药力较强，用治气滞血瘀而体质较实者。**调经活血片**中除有行气活血之药，又配有补气养血滋肾之品，本品为攻补兼施之剂，用治气滞血瘀而又兼有正气不足者。**痛经宝颗粒**、**妇女痛经丸**、**田七痛经胶囊**重在活血祛瘀，用于小腹刺痛较为显著者。**痛经宝颗粒**和**田七痛经胶囊**兼有温经散寒之功，用于痛经伴有小腹冷痛者为宜。

除此之外，临床中还有**元胡止痛滴丸**，主要成分为延胡索、

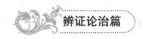

白芷。功效理气,活血,止痛。用于气滞血瘀痛经。与上述药物相比,理气止痛之力较强,活血之力略显不足。

【医嘱】

1. 服药期间,忌气恼忧思,生冷食物。

2. 平时注意情志的调摄,保持心情愉快,避免不必要的精神刺激。

3. 孕妇忌服。

二、寒湿凝滞证

[临床表现] 经前或经期小腹冷痛,甚则牵连腰脊疼痛,喜暖,得热则痛减,月经量少,经色紫黯,夹有血块,或如黑豆汁,伴有畏寒便溏,舌苔白腻,脉沉紧。

[治法] 温经散寒,化瘀止痛。

[方药]

1. **首选药:少腹逐瘀颗粒(丸)**

药物组成:官桂、小茴香、干姜、蒲黄、五灵脂、没药、延胡索、当归、川芎、赤芍。

方解:本品中官桂、小茴香、干姜温经散寒;蒲黄、五灵脂、没药、延胡索化瘀止痛;当归、川芎、赤芍活血化瘀。诸药配伍,胞宫寒湿得以温散,瘀血得以祛除,则痛经一证自然可以缓解。

制剂规格:颗粒剂,每袋6g。

蜜丸,每丸重9g。

用法用量:颗粒剂,口服。一次1袋,一日2次。开水冲服。

蜜丸,口服。一次1丸,一日2次。温黄酒或温开水送服。

用药注意:孕妇忌服。

2. **参考药 艾附暖宫丸:**见本章第二节月经后期阳虚内寒证首选药。

3. 鉴别用药 两药均可温经化瘀,用治寒湿凝滞的痛经之证,但**少腹逐瘀颗粒**温经化瘀之力较强。**艾附暖宫丸**温经化瘀

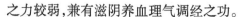

之力较弱,兼有滋阴养血理气调经之功。

【医嘱】

1. 月经期间避免冒雨涉水,禁止游泳、感寒饮冷及坐卧湿地。

2. 经期忌食生冷食物。

三、气血虚弱证

[临床表现]经期或经后,小腹绵绵作痛,揉按则痛减,经色淡,质清稀,伴有面色苍白,精神倦怠,舌质淡,苔薄白,脉虚细。

[治法]益气养血。

[方药]

1. 首选药:宁坤养血丸

药物组成:人参、白术、茯苓、甘草、生地黄、当归、白芍、川芎、肉桂、柴胡、香附、陈皮、厚朴、红花、丹参。

方解:本品中人参、白术、茯苓、甘草健脾益气;生地黄、当归、白芍、川芎滋阴养血;肉桂温经散寒;柴胡、香附疏肝解郁;陈皮、厚朴理气宽胸;红花、丹参活血止痛。诸药配伍,共奏益气养血通经之功。

制剂规格:蜜丸,每丸重9g。

用法用量:口服。一次1丸,一日2次。温黄酒或温开水送服。

2. 参考药　妇宝金丸:本品主要成分为当归、阿胶珠、延胡索、黄芪、党参、杜仲炭。

蜜丸,每丸9g。口服。一次1丸,一日2次。温开水送服。

八珍益母丸:见本章第二节月经后期血虚失盈证首选药。

养血调经膏:本品药物组成为当归、白芍、川芎、丹参、益母草、泽兰、牛膝、续断、艾叶、生姜、大腹皮、香附、木香、陈皮、白术、茯苓、柴胡、鹿茸粉、人参粉。

黑膏药,每张净重15g。外用。加温软化,贴于脐腹和

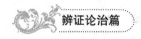

腰部。

3. 鉴别用药 以上四药均可补气养血通经,用治气虚血弱的痛经之证。**宁坤养血丸**益气养血之力较强,且兼有疏肝理气活血之功,故孕妇禁服。**妇宝金丸**养血重于益气,兼有补肾之功。**八珍益母丸**气血双补,活血之力较缓。**养血调经膏**为外用制剂,重在养血调经,暖宫止痛。主治冲任虚寒,血瘀气滞。既可单独使用,亦可配合上述药物同用。

【医嘱】

1. 大病、久病之后,注意病后调养。

2. 加强营养,配合体育锻炼,增强体质。

四、肝肾不足证

[临床表现]经后小腹隐隐作痛,经色淡,经量少,伴有腰膝酸软,头晕耳鸣,舌质淡红,苔薄白,脉沉细。

[治法]补肾暖宫调经。

[方药]

首选药:当归调经颗粒

药物组成:党参、白术、茯苓、甘草、熟地黄、当归、川芎、白芍、阿胶、杜仲、续断、桑寄生、菟丝子、香附、延胡索、砂仁、陈皮、艾叶、肉桂、牡丹皮、黄芩、白薇、荆芥炭。

方解:本品中党参、白术、茯苓、甘草益气健脾。熟地黄、当归、川芎、白芍、阿胶滋阴养血。杜仲、续断、桑寄生、菟丝子调补肝肾。香附、延胡索、砂仁、陈皮理气行滞。艾叶、肉桂温经散寒。牡丹皮、黄芩、白薇清虚热。荆芥炭入血分,疏风止痛。诸药配伍,共奏补肾暖宫调经之功。

制剂规格:颗粒剂,每袋重10g。

用法用量:口服。一次1袋,一日2~3次。开水冲服。

【医嘱】

1. 节欲保精,避免房劳过度。

2. 坚持晚婚、晚育,并注意计划生育,防止多次流产。

第九节 带 证

妇女阴道内流出的一种黏稠液体,如涕如唾,无色、无臭,称为白带。白带有润泽阴户的作用,正常情况下其量不多。如带下量明显增多,或色、质、气味发生变化者,或伴全身或局部症状者,即称带证,亦称带下病。但经间期、经前期或妊娠初期,白带可略有增多,均属正常现象,不作病论。

西医学中的妇科疾病如阴道炎、宫颈炎、内分泌功能失调见带下量多者均可参照本节辨证论治。

【病因病机】

1. **脾虚** 由于饮食不节,劳倦过度,脾气受损,运化失职,以致水谷之精微不能上输以生血,反聚为湿,流注下焦,伤及任带二脉,而为带下。

2. **肾虚** 素体肾气不足,下元亏损,或房劳多产,伤及肾气,而使带脉失约,任脉不固,遂致带下。亦有肾阴虚,相火亢盛,任带不固,导致带下者。

3. **湿热** 经行、产后,胞脉空虚,或因摄生不洁,或因手术所伤,湿热之邪乘虚而入,损伤任带二脉,而为带下。

【诊断要点】

根据白带量多不断,或色、质、气味异常,即可诊断为本病。

【辨证论治】

一、脾虚证

[临床表现]带下色白或淡黄,质黏稠,无臭气,绵绵不断,面色白或萎黄,四肢不温,精神疲倦,纳少便溏,两足跗肿,舌淡苔白或腻,脉缓弱。

[治法]健脾益气,除湿止带。

[方药]

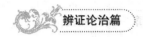

1. 首选药:立止白带丸

药物组成:人参、党参、白术、茯苓、甘草、山药、当归、白芍、川芎、牡丹皮、生阿胶、巴戟天、补骨脂、续断、山茱萸、肉桂、赤石脂、煅牡蛎、煅龙骨、乌贼骨、黄柏。

方解:本品中以人参、党参、白术、茯苓、甘草、山药补气健脾,运化水湿。以当归、白芍、川芎、牡丹皮、生阿胶补血活血。以巴戟天、补骨脂、续断、山茱萸、肉桂温肾散寒。以赤石脂、煅牡蛎、煅龙骨、乌贼骨收涩止带。配苦寒之性的黄柏,以防本品中温燥之药伤阴,诸药配伍,使脾气健运,湿浊得祛,则带下得止。

制剂规格:水丸。

用法用量:口服。一次 2.5g,一日 2 次。温开水送服。

用药注意:服药期间忌食生冷之品,湿热带下证禁用。

2. 参考药 香砂胃苓丸:本品药物组成为香附、砂仁、苍术、陈皮、厚朴、甘草、肉桂、泽泻、茯苓、猪苓、白术。

水丸,每 15 粒重 1g。口服。一次 6g,一日 2 次。温开水送服。

参苓白术丸(散、颗粒):本品药物组成为人参、茯苓、白术、薏苡仁、砂仁、甘草、桔梗、山药、扁豆、陈皮、莲子。

水丸,每 100 粒重 6g,每袋内装 6g。口服。一次 6g,一日 3 次。温开水送服。

散剂,每袋装 6g。口服。一次 6~9g,一日 2~3 次。温开水送服。

颗粒剂,每袋内装 6g。口服。一次 1 袋,一日 2 次。开水冲服。

除湿白带丸:本品药物组成为党参、白术、山药、白芍、芡实、车前子、白果仁、苍术、陈皮、当归、荆芥、柴胡、黄柏、茜草、海螵蛸、牡蛎。

水丸,每 20 丸重 1g。口服。一次 6~9g,一日 2 次。

妇科白带膏(片):本品药物组成为白术、苍术、党参、陈皮、山药、甘草、荆芥、车前子、柴胡、白芍。

　　煎膏剂,一瓶 200g。口服。一次 15g,一日 2 次。温开水送服。

　　片剂,每片 0.25g。口服。一次 4~5 片,一日 2 次。温开水送服。

　　3. 鉴别用药　**立止白带丸**以大量健脾利湿药为主组成,伍以温肾及收涩止带之品。故除可用于治疗脾虚湿浊下注之白带以外,还可用于兼有肾阳不足,白带量多的患者。属标本兼顾之中成药。**香砂胃苓丸**具有健脾利水,温化寒湿之功,利水渗湿,燥湿之力较强,除用治脾虚湿浊下注之白带外,还常用治夏秋之间脾胃虚冷,水谷不分,泄泻不止。**参苓白术丸**皆为补气健脾利湿之药组成,故用于治疗脾虚湿浊下注之白带患者。本品中无收涩止带之药,故较**立止白带丸**止带之力为小,属治本之中成药,尤多用于脾虚泄泻之证。**除湿白带丸**健脾祛湿,兼有收涩作用,用于脾虚湿盛带下病。**妇科白带膏**功用与**除湿白带丸**基本相同但作用较弱。

【医嘱】

　　1. 劳逸结合,防止劳倦过度。

　　2. 饮食有节,宜富于营养,避免暴饮暴食,损伤脾胃。

二、肾阳虚证

　　[临床表现]白带清冷,量多,质稀薄,终日淋漓不断,腰酸如折,小腹冷感,小便频数清长,夜间尤甚,大便溏薄,舌质淡,苔薄白,脉沉迟。

　　[治法]温肾培元,祛湿止带。

　　[方药]

　　1. 首选药:**白带丸**

　　药物组成:鹿角霜、补骨脂、肉桂、杜仲炭、续断、吴茱萸、当归、生白芍、党参、白术、茯苓、木通、香附、陈皮、甘草。

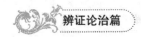

方解：本品中鹿角霜、补骨脂、肉桂、杜仲炭、续断、吴茱萸温肾壮阳，温经散寒。当归、生白芍、党参、白术益气养血。茯苓、木通渗湿利水。香附、陈皮理气止痛。甘草调和诸药。诸药配伍，共奏温肾培元，祛湿止带之功。

制剂规格：水丸。每袋装 6g。

用法用量：口服。一次 6g，一日 2 次。温开水送服。

2. 参考药　**千金止带丸**：本品药物组成为人参、白术、补骨脂、杜仲炭、续断、小茴香、当归、白芍、川芎、鸡冠花、延胡索、木香、砂仁、香附、青黛、椿根皮、煅牡蛎。

丸剂。水丸，每袋装 6g。口服。一次 6g；蜜丸，每丸 9g。口服。一次 1 丸。均一日 2 次。温开水送服。

金樱子膏：本品药物组成为金樱子肉、蜂蜜适量。

煎膏剂，每瓶内装 62g。口服。一次 9~12g，一日 2 次。温开水送服。

金锁固精丸：本品药物组成为熟地黄、山药、牡丹皮、泽泻、茯苓、菟丝子、沙苑子、龟甲胶、补骨脂、巴戟天、杜仲炭、莲子肉、芡实、人参、鹿茸、煅龙骨、煅牡蛎。

水蜜丸，每袋装 18g。口服。一次 6g，一日 2 次。淡盐汤送服。

3. 鉴别用药　以上四药均可温肾止带，功效基本相似。**白带丸**温肾之中兼有补脾之功，适用于肾阳虚兼有脾气不足的带下患者。**千金止带丸**兼有理气之功，用治肾阳虚兼有气滞的带下患者。**金樱子膏**兼有涩精、缩尿、固肠之功，还可用治遗精，遗尿，脾虚久泻等症。**金锁固精丸**温肾作用较强，还可治疗肾阳虚导致的遗精滑泄之症。

【医嘱】

1. 节制房事。

2. 晚婚少育。

三、肾阴虚证

[临床表现] 带下色黄,量少,伴有口干舌燥,五心烦热,盗汗,舌质红,苔少,脉细数。

[治法] 滋阴降火止带。

[方药]

首选药:**知柏地黄丸**

药物组成:知母、黄柏、熟地黄、山茱萸、牡丹皮、山药、茯苓、泽泻。

方解:本品中熟地黄、山茱萸、牡丹皮、山药、茯苓、泽泻六味药物是六味地黄丸的药物组成,六味地黄丸是滋补肾阴的著名的中成药,配伍知母、黄柏滋阴降火。诸药配伍,共奏滋阴降火而止带之功。

制剂规格:丸剂。蜜丸,每丸重 9g。

用法用量:口服。蜜丸,一次 1 丸;水蜜丸,一次 6g;小蜜丸,一次 9g。均一日 2 次。温开水送服。浓缩丸,口服。一次 8 丸,一日 3 次。淡盐汤或温开水送服。

【医嘱】

1. 节制房事。

2. 晚婚少育。

四、湿热证

[临床表现] 带下量多,色黄绿如脓,有秽臭气,阴中瘙痒,或小腹痛,小便短赤,口苦咽干,舌质红,苔黄,脉数或滑数。

[治法] 清热解毒,除湿止带。

[方药]

1. 首选药:**固下丸**

药物组成:椿根皮、生白芍、高良姜、黄柏。

方解:本品中椿根皮苦燥湿,寒胜热,涩固下,用治湿热下注之带下。生白芍苦酸敛阴。高良姜之辛温以散寒湿。黄柏之苦寒以祛湿热。

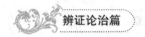

制剂规格:水丸,一袋6g。

用法用量:口服。一次6g,一日2次。米汤送下。

2. **参考药　妇科千金片(胶囊)**:本品药物组成为千金拔、金樱根、穿心莲、功劳木、单面针、当归、鸡血藤、党参。

片剂,每片0.24g。口服。一次6片,一日3次。温开水送服。

胶囊,每粒装0.4g。口服。一次2粒,一日3次,14天为一疗程。温开水送服。

用药注意:孕妇禁用;忌食辛辣。

妇炎康复片:本品药物组成为败酱草、薏苡仁、川楝子、柴胡、陈皮、黄芩等。

片剂,每片重0.35g。口服。一次5片,一日3次。温开水送服。

花红颗粒(片、胶囊):本品药物组成为一点红、白花蛇舌草、鸡血藤、桃金娘根、白背桐、地桃花、菥蓂。

颗粒剂,①每袋装10g;②每袋装2.5g(无蔗糖)。口服。一次1袋,一日3次,7日为一疗程,必要时可连服2~3个疗程,每疗程之间停服药3天。开水冲服。

片剂,①薄膜衣片,每片0.29g;②糖衣片(片芯重0.28g)。口服。一次4~5片。均一日3次,7天为一疗程,必要时可连服2~3疗程,每疗程之间停药3天。温开水送服。

胶囊,每粒装0.25g。口服。一次3粒,一日3次,7天为一疗程,必要时可连服2~3个疗程,每疗程之间停药3天。温开水送服。

用药注意:孕妇禁用;妇女经期、哺乳期慎用。

龙胆泻肝丸:本品药物组成为龙胆草、黄芩、栀子、泽泻、木通、车前子、当归、柴胡、生地黄、甘草。

丸剂。小蜜丸,每100丸重20g;蜜丸每丸重6g;水丸,每袋装6g。

口服。小蜜丸,一次 6~12g(20~60 丸);蜜丸,一次 1 丸,一次 1~2 丸;水丸,一次 3~6 粒。均一日 2 次。温开水送服。

用药注意:孕妇慎用

3. 鉴别用药 以上五药均以清热燥湿为主,适用于湿热带下之证。**固下丸**药少力专,为湿热带下证的常用之品。**妇科千金片、妇炎康复片、花红颗粒**清热解毒之力强,用于妇科炎症较重者。**妇炎康复片**兼能行气止痛,适于带下证伴有小腹胀痛者用之;**妇科千金片**兼能益气养血,气血不足者宜用之;**龙胆泻肝丸**为清泻肝胆经实火,湿热之著名方剂,除可用治湿热带下证外,还可用于治疗肝胆经湿热下注之阴痒、阴肿、阳痿、小便淋浊之证;肝胆经实火所致之头痛,目赤耳鸣,胁痛等症。

【医嘱】

1. 每日用清水冲洗外阴,注意个人卫生。

2. 不要与别人共用浴盆或泳衣,防止感染。

第十节 恶 阻

妊娠早期出现恶心呕吐,头晕厌食,甚或食入即吐,称为"恶阻",又称"妊娠呕吐"。这是妊娠早期最常见的疾病。若仅是恶心嗜酸、择食或晨间偶有呕吐痰涎,则是早孕反应,不作病论。一般三个月后可逐渐消失。

西医学中的妊娠剧吐可参照本节辨证论治。

【病因病机】

1. 脾胃虚弱 脾胃素虚,受孕以后,经血不泻,冲脉之气较盛,冲脉隶于阳明,其气上逆则可犯胃,胃气以和降为顺,胃气虚则失于和降,反随冲气上逆而作呕恶。或因脾虚不运,痰湿内生,痰湿乘胃气之虚而停滞中脘,冲气夹痰湿上逆而致恶心呕吐。

2. 肝胃不和 平素胃气虚弱,孕后阴血聚以养胎,肝血不

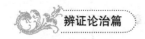

足,则肝气偏旺。或因恚怒伤肝,肝失疏泄,致使肝气横逆犯胃而呕恶。

【诊断要点】

妊娠二、三月,恶心呕吐,厌食甚或食入即吐,即可诊断为本病。

【辨证论治】

一、脾胃虚弱证

[临床表现] 妊娠以后,恶心呕吐不食,或呕吐清涎,神疲思睡,舌质淡,苔白,脉缓滑无力。

[治法] 健脾和胃,降逆止呕。

[方药]

1. 首选药:**香砂六君丸**

药物组成:党参、茯苓、白术、甘草、砂仁、生姜、半夏、陈皮、木香、大枣。

方解:本品中党参、茯苓、白术、甘草健脾胃,和中气。砂仁、生姜、半夏温胃降逆止呕。陈皮、木香理气行滞。大枣补脾。诸药配伍,补脾胃之气虚而降上逆之气,使呕吐得止。

制剂规格:水丸,每袋内装 6g。

用法用量:口服。一次 6g,一日 2 次。温开水送服。

2. 参考药 **保孕安胎丸**:本品药物组成为白术、人参、茯苓、杜仲、桑寄生、大枣。

蜜丸,每丸 6g。口服。一次 1 丸,一日 2 次。空腹服,生姜汤送下。

3. 鉴别用药 两药均有健脾和胃止呕之功,均可治疗妊娠恶阻之证。**香砂六君丸**以补气健脾药为主组成,用于治疗脾胃虚弱之妊娠恶阻之证。**保孕安胎丸**以益气健脾补肾药为主组成,适用于脾胃虚弱兼有肾气不足(如兼见腰酸痛)的妊娠恶阻之证。

【医嘱】

1. 饮食应少而精,宜选清淡易消化之品。亦可选择适合自己口味的食品及略带酸味的开胃之品,以新鲜蔬菜瓜果为佳,忌食腥辣刺激之品,以免加重恶阻。

2. 呕吐频频不止者,可用生姜、竹茹煎汤送服。

二、肝胃不和证

[临床表现] 妊娠初期,呕吐酸水或苦水,胸满胁痛,嗳气叹息,头胀而晕,烦渴口苦,舌淡红苔微黄,脉弦滑。

[治法] 疏肝和胃,降逆止呕。

[方药]

1. 首选药:**左金丸(胶囊)**

药物组成:黄连、吴茱萸。

方解:本品中重用黄连苦寒泻心火以平肝木。同时,黄连也能入肝胃之经清肝胃之热。配以少量吴茱萸,既能下气降逆,以助黄连止呕,又能制约黄连苦寒太过,折伤肝胃之阳气。二药配伍,共奏疏肝和胃,降逆止呕之功。

制剂规格:水丸,每袋6g。

胶囊,每粒装0.35g。

用法用量:水丸,口服。一次3~6g,一日2次。温开水送下。

胶囊,口服。一次2~4粒,一日2次。饭后服用。温开水送下。15日为一个疗程。

2. 参考药　**七制香附丸**:见本章第三节月经先后不定期肝气郁滞证参考药。

安胎丸:药物组成为人参、白术、甘草、陈皮、川芎、当归、白芍、紫苏叶、黄芩、香附、杜仲、续断、砂仁。

蜜丸,如梧桐子大小。口服。一次10g,一日2~3次。温开水或姜汤送下。

3. 鉴别用药　**左金丸**、**七制香附丸**与**安胎丸**三药均具疏肝和胃,降逆止呕之功。**左金丸**清肝泻火之力较强。**七制香附丸**长于疏肝理气,**安胎丸**兼能益肾安胎。

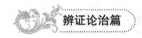

【医嘱】

1. 饮食应少而精,宜选清淡易消化之品。亦可选择适合自己口味的食品及略带酸味的开胃之品,以新鲜蔬菜瓜果为佳,忌食腥辣刺激之品,以免加重恶阻。

2. 呕吐频频不止者,可用生姜、竹茹煎汤送服。

第十一节 胎漏、胎动不安

怀孕以后,阴道不时有少量下血,时下时止,或淋漓不断,但无腰酸、腹胀等现象者,称为"胎漏",亦称"胞漏"或"漏胎"。如先感胎动下坠,继而有轻微的腰酸、腹胀、腹痛,或阴道伴有少许出血者,称为"胎动不安"。因两者病因病机极为接近,故并为一节介绍。

西医学中的妊娠早期的先兆流产、妊娠中晚期的前置胎盘出血和先兆早产均可参照本节辨证论治。

【病因病机】

1. 气血虚弱 平素体弱,脾胃久虚,中气不足,不能化水谷为精微,上奉于心而生血;或久病、大病之后,身体衰弱,气虚不足以载胎,血虚不足以养胎,而致胎动不安或胎漏。

2. 肾虚 先天肾气不足,或孕后不节房事,或堕胎小产数伤肾气,肾虚则冲任不固,胎失所系,因而导致胎动不安或胎漏。

3. 血热 素体阳盛,或阴虚内热,或怀孕后得热病,热邪内盛,下扰血海,迫血妄行,损伤胎气而致胎漏或胎动不安。

4. 外伤 怀孕以后,跌仆闪挫,或劳力过度,损伤气血,影响冲任,以致不能养胎而致胎漏或胎动不安。

【诊断要点】

怀孕以后,阴道时有少量出血,不伴腰酸、小腹坠胀作痛,即可诊断为胎漏。如有轻微的腰酸、腰痛,或小腹坠胀,或同时有少量阴道出血,即可诊断为胎动不安。

【辨证论治】

一、气血虚弱证

[临床表现] 妊娠期,胎动下坠,阴道少量流血,色淡红,质稀薄,神疲肢倦,面色白,而心悸气短,或腰酸腹胀,舌质淡,苔薄白,脉细滑,重按无力。

[治法] 补气益血安胎。

[方药]

1. 首选药:泰山磐石丸

药物组成:人参、白术、甘草、熟地黄、当归、白芍、黄芪、川芎、糯米、砂仁、续断、黄芩。

方解:本品中人参、黄芪、白术、甘草补脾益气。熟地黄、当归、白芍、川芎滋阴养血。糯米、砂仁和胃健脾。续断固冲安胎。黄芩清热安胎。诸药组合,共奏双补气血安胎之效。

制剂规格:蜜丸,每丸重9g。

用法用量:口服。一次 1 丸,一日 2 次。温开水送下。

2. 参考药　保孕安胎丸:本品药物组成为人参、白术、茯苓、杜仲炭、桑寄生、大枣。

蜜丸,每丸重6g。口服。一次 1 丸,一日 2 次。空腹服,生姜汤送下。

保胎丸:本品药物组成为黄芪、党参、白术、茯苓、甘草、当归、白芍、熟地黄、川芎、生阿胶、桑寄生、菟丝子、厚朴、枳壳、艾叶炭、川贝母、荆芥穗、羌活、鹿茸。

丸剂。小蜜丸,每 100 丸重 20g;蜜丸,每丸重 9g。口服。小蜜丸,一次 9g;蜜丸一次 1 丸。均一日 2 次。温开水送服。

安胎丸:本品药物组成为人参、白术、甘草、陈皮、川芎、当归、白芍、紫苏子、黄芩、香附、杜仲、续断、砂仁。

蜜丸,每丸重 6g。口服。一次 1 丸,一日 2 次。温开水送服。

3. 鉴别用药　以上四药均具有补气养血安胎之功,**泰山磐**

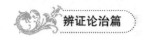

石丸益气养血之力较强,且药物组成较多,照顾全面。**保孕安胎丸**益气养血之力虽弱,但兼有固肾安胎之力。**保胎丸**具有益气养血,保产安胎之功。除用治气血不足的胎动不安之证外,还可用治肾气虚弱所致的胎动不安,或孕期感冒等症,也有一定疗效。**安胎丸**长于理气安胎。

二、肾虚证

[临床表现]妊娠期,腰酸腹坠,或见阴道下血,头晕耳鸣,小便频数,甚至失禁,或曾屡次堕胎,舌淡苔白,脉沉弱。

[治法]固肾安胎。

[方药]

1. 首选药:**孕康口服液(颗粒)**

药物组成:黄芪、当归、山药、续断、补骨脂、狗脊、菟丝子、桑寄生、杜仲、党参、茯苓、白术、阿胶、地黄、山茱萸、枸杞子、乌梅、白芍、砂仁、益智仁、苎麻根、黄芩、艾叶。

方解:肾为冲任之本,胞脉系于肾。肾虚则冲任不固,无力系胎,故而阴道出血,腰酸腹坠;肾虚精血不足,故血色淡;腰为肾之府,肾虚则腰骶酸楚;脾肾两虚,精气血皆不足,不能充髓,脑窍失养,故头晕耳鸣,神疲倦怠;舌淡,苔薄白,脉沉滑无力皆为脾肾两虚之象。治宜补肾安胎,益气养血。方中黄芪、党参、白术、茯苓、山药益气健脾,以固养胎元,阿胶、地黄、当归、白芍补血,山茱萸、桑寄生、杜仲、菟丝子、狗脊、枸杞子、益智仁、续断、补骨脂补益肝肾,安胎,调理冲任,苎麻根、艾叶、乌梅止血,黄芩清热安胎,砂仁行气导滞,使补而不滞,并能安胎。诸药相合,具有健脾补肾,养血安胎之效。

制剂规格:口服液,每瓶装 10ml;每瓶装 20ml;每瓶装 100ml。

颗粒剂,每袋装 8g(相当于饮片 33.17g)。

用法用量:口服液,早、中、晚空腹口服。一次 20ml,一日 3 次。

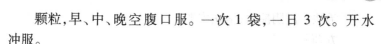

颗粒,早、中、晚空腹口服。一次1袋,一日3次。开水冲服。

用药注意:①服药期间,忌食辛辣刺激性食物,避免剧烈运动以及重体力劳动。②凡难免流产、异位妊娠、葡萄胎等非本品适用范围。

2. 参考药 **保胎丸**:本品药物组成为黄芪、党参、白术、茯苓、甘草、当归、白芍、熟地黄、川芎、生阿胶、桑寄生、菟丝子、厚朴、枳壳、艾叶炭、川贝母、荆芥穗、羌活、鹿茸。

丸剂。小蜜丸,每100丸重20g。口服。一次9g;蜜丸,每丸重9g。口服。一次1丸。均一日2次。温开水送服。

千金保孕丸:本品药物组成为川杜仲、川续断、怀山药。

水丸,每100丸重20g。口服。一次9g,一日2次。空腹米汤送下。

滋肾育胎丸:本品药物组成为人参、党参、白术、菟丝子、续断、巴戟天、杜仲、桑寄生、阿胶、砂仁、熟地黄、何首乌、艾叶、鹿角霜、枸杞子。

水丸,每100丸重20g。口服。一次5g,一日3次,淡盐水或蜂蜜水送服。

3. 鉴别用药 四药均可固肾安胎。**孕康口服液**健脾补肾,养血安胎较强,用于妊娠早、中期阴道少量下血,色淡红,小腹隐痛,腰骶酸楚等症。**千金保孕丸**药味较少,适用于肾虚胎动不安之轻症。**保胎丸**中兼有益气养血药物,功效长于补气养血,安胎保产,兼可用治孕妇气血不足,恶心呕吐之症,及患者屡经流产者。**滋肾育胎丸**也具有补肾健脾,益气培元,养血安胎功用,用于妊娠中期,腰酸腹坠,或见阴道流血,或曾屡次堕胎之症。

三、血热证

[临床表现]胎漏下血,色鲜红,或胎动下坠,伴心烦不安,手心烦热,口干咽燥,或有潮热,小便短黄,大便秘结,舌质红,苔黄而干,脉滑数或弦滑。

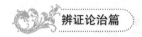

〔治法〕滋阴凉血,清热安胎。

〔方药〕

首选药:**孕妇金花丸**

药物组成:金银花、黄芩、黄柏、栀子、白芍、川芎、当归、生地黄、黄连。

方解:本品中金银花清热解毒。黄连、黄芩、黄柏、栀子清脏腑之热,泻三焦之火,清血中之热。当归、白芍、川芎、生地黄滋阴养血,其中生地黄还有清热凉血之功。诸药配伍,共奏滋阴凉血,清热安胎之功。

制剂规格:蜜丸,每 100 粒重 6g。

用法用量:口服。一次 6g,一日 2 次。温开水送服。

四、外伤

〔临床表现〕妊娠受伤,胎动下坠,腰酸,腹胀,甚或胎漏下血,舌质、舌苔正常,脉滑无力。

〔治法〕益气养血,固摄安胎。

〔方药〕怀孕后不慎受到不同程度的外伤而导致胎动不安的患者,在临床上比较常见,但目前比较合适的中成药却很难找到。

【医嘱】

1. 大病、久病之后,不宜立即怀孕。

2. 平素体弱者,应加强体育锻炼,增强体质。

3. 怀孕后应节制房事,尤其孕后 3 个月内,及 7 个月以后应禁止房事。

4. 孕后饮食宜清淡而富于营养,少食辛辣之物,以防生热助火。

5. 孕妇要保持愉快的心情,避免紧张、郁闷、恼怒情绪,防止五志过极生火。

6. 孕妇应避免到人多拥挤的环境中,以免不慎受到伤害。

7. 如果孕妇受到外伤后应及时送医院进行检查、治疗。

第十二节 产后恶露不尽

胎儿娩出后,胞宫内遗留的余血浊液,称为"恶露"。正常恶露,一般在产后3周左右干净。如超过这段时间,仍淋漓不断者,称为"恶露不尽",又叫"恶露不绝"。

西医学中的晚期产后出血及人工流产、药物流产后阴道流血淋漓不尽等均可参照本节辨证论治。

【病因病机】

1. 气虚 体质素弱,正气不足,产时失血耗气,正气更虚。或因产后操劳过早,劳倦伤脾,气虚下陷,以致冲任不固,不能摄血,而致恶露不绝。

2. 血热 平素阴虚,复因产时失血,阴液更亏,营阴耗损,而致阴虚生内热。或因产后过服辛热温燥之品,或感受热邪,或肝郁化热,以致热扰冲任,迫血下行,导致恶露不止。

3. 血瘀 产后胞脉空虚,寒邪乘虚入胞,与血相搏,瘀血内阻,冲任失畅,血不归经,以致恶露淋漓日久不止。

【诊断要点】

产后超过3周,阴道出血仍淋漓不断者,即可诊断为本病。

【辨证论治】

一、气虚证

[临床表现]产后恶露过期不止,淋漓不断,量多,色淡红,质稀薄,无臭味,伴小腹空坠,神倦懒言,面色白,舌淡,脉缓弱。

[治法]补气摄血。

[方药]

1. 首选药:**补中益气丸(合剂、颗粒)**

药物组成:人参、白术、当归、黄芪、甘草、陈皮、柴胡、升麻。

方解:本品中黄芪补中益气,升阳固表。以人参、白术、甘草补气健脾而和中。补气易于气滞,故配陈皮理气,使之补而不

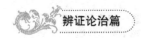

滞。脾胃虚弱,中气下陷,故用升麻、柴胡助人参、黄芪以升举阳气,使下陷之气,得以提升。脾为气血生化之源,脾虚则血弱,故配当归以补血。诸药合用,使脾胃强健,中气充沛,则统摄有权,诸症自除。

制剂规格:丸剂。水丸,每袋装 6g;小蜜丸,每袋装 9g;蜜丸,每丸重 9g。

合剂,每瓶装 100ml.

颗粒剂,每袋装 3g。

用法用量:丸剂,口服。水丸一次 6g;小蜜丸一次 9g;蜜丸一次 1 丸。均一日 2~3 次。温开水送服。

合剂,口服。一次 10~15ml,一日 3 次。温开水送服。

颗粒剂,口服。一次 1 袋,一日 2~3 次。温开水冲服。

用药注意:本品不适用于恶寒发热表证者,暴饮暴食脘腹胀满实证者,高血压患者慎服。

2. 参考药　**人参归脾丸**:见本章第一节月经先期脾虚不摄证参考药。

3. 鉴别用药　两药均具有补气摄血之功,均可治疗由于气虚不能摄血导致产后恶露不尽之症。**补中益气丸**还具有升阳举陷之功,故适用于气虚所致产后恶露不尽之症伴有脱肛、子宫脱垂等中气下陷之症。**人参归脾丸**兼有养心安神之功,因此适用于治疗气虚所致产后恶露不尽之症伴有心悸、失眠、怔忡等血虚血不养心之症。

【医嘱】

1. 产后注意休息,不要过早操劳。

2. 为提高疗效,再服用上述成药时,可加服阿胶或鹿角胶(烊化服)。

二、血热证

[临床表现]恶露过期不止,量较多,色紫红,质黏稠,有臭味,面色潮红,口燥咽干,舌质红,脉虚细而数。

［治法］清热凉血止血。

［方药］

1. 首选药:**四红丹**

药物组成:当归炭、蒲黄炭、大黄炭、槐花炭、阿胶珠。

方解:本品中五味药除阿胶珠以外,均为炒炭,取其收涩止血作用。炒炭需存性,存性的目的是不完全失去原来药物功能。当归炭兼能和血。蒲黄炭兼能行血,利小便。大黄炭、槐花炭兼能清利胃肠湿热,并可导热下行。阿胶珠补血兼能止血。诸药配伍,共奏清热凉血,止血调经之功。

制剂规格:蜜丸,每丸重9g。

用法用量:口服。一次1丸,一日2次。温开水送服。

2. 参考药　**加味逍遥丸(口服液)**:见本章第一节月经先期肝经郁热证首选药。

3. 鉴别用药　两药均可凉血止血,**四红丹**止血作用较强。**加味逍遥丸**具有疏肝解郁之功。若因肝郁化热所致,证见两胁胀痛,心烦,舌苔黄,脉弦数者用之最为恰当。

【医嘱】

1. 产妇生产之后饮食应以清淡而富于营养为宜,避免过服辛热温燥的食物及补品,以免伤阴助热。

2. 产妇要保持心情舒畅,忌恼怒、忧思。

三、血瘀证

［临床表现］产后恶露淋漓涩滞不爽,量少,色紫黯有块,小腹疼痛拒按,舌紫黯或边有紫点,脉象弦涩或沉而有力。

［治法］活血化瘀。

［方药］

1. 首选药:**乌金丸**

药物组成:三棱、莪术、益母草、蒲黄、没药、延胡索、小茴香、吴茱萸、补骨脂、香附、木香、百草霜、香墨、当归、川芎、白芍、熟地黄、阿胶、艾叶。

方解:本品中以三棱、莪术、益母草、蒲黄、没药、延胡索、活血通经,化瘀消癥。以小茴香、吴茱萸、补骨脂温经散寒,暖胞宫,使瘀得化。香附、木香疏通气滞,以利血行。百草霜、香墨固涩止血。当归、川芎、白芍、熟地黄、阿胶、艾叶补血养血,调补冲任,以防破瘀太过新血受损。诸药配伍,共奏活血化瘀,理气止痛之功。

制剂规格:蜜丸,每丸重9g。

用法用量:口服。一次1丸,一日2次。温开水送服或黄酒送下。

2. 参考药　妇科回生丸:本品药物组成为大黄、红花、苏木、黑豆、延胡索、桃仁、牛膝、蒲黄、五灵脂、乳香、没药、三棱、香附、木香、青皮、陈皮、乌药、高良姜、人参、白术、茯苓、甘草、熟地黄、当归、白芍、川芎、羌活、木瓜、地榆、苍术、山茱萸、米醋。

蜜丸,每丸重9g。口服。一次1丸,一日2次。温开水送下。

新生化颗粒:本品药物组成为当归、川芎、桃仁、甘草、干姜(炭)、益母草、红花。

颗粒剂,每袋装6g。口服。一次2袋,一日2~3次。开水冲服。

3. 鉴别用药　三药功效相似。乌金丸有化瘀生新,调经止痛之功,用于气血郁结,寒湿凝滞而见产后恶露不下,或下之不畅,瘀血腹痛;或败血上攻,心胃刺痛,胸腹胀满,或寒湿血瘀凝滞的痛经,经闭等症。妇科回生丸方中配伍了补益气血的药物,因此疗效较为缓和,具有攻补兼施之意。可用于血瘀兼有气血不足者。新生化颗粒重在温经活血、祛瘀止痛作用,用于产后恶露不行,少腹疼痛。

【医嘱】

1. 病情较轻者,亦可口服三七粉,一次3g,一日3次。

2. 产后注意保暖,防止受寒。

3. 禁止吃生冷食物及用冷水洗手。

第十三节 产后腹痛

产妇分娩以后,以小腹疼痛为主症,并与分娩或产褥有关者,称为"产后腹痛";若由瘀血引起的,称为"儿枕痛"。本病多发生在新产后,且以经产妇多见。

西医学中的产后宫缩痛,或人工流产后的腹痛均可参照本节辨证论治。

【病因病机】

1. 血虚 由于产时伤血,冲任空虚,胞脉失养,或因血少气弱,运行无力,以致血流不畅,迟滞而痛。

2. 血瘀 产后正气虚弱,起居不慎,寒邪乘虚侵入胞脉,血为寒凝,或情志不畅,肝气郁结,疏泄失常,气机不宣,瘀血内停,恶露当下不下,以致腹痛。

【诊断要点】

产妇分娩以后,小腹疼痛不伴有寒热者即可诊断为本病。

【辨证论治】

一、血虚证

[临床表现]产后小腹隐隐作痛而软,喜按,恶露量少,色淡,头晕耳鸣,便燥,舌质淡红,苔薄,脉虚细。

[治法]补血益气。

[方药]

1. 首选药:**十全大补丸**

药物组成:人参、茯苓、白术、甘草、川芎、当归、熟地黄、白芍、黄芪、肉桂。

方解:本品中人参、茯苓、白术、甘草、黄芪益气健脾。当归、川芎、熟地黄、白芍滋阴养血。肉桂温阳散寒,可促进血液生成。诸药配伍,共奏补血益气之功,使血足气旺,血脉通畅则腹痛自愈。

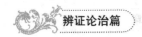

制剂规格：丸剂。水蜜丸，每袋 6g。小蜜丸，每 100 粒重20g。蜜丸，每丸重 9g。

用法用量：口服。水蜜丸，一次 6g；小蜜丸，一次 9g(45 粒)；蜜丸，一次 1 丸。均一日 2~3 次。温开水送服。

2. 参考药　**八珍颗粒(丸)**：见本章第二节月经后期血虚失盈证参考药。

还元丹：本品药物组成为益母草、泽兰、茯苓、香附、当归、熟地黄、白芍、川芎。

蜜丸，每丸重 6g。口服。一次 1 丸，一日 2 次。黄酒或姜汤送下。

胎产金丹：本品药物组成为益母草、牡丹皮、延胡索、没药、鳖甲、香附、沉香、人参、白术、茯苓、甘草、当归、生地黄、川芎、紫河车、五味子、黄柏、青蒿、白薇、肉桂、艾叶炭、藁本、赤石脂。

丸剂。蜜丸，每丸重 9g。口服。一次 1 丸；水丸，每 100 粒重 30g。口服。1 次 30 粒。均一日 2 次。温黄酒或温开水送服。

3. 鉴别用药　**八珍颗粒**为气血双补之剂，常用于治疗气血不足所致之诸症。**还元丹**为补血行瘀之剂，适用于血虚有瘀之患者。**十全大补丸**即**八珍颗粒**原方加入黄芪、肉桂而成。加入黄芪，增强了益气作用，加入肉桂温阳活血，可促进血液的生成。所以较**八珍颗粒**滋补作用有所增强。本品药性偏温，适用于气血两虚，而见症偏于虚寒者。**胎产金丹**除具有补益气血作用，兼有滋阴清热药和活血化瘀药，故此方以补益气血为主，兼能活血行瘀，主要适用于临产或产后气血不足，瘀血腹痛等症。

【医嘱】

1. 产后注意保暖，防止受寒。

2. 保持心情舒畅，避免忧思恼怒。

3. 血虚患者可用当归 15g、生姜 5g、羊肉 250g 共炖，吃肉喝汤，亦可酌进补血之药。

二、血瘀证

[临床表现]产后小腹疼痛,拒按,或得热稍减,恶露量少,涩滞不畅,色紫黯有块,或胸胁胀痛,面色青白,四肢不温,舌质黯,苔白滑,脉沉紧或弦涩。

[治法]活血散寒止痛。

[方药]

1. 首选药:**加味生化颗粒**

药物组成:当归、川芎、桃仁、益母草、赤芍、艾叶、炮姜、荆芥、阿胶、炙甘草。

方解:方中桃仁、赤芍、川芎、益母草活血化瘀;当归养血活血;艾叶、炮姜温经散寒;荆芥理血止血;阿胶补血;炙甘草调和诸药。上药合用,共奏活血化瘀,温经止痛之功。

制剂规格:颗粒剂,每袋15g。

用法用量:颗粒剂,口服。一次1袋,一日3次。开水冲服。

2. 参考药　**舒肝保坤丸**:见本章第二节月经后期气滞血瘀证首选药。

五灵止痛散:本品药物组成为炒五灵脂、生蒲黄、冰片。

散剂,每瓶5g。口服。一次0.3~0.6g,痛时即用。温开水送服或舌下含服。

乌金丸:本品药物组成为三棱、莪术、益母草、蒲黄、没药、延胡索、小茴香、吴茱萸、补骨脂、香附、木香、百草霜、香墨、当归、川芎、白芍、熟地黄、阿胶、艾叶。

蜜丸,每丸重9g。口服。一次1丸,一日2次。温开水送服或黄酒送下。

3. 鉴别用药　以上五药均具有活血化瘀止痛之功。**加味生化颗粒**重在化瘀生新,具有温经止痛之功,可用于产后瘀血内停,症见恶露不行,小腹冷痛等。**舒肝保坤丸**兼有疏肝理气之功,用治血瘀兼有肝郁气滞,横逆犯胃之不思饮食、呕吐恶心之症。**五灵止痛散**为治疗血瘀疼痛之良药,但药味较少,力量略显

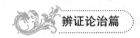

不足。**乌金丸**化瘀止痛之力较强,兼有养血之功。

【医嘱】

1. 产后注意保暖,防止受寒。

2. 保持心情舒畅,避免忧思恼怒。

3. 血虚患者可用当归 15g、生姜 5g、羊肉 250g 共炖,吃肉喝汤,亦可酌进补血之药。

第十四节　产后关节痛

产褥期内,出现肢体关节酸痛,麻木重着等症,称为"产后关节痛",或称"产后身痛""产后遍身疼痛""产后痛风""产后痹症"。倘若身痛延续到产褥期以后,则当以"痹证"论治。

西医学中的因风湿、类风湿引起的产褥关节疼痛可参照本节辨证论治。

【病因病机】

1. **风寒外袭**　产后气血俱虚,腠理不固,若起居不慎,则风、寒、湿之邪乘虚而入,留着于经络、关节,使气血运行受阻而痛。

2. **肾气虚弱**　素体肾气虚弱,产时劳伤肾气,复因失血过多,致使肾气亏损,精血俱虚,腰膝失养而痛。

【诊断要点】

产褥期内,肢体麻木、重着,局部并无红肿灼热,排除一般的风湿身痛,即可诊断为本病。

【辨证论治】

一、风寒外袭证

[临床表现]产后周身关节疼痛,屈伸不利,初起时可伴见恶风、怕冷、头痛,舌质淡,舌苔白,脉细缓。

[治法]养血祛风,散寒除湿。

[方药]

1. 首选药：**产灵丹**

药物组成：麻黄、荆芥穗、防风、川芎、白芷、细辛、川乌（银花甘草炙）、草乌（银花甘草炙）、竹节香附、当归、何首乌（黑豆酒炙）、白术（麸炒）、苍术（米泔炙）、八角茴香、桔梗、甘草（蜜炙）、木香、血竭、人参（去芦）。

方解：产后气血亏损，腠理不固，风寒湿邪乘虚而入，筋骨经络气血不畅故见关节疼痛，行步艰难。方中主以麻黄、荆芥穗、防风、苍术、白芷、细辛散风祛湿，使外邪从肌表而解；川乌、草乌、竹节香附温通经络，祛寒止痛，以当归、何首乌补血养血，人参、白术益气健脾，配八角茴香、木香理气散寒，川芎、血竭活血化瘀，通络止痛，用桔梗上行保肺，以甘草协调诸药。本方配伍，共收散风通络，活血止痛之效。

制剂规格：蜜丸，每丸重6g。

用法用量：蜜丸，口服。一次1~2丸，一日2次。温开水送服。

2. 参考药 **天麻丸**：本品药物组成为天麻、羌活、独活、炙附子、杜仲、怀牛膝、当归、生地黄、玄参、萆薢。

蜜丸，每丸重9g。口服。一次1丸，一日2~3次。温开水送服。

木瓜丸：本品药物组成为木瓜、海风藤、威灵仙、白芷、川芎、怀牛膝、制川乌、制草乌、人参、狗脊、鸡血藤。

浓缩丸，每袋内装30粒。口服。一次1袋，一日2次。温开水送下。

豨莶丸：本品药物组成为豨莶草。

蜜丸，每丸重9g。口服。一次1丸，一日2~3次。温黄酒或温开水送下。

豨桐丸（胶囊）：本品药物组成为豨莶草、臭梧桐叶。

水丸，每10丸重1.6g。口服。一次10丸，一日3次。温开水送服。

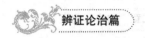

胶囊,①每粒装 0.25g;②每粒装 0.4g。一次 2~3 粒,一日 3 次。温开水送服。

用药注意:寒温痹病者慎用;忌食辛辣油腻食物。

3. 鉴别用药 以上五药均有散风寒湿邪的作用,均可用治外感风湿痹证。其中**产灵丹**用于产后气血虚损,感受风寒湿邪,具有较强的散风通络,活血止痛之效。**天麻丸**与**木瓜丸**为攻补兼施之中成药,两药既散风寒湿,又补肝肾,养阴血。**天麻丸**养阴血之力较强,**木瓜丸**兼可益气扶正。**豨莶丸**和**豨桐丸**两药为功专驱邪之药,功效基本相同。

【医嘱】

1. 产后应注意生活起居,避免感受风寒之邪。

2. 注意休息,避免过劳,节制性生活。

3. 忌食生冷食物。

二、肾气虚弱证

[临床表现]产后腰脊酸痛,甚或难于俯仰,喜按喜揉,胫膝酸软,足跟痛,头晕耳鸣,夜尿频多,舌质淡黯,舌苔薄白,脉沉细。

[治法]补肾强腰,养血壮骨。

[方药]

1. 首选药:全鹿丸

药物组成:全鹿干、锁阳、党参、地黄、牛膝、熟地黄、楮实子、菟丝子、山药、盐补骨脂、枸杞子、川芎肉苁蓉、酒当归、巴戟天、炙甘草、天冬、五味子、麦冬、炒白术、覆盆子、盐杜仲、芡实、花椒、茯苓、陈皮、炙黄芪、小茴香、盐续断、青盐、胡芦巴、沉香。

方解:本品中全鹿干补肾阳,益精血,为君药;用八珍丸减白芍(人参、茯苓、白术、甘草、当归、熟地黄、川芎)加黄芪补益气血,枸杞子、杜仲、续断、怀牛膝、楮实子等补肝肾,强筋骨,肉苁蓉、巴戟肉、锁阳、芡实、补骨脂、菟丝子、覆盆子、胡芦巴等温肾固精,小茴香、花椒助温补之力。天冬、麦冬、五味子滋阴安神,共为臣药;佐以沉香、陈皮理气和中,使补而不滞。青盐可助药入肾经,诸药配伍,共奏补肾强腰,养血壮骨之功。

制剂规格:丸剂。①水蜜丸,每 40 丸重 3g;②蜜丸,每丸重 6g;③每丸重 12.5g。

用法用量:口服。一次 6～9g[规格①];一次 2 丸[规格②];一次 1 丸[规格③]。均一日 2 次。温开水送服。

2. 参考药 **参茸卫生丸**:本品药物组成为鹿茸、巴戟肉、肉苁蓉、补骨脂、锁阳、人参、党参、黄芪、苍术、白术、山药、甘草、茯苓、熟地黄、生地黄、麦冬、枸杞子、山茱萸、当归、白芍、何首乌、黑附子、肉桂、杜仲炭、川牛膝、续断、桑寄生、酸枣仁、远志、桂圆肉、琥珀、煅龙骨、煅牡蛎、覆盆子、莲子、木香、砂仁、陈皮、沉香、乳香、没药等。

蜜丸,每丸重 9g。口服。一次 1 丸,一日 2 次。温开水送下。

3. 鉴别用药 两药功效基本相同。**参茸卫生丸**兼有养心安神作用。

【医嘱】

1. 产后应注意生活起居,避免感受风寒之邪。

2. 注意休息,避免过劳,节制性生活。

3. 忌食生冷食物。

第十五节 缺 乳

产后哺乳期内,产妇乳汁甚少或全无,不够喂养婴儿者称为"乳汁不足",亦称"缺乳""乳汁不行"。多发生在产后数天至半个月内,也可发生在整个哺乳期,是产后的常见病之一。若由于乳腺乳头发育不良或乳腺损伤所致缺乳者,用药物治疗很难奏效,须改为人工喂养婴儿,不属本节介绍范围。

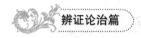

西医学中的产后泌乳过少等均可参照本节辨证论治。

【病因病机】

1. 气血虚弱　脾胃素虚,或思虑过度伤脾,则气血生化之源不足,复因分娩失血过多,气随血耗,以致气虚血少,乳汁生化乏源,故乳汁甚少或全无。

2. 肝郁气滞　产后忧郁,情志不舒,肝气郁结,肝失调达,气机不畅以致经脉涩滞,阻碍乳汁运行因而乳汁缺少,甚至不下。

【诊断要点】

产后乳汁甚少,甚至全无,不足以喂养婴儿,即可诊断为本病。

【辨证论治】

一、气血虚弱证

[临床表现] 产妇产后乳少,甚或全无,乳汁清稀,乳房柔软,无胀感,面色少华,神疲食少,舌淡少苔,脉虚细。

[治法] 补气养血,佐以通乳。

[方药]

1. 首选药:**生乳丸**

药物组成:当归、川芎、白芍、生地黄、生黄芪、鹿角霜、穿山甲(砂烫醋淬)、漏芦、王不留行(炒)、通草、木香、生麦芽。

方解:本方治证因气血虚弱,乳汁化生来源不足所致。故方中主以当归、川芎、白芍、生地黄补血养血,生黄芪补气健脾,以助血液生化之源,鹿角霜补精血,兼能散结消肿;辅以穿山甲、漏芦、王不留行活血通经络,配木香、通草、生麦芽理气宣络,引乳汁下行。本方专为通乳而设,凡因产后气血不足,乳汁缺少者均可应用。

制剂规格:蜜丸,每丸重9g。

用法用量:口服。一次1丸,一日2~3次。温开水或温黄酒送服。

2. 参考药　**生乳灵**：本品药物组成为当归、地黄、黄芪（蜜炙）、党参、玄参、知母、麦冬、穿山甲（砂烫醋淬）。

糖浆剂，每瓶装 100ml。口服。一次 100ml，一日 2 次。温开水送服。

通乳颗粒：本品药物组成为黄芪、熟地黄、通草、瞿麦、天花粉、路路通、漏芦、党参、当归、川芎、白芍、王不留行、柴胡、穿山甲、鹿角霜。

颗粒剂，每袋装 30g。口服。一次 30g，一日 3 次。开水冲服。

3. 鉴别用药　以上三药均具有益气补血、通经生乳之功，同可用于治疗产后气血虚弱、乳汁分泌不足之证。**生乳丸和通乳颗粒**药力较强，最为常用，**通乳颗粒**兼有一定的通乳除胀的作用。**生乳灵**通乳之力较弱，但兼有养阴生津的作用，用于乳汁分泌不足兼见阴虚内热津伤者。

【医嘱】

1. 产妇应保持乐观、舒畅的心情，避免一切精神上的不良刺激。

2. 生活规律，保证充足睡眠。

3. 忌食生冷、辛辣等食物。

4. 产妇宜多吃富含维生素的食品，多进高蛋白流质饮食，如鸡汤、鱼汤、肉汤、新鲜蔬菜及水果等。

5. 产后喂乳宜早，喂乳要定时。

二、肝郁气滞证

［临床表现］产妇产后乳汁分泌少，甚或全无，伴有胸胁胀闷，情志抑郁不乐，或有微热，饮食不振，舌质正常，苔薄黄，脉弦细或数。

［治法］疏肝解郁，通络下乳。

［方药］

1. 首选药：**下乳涌泉散**

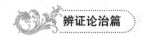

药物组成:当归、白芍、桔梗、川芎、地黄、白芷、天花粉、甘草、柴胡、通草、漏芦、麦芽、穿山甲(烫)、王不留行(炒)。

方解:本品主治产后血虚乳汁少。方中当归、白芍、地黄补血,川芎活血,穿山甲、王不留行、通草、漏芦、麦芽通经下乳,桔梗、天花粉、白芷宣肺,消散痈肿,柴胡疏肝解郁,甘草调和诸药。合用,可收养血,通经下乳之功。

制剂规格:散剂,每袋装 30g。

用法用量:水煎服。一次 1 袋,水煎 2 次,煎液混合后分 2 次服。

2. **参考药　乳泉颗粒**:本品药物组成为王不留行、穿山甲(炙)、天花粉、甘草(炙)、当归、漏芦。

颗粒剂,每袋装 15g。口服。一次 15g,一日 2 次。开水冲服。

3. **鉴别用药**　以上二药专为肝郁气滞、乳汁分泌不足而设。**下乳涌泉散**有一定的养血作用,为通补兼施之剂,用于治疗血虚肝郁乳汁不畅。**乳泉颗粒**重在通经下乳,无补益之功。

【医嘱】

1. 产妇应保持乐观、舒畅的心情,避免一切精神上的不良刺激。

2. 生活规律,保证充足睡眠。

3. 忌食生冷、辛辣等食物。

4. 产妇宜多吃富含维生素的食品,多进高蛋白流质饮食,如鸡汤、鱼汤、肉汤、新鲜蔬菜及水果等。

5. 产后喂乳宜早,喂乳要定时。

第十六节　乳汁自出

产妇乳汁不经婴儿吸吮而不断自然流出者,称为"乳汁自出",亦称"乳漏"或"乳汁自溢"。

西医学中的产后溢乳可参照本节辨证论治。

【病因病机】

1. 气血虚弱 产妇脾胃素虚,或产后饮食不节或思虑劳倦伤脾,或产时产后耗伤气血,导致气血虚,中气不足,摄纳无权,乳汁随化随出自出。

2. 肝经郁热 肝藏血,主疏泄,性喜条达。产妇情志抑郁,或怒气伤肝,肝火旺盛,疏泄太过,迫乳外溢。

【诊断要点】

产妇乳汁不经婴儿吸吮而自然流出者,除外产妇体质健壮,气血旺盛,乳汁充沛,乳房饱满而乳汁溢出者,即可诊断为本病。

【辨证论治】

一、气血虚弱证

[临床表现]患者乳汁自出,量少质稀,甚则随化随出,乳房柔软,不胀不痛,伴面色萎黄,神疲乏力,胃纳欠佳,舌质淡,苔薄白,脉细弱。

[治法]益气养血,佐以固摄。

[方药]

首选药:**人参养荣丸**

药物组成:人参、黄芪、白术、甘草、当归、白芍、陈皮、茯苓、熟地黄、五味子、远志、生姜、肉桂、大枣。

方解:本品中人参、黄芪、白术、茯苓、炙甘草补中益气。当归、熟地黄、白芍养血柔肝。五味子、远志补益心肾。肉桂振奋脾阳,通利血脉。陈皮理气健脾。生姜、大枣调和脾胃。诸药配伍,共奏补益气血,固摄敛乳之功。

制剂规格:丸剂,水蜜丸,每袋6g;蜜丸,每丸重9g。

用法用量:口服。水蜜丸,一次6g;蜜丸,一次1丸。均一日1~2次。温开水送服。

【医嘱】

1. 产妇生产前后均宜加强营养,增强体质,注意休息,合理

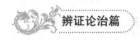

安排饮食。

2. 产妇要保持稳定、乐观开朗的情绪,避免争吵、发怒。家属要进行精神安慰,心理疏导,以保障产妇心情舒畅。

3. 发生乳汁自出后,要勤换内衣,避免乳汁浸渍乳房皮肤发生湿疹或炎症。

二、肝经郁热证

[临床表现]患者乳汁自出,量少质稠,乳房胀痛,伴烦躁易怒,口苦咽干,头晕胁胀,或大便秘结,小溲黄赤,舌质红,苔薄黄,脉弦数。

[治法]疏肝解郁清热。

[方药]

首选药:加味逍遥口服液(丸、合剂)

药物组成:当归、柴胡、白芍、茯苓、白术、甘草、薄荷、生姜、牡丹皮、栀子。

方解:本品中以柴胡疏肝解郁为主,以除致病之因。以当归、白芍养血柔肝为辅。佐茯苓、白术、甘草、生姜健脾和中,以助生化之源。配少许薄荷助柴胡疏肝解郁,并能清散郁热。加入丹皮、栀子,以增强清热凉血之功。诸药为伍,共奏清肝解郁,凉血调经之功。

制剂规格:口服液,每支10ml。

丸剂。蜜丸,每100丸重6g;

合剂,每瓶100ml;每瓶150ml。

用法用量:口服液,口服。一次10ml,一日2次。

丸剂,口服。蜜丸,一次6g,一日2次。温开水送服。

合剂,口服。一次10ml,一日2次。

用药注意:切忌气恼劳碌;忌食生冷油腻。

【医嘱】

1. 产妇生产前后均宜加强营养,增强体质,注意休息,合理安排饮食。

2. 产妇要保持稳定、乐观开朗的情绪,避免争吵、发怒。家属要进行精神安慰,心理疏导,以保障产妇心情舒畅。

3. 发生乳汁自出后,要勤换内衣,避免乳汁浸渍乳房皮肤发生湿疹或炎症。

第十七节　产后大便难

产妇饮食正常而大便秘结艰涩,数日一次,或排便时干涩疼痛,难以排出者,称"产后大便难"。又称"产后便秘""产后大便不通""产后大便秘涩"。本病属"新产后三病"之一。

西医学产后便秘可参照本病辨证治疗。

【病因病机】

血虚阴亏,分娩失血,营血骤虚,不能濡润肠道或阴虚火旺,内灼津液,津少液亏,肠道失于滋润,以致肠燥便难。

【诊断要点】

分娩之后以大便困难为主要症状者,即可诊断为产后大便难。

【辨证论治】

血虚阴亏

[临床表现]产后大便干燥,数日不解,或解时艰涩难下,伴有面色萎黄,皮肤不润,时觉头晕心跳,但饮食如常,舌质淡,舌苔薄白,脉细涩。

[治法]养血润燥,疏风通便。

[方药]

1. 首选药:**润肠丸**

药物组成:生阿胶、当归、火麻仁、郁李仁、苦杏仁、枳壳、陈皮、熟大黄、防风、羌活、荆芥、秦艽。

方解:本品以生阿胶、当归滋阴养血润燥为主药。火麻仁、郁李仁、苦杏仁内含丰富油脂,具有润肠通便之功,为辅药。佐

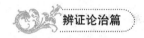

以熟大黄、枳壳、陈皮缓通大便,下气宽肠,防风、羌活、荆芥、秦艽疏散肠中之风热。诸药配伍,共奏养血润燥,疏风通便之功。

制剂规格:蜜丸,每丸重9g。

用法用量:口服。一次1丸,一日2次。温开水送服。

2. 参考药　**通幽润燥丸**:本品药物组成为当归、生地黄、熟地黄、火麻仁、郁李仁、苦杏仁、桃仁、红花、大黄、枳壳、槟榔、木香、厚朴、熟大黄、黄芩、甘草。

蜜丸,每丸重6g。口服。一次1~2丸,一日2次。温开水送服。

搜风顺气丸:本品药物组成为熟大黄、火麻仁、郁李仁、枳壳、槟榔、车前子、怀牛膝、防风、独活、山药、山茱萸、菟丝子。

蜜丸,每丸重9g。口服。一次1丸,一日2次。温开水送服。

3. 鉴别用药　三药均可润肠通便,用治产后大便难。**润肠丸**具有润肠通便,养血疏风之功,最适用于产后血虚肠燥引起的便秘,多伴有头晕心悸、口唇及爪甲发白等症。**搜风顺气丸**具有养血润肠,顺气通便之功,适用于肾阴不足引起的便秘,兼有气滞者。**通幽润燥丸**养血润肠,兼有行气、活血、清热之功,适用于胃肠伏火,耗伤阴液,血虚阴亏引起的便秘之症,本品泄热通便,消胀除满之力较强。

【医嘱】

可适当饮蜂蜜水,作辅助治疗。

第十八节　阴　挺

子宫下脱,甚则挺出阴户以外,或阴道壁膨出;前者为子宫脱垂,后者为阴道壁膨出,统称阴挺,又称"阴脱""子宫脱出"。根据突出形态的不同而有"阴菌""阴痔"等名称;因多发生在产后,故又有"产肠不收"之称。本节着重论述子宫脱垂。

西医学之子宫脱垂、阴道前后壁膨出可参照本病治疗。

【病因病机】

1. 气虚　素体虚弱,中气不足,或分娩用力过度,或产后操劳过早,或便秘努责等,致使气虚下陷,系胞无力,则子宫脱出。

2. 肾虚　产育过多,或为房事所伤,肾气亏耗,带脉失约,冲任不固,无力系胞,而子宫脱出。

【诊断要点】

子宫颈下垂到坐骨棘水平以下,严重者甚至整个子宫体脱出于阴道口外,即可诊断为本病。

【辨证论治】

一、气虚

[临床表现] 阴中有物突出,劳则加剧,小腹下坠,伴有四肢无力,少气懒言,面色少华,小便频数,带下量多,质稀色白,舌淡苔薄,脉虚细。

[治法] 补气升提。

[方药]

1. 首选药:**补中益气丸(合剂、颗粒)**

药物组成:人参、白术、当归、黄芪、甘草、陈皮、柴胡、升麻。

方解:本品中黄芪补中益气,升阳固表。以人参、白术、甘草补气健脾而和中。补气易于气滞,故配陈皮理气,使之补而不滞。脾胃虚弱,中气下陷,故用升麻、柴胡助人参、黄芪以升举阳气,使下陷之气,得以提升。脾为气血生化之源,脾虚则血弱,故配当归以补血。诸药合用,使脾胃强健,中气充沛,则统摄有权,诸症自除。

制剂规格:丸剂。水丸,每袋装 6g;小蜜丸,每袋装 9g;蜜丸,每丸重 9g。

合剂,每瓶装 100ml。

颗粒剂,每袋装 3g。

用法用量:丸剂,口服。水丸一次 6g;小蜜丸一次 9g;蜜丸

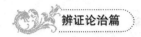

一次1丸。均一日2~3次。温开水送服。

合剂,口服。一次10~15ml,一日3次。温开水送服。

颗粒剂,口服。一次1袋,一日2~3次。温开水冲服。

用药注意:本品不适用于恶寒发热表证者,暴饮暴食脘腹胀满实证者,高血压患者慎服。

2. 参考药 **党参膏**:本品药物组成为党参、黄芪、生地黄、熟地黄、桂圆肉、当归、紫河车、升麻。

煎膏剂,每瓶100ml。口服。一次9~15g,一日2次。热开水冲服。

3. 鉴别用药 两药均具有补气升提之功。**补中益气丸**补中健脾,升阳举陷之力较强,适用于中气不足,气虚下陷之患者。**党参膏**补气健脾之力较**补中益气丸**缓,但兼有滋补肾阴之功,故适用于脾肾两虚之患者。

【医嘱】

1. 计划生育,避免生育过多过密,是预防本病的重要措施。

2. 产后注意休息,避免重体力劳动。

3. 加强妇女劳动保护,做好四期卫生,避免超重劳动和长期蹲、站位劳动。

4. 平时加强体育锻炼,增强体质。

二、肾虚

[临床表现] 阴中有物脱出,腰酸腿软,小腹下坠,小便频数,夜间尤甚,头晕耳鸣,舌质淡红,脉沉细。

[治法] 补肾固脱。

[方药]

首选药:**右归丸合金樱子膏**

药物组成:

(1)**右归丸**:熟地黄、山药、鹿角胶、菟丝子、枸杞子、杜仲、山茱萸、当归、肉桂、附子。

(2)**金樱子膏**:金樱子肉、蜂蜜适量。

方解：**右归丸**方中熟地黄、山茱萸、枸杞子、山药滋阴补肾填精。鹿角胶、杜仲、当归、菟丝子温肾阳，益精血。肉桂、附子温补命门之火，散阴寒之邪。诸药配伍，温阳益肾，填精补血，而以益肾填精为主，补火助阳为辅，正是"善补阳者，必于阴中求阳，则阳得阴助而生化无穷"用药原则的具体运用，诸药配伍，共奏温补肾阳，填精补血之功。**金樱子膏**为金樱子肉煎熬制成的煎膏剂。具有涩精摄尿，收涩固脱之功。

制剂规格：**右归丸**，丸剂。小蜜丸，每 10 丸重 1.8g；蜜丸，每丸重 9g。

金樱子膏，煎膏剂，每瓶内装 62g。

用法用量：**右归丸**，口服。小蜜丸，一次 9g；蜜丸，一次 1 丸。均一日 3 次。温开水送服。

金樱子膏，煎膏剂，口服。一次 9～15g，一日 2 次。热开水冲服。

单用右归丸为收涩固脱之力不足，单用金樱子膏补肾之力不足，故两药合用，共奏补肾固脱之功。

【医嘱】

1. 计划生育，避免生育过多过密，是预防本病的重要措施。

2. 产后注意休息，避免重体力劳动。

3. 加强妇女劳动保护，做好四期卫生，避免超重劳动和长期蹲、站位劳动。

4. 平时加强体育锻炼，增强体质。

第十九节　阴　　痒

妇人外阴及阴道瘙痒，甚则痒痛难忍，或伴带下量多，称为阴痒，亦称"阴门瘙痒"或"阴䘌"。

西医学"外阴瘙痒症""外阴炎""阴道炎""外阴白色病变"

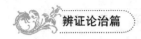

等出现阴痒者,均可参照本病论治。

【病因病机】

1. 肝肾阴虚　素体肝肾不足,或年老体衰,精血两亏,血虚生风化燥,阴户为肝之分野,得阴液的濡养,肝血不足,阴液亏耗,化燥生风,是以阴部瘙痒。

2. 肝经湿热　因脾虚湿盛,郁怒伤肝,积郁化热,湿热蕴结,注于下焦,湿遏热郁以致外阴瘙痒。

3. 湿虫滋生　湿热与病虫,互相滋生,其虫作势,则阴部瘙痒,如虫行状,甚则奇痒难忍,灼热疼痛;湿热下注,秽液下流,则带下量多,色黄呈泡沫状,臭秽。

【诊断要点】

外阴及阴中瘙痒,或如虫行状,甚则痒痛难忍,或伴带下增多即可诊断为本病。

【辨证论治】

一、肝肾阴虚

[临床表现]阴部干涩,奇痒难忍,或伴有阴部皮肤变白、增厚或萎缩,皲裂破溃,五心烦热,头晕目眩,时有烘热汗出,腰酸腿软,舌红少苔,脉弦细而数。

[治法]调补肝肾,滋阴降火。

[方药]

1. 首选药:知柏地黄丸

药物组成:知母、黄柏、熟地黄、山萸肉、山药、茯苓、泽泻、牡丹皮。

方解:方中熟地黄、山萸肉、山药与茯苓、泽泻、牡丹皮成三补三泻,补泻兼施,阴中求阳,阳中求阴以调补肝肾。知母、黄柏滋阴降火,敛阴潜阳。诸药并用,共奏滋肝益肾,敛阴潜阳之功。

制剂规格:丸剂。蜜丸,每丸重 9g;浓缩丸,每 10 丸重 1.7g。

用法用量:口服。蜜丸,一次 1 丸;水蜜丸一次 6g;小蜜丸一次 9g。均一日 2 次。淡盐汤或温开水送服。浓缩丸,口服。一次 8 丸,一日 3 次。淡盐汤或温开水送服。

2. 参考药 妇宝颗粒：本品药物组成为地黄、白芍、杜仲叶、续断、侧柏叶、莲房、延胡索、川楝子、红藤、忍冬藤、麦冬、甘草。

颗粒剂,①每袋 10g;②每袋 5g(无蔗糖)。口服。一次 2 袋,一日 2 次。开水冲服。

3. 鉴别用药 知柏地黄丸肝肾并补,滋阴力量较强,用于阴虚症状较为显著者。**妇宝颗粒**重在补肾,兼有行气活血、清热解毒之功,用于治疗肾虚伴有内热瘀滞者。

【医嘱】

1. 注意饮食调节,尽量不食辛辣炙煿之品。

2. 注意规律生活作息,保证充足睡眠时间。

二、肝经湿热

[临床表现]阴部瘙痒灼痛,带下量多,色黄如脓,稠黏臭秽,头晕目眩,口苦咽干,心烦不宁,便秘溲赤,舌红,苔黄腻,脉弦滑而数。

[治法]泻肝清热,除湿止痒。

[方药]

1. 首选药：龙胆泻肝丸

药物组成:龙胆草、柴胡、栀子、黄芩、车前子、木通、泽泻、生地黄、当归、甘草。

方解:方中龙胆草泻肝胆实火,利下焦湿热。黄芩、栀子苦寒清热利湿,佐泽泻、木通、车前子利尿通淋,引湿热下行;肝胆火盛必劫阴液,方中燥湿利湿之品亦恐伤阴,故又佐以生地黄、当归益阴养血,祛邪而不伤正;柴胡引诸药入肝胆经,并能条达肝郁,顺应了肝主藏血,喜条达之性。用甘草和中解毒,调和诸药。各药合用,具有清泻肝胆实火,清利湿热之功。

制剂规格:丸剂。小蜜丸,每 100 丸重 20g;蜜丸每丸重 6g;

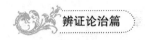
水丸,每袋装 6g。

用法用量:口服。小蜜丸,一次 6~12g(20~60 丸);蜜丸,一次 1 丸,一次 1~2 丸;水丸,一次 3~6 粒。均一日 2 次。温开水送服。

用药注意:孕妇慎用。

2. 参考药　**乌蛇止痒丸**:本品药物组成为乌梢蛇、防风、蛇床子、黄柏、苍术、人参须、牡丹皮、蛇胆汁、苦参、人工牛黄、当归。

水丸,每 10 丸重 1.25g。口服。一次 2.5g,一日 3 次。温开水送服。

3. 鉴别用药　**龙胆泻肝丸**清热燥湿、泻火解毒之力强,用于湿热、实火俱重之证。**乌蛇止痒丸**重在清热燥湿、祛风止痒,用于阴部瘙痒较剧者。

【医嘱】

患者应调畅情志,注意饮食,禁食辛辣炙煿之品。

三、湿虫滋生

[临床表现]阴部瘙痒,如虫行状,甚则奇痒难忍,灼热疼痛,带下量多,色黄,成泡沫状或色白如豆腐渣,臭秽,心烦少寐,胸闷呃逆,口苦咽干,小便黄赤,舌红,苔黄腻,脉滑数。

[治法]清热利湿,解毒杀虫。

[方药]

1. 首选药:**洁尔阴洗液(外用)**

药物组成:蛇床子、艾叶、独活、石菖蒲、苍术、薄荷、黄柏、黄芩、苦参、地肤子、茵陈、土荆皮、栀子、金银花。

方解:方中苦参、蛇床子、地肤子、土荆皮、茵陈均为清热燥湿杀虫止痒之品,黄柏、黄芩、栀子苦寒燥湿,苍术、独活、艾叶苦温燥湿,金银花清热解毒,石菖蒲、薄荷辟秽化浊。全方合用,共奏清热燥湿,杀虫止痒之功。

制剂规格:洗液,每瓶装 350ml。

用法用量:洗液,外用。外阴炎、阴道炎,用 10% 浓度洗液

（即取本品 10ml 加温开水至 100ml 混匀），擦净外阴,用冲洗器将 10%的洁尔阴洗液送至阴道深部冲洗阴道,一日 1 次,7 天为一疗程。

用药注意:经期、孕期妇女禁用。

2. 参考药 治糜灵栓(外用):本品药物组成为黄柏、苦参、儿茶、枯矾、冰片。

栓剂,每粒重 3g。每次 1 枚,隔一天上药 1 次,睡前用 1∶5000高锰酸钾溶液清洗外阴部,然后用手将栓剂放入阴道顶端,10 天为一疗程。

3. 鉴别用药 二药同为清热燥湿、杀虫止痒之品。**洁尔阴洗液**药效较强,**治糜灵栓**药效较弱。

除上述药物外,临床上还应用**保妇康栓**,其主要成分为莪术油,冰片。为外用剂,具有行气破瘀,生肌止痛之功效。与上述药物相比,该药主治湿热瘀滞所致的带下病,症见带下量多、色黄、时有阴部瘙痒;霉菌性阴道炎、老年性阴道炎、宫颈糜烂见上述证候者。

【医嘱】

注意外阴清洁,注意饮食,禁食辛辣炙煿之品。

第二十节 绝经前后诸症

女性在绝经前后,伴随月经紊乱或绝经出现烘热汗出、烦躁易怒、潮热面红、眩晕耳鸣、心悸失眠、腰背酸楚、面浮肢肿、皮肤蚁行样感、情志不宁等症状,称为绝经前后诸证,亦称"经断前后诸证"。

西医中的"绝经综合征",包括手术切除双侧卵巢、放射或药物损害卵巢功能者,可参照本病治疗。

【病因病机】

妇女于 49 岁前后,肾气由盛渐衰,天癸由少至衰竭,冲任二

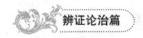

脉也随之衰少,在此生理转折时期,受内、外环境的影响,如素体阴阳有所偏衰,素性抑郁,宿有痼疾,或家庭、社会等环境改变,易导致肾阴阳失调而发病。

1. 肾阴虚　肾阴素虚,精亏血少,经断前后,天癸将竭,精血衰少;或忧思不解,积念在心,营阴暗耗;或房事不节,精血耗伤,肾阴更虚,真阴亏损,冲任衰少,脏腑失养,遂致经断前后诸证。

2. 肾阳虚　素体肾阳虚衰,经断前后,肾气更虚;或房事不节,损伤肾气,命门火衰,冲任失调,脏腑失于温煦,遂致经断前后诸证。

【诊断要点】

发病年龄多在 45~55 岁,症状为月经紊乱、潮热、汗出和情绪改变。此外,尚有头晕头痛,失眠心悸,腰酸背痛,阴道干燥灼热,阴痒,尿频急或尿失禁,皮肤瘙痒等症状。晚期可有阴道、子宫不同程度的萎缩,宫颈及阴道分泌物减少。

【辨证论治】

一、肾阴虚

[临床表现]经断前后,头晕耳鸣,腰酸腿软,烘热汗出,五心烦热,失眠多梦,口燥咽干,或皮肤瘙痒,月经周期紊乱,量少或多,经色鲜红,舌红,苔少,脉细数。

[治法]滋肾益阴,育阴潜阳。

[方药]

1. 首选药:**坤宝丸**

药物组成:女贞子、覆盆子、菟丝子、枸杞子、何首乌、龟甲、地骨皮、南沙参、麦冬、酸枣仁、地黄、白芍、赤芍、当归、鸡血藤、珍珠母、石斛、菊花、墨旱莲、桑叶、白薇、知母、黄芩。

方解:本方主治肝肾阴虚。方中以龟甲、何首乌、地黄、石斛、覆盆子、菟丝子、枸杞子、女贞子、南沙参、麦冬、墨旱莲滋补肝肾,生津止渴,以黄芩、知母清热泻火,以地骨皮、白薇清

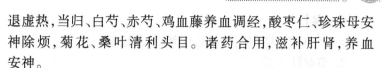

退虚热,当归、白芍、赤芍、鸡血藤养血调经,酸枣仁、珍珠母安神除烦,菊花、桑叶清利头目。诸药合用,滋补肝肾,养血安神。

制剂规格:水蜜丸,每 100 丸重 10g。

用法用量:口服。一次 50 丸,一日 2 次,连续服用 2 个月或遵医嘱。温开水送服。

2. 参考药　**更年安丸(胶囊、片)**:本品药物组成为地黄、熟地黄、茯苓、仙茅、制何首乌、首乌藤、泽泻、牡丹皮、五味子、浮小麦、磁石、珍珠母、玄参、麦冬、钩藤。

水丸,每袋装 1g。口服。一次 1 袋,一日 3 次。温开水送服。

胶囊,每粒装 0.3g。口服。一次 3 粒,一日 3 次。温开水送服。

片剂,①薄膜衣片,每片重 0.31g;②糖衣片,片芯重 0.3g。口服。一次 6 片,一日 2~3 次。温开水送服。

六味地黄丸(胶囊、颗粒):见本章第四节月经过少肾虚精亏证参考药。

加味逍遥丸(口服液):见本章第一节月经先期肝经郁热证首选药。

3. 鉴别用药　**坤宝丸、更年安片**专为阴虚绝经前后诸症所设,既能补益肾阴,又能养心安神。**坤宝丸**的清热养阴作用强于**更年安片**。**六味地黄丸**为滋阴补肾之剂,除治疗本病外,还可用于多种与肾阴虚有关的病证。**加味逍遥丸**重在疏肝解郁,清热除烦,用于心烦急躁。内热阳亢者,无补肾养阴之功。

除此之外,临床上还应用**坤泰胶囊**,该药滋阴清热、安神除烦。用于绝经期前后诸证,与上述药物相比,偏重于阴虚火旺者,症见潮热面红、自汗盗汗,心烦不宁,失眠多梦,头晕耳鸣,腰膝酸软,手足心热;妇女卵巢功能衰退更年期综合征见上述表现者。

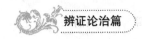

【医嘱】

1. 经前和经期都应保持心情舒畅,忌恼怒。

2. 节制性生活。

二、肾阳虚

[临床表现] 经断前后,头晕耳鸣,腰痛如折,腹冷阴坠,形寒肢冷,甚者冷汗淋漓,小便频数或失禁,带下量多,月经不调,量多或少,色淡质稀,精神萎靡,面色晦黯,舌淡,苔白滑,脉沉细而迟。

[治法] 温肾壮阳,填精养血。

[方药]

1. 首选药:**妇宁康片**

药物组成:人参、枸杞子、当归、熟地黄、赤芍、山茱萸、知母、黄柏、牡丹皮、石菖蒲、远志、茯苓、菟丝子、淫羊藿、巴戟天、蛇床子、狗脊、五味子。

方解:本品主治病证为阳虚、气血不足所致。方中淫羊藿、巴戟天、菟丝子、枸杞子、蛇床子、狗脊、山茱萸补肾助阳,人参、茯苓补气,当归、熟地黄补血,远志、石菖蒲、五味子安神,知母、黄柏、赤芍、牡丹皮清虚热。合用,补肾助阳,益气补血,调整冲任,并能安神。

制剂规格:片剂,①薄膜衣片,每片 0.31g。②糖衣片,片芯重 0.3g。

用法用量:口服。一次 4 片,一日 3 次。温开水送服。

2. 参考药 **龙凤宝胶囊**:本品药物组成为淫羊藿、山楂、党参、白附片、玉竹、肉苁蓉、黄芪、牡丹皮、冰片。

胶囊,每粒装 0.5g。口服,一次 2 粒,一日 3 次。温开水送服。

右归丸:参见本章第一节月经先期肾气不固证首选药。

金匮肾气丸:同本章第一节月经先期肾气不固证参考药。

3. 鉴别用药 **妇宁康片、龙凤宝胶囊**专为阳虚绝经前后诸症所设。**妇宁康片**阴阳并调,气血兼顾,治疗范围较宽泛。**龙凤宝胶囊**温性较强,专治阳虚证。**右归丸、金匮肾气丸**同为温肾助阳之品,广泛用于肾阳虚诸症,**右归丸**兼能补益精血,温补之力较强;**金匮肾气丸**药力和缓,尤为常用。

【医嘱】

1. 节制性生活,避免房劳过度而伤肾。

2. 注意计划生育,防止堕胎,损伤肾气,加重病情。

3. 避免劳累过度。

第二十一节　癥　　瘕

女性胞中有结块,伴有小腹或少腹或涨或痛或满或阴道异常出血者,称为"癥瘕"。癥者,坚硬不移,痛有定处;瘕者,推之可移,痛无定处。一般癥属血病,瘕属气病,并称癥瘕。癥瘕有良性和恶性之分,本节仅讨论癥瘕之善证(良性肿瘤)。

西医学的子宫积瘤、卵巢肿瘤、盆腔炎性包块、子宫内膜异位症结节包块、结核性包块及陈旧性宫外孕血肿等,若非手术治疗,可参考癥瘕的因证辨治处理。

【病因病机】

本病多因脏腑不和,气机阻滞,瘀血内停,气聚为瘕,血聚为癥。常由气滞、血瘀、痰湿和热毒所致。

1. 气滞　素性抑郁,或愤怒过度,肝气郁结,气滞血行不畅,滞于冲任胞脉,结块积于小腹,聚散无常,而成瘕疾;气滞日久生瘀可转化为癥。

2. 血瘀　经期产后,胞脉空虚,余血未尽之际,房事不节,或外邪侵袭,凝滞气血;或暴怒伤肝,气逆血留;或忧思伤脾,气结血滞,使瘀血留滞于冲任,冲任不畅,胞脉停瘀,瘀积日久,渐成癥疾。

3. 痰湿　素体脾虚,或饮食不节,或劳倦过度,损伤脾胃,健运失职,湿浊内停,聚湿为痰,痰湿阻滞冲任胞脉,痰血搏结,

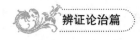

渐积成癥。

4. 热毒 经期产后,胞脉空虚,余血未尽之际,外阴不洁,或房事不禁,感染湿热邪毒;或脾虚生湿,湿蕴化热,与血搏结,瘀阻冲任,结于胞脉,而成癥瘕。

【诊断要点】

小腹有包块,或胀、或满、或痛者,经 B 超、内镜、腹部 X 片等检查,即可诊断。

【辨证论治】

一、气滞

[临床表现]小腹有包块,积块不坚,推之可移,时聚时散,或上或下,时感疼痛,痛无定处,小腹胀满,胸闷不舒,精神抑郁,月经不调,舌红,苔薄,脉沉弦。

[治法]疏肝解郁,行气散结。

[方药]

1. 首选药:**逍遥丸(片、胶囊、颗粒)**

药物组成:当归、白芍、柴胡、茯苓、白术、炙甘草、煨姜、薄荷。

方解:本品中以柴胡疏肝解郁为主,以除致病之因。以当归、白芍养血柔肝为辅。佐茯苓、白术、炙甘草健脾和中,煨姜温中和胃,以助生化之源。薄荷助柴胡疏肝解郁,并能清散郁热。诸药为伍,共奏疏肝解郁,和血调经之功。

制剂规格:丸剂。小蜜丸,每 100 丸重 20g;蜜丸,每丸重 9g。水丸,每袋装 6g,浓缩丸,每 8 丸相当于饮片 3g。

片剂,每片重 0.35g。

胶囊,每粒装①0.4g;②0.34g。

颗粒,①每袋装 15g;②每袋装 4g;③每袋装 5g;④每袋装 6g;⑤每袋装 8g。

用法用量:丸剂,口服。小蜜丸,一次 9g;蜜丸一次 1 丸,一日 2 次。水丸,一次 6~9g。均一日 1~2 次。浓缩丸,一次 8 丸,一日 3 次。

片剂,口服。一次 4 片,一日 2 次。

胶囊,口服。一次 5 粒[规格①],或一次 4 粒[规格②],一日 2 次。

颗粒,口服。一次 1 袋,一日 2 次。

2. 参考药　**七制香附丸**:见本章第三节月经先后不定期肝气郁滞证参考药。

血府逐瘀口服液(丸、胶囊):本品药物组成为当归、生地黄、桃仁、红花、甘草、枳实、赤芍、柴胡、川芎、牛膝、桔梗。

口服液,每支 10ml。口服。一次 20ml,一日 3 次。

蜜丸,每丸重 9g。口服。一次 1~2 丸,一日 2 次。空腹时用红糖水送服。

胶囊,每粒 0.4g。口服。一次 6 粒,一日 2 次。温开水送服。

用药注意:忌食生冷食物;孕妇禁用。

3. 鉴别用药　**逍遥丸**为疏肝解郁之常用中成药,广泛用于各种气郁病证;**七制香附丸**疏肝解郁不及**逍遥丸**,但兼有养血调经之功,月经不调尤为常用;**血府逐瘀口服液**重在活血化瘀,兼有行气之功,宜用于气滞血瘀证。

【医嘱】

1. 平素应调和情志。经期避免精神过度紧张。

2. 避免房事劳伤。

二、血瘀

[临床表现]小腹有包块,积块坚硬,固定不移;疼痛拒按,肌肤少泽,口干不欲饮,月经延后或淋漓不断,面色晦黯,舌紫黯,苔厚而干,脉沉涩有力。

[治法]活血破瘀,散结消癥。

[方药]

1. 首选药:**桂枝茯苓丸(片、胶囊)**

药物组成:桂枝、茯苓、牡丹皮、赤芍、桃仁。

方解:本品中桂枝温通血脉而行瘀滞;茯苓渗湿利下以助瘀

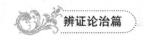

血下行;桃仁、牡丹皮化瘀活血,兼清瘀热;芍药养血和营,使祛瘀而不伤新血。诸药配伍,共奏活血化瘀,缓消癥块的作用。

制剂规格:蜜丸,每丸重6g。

片剂,每片重0.32g。

胶囊,每粒内装0.31g。

用法用量:蜜丸,口服。一次1丸,一日1~2次。温开水送服。

片剂,口服。一次3片,一日3次。饭后温开水送服。

胶囊,口服。一次3粒,一日3次。温开水送服。

用药注意:孕妇忌用,或遵医嘱;经期停服;偶见药后胃脘不适、隐痛,停药后自行消失。

2. 参考药　少腹逐瘀丸:见本章第二节月经后期寒凝冲任证首选药丸。

3. 鉴别用药　**桂枝茯苓丸**具有瘀温并治、缓消癥块的作用,尤多用治子宫肌瘤及盆腔炎性包块。**少腹逐瘀丸**具有活血祛瘀、温经止痛之功效,主要用治寒凝血瘀证。

【医嘱】

1. 因用药多为活血化瘀之品,故月经过多的患者忌服。

2. 避免过度劳累。

三、痰湿

[临床表现] 小腹有包块,按之不坚,或时作痛,带下量多,色白质黏稠,胸脘痞闷,时欲呕恶,经行愆期,甚或闭而不行,舌淡胖,苔白腻,脉弦滑。

[治法] 除湿化痰,散结消癥。

[方药]

1. 首选药:**二陈丸**合**益母草口服液**(片、胶囊、颗粒、膏)

药物组成:

(1)**二陈丸**:陈皮、姜半夏、茯苓、甘草、生姜。

(2)**益母草口服液**:益母草。

方解:二陈丸中主以姜半夏燥湿化痰。气顺则痰降,又以陈皮利气化痰。二药合用,还可和胃止呕。辅以茯苓健脾渗湿,消除生痰之源。佐以甘草和中止咳。配生姜以增强化痰止呕之力。诸药配伍,确有燥湿化痰和胃止呕之功。

益母草口服液(片、胶囊、颗粒、膏)中主以益母草活血化瘀通经。辅以当归、川芎、白芍、生地黄补血和血。因气行则血行,气滞则血瘀,故佐以木香行气导滞,有利于瘀血的祛除。诸药相伍,瘀血祛,经血调,共奏活血化瘀调经之功。

单用二陈丸无活血之力,单用益母草口服液无除湿化痰之功,故需两方合用,共奏豁痰除湿,理气活血之功。

制剂规格:**二陈丸**,水丸。每 8 丸相当于原生药 3g。

益母草口服液(片、胶囊、颗粒、膏),口服液,每支装 10ml。

片剂,①糖衣片(片芯重 0.25g);②薄膜衣片,每片重 0.28g;③薄膜衣片,每片重 0.5g。

胶囊,每粒装 0.36g,相当于饮片 2.5g。

颗粒剂,①每袋装 15g;②每袋装 5g(无蔗糖)。

煎膏剂,①每瓶装 125g;②每瓶装 250g。

用法用量:**二陈丸**,口服。一次 9~15g,一日 2 次。温开水送服。

益母草口服液(片、胶囊、颗粒、膏),口服液,口服。一次 10~20ml,一日 3 次;或遵医嘱。

片剂,口服。一次 3~4 片[规格①、②],一次 2~3 片或一次 1~2 片[规格③]。均一日 3 次。温开水送服。

胶囊,口服。一次 2~4 粒,一日 3 次。温开水送服。

颗粒,口服。一次 1 袋,一日 2 次。开水冲服。

煎膏剂,口服。一次 10g,一日 1~2 次。

用药注意:**益母草口服液(片、胶囊、颗粒、膏)**孕妇禁用。

2. **参考药　参苓白术丸(散、颗粒)合益母草口服液(片、胶囊、颗粒、膏)**:本品中参苓白术丸(散、颗粒)见本章第九节带证脾虚证参考药。

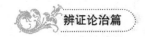

益母草口服液药物组成、用法及用量同上。

用药注意：益母草口服液（片、胶囊、颗粒、膏）孕妇禁用。

3. 鉴别用药　**二陈丸**具有燥湿化痰和胃止呕之功。与**益母草口服液**配伍，适用于肥胖之人，多痰多湿，痰湿壅阻经隧而闭经者。**参苓白术丸**具有补气健脾祛湿之功。与**益母草口服液**配伍，适用于脾运失职，聚湿生痰，脂膏痰湿阻滞冲任，胞脉闭阻而经血不行者。

【医嘱】

1. 注意加强体育锻炼，控制体重，必要时应进行减肥。

2. 饮食以清淡为宜，避免膏粱厚味。

3. 节制房事。

四、热毒

[临床表现] 小腹有包块，拒按，小腹或少腹及腰骶部疼痛，带下量多，色黄或五色杂下，可伴经期提前或延长，经血量多，经前腹痛加重，烦躁易怒，发热口渴，便秘溲黄，舌红，苔黄腻，脉弦滑数。

[治法] 解毒除湿，破瘀消癥。

[方药]

1. 首选药：**妇炎康片**

药物组成：败酱草、薏苡仁、川楝子、柴胡、陈皮、黄芩等。

方解：本方主治下焦湿热瘀阻。方中黄芩清热燥湿，薏苡仁清热利湿，败酱草清热解毒，化瘀止痛共为诸药；柴胡、川楝子、陈皮疏肝行气止痛，共为辅药；合用，清热利湿，化瘀止痛。

制剂规格：片剂，每片重0.25g。

用法用量：口服。一次6片，一日3次。温开水送服。

2. 参考药　**二妙丸**：本品药物组成为黄柏、苍术。

水丸，每袋装6g。口服。一次6~9g，一日2次。温开水送服。

三妙丸：本品药物组成为黄柏、苍术、牛膝。

水丸，每袋装 6g。口服。一次 6~9g，一日 2~3 次。温开水送服。

3. 鉴别用药　**妇炎康复片**清热解毒、化瘀止痛并重，为治疗热毒湿热瘀阻胞宫的有效中成药。**二妙丸**药力较弱，用于湿热瘀阻下焦，病情较轻者。**三妙丸**即二妙丸加牛膝而成，增加了下行通利之性，更适宜下焦湿热证。

【医嘱】

1. 饮食宜清淡，少食辛热香燥之品，以免助阳耗阴，导致血分蕴热，迫血妄行。

2. 劳逸结合，避免忧思过度而伤脾，导致脾虚生湿。

3. 节房事，保持外阴清洁。

第二十二节　不　孕　症

女子与配偶同居 1 年，性生活正常，未避孕而未有孕者；或曾有过妊娠，未避孕而又 1 年未再受孕者，称为"不孕症"。前者为原发性不孕，后者为继发性不孕。《备急千金要方》称前者为"全不产"，后者为"断绪"。

西医学之不孕症可由排卵障碍、输卵管因素及免疫因素等所致，均可参照本病治疗。

【病因病机】

1. 阳虚宫冷　肾阳不足，阳虚不能温煦子宫，子宫虚冷，以致不能摄精成孕。

2. 气血不足　气虚血弱，冲任脉虚，胞脉失养，不能成孕。

3. 肝气郁滞　情志不畅，肝气郁结，疏泄失常，气血不和，不能成孕。

4. 寒凝血瘀　嗜食生冷，或冒雨涉水，感受寒邪，搏于冲

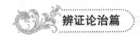

任,血为寒凝,胞脉受阻,不能成孕。

5. 痰湿壅滞　体质肥胖或恣食膏粱厚味,痰湿内生,气机不畅,胞脉受阻,不能成孕。

【诊断要点】

婚后夫妇同居 2 年以上,配偶生殖功能正常,未避孕而不受孕者即可诊断为本病。

【辨证论治】

一、阳虚宫冷

［临床表现］婚后久不受孕,经期后错,量少色淡,面色晦黯,腰酸腿软,性欲淡漠,小便清长,大便不实,舌质淡,苔薄白,脉沉细或沉迟。

［治法］温肾暖宫,调经助孕。

［方药］

1. 首选药:调经促孕丸

药物组成:鹿茸、炙淫羊藿、仙茅、续断、桑寄生、菟丝子、枸杞子、覆盆子、山药、莲子(去芯)、茯苓、黄芪、白芍、炒酸枣仁、钩藤、丹参、赤芍、鸡血藤。

方解:方中鹿茸性温,味甘、咸,具有壮元阳,补气血,益精髓,强筋骨之功,为君药。山药、莲子、茯苓、黄芪益气健脾,淫羊藿、仙茅、续断、桑寄生、菟丝子、覆盆子温肾助阳,两组药物配伍,脾肾同治,用于脾肾阳虚之证,共为臣药。善补阳者,必于阴中求阳,故配白芍、枸杞子、炒枣仁、丹参滋阴养血柔肝。赤芍、鸡血藤活血通络,使养血而不腻滞;钩藤清热平肝,防止阴虚肝旺,共为佐药。诸药配伍,共奏补肾健脾,养血调经之功。

制剂规格:水丸。每 100 丸重 10g。

用法用量:口服。一次 5g(50 丸),一日 2 次。温开水送服。自月经周期第 5 天起,连服 20 天;无周期者,每月连服 20 天,连服 3 个月或遵医嘱。

用药注意:阴虚火旺,月经量过多者不宜服用。

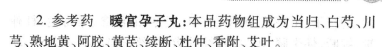

2. 参考药 **暖宫孕子丸**：本品药物组成为当归、白芍、川芎、熟地黄、阿胶、黄芪、续断、杜仲、香附、艾叶。

浓缩丸，每瓶 100 粒。口服。一次 8g，一日 2~3 次。温开水送服。

艾附暖宫丸：见本章第二节月经后期阳虚内寒证首选药。

女金丸：见本章第五节闭经气血虚弱证参考药。

鹿茸粉：一味鹿茸研粉。

散剂，每瓶 0.3g。口服。一次 0.3~1g。一日 2 次。温开水送服。

3. 鉴别用药 **调经促孕丸**长于治疗脾肾阳虚引起的久不受孕之证，可用治现代医学的继发性闭经，黄体功能欠佳，不排卵，不孕症等。**暖宫孕子丸**具有补肝肾，暖子宫，养气血，调经助孕之功，对于妇女肝肾不足，阳虚宫冷具有较好的疗效。**艾附暖宫丸**侧重暖宫散寒。**女金丸**暖宫散寒的同时，补益气血之力也较强，兼有固涩止带之功。**鹿茸粉**可补肾阳，生精血，强筋骨，除可用治妇女宫寒不孕外，还可用治女子子宫发育不良，男子阳痿遗精，小儿发育迟缓等症。

【医嘱】

1. 节欲保精，避免房劳伤肾。

2. 酌进温补性食品，以增强体质。

二、气血不足

［临床表现］婚后久不受孕，经期不准，月经量少，行经腹痛，饮食减少，面色苍白无华，精神倦怠，舌质淡，舌苔薄白，脉细弱。

［治法］补气养血，理气促孕。

［方药］

1. 首选药：**安坤赞育丸**

药物组成：青毛鹿茸、鹿角胶、生阿胶、鹿尾、紫河车、人参、茯苓、甘草、白术、黄芪、当归、白芍、川芎、熟地黄、生地黄、枸杞子、山茱萸、鳖甲、龟甲、天冬、北沙参、桑寄生、杜仲炭、续断、怀牛膝、川牛膝、补骨脂、菟丝子、锁阳、肉苁蓉、琥珀、红鸡冠花、西红花、红花、鸡血藤、延胡索、丹参、乳香、没药、香附、乌药、沉香、砂仁、木香、柴胡、紫苏叶、陈皮、橘红、肉豆蔻、青蒿、藁本、蚕茧炭、血余炭、艾叶炭、秦艽、白薇、黄柏、泽泻、黄芩、酸枣仁、远志、桂圆肉、赤石脂等。

方解:本品为治疗气血亏损引起的妇科疾病常用成药。方中药物繁多,从配伍关系来讲,大致分为以下几点:

方中以鹿茸、鹿角胶、鹿尾、阿胶、紫河车、锁阳、肉苁蓉补益精血,固摄冲任;人参、茯苓、白术、黄芪、甘草益气健脾,促进生化之源;以当归、白芍、川芎、熟地黄补血和营;生地黄、枸杞子、山茱萸、天冬、北沙参、鳖甲、龟甲育阴柔肝;杜仲炭、续断、怀牛膝、川牛膝、桑寄生、菟丝子、补骨脂助肾强健腰膝;酸枣仁、远志、琥珀、桂圆肉养心安神;红花、丹参、乳香、没药、鸡血藤、鸡冠花、番红花、延胡索活血通经;木香、沉香、香附、砂仁、乌药、陈皮、橘红、肉豆蔻行气解郁;蚕茧炭、血余炭、艾叶炭、赤石脂固涩止血;以秦艽、白薇、青蒿、黄柏、黄芩、泽泻清虚热,退骨蒸;柴胡、紫苏叶、藁本发表散邪。综观本方药物配伍,是以峻补气血为主,以固涩止血为辅,佐以行气活血之品,以防过补留瘀。方中药味虽多,但有主有从,配伍适当,凡因气血亏损引起的月经不调,崩漏下血,肾虚白带,产后血晕等症,均可选用。

制剂规格:蜜丸,每丸重12g。

用法用量:口服。一次1丸,一日2次。温开水送服。

2. 参考药　乌鸡白凤丸(片、颗粒):见本章第一节月经先期阴虚内热证参考药。

定坤丹:见本章第六节月经过多气虚证首选药。

八宝坤顺丸:本品药物组成为人参、茯苓、白术、甘草、熟地黄、当归、白芍、生地黄、香附、木香、乌药、橘红、砂仁、沉香、紫苏

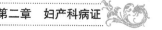

叶、益母草、怀牛膝、琥珀、黄芩、生阿胶。

蜜丸,每丸重 9g。口服。一次 1 丸,一日 2 次。温开水送服。

3. 鉴别用药　四药均具有补气养血促孕之功。**安坤赞育丸**气血双补,养心安神,固涩止血为其特点。**乌鸡白凤丸**滋补阴血之力较强,兼可收涩止带。**定坤丹**集益气养血、滋补肝肾、理气固涩于一方,照顾全面,是为特点。**八宝坤顺丸**气血并补,兼疏肝行气为其特点。

【医嘱】

1. 节欲保精,避免房劳伤肾。

2. 酌进温补性食品,以增强体质。

三、肝气郁滞

[临床表现] 婚后久不受孕,经期先后不定,经期腹痛,量少色黯,夹有血块,经前乳房胀痛,精神抑郁,烦躁易怒,舌质正常或黯红,舌苔薄白,脉弦。

[治法] 疏肝解郁,活血通经。

[方药]

1. 首选药:**妇科得生丸**

药物组成:益母草、当归、白芍、羌活、柴胡、木香。

方解:本品中柴胡疏肝解郁,当归、白芍养血柔肝,益母草养血活血通经,木香、羌活调理气机。诸药配伍,肝气得疏,气机得畅,血瘀得通,则气血调和而能成孕。

制剂规格:蜜丸,每丸重 9g。

用法用量:口服。一次 1 丸,一日 2 次。温开水送下。

用药注意:孕妇慎用。

2. 参考药　**七制香附丸**:见本章第三节月经先后不定期肝气郁滞证参考药。

3. 鉴别用药　两药均有疏肝理气之功,用治肝郁气滞,气血不和,久不受孕之证。**七制香附丸**理气养血活血之功较**妇**

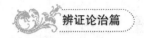

科得生丸稍强,同时兼可治疗妊娠呕吐,胎动不安之症。

【医嘱】

1. 患者应保持乐观的情绪,生活、工作不要过于紧张,避免不良精神刺激。

2. 增加户外活动,促进气血流通。

四、寒凝血瘀

[临床表现]婚后久不受孕,常有明显受寒史,经期后错,量少色黯,有血块,小腹常有冷感,喜温拒按,舌苔薄白,脉沉紧。

[治法]温经散寒,活血促孕。

[方药]

1. 首选药:**少腹逐瘀颗粒(丸)**

药物组成:小茴香、干姜、官桂、延胡索、没药、当归、川芎、赤芍、蒲黄、五灵脂。

方解:本品中小茴香、干姜、官桂温通下焦。当归养血活血,延胡索、川芎活血行气,没药、赤芍、蒲黄、五灵脂活血祛瘀止痛。诸药配伍,共奏温经散寒,活血调经之功。

制剂规格:颗粒剂,每袋6g。

蜜丸,每丸重9g。

用法用量:颗粒剂,口服。一次1袋,一日2次。开水冲服。温黄酒或温开水送服。

蜜丸,口服。一次1丸,一日2次。温黄酒送服。

用药注意:孕妇忌服。

2. 参考药　**十二温经丸**:本品药物组成为吴茱萸、肉桂、川芎、白芍药、当归、阿胶珠、党参、麦冬、牡丹皮、半夏、甘草、生姜。

蜜丸,每丸重9g。一次1丸,一日2次。温黄酒送服。

3. 鉴别用药　两药均具有温经散寒活血之功,用治寒凝血瘀所致的久不受孕之证。**少腹逐瘀颗粒**温经散寒祛瘀作用较强,临床用治寒凝血瘀之实证者。**十二温经丸**兼有养血之功,临床用治冲任虚寒,瘀血阻滞所致属虚实夹杂之证者。

【医嘱】

1. 不宜食生冷食物。

2. 少食辛热香燥之品,以免助阳耗阴,导致血分蕴热,迫血妄行。

五、痰湿壅滞

[临床表现]婚后久不受孕,形体肥胖,经期后错,甚或闭经,带下量多,质地黏稠,面色白,头晕心悸,胸闷恶心,舌苔白腻,脉滑。

[治法]燥湿化痰,行气促孕。

[方药]

首选药:越鞠二陈丸

药物组成:醋香附、麸炒苍术、川芎、清半夏、炒麦芽、六神曲(炒)、茯苓、炒栀子、陈皮、甘草。

方解:方中以香附行气解郁,专治气结之病,李时珍赞之为"气病之总司,女科之主帅"。辅以川芎活血行气。清半夏燥湿化痰。气顺则痰降,又以陈皮理气化痰。二药合用,还可和胃止呕。茯苓、苍术健脾燥湿,消除生痰之源。六神曲、麦芽消食和中。栀子清热除烦,枳壳、槟榔宽中下气。佐以甘草和中止咳。诸药配伍,具有行气解郁、燥湿化痰、和胃止呕之功。

制剂规格:水丸,每 10 粒重 0.5g。

用法用量:口服。一次 6~9g,一日 2 次。温开水送服。

【医嘱】

1. 忌食膏粱厚味及煎炸食物,以免生湿、生痰。

2. 形体过于肥胖者应加强体育锻炼,必要时应进行减肥。

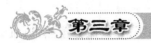

儿科病证

第一节 感 冒

　　感冒俗称"伤风"，是小儿时期最常见的外感疾病。主要由于感受风邪所致，临床以发热恶寒、头痛、鼻塞流涕、打喷嚏、咳嗽为主要症状。一年四季均有发生，气候变化时及冬春两季发病率较高。一般症状较轻，预后较好，但年幼体弱患儿临床表现多较重，证情复杂，常见夹滞、夹惊等兼证。这是小儿感冒与成人不同之处。

　　一些急性传染病的早期，在小儿也可表现为类似感冒的症状，临床须注意鉴别，以免误诊。

　　西医的普通感冒，流行性感冒和其他上呼吸道感染表现为感冒症状者可参照本节内容进行辨证论治。

【病因病机】

　　1. 外感时邪　小儿脏腑娇嫩，形气未充，腠理疏薄，肌表不固，抗病能力较差，对外界气候变化不能很好适应，故易为外邪侵袭，致成感冒。

　　2. 外感夹滞　小儿脾常不足，感邪之后，往往影响运化功能，致乳食停滞不化，留于脘腹，阻滞中焦，形成感冒夹滞。

　　3. 外感夹惊　小儿神气怯弱，不耐寒热，且易受惊恐，感邪之后，容易出现热扰神明之证，甚则内动心火，或引动肝风而成感冒夹惊。

【诊断要点】凡临床见到小儿有发热恶寒、头痛、鼻塞流涕、打喷嚏、咳嗽等症状,并排除急性传染病的早期者,即可诊断为本病。

　　【辨证论治】

　　一、风寒证

　　[临床表现]发热恶寒,无汗,头痛,鼻塞流涕,喷嚏,咳嗽,喉痒,口不渴,咽不红,舌苔薄白,脉浮紧。

　　[治法]辛温解表。

　　[方药]

　　1. 首选药:**小儿羌活丸**

　　药物组成:羌活、苍术、防风、川芎、细辛、生地黄、黄芩、甘草、白芷。

　　方解:本品中主以羌活、苍术、防风、白芷发汗解表,驱散风寒。辅以川芎、细辛散风止痛。佐以生地黄、黄芩清泻里热,并且可制约羌、苍、防、川、辛、芷的辛香燥烈之弊。使以甘草调和诸药。诸药配伍,共奏辛温解表之功。

　　制剂规格:蜜丸,每丸重3g。

　　用法用量:口服。一次1丸,一日2次;小儿用药遵医嘱。温开水送服。

　　2. 参考药　**九宝丹**:本品药物组成为麻黄、紫苏叶、葛根、桔梗、前胡、陈皮、半夏、枳实、枳壳、木香、六神曲、麦芽、甘草。

　　蜜丸,每丸重3g。口服。一次1丸,一日2次;小儿用药遵医嘱。温开水送服。

　　3. 鉴别用药　**小儿羌活丸**由发散风寒湿药配伍清热药组成,具有外散风寒湿,内清里热之功。适用于感冒风寒,兼有肢体酸痛,口苦等症者。**九宝丹**由辛温解表药配伍止咳化痰及消食化滞之药组成,具有发汗解表,止嗽化痰,健胃消食之功。适用于感冒风寒夹滞或兼咳嗽者。

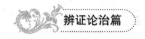

二、风热证

[临床表现] 发热重,恶风,有汗或少汗,头痛,鼻塞,流脓涕,咳嗽,痰稠色白或黄,咽红或肿痛,口干而渴,舌质红,苔薄白或薄黄,脉浮数。

[治法] 辛凉解表。

[方药]

1. 首选药:**小儿感冒颗粒**

药物组成:薄荷、菊花、藿香、连翘、板蓝根、大青叶、生地黄、白薇、生石膏、地骨皮。

方解:本品中以薄荷、菊花清散风热,解肌透表。藿香化湿和中兼能解表。连翘、板蓝根、大青叶清热解毒,散瘟退烧。生地黄、白薇凉血清热。生石膏、地骨皮清肺胃热。诸药配伍,共奏辛凉解表之功。

制剂规格:颗粒剂,每袋内装 12g。

用法用量:口服。1 周岁以内一次 6g,1~3 岁一次 6~12g,4~7 岁一次 12~18g,8~12 岁一次 24g,一日 2 次。开水冲服。

2. 参考药 **妙灵丹**:本品药物组成为薄荷、桑叶、蝉蜕、金银花、连翘、桔梗、浙贝母、杏仁、甘草、生石膏、黄芩、生地黄、胆南星、天竺黄、钩藤、僵蚕、朱砂、麝香、冰片。

蜜丸,每丸重 1.5g。口服。一次 1 丸,一日 2 次。薄荷煎汤或温开水送服。

3. 鉴别用药 **小儿感冒颗粒**由辛凉解表药配伍清热解毒药及清泄气分、血分药组成,故本品具有辛凉解表,清热解毒之功。适用于感冒风热,兼有里热,发热较重者。亦可用于病毒性感冒。**妙灵丹**由辛凉解表药配伍止咳祛痰及镇惊之药组成,故本品具有辛凉解表,清热化痰之功。适用于感冒风热发烧,咳嗽痰多及感冒夹惊者。

三、暑邪证

[临床表现] 高热无汗,头痛,身重困倦,胸闷泛恶,食欲不

振,或呕吐、腹泻,或鼻塞、流涕、咳嗽,舌苔薄白或腻,舌质红,脉数。此证多见于夏季。

[治法] 清暑解表。

[方药]

首选药:藿香正气软胶囊(水、口服液、滴丸)

药物组成:苍术、厚朴(姜制)、茯苓、生半夏、广藿香油、陈皮、白芷、大腹皮、甘草浸膏、紫苏叶油。

方解:本品中主以藿香芳香化湿,祛暑解表。辅以紫苏叶、白芷发散风寒。茯苓健脾渗湿利尿。陈皮、半夏和胃降逆止呕。佐厚朴、大腹皮、厚朴利气消胀除满,调整胃肠功能。甘草调和诸药。诸药配伍,共奏清暑解表之功。

制剂规格:软胶囊,每粒装0.45g。

酊剂,每支10ml。

口服液,每支10ml。

滴丸,每袋装2.6g。

用法用量:软胶囊,口服。一次2~4粒,一日2次;小儿用药遵医嘱。温开水送服。

酊剂,口服。一次5~10ml,一日2次;小儿用药遵医嘱。用时摇匀。

口服液,口服。一次5~10ml,一日2次;小儿用药遵医嘱。用时摇匀。

滴丸,口服。一次1~2袋,一日2次;小儿用药遵医嘱。温开水送服。

四、夹滞证

[临床表现] 恶寒发热,咳嗽,脘腹胀满,不思饮食,呕吐酸腐,口气秽浊,大便酸臭,或大便秘结,小便短赤,舌苔厚腻,脉滑。

[治法] 清热解毒,消滞和胃。

[方药]

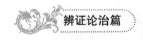

1. 首选药：**至宝锭**

药物组成：羌活、紫苏叶、薄荷、蝉蜕、六神曲、麦芽、山楂、槟榔、天麻、钩藤、僵蚕、牛黄、胆南星、全蝎、白附子、川贝母、白芥子、茯苓、陈皮、藿香、滑石、朱砂、琥珀、雄黄、麝香、冰片。

方解：羌活、紫苏叶、薄荷、蝉蜕发汗解表，疏风退热。以六神曲、麦芽、山楂、槟榔消导宿食积滞。以陈皮、藿香和胃止呕。以川贝母、白芥子、茯苓止咳化痰。以天麻、钩藤、僵蚕、全蝎、白附子平肝息风止痉。以牛黄、胆南星清心热化痰定惊。配朱砂、琥珀、雄黄镇心安神。滑石利尿引内热从小便排出。用麝香、冰片芳香开窍，诸药配伍，共奏清热化滞解表之功。

制剂规格：蜜丸，每丸重 1.5g。

用法用量：口服。一次 1 丸，一日 2 次；小儿用药遵医嘱。焦三仙煎汤或温开水送服。

2. 参考药　**小儿百寿丸**：本品药物组成为钩藤、炒僵蚕、胆南星、天竺黄、桔梗、木香、砂仁、陈皮、麸炒苍术、茯苓、炒山楂、六神曲（麸炒）、炒麦芽、薄荷、滑石、甘草、朱砂、牛黄。

蜜丸，每丸重 3g。口服。一次 1 丸，一日 2 次；周岁以内小儿酌减。温开水送服。

3. 鉴别用药　两药功效基本相似，从药物组成来看，**至宝锭**清热解表，导滞化痰之效，较**小儿百寿丸**为强。

五、夹惊证

[临床表现] 恶寒发热，惊惕啼叫，睡卧不宁，甚至出现惊厥，舌尖红，脉弦。

[治法] 清热解表，安神镇惊。

[方药]

1. 首选药：**牛黄镇惊丸**

药物组成：防风、钩藤、牛黄、天竺黄、天麻、僵蚕、全蝎、珍珠、琥珀、朱砂、白附子、法半夏、甘草、雄黄、麝香、胆南星、冰片、薄荷。

方解:本品为治疗感冒夹惊的主要成药之一。方中以薄荷、防风散风解表,驱邪外出;牛黄、胆南星、天竺黄清心热,豁痰定惊;以天麻、钩藤、僵蚕、全蝎平肝息风止搐;以琥珀、珍珠、朱砂养心定悸,镇静安神;配白附子、法半夏散风祛痰;雄黄辟秽解毒;用麝香、冰片辛香开窍,苏醒神明,甘草调和诸药。全方合用,散风解表,清热镇惊。

制剂规格:蜜丸,每丸重1.5g。

用法用量:口服。蜜丸,一次1丸;水蜜丸,一次1g;小蜜丸,一次1.5g。一日1~3次;三岁以内小儿酌减。薄荷煎汤或温开水送服。

2. **参考药** **琥珀抱龙丸**:本品药物组成为山药(炒)、朱砂、甘草、琥珀、天竺黄、檀香、枳壳(炒)、茯苓、胆南星、枳实(炒)、红参。

丸剂,小蜜丸,每100丸重20g;蜜丸,每丸重1.8g。口服。小蜜丸一次1.8g(9丸);蜜丸,一次1丸。均一日2次。温开水送服。婴儿小蜜丸每次0.6g(3丸);蜜丸,每次1/3丸,化服。

3. **鉴别用药** 两药的药物组成基本相同,但从药物组成来看,**琥珀抱龙丸**散风解表,镇静安神的功用较弱。**牛黄镇惊丸**清热解表,安神镇惊作用较强。

【医嘱】

1. 感冒流行期间,尽量不去公共场所,防止传染。

2. 用贯众6g,水煎服,一日1剂,分3次服,连服3日,可起到预防感冒作用。

3. 患病期间要多喝水,少食油腻不易消化的食物。

4. 平日加强户外活动,多晒太阳,增强体质,提高抗病能力。

5. 注意气候变化,及时增减衣物,避免受凉。

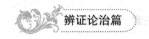

第二节 咳嗽（附：顿咳）

咳嗽是小儿肺部疾患中的一种常见症状。有声无痰为咳，有痰无声为嗽，咳和嗽常多并见，故通称"咳嗽"。本病一年四季均可发，尤以冬春为多。小儿咳嗽有外感咳嗽和内伤咳嗽之分。临床所见，外感咳嗽多于内伤咳嗽。

西医的气管炎、支气管炎可参照本节内容进行辨证论治。

【病因病机】

1. 外邪犯肺　风寒或风热之邪，外袭肌表，上犯肺脏，肺气失于宣降，发为外感咳嗽。

2. 痰热壅肺　外邪入里化热，或肝郁化火，火热伤肺，肺失清肃致使痰热壅肺，发为内伤咳嗽。

【诊断要点】凡临床见到小儿以咳嗽为主要症状者，即可诊断为本病。

【辨证论治】

一、风寒证

［临床表现］初起咳嗽频作，喉痒声重，痰多稀白，鼻塞流涕，恶寒无汗，发热头痛，或全身酸痛，舌苔薄白，脉浮紧。

［治法］解肌发表，止嗽化痰。

［方药］

1. 首选药：**解肌宁嗽丸**

药物组成：麻黄、紫苏叶、菊花、桑叶、生石膏、苦杏仁、甘草、桔梗、前胡、浙贝母、陈皮、黄芩、枳壳。

方解：本品中麻黄、紫苏叶解肌透表，且能宣通肺气。菊花、桑叶清散风热。辅以生石膏、苦杏仁、甘草助麻黄清肺降逆平喘。佐桔梗、前胡、浙贝母、黄芩清肺化痰。用陈皮、枳壳利气消痰。诸药合用，具有解肌发表，止嗽化痰之功。

制剂规格：蜜丸，每丸重 3g。

用法用量:口服。小儿周岁一次半丸,2~3 岁一次 1 丸,一日 2 次。温开水送服。

2. **参考药 儿童清肺丸**:本品药物组成为麻黄、细辛、紫苏叶、薄荷、生石膏、天花粉、黄芩、板蓝根、甘草、浙贝母、法半夏、橘红、前胡、青礞石、苦杏仁、紫苏子、葶苈子、白前、瓜蒌皮、枇杷叶、桑白皮、石菖蒲。

蜜丸,每丸重 3g。口服。一次 1 丸,一日 2 次,3 岁以下服半丸。温开水送服。

3. **鉴别用药 两药功效相似,均可发散风寒,止咳化痰,用治风寒束肺,肺气不得宣降之咳嗽证。解肌宁嗽丸**作用偏于解表,尤其适用于小儿感冒风寒,鼻塞流涕,恶寒无汗,发热头痛等症较为明显者。**儿童清肺丸**作用偏于祛痰止咳,兼有清肺热作用,尤其适用于小儿素有肺热又感冒风寒,肺气失于清肃,出现咳嗽痰多,气促作喘等症。

二、风热证

[临床表现]咳嗽不爽,痰黄黏稠,不易咯出,口渴咽痛,鼻流浊涕,伴有发热头痛,恶风,微汗出,舌苔薄黄、质红,脉浮数。

[治法]疏散风热,止嗽化痰。

[方药]

1. **首选药:桑菊感冒片(合剂、丸)**

药物组成:桑叶、菊花、桔梗、杏仁、连翘、芦根、甘草、薄荷。

方解:本品中桑叶清透肺络之热,菊花清散上焦风热,共为主药。辅以薄荷辛凉,助桑、菊散上焦风热,桔梗、杏仁一升一降,解肌调肺,既助桑、菊以驱邪,又理肺气而止咳。连翘清透膈上浮游之热,芦根清热生津止渴。甘草润肺止咳,调和诸药。诸药配伍,共奏疏散风热,止嗽化痰之功。

制剂规格:片剂,薄膜衣片,每片重 0.62g。

合剂,①每支装 10ml;②每瓶装 100ml。

水丸,每 100 粒重 15g。

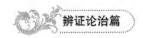

用法用量:片剂,口服。每次服 4~8 片,一日 2~3 次;小儿用药遵医嘱。

温开水送服。

合剂,口服。一次 15~20ml,一日 3 次;小儿用药遵医嘱。用时摇匀。

水丸,口服。一次 25~30 粒,一日 2~3 次;小儿用药遵医嘱。温开水送服。

2. 参考药 **小儿清热止咳口服液**:本品药物组成为麻黄、苦杏仁、生石膏、生甘草、板蓝根、黄芩、北豆根。

口服液,每支 20ml。口服。1~2 岁每次服 3~5ml,3~5 岁每次服 5~10ml,6~14 岁每次服 10~15ml,一日 3 次。

解肌清肺丸:本品药物组成为紫苏叶、葛根、杭菊花、前胡、桑白皮、川贝母、白前、苦杏仁、知母、板蓝根、紫苏子、黄芩、栀子、鲜杷叶、牛黄、冰片。

蜜丸,每丸重 3g。口服。一次 1 丸,一日 2 次;小儿用药遵医嘱。温开水送服。

小儿宁嗽丸:本品药物组成为紫苏、黄芩、川贝母、瓜蒌、杏仁、前胡、桔梗、知母、桑白皮、茯苓、陈皮、地骨皮、薄荷、天花粉、半夏、胆南星、甘草、玄参、枳壳。

蜜丸,每丸重 2.1g。口服。一次 1 丸,一日 2 次。姜汤送服。

3. 鉴别用药 四药均可疏散风热,止嗽化痰,用治风热外感,咳嗽痰黄黏稠之症。表证明显或兼有目赤肿痛或咽痛者,宜用**桑菊感冒片**;肺热较重兼有肺热大便秘结者,宜用**解肌清肺丸**;热重喘咳者宜用**小儿清热止咳口服液**;痰多者,宜用**小儿宁嗽丸**。

三、痰热证

[临床表现]咳嗽痰多,稠黏难咯,发热面赤,目赤唇红,口苦作渴,烦躁不宁,甚则鼻衄,小便短赤,大便干燥,舌质红,舌苔

黄,脉象滑数。

〔治法〕清肺化痰。

〔方药〕

1. 首选药:**清金理嗽丸**

药物组成:黄芩、胆南星、桑白皮、桔梗、甘草、苦杏仁、陈皮、枳壳、知母、麦冬、百部。

方解:本品中黄芩、胆南星清肺热化痰。桑白皮、苦杏仁泻肺降逆平喘。配桔梗宣肺祛痰。合甘草且能清利咽喉。用知母、麦冬、百部滋阴润肺止嗽。陈皮、枳壳宽胸利气消痰。诸药配伍,共奏清肺化痰,止嗽定喘之功。

制剂规格:蜜丸,每丸重3g。

用法用量:口服。一次1丸,一日2次;小儿用药遵医嘱。温开水送服。

2. 参考药 **牛黄清肺散**:本品药物组成为牛黄、半夏、川贝母、冰片、沉香、茯苓、胆南星、白前、百部、黄芩、生石膏、水牛角。

散剂,每袋0.5g。口服。2~5岁一次2袋,2岁以下酌减,一日2次。温开水送服。

3. 鉴别用药 两药均可清肺化痰,止咳平喘,用治痰热壅肺,肺失肃降所致之证。**清金理嗽丸**适用于咳嗽痰多,胸满作喘者。**牛黄清肺散**适用于肺热咳嗽,兼有热极生风,风痰阻窍,闭塞神明所致的神昏谵语,四肢抽搐之症者。

【医嘱】

1. 注意调摄寒热,避免受凉,尤其在气候突然发生变化时,应及时增减衣被,预防感冒。

2. 注意保持室内空气流通,避免烟熏、油气尘埃等空气污染。

3. 平时应加强身体锻炼,增强机体抵抗力。

4. 患病期间饮食应以清淡为主,忌食鱼、虾、鸡、羊、牛肉、蘑菇及辛辣刺激食物,不要过食甜、咸之品。

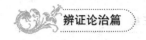

附:顿咳

顿咳,中医又称"疫咳"或"鹭鸶咳"。即现代医学的"百日咳"。本病是小儿时期特有的一种呼吸道传染病。以阵发性痉挛性咳嗽为特征。病程较长,以2~4岁小儿最易感染。多发于冬末春初,传染性很强。

【病因病机】 本病由外感时行疠气侵入肺系,夹痰交结气道,导致肺失肃降而发病。

【辨证要点】 凡临床见到小儿阵发性痉挛性咳嗽,咳后有特殊的吸气性吼声,即鸡鸣样的回声,最后倾吐痰沫而止者,即可诊断为本病。

【辨证论治】 疠气犯肺,痰热壅盛

[临床表现]发病初起很像感冒,有低烧,咳嗽吐痰,以后咳嗽逐渐变成阵发性,咳嗽时涕泪齐流,有时呕吐,弯腰曲背,每次咳嗽快完的时候,常发出像鸡叫尾音一声,直到咳出黏痰唾沫为止。每天发作几次到几十次,晚间尤重,影响睡眠,眼胞浮肿,不咳时饮食、游戏如常。

[治法]清热宣肺,止嗽化痰。

[方药]

首选药:**鹭鸶咳丸**

药物组成:麻黄、苦杏仁、石膏、甘草、细辛、炒紫苏子、炒芥子、炒牛蒡子、瓜蒌皮、射干、青黛、蛤壳、天花粉、栀子(姜炙)、人工牛黄。

方解:本品为治疗小儿百日咳的专用成药。方中主以麻黄、细辛、牛蒡子宣通肺气。以生石膏、天花粉、栀子、青黛、射干、甘草清肺热,解疫毒,利咽喉。佐苦杏仁、紫苏子、瓜蒌皮、蛤壳、白芥子、降逆豁痰平喘。用人工牛黄清热解毒,化痰定惊。诸药配伍,具有宣通肃降,化痰定喘之功。

制剂规格:蜜丸,每丸重1.5g。

用法用量:口服。一次1丸,一日2次。梨汤或温开水送服。

【医嘱】

1. 患儿一旦确诊为顿咳,应立即隔离,隔离期4~6周。隔离期间避免外出。

2. 居室内要保持空气新鲜,阳光充足,避免直风吹入。

3. 患儿应忌食生冷瓜果,或冷饮、鱼腥等食物。

第三节 水 痘

水痘是由外感时行邪毒引起的急性传染病。临床上以发热,皮肤分批出现丘疹、疱疹、结痂为其特征。由于疱疹形态如豆,色泽明净如水泡,故中西医均称为"水痘"。中医亦称"水花""水喜"。

本病一年四季都有发生,但多见于冬春两季。儿童时期任何年龄皆可发病,尤以1~4岁为多见。因其传染性强,容易造成流行。本病一般预后良好,愈后不留瘢痕。

【病因病机】

1. 温毒外袭 外感温毒时邪,口鼻而入,蕴郁于肺,与内湿相搏,发于肌肤。

2. 毒热炽盛 素体虚弱,邪盛正衰,毒热炽盛,外发肌肤,内犯气营。

【辨证要点】

凡临床见到小儿发热(多见低热),流涕咳嗽等症状,并于1~2天内出现多部位皮疹。皮疹为椭圆形,中央一般不凹陷,位置浅,触之无坚实感,大小不一。皮疹的分布,躯干多于头部,背部与胸腹相等,四肢远侧等于近侧。在身体同一部位同时发现各阶段的皮疹(丘疹、疱疹、结痂),即可诊断为本病。

【辨证论治】

一、温毒外袭证

[临床表现]发热轻微,或无热,鼻塞流涕,伴有喷嚏及咳

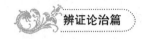

嗽,1~2 日出疹,疹色红润,疱浆清亮,根盘红晕不明显,点粒稀疏,此起彼伏,以躯干为多,舌苔薄白,脉浮数。

[治法] 疏风清热解毒。

[方药]

1. 首选药:银翘解毒丸(片、胶囊、颗粒)

药物组成:金银花、连翘、荆芥穗、薄荷、淡豆豉、牛蒡子、桔梗、淡竹叶、芦根、甘草。

方解:本品中以金银花、连翘清热解毒,清里透表为主。以荆芥穗、薄荷、淡豆豉疏散风热,透邪外出为辅。佐以牛蒡子、桔梗、甘草宣肺祛痰,止咳嗽,且能清利咽喉。配芦根清热生津止渴。用淡竹叶散热除烦。诸药配伍,共奏疏风清热解毒之功。

制剂规格:浓缩蜜丸,每丸重 3g。

片剂,①素片,每片重 0.5g,②薄膜衣片,每片重 0.52g。

胶囊。软胶囊,每粒装 0.45g;胶囊,每粒装 0.4g。

颗粒剂,每袋装①15g;②2.5g(含乳糖)。

用法用量:浓缩蜜丸,口服。一次 1 丸,一日 2~3 次;小儿用药遵医嘱。温开水送服。

片剂,口服。一次 4 片,一日 2~3 次;小儿用药遵医嘱。温开水送服。

胶囊,口服。软胶囊,一次 2 粒,一日 3 次;胶囊,一次 4 粒,一日 2~3 次;小儿用药遵医嘱。温开水送服。

颗粒剂,一次 15g 或 5g(含乳糖),一日 3 次,重症者加服 1次;小儿用药遵医嘱。开水冲服。

2. 参考药 双黄连口服液(片、胶囊、栓、颗粒): 本品药物组成为金银花、连翘、黄芩。

口服液,每支装①10ml(每 1ml 相当于饮片 1.5g);②20ml(每 1ml 相当于饮片 1.5g);③10ml(每 1ml 相当于饮片 3.0g)。口服。一次 20ml[规格①;规格②]或 10ml[规格③],一日 3 次;

小儿酌减或遵医嘱。温开水送服。

片剂，每片重0.53g。口服。一次4片，一日3次；小儿酌减或遵医嘱。温开水送服。

胶囊，每粒0.4g。口服。一次4粒，一日3次；小儿酌减或遵医嘱。温开水送服；

栓剂，每粒1.5g。直肠给药。小儿一次1粒，一日2~3次。

颗粒剂，每袋装5g，①相当于净饮片15g；②相当于净饮片30g（无蔗糖）。口服。一次10g，一日3次；6个月以下，一次2~3g；6个月至1岁，一次3~4g；1~3岁，一次4~5g；3岁以上儿童酌量或遵医嘱。无蔗糖颗粒服用量减半。开水冲服。

银黄片：本品药物组成为金银花、黄芩。

片剂，每片0.27g。口服。一次2~4片，一日1次；小儿用药遵医嘱。温开水送服。

3. 鉴别用药　三药功效相似，**银翘解毒丸**疏风散热的作用最强，**双黄连口服液**次之，**银黄片**药力较弱。

二、毒热炽盛证

[临床表现]壮热不退，烦躁不安，口渴欲饮，面红目赤，水痘分布较密，根盘红晕较著，疹色紫黯，疱浆混浊，或伴有牙龈肿痛，口舌生疮，大便干结，小便黄赤，舌苔黄糙而干，舌质红或红绛，脉象洪数。

[治法]清热凉血，解毒除瘟。

[方药]

1. 首选药：**清开灵口服液**

药物组成：胆酸、珍珠母、猪去氧胆酸、栀子、水牛角、板蓝根、黄芩苷、金银花。

方解：本品中以水牛角、珍珠母清热解毒，凉血定惊。板蓝根、黄芩、金银花、栀子清瘟解毒，散结消肿。诸药配伍，共成清热凉血，解毒除瘟之功。

制剂规格：口服液。每支10ml。

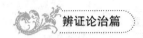

用法用量：口服液，口服。一次 10ml，一日 2 次。小儿用药遵医嘱。

2. 参考药　绿雪（散）：药物组成为生寒水石、生滑石、生磁石、生石膏、玄参、升麻、甘草、青木香、丁香、石菖蒲、元明粉、沉香粉、火硝、水牛角粉、青黛、朱砂。

散剂，每小瓶装 3g。口服。每服 3g，一日 1~3 次。小儿 3 岁以内每服 1/4 瓶，4~6 岁每服 1/2 瓶。温开水送服。昏迷者可鼻饲给药。

普济回春丸：本品药物组成为牛蒡子、连翘、薄荷、马勃、僵蚕、升麻、柴胡、板蓝根、玄参、桔梗、陈皮、甘草、黄芩、黄连、朱砂。

蜜丸，每丸重 3g。口服。一次 2~3 丸，一日 1 次，小儿4~6 岁一次 1~1.5 丸；3 岁以内每服 1/2~1 丸。温开水送服。

3. 鉴别用药　三药均可清热解毒，用治热毒内盛引起的水痘。但**清开灵口服液**、**绿雪（散）**兼有凉血定惊之功，且**绿雪（散）**兼有通便泻火之功，而**普济回春丸**泻火解毒之力较强，兼解毒可利咽止痛。

【医嘱】

1. 本病传染性很强，一旦确诊为水痘，应立即隔离，直到全部疱疹完全干燥结痂。

2. 患病期间饮食宜清淡、易消化。

3. 注意不要使患儿搔抓皮肤，患病期间不宜淋浴，以免感染。

4. 可用生甘草、金银花煎汤饮服。

第四节　痄　腮

痄腮是由风温毒邪引起的急性传染病。以发热、耳下腮部漫肿疼痛为其临床主要特征。相当于西医学的"流行性腮腺炎"。本病一年四季都有发生,冬春易于流行。学龄儿童发病率较高。一般预后良好。年长儿童可并发睾丸肿痛等症。病情严重者可见昏迷、惊厥变证。

【病因病机】

1. 温毒在表 风温毒邪从口鼻而入,壅阻少阳经脉,郁而不散,结于腮部。

2. 毒热蕴结 素体内热阳盛,加之外感风温毒邪,内外合邪,毒热炽盛,蕴结于腮部而发病。

【辨证要点】 有与痄腮患者接触史。腮肿以耳垂为中心漫肿,边缘不清楚,外表皮肤不红,触之有压痛及弹性感,张口不利,咀嚼疼痛,腮腺管口可见红肿者,即可诊断为本病。

【辨证论治】

一、温毒在表证

[临床表现] 轻微发热恶寒,一侧或二侧耳下腮部漫肿疼痛,咀嚼不便,或有咽红,舌苔薄白或淡黄、质红,脉浮数。

[治法] 疏风清热,散结消肿。

[方药]

1. 首选药:**羚翘解毒丸(片剂、颗粒剂)**

药物组成:羚羊角、金银花、连翘、荆芥穗、薄荷、淡豆豉、牛蒡子、桔梗、淡竹叶、甘草。

方解:本品中以金银花、连翘轻宣透表,清热解毒,羚羊角清热退烧,共为主药。薄荷、牛蒡子辛凉透邪,疏散风热,荆芥穗、淡豆豉辛散开表透邪,共为辅药。桔梗、甘草宣肺祛痰,解毒利咽,淡竹叶清热除烦,共为佐药。甘草又为使药,协调诸药。共收疏风清热,散结消肿之功。

制剂规格:蜜丸,每丸重9g。

片剂,每片重0.55g。

颗粒剂,每袋装10g。

用法用量:蜜丸,口服。一次1丸,一日2~3次;小儿用药

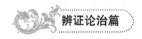

遵医嘱。温开水送服。

　　片剂,口服。一次 4 片,一日 2 次;小儿用药遵医嘱。温开水送服。

　　颗粒剂,口服。一次 1 袋,一日 2~3 次;小儿用药遵医嘱。开水冲服。

　　2. 参考药　**银翘解毒丸(片剂、胶囊、颗粒剂)**:参见本章第三节水痘病温毒外袭证首选药。

　　3. 鉴别用药　两药的药物组成基本相同,功效相似,**羚翘解毒丸**作用稍强,用于发热较重者。

二、毒热蕴结证

　　[临床表现]壮热烦躁,头痛,口渴饮水,食欲不振,或伴呕吐,腮部漫肿、胀痛、坚硬拒按,咀嚼困难,咽红肿痛,舌红苔黄,脉象滑数。

　　[治法]清热解毒,软坚散结。

　　[方药]

　　1. 首选药:**普济回春丸**

　　药物组成:牛蒡子、连翘、薄荷、马勃、僵蚕、升麻、柴胡、板蓝根、玄参、桔梗、陈皮、甘草、黄芩、黄连、朱砂。

　　方解:本品中以黄芩、黄连清解热毒为主药。牛蒡子、连翘、薄荷、升麻、柴胡疏散上焦风热,兼可解毒利咽为辅药。马勃、僵蚕、板蓝根、玄参、桔梗、甘草清热解毒,消肿利咽,陈皮理气散壅,朱砂解毒安神,共为佐药。升麻、柴胡并可引药上行,甘草兼可调和诸药,又为使药之用。诸药合用,共奏清热解毒,软坚散结之功。

　　制剂规格:蜜丸,每丸重 3g。

　　用法用量:口服。每服 2~3 丸,一日 2 次,小儿 4~6 岁每服 1~1.5 丸;3 岁以内每服 1/2~1 丸。温开水送服。

　　2. 参考药　**板蓝根颗粒**:本品药物组成为板蓝根。

　　颗粒剂,每袋重 15g。口服。每服 1 袋,一日 3 次;小儿用药遵医嘱。开水冲服。

3. 鉴别用药 **普济回春丸**用治之痄腮多因风热疫毒,上攻头面所致,症状以颊腮漫肿热明显。**板蓝根颗粒**适用于痄腮轻症,或用于预防时使用。

【医嘱】

1. 一旦确诊为痄腮,应及时隔离治疗,直至腮肿消退后 5 天为止。

2. 患病期间饮食以清淡流质和半流质为宜,忌食肥甘油腻、辛辣及酸性食物。

3. 发热期间患儿应卧床休息。并多饮开水,注意口腔卫生。

4. 有与痄腮患者接触史的儿童,可取板蓝根 15g 煎水服,一日 1 次,连服 3~5 天,以防传染。

第五节 惊 风

惊风又称"惊厥",俗称"抽风",是小儿常见的一种危急病证。临床上以抽搐伴神昏为主要特征。在任何季节,很多疾病中都可发生,一般以 1~5 岁婴幼儿为多见,年龄越小,发病率越高,7 岁以上则逐渐减少。

根据本病病变性质不同,其病来势有急有缓,有虚有实,一般可分为急惊风与慢惊风两种。急惊风发病大多急骤,抽搐有力,口噤痰鸣,常有高烧,多为热证、实证。慢惊风病势缓慢,抽搐无力,多为虚证、寒证。西医称惊风为小儿惊厥。

急惊风

【病因病机】

1. 外邪入里化热 小儿肌肤薄弱,腠理疏松,极易感受风邪,外邪从表入里,郁而化热,火甚生痰,热急生风。

2. 痰热积滞 小儿肝常有余,脾常不足,若痰热内伏,或饮

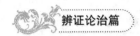

食不节，或误食污染毒邪之食物，郁结胃肠，湿热内阻，壅塞不消，气机不利，肝失疏泄，"气有余便是火"，痰火湿浊蒙蔽心包，引动肝风。

【辨证要点】

本病发作前常有发热、呕吐、烦躁、摇头弄舌、时发惊啼，或昏睡等先兆，见有壮热不退，口噤痰鸣，四肢拘急，项背强直，抽搐神昏者，即可诊断为急惊风。

【辨证论治】

一、外感惊风证

[临床表现]身热烦躁，头痛项强，夜睡不宁，惊悸不安，咳嗽痰多，双目呆视或上视，四肢阵阵抽动，大便干结，小便短赤，舌苔黄厚，脉浮弦滑数。

[治法]疏风清热，化痰止痉。

[方药]

1. 首选药：定搐化风锭

药物组成：全蝎、僵蚕、蝉蜕、防风、羌活、麻黄、大黄、黄连、桔梗、半夏、牛黄、朱砂、麝香、冰片、甘草。

方解：本品中以全蝎、僵蚕祛风化痰止痉为君药。辅以蝉蜕、防风、羌活、麻黄疏风解痉。大黄、黄连清热泻火，大黄又去积导滞。桔梗宣肺化痰。半夏燥湿化痰。牛黄清热解毒，豁痰息风。朱砂镇惊安神。麝香、冰片芳香开窍醒神，共为佐药。使以甘草调和诸药。诸药配伍，共奏功效，用于治疗痰热内蕴，兼外感风寒之惊风抽搐者。

制剂规格：蜜丸，每丸重 1.5g。

用法用量：口服，一次 1 丸，一日 2 次。温开水送服。

2. 参考药　小儿保元丹：本品药物组成为胆南星、防风、羌活、茯苓、僵蚕、甘草、天竺黄、橘皮、麻黄、钩藤、薄荷、猪牙皂、全蝎、天麻、琥珀、牛黄、冰片、朱砂、麝香。

蜜丸，每丸重 1.5g。口服。一次 1 丸，一日 2 次。温开水

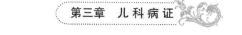

送服。

琥珀抱龙丸:参见本章第一节感冒病夹惊证参考药。

牛黄镇惊丸:参见本章第一节感冒病夹惊证首选药。

3. 鉴别用药 四药功效相似,均治外受风邪,痰热内闭之惊风抽搐。**定搐化风锭**作用强,效果好,为首选药。**小儿保元丹**化痰之力稍强。**琥珀抱龙丸**还可用治因惊吓而致的惊惕不安之症。**牛黄镇惊丸**散风解表,镇静安神之力较强。

二、痰热积滞证

[临床表现]高烧神昏,痉厥抽搐,呼吸气促,痰涎壅盛,牙关紧闭,目睛天吊,两手紧握,舌红,苔黄腻,脉数。

[治法]清热化痰,息风定搐。

[方药]

1. 首选药:**牛黄抱龙丸**

药物组成:本品中以牛黄、胆南星、天竺黄、全蝎、僵蚕、茯苓、雄黄、朱砂、琥珀、麝香。

方解:牛黄、胆南星、天竺黄清心热,涤痰定惊。辅以全蝎、僵蚕息风定搐,茯苓祛痰。配雄黄、朱砂、琥珀解毒镇惊安神。用麝香宣窍开闭,芳香醒神。诸药配伍,共奏清热化痰,息风定搐之功。

制剂规格:蜜丸,每丸重1.5g。

用法用量:蜜丸,口服。一次1丸,一日2次;小儿用药遵医嘱。薄荷煎汤或温开水送服。

2. 参考药 **金黄抱龙丸**:本品药物组成为胆南星、牛黄、天竺黄、朱砂、琥珀、雄黄。

蜜丸,每丸重0.75g。口服。一次1丸,一日2次。薄荷煎汤或温开水送服。

小儿牛黄散:本品药物组成为牛黄、胆南星、天竺黄、浙贝母、橘红、法半夏、天麻、钩藤、全蝎、僵蚕、大黄、黄连、滑石、朱砂、麝香、冰片。

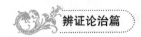

散剂,每瓶内装1g。口服。一次1瓶,一日2次;小儿用药遵医嘱。温开水送服。

3. 鉴别用药　三药功效相似。但**金黄抱龙丸**清热退烧、息风化痰作用不如**牛黄抱龙丸**。**小儿牛黄散**兼有导滞通便之功,用于小儿痰热内蕴,热盛动风兼有内热积滞者更为适宜。

【医嘱】

1. 及时治疗外感病,对高烧患儿,应采取降温措施,以防惊风的发生。

2. 惊风发生后,不要强制牵拉,以防扭伤筋骨而导致瘫痪、强直等后遗症。

3. 可用西瓜汁或萝卜汁、荸荠汁代水饮服,以利清热化痰。

4. 抽搐发作后,患儿精神疲倦,不宜呼叫干扰。

慢惊风

【病因病机】

1. 脾虚肝旺　大吐大泻,或急惊风过用峻下之剂,伤及脾阳,或禀赋不足,脾胃素虚,土虚木贼,肝旺生风。

2. 脾肾阳衰　禀赋不足,素脾肾阳虚,加之久病失治,更伤脾肾,脾肾虚极而生风。

【辨证要点】

小儿形神疲惫,嗜睡或昏迷,面色萎黄,四肢发冷,或手脚心热,呼吸微浅,囟门低陷或隆起,摇头拭目,似搐非搐,手足蠕动或瘈疭者,即可诊断为慢惊风。

【辨证论治】

一、脾虚肝旺证

[临床表现]精神萎靡,嗜睡露睛,面色萎黄,大便稀薄,四肢不温,时或抽搐,舌苔白,舌质淡,脉象沉弱。

[治法]温运脾阳,息风定惊。

[方药]

首选药:**混元丹**

药物组成:紫河车、人参、茯苓、山药、黄芪、甘草、甘松、益智仁、白梅花、香附、木香、砂仁、莪术、牡丹皮、滑石、桔梗、远志、天花粉、天竺黄、朱砂。

方解:本品中以紫河车峻补精血,人参、茯苓、山药、黄芪、甘草益气健脾,增强运化功能。甘松、益智仁、白梅花、砂仁醒脾开胃,促进饮食增加,有助于增强生化之源。香附、木香利气宽中消胀。莪术、牡丹皮化瘀行血。滑石渗湿利尿。桔梗开胸膈。天花粉清热育阴。远志、朱砂宁心安神。天竺黄镇惊息风。诸药配伍,以温补脾气为主,脾气健运可收息风定惊之功。

制剂规格:蜜丸,每丸重 3g。

用法用量:蜜丸,口服。一次 1 丸,一日 2 次;小儿用药遵医嘱。温开水送服。

二、脾肾阳衰证

[临床表现]精神萎弱,面色㿠白,额汗涔涔,四肢冰冷,沉睡昏迷,手足蠕动,大便稀薄。舌苔薄白,舌质淡脉沉微。

[治法]温补脾肾,回阳逐寒。

[方药]

首选药:**慢惊丸**

药物组成:人参、白术、甘草、丁香、肉桂、川附子、泽泻、熟地黄、枸杞子、麝香。

方解:本品中以人参、白术、甘草健脾益气。泽泻淡渗利湿,脾健则湿运。辅以丁香温中散寒,安胃止呕。肉桂、川附子温肾散寒,温中回阳。以熟地黄、枸杞子柔肝养阴,补血生津。配麝香芳香通窍,回苏醒神。诸药配伍,共奏温补脾肾,回阳逐寒之功。

制剂规格:蜜丸,每丸重 1.5g。

用法用量:口服。一次 1 丸,一日 2 次。温开水送服。

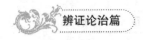

【医嘱】

1. 平时注意调补脾肾,一旦出现吐、泻等胃肠疾患,需及时治疗。

2. 加强体育锻炼,提高抗病能力,并注意避免惊吓。

第六节 厌 食

厌食是指小儿较长时期见食不贪,食欲不振,甚则拒食的一种常见病证。本病以 1~6 岁为多见。若因外感,或某些慢性疾病而出现的食欲不振者,则不属本病范围。

【病因病机】

1. 脾失健运 平素饮食不节,或因喂养不当,以致脾失健运,饮食内停,从而产生厌食。

2. 脾胃气虚 脾主运化,胃主受纳,脾胃气虚,则运化、受纳无权,故饮食减少。

【辨证要点】

小儿长期见食不贪,并经排除其他急慢性消化系统疾病。其形体虽较消瘦,但无脾气暴躁、精神萎靡和腹膨作胀等症状者,即可诊断为本病。

【辨证论治】

一、脾失健运证

[临床表现]面色少华,不思饮食,或食物无味,拒进饮食,形体消瘦,而精神状态一般无特殊异常,大小便均正常,舌苔白或薄腻,脉尚有力。

[治法]和脾助运。

[方药]

首选药:**曲麦枳术丸**

药物组成:枳实、白术、陈皮、桔梗、枳壳、山楂、六神曲、麦芽。

方解：本品中以枳实、白术健脾化湿，破气消积，共为主药。辅以山楂、六神曲、麦芽消积导滞。陈皮理气化湿。桔梗开利胸膈。枳壳宽中除胀。诸药合用，健中有消，共奏和脾助运之功。

制剂规格：水丸剂，每袋内装 18g。

用法用量：口服。一次 3g，一日 2 次；小儿用药遵医嘱。温开水送服。

二、脾胃气虚证

［临床表现］精神较差，面色萎黄，厌食、拒食，若稍进饮食，大便中夹有不消化残渣，或大便不成形，容易出汗，舌苔薄净或薄白，脉无力。

［治法］健脾益胃。

［方药］

首选药：启脾口服液

药物组成：人参、炒白术、茯苓、甘草、陈皮、山药、炒莲子肉、炒山楂、炒神曲、炒麦芽、泽泻。

方解：本品中人参、山药、莲子肉健脾益气为主药。辅以白术、茯苓、泽泻、渗湿健脾。佐以甘草益气和胃。陈皮理气和胃醒脾。炒山楂、炒神曲、炒麦芽以化食醒脾和胃。诸药配伍，共奏健脾益胃之功。

制剂规格：口服液。每盒 6 支，每支 10ml。

用法用量：口服。儿童 1 次 1 支，一日 2～3 次；婴幼儿酌减。

【医嘱】

1. 调节饮食是预防和治疗小儿厌食症的重要措施。从患儿所喜爱的食物来诱导开胃，待其食欲增进后，再酌情补给其他必需食物。

2. 纠正不良偏食习惯，禁止饭前吃零食及甜食，定时定量进食，养成良好的生活规律。

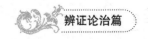

第七节　食　　积

食积是指小儿由于内伤乳食,停聚中脘,积而不消,气滞不行所形成的一种胃肠疾患。临床以纳呆厌食,食而不化,腹满胀痛,嗳腐呕吐乳食,大便腥臭为其特征。

【病因病机】

1. 乳食壅积　小儿乳食不知自节,若喂养不当,乳食无度,或过食肥甘生冷和难以消化之物,均可伤害脾胃,致使脾胃运化失职,升降不调,而成食积。

2. 脾虚夹积　小儿脾胃薄弱,饮食稍有不当,则难于腐熟,停滞不消,每多形成虚中夹实的积滞。

【辨证要点】

小儿伤于乳食,经久不愈,病情进展,表现为纳呆厌食,食而不化,腹满胀痛,嗳腐呕吐乳食,大便腥臭者,即可诊断为本病。

【病因病机】

一、乳积停滞证

[临床表现]呕吐乳片,口中有乳酸味,不欲吮乳,烦躁不安,腹痛哭啼,时作时止,两腮红赤或一侧明显,舌质淡红,苔白厚,指纹紫滞。

[治法]消乳导滞。

[方药]

1. 首选药:**小儿化食丸**

药物组成:焦神曲、焦山楂、焦麦芽、焦槟榔、莪术、三棱、炒白丑、焦黑丑、大黄。

方解:本品中以焦神曲、焦山楂、焦麦芽消食化积,和胃行滞共为主药。辅以莪术、三棱破血祛瘀,消积止痛。大黄攻积导滞,泻火行瘀。炒白丑、焦黑丑泻水饮,杀虫积。焦槟榔杀虫,消积,行水。诸药配伍,共奏消乳导滞之功。

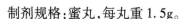

制剂规格:蜜丸,每丸重 1.5g。

用法用量:口服。周岁以内一次 1 丸,周岁以上一次 2 丸,一日 2 次。温开水送服。

2. 参考药　小儿化滞丸:本品药物组成为巴豆、槟榔、三棱、莪术、木香、陈皮、青皮、橘红、沉香、黄连、丁香、乌梅。

水丸,每 100 粒重 1g。口服。3~5 岁每服 60 粒,一日 2 次。温开水送服。

3. 鉴别用药　两药功效相似,均可用于小儿乳食积于胃肠,气机郁结所致之证。但小儿化食丸消导之力稍强。

二、食积停滞证

[临床表现]呕吐酸馊食物残渣,脘腹胀痛拒按,烦躁哭闹不宁,重则伴有低热,掌心烫手,或夜晚额汗频出,面色青黄,纳呆厌食,大便臭秽,腹痛欲便,便后痛减,苔黄厚腻,脉象弦滑,指纹紫滞。

[治法]消食导滞。

[方药]

1. 首选药:保和丸

药物组成:山楂、六神曲、法半夏、茯苓、陈皮、连翘、莱菔子、白术、香附、枳实、苍术、厚朴、黄芩、黄连。

方解:方中重用山楂,能消一切饮食积滞,尤善消肉食油腻之积,为君药。神曲消食健脾,善化酒食陈腐之积;莱菔子下气消食,长于消谷面之积,并为臣药。君臣相配,可消一切饮食积滞。因食阻气机,胃失和降,故用半夏、陈皮行气化滞,和胃止呕;食积易于生湿化热,又以茯苓渗湿健脾,和中止泻;连翘清热而散结,共为佐药。诸药相合,共奏消食和胃,清热祛湿之功,使食积得消,胃气得和,热清湿去,诸症自愈。由于本方药力缓和,药性平稳,故以“保和”命名。

制剂规格:水丸,每袋内装 18g。

用法用量:口服。3 岁以内一次 2g,4~6 岁,一次 3g,一日 2

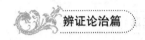

次。温开水送服。

2. 参考药　**大山楂丸**:本品药物组成为山楂、六神曲、麦芽、白糖。

蜜丸,每丸重10g。口服。一次1~2丸,一日1~3次。温开水送服。

3. 鉴别用药　两药功效相似,但**保和丸**消食导滞力量强于**大山楂丸**,兼有理气、化湿、清热、健脾之功。

三、脾虚夹积证

[临床表现]面色萎黄,困倦无力,不思乳食,腹满喜按,大便溏薄,或夹有乳食残渣,或兼见呕吐,夜卧不安,唇舌色淡,苔白厚腻,脉象细弱或细滑,指纹青淡。

[治法]健脾益气,佐以消导。

[方药]

1. 首选药:小儿健脾丸

药物组成:人参、白术、茯苓、甘草、山药、扁豆、陈皮、砂仁、法半夏、莲子肉、黄连、六神曲、麦芽、南山楂、桔梗。

方解:本品中以人参、白术、茯苓、甘草、山药、扁豆、莲子肉健脾养胃,渗湿止泻为主。以陈皮、砂仁、法半夏理气和胃,降逆止呕。佐黄连清湿热。配六神曲、麦芽、南山楂健胃消食。用桔梗开胸膈。诸药配伍,共奏健脾、和胃、化滞之功。

制剂规格:蜜丸,每丸重3g。

用法用量:蜜丸,口服。一次1丸,一日2次。温开水送服。

2. 参考药　**小儿香橘丸**:本品药物组成为白术、苍术、莲子肉、茯苓、山药、泽泻、甘草、陈皮、薏苡仁、法半夏、砂仁、木香、香附、枳实、厚朴、六神曲、麦芽、山楂、扁豆。

蜜丸,每丸重3g。口服。一次1丸,一日2次;周岁以内小儿酌减。温开水送服。

3. 鉴别用药　两药功效相似,**小儿健脾丸**长于健脾、和胃、化滞,用于小儿脾胃虚弱的饮食停滞之证。**小儿香橘丸**中理气、渗湿、止泻药物较多,故亦常用于小儿脾胃虚弱所致的腹泻之证。

【医嘱】

1. 食宜定时定量,切勿过饱过饥,食物宜新鲜清洁易消化,不宜过食生冷、油腻、煎炸之品。

2. 婴儿应随年龄增长,逐渐给相适应的辅助食物,不宜偏食。

本医嘱适用于本病各种患者。

第八节　泄　泻

泄泻是以大便次数增多,粪质稀薄或水样为其主症。是小儿最常见的疾病之一,尤以两岁以下的婴幼儿更为多见,年龄越小,发病率越高。本病虽四时均可发生,但以夏秋季节较多。

西医的急、慢性肠炎可参照本节辨证治疗。

【病因病机】

1. 感受外邪　小儿脏腑娇嫩,肌表未充,风寒之邪侵入肌体,客于肠胃,阳气受遏,气机不畅,传化失常,而发生腹泻。

2. 内伤饮食　由于调护失宜,哺乳不当,饮食失节,或过食生冷瓜果及不消化食物,皆能损伤脾胃,脾伤则运化功能失职,胃伤则不能消磨水谷,宿食内停,清浊不分,并走大肠,而成腹泻。

3. 脾胃虚弱　先天禀赋不足,后天调护失宜,或久病迁延不愈,皆可导致脾胃虚弱。脾虚则健运失司,胃弱则不能腐熟水谷,因而水反为湿,谷反为滞,清阳不升,乃至合污而下,成为脾虚泄泻。

4. 脾肾阳虚　小儿禀赋不足,或久泻久病之后,而致脾肾阳虚,命门火衰,阴寒内盛,则可见完谷不化,泄泻无度之证。

【辨证要点】

凡小儿大便次数增多,粪便稀薄如水样,且以此为主要症状

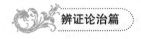

者,即可诊断为本病。

【辨证论治】

一、风寒湿滞证

[临床表现]便稀多沫,色淡,臭气轻微,肠鸣腹痛,或伴发热,鼻塞,流清涕,口不渴,舌苔白润,脉浮。

[治法]疏风散寒,化湿驱邪。

[方药]

1. 首选药:**小儿四症丸**

药物组成:广藿香、紫苏叶、白芷、陈皮、半夏、桔梗、木香、砂仁、厚朴、神曲、山楂、炒麦芽、炒白术、苍术、茯苓、猪苓、泽泻、滑石、琥珀、天花粉。

方解:本品中以广藿香芳香避秽,理气和中作为主药。以紫苏叶、白芷、桔梗解表邪,利气机。陈皮、半夏、木香、厚朴、理气机,化痰湿。砂仁、炒白术、苍术、茯苓健脾开胃,化湿和中。神曲、山楂、炒麦芽消食化滞。猪苓、泽泻、滑石清热利湿。琥珀安神利湿。天花粉生津润燥。诸药配伍,共奏疏风散寒,化湿驱邪之功。

制剂规格:蜜丸,每丸重3g。

用法用量:口服。一次1丸,一日2次;小儿用药遵医嘱。温开水送服。

2. 参考药 **藿香正气软胶囊(水、口服液、滴丸)**:本品药物组成为藿香、紫苏叶、白芷、大腹皮、厚朴、陈皮、法半夏、茯苓、白术、桔梗、甘草。

软胶囊,每粒装0.45g。口服。一次2~4粒,一日2次;小儿用药遵医嘱。温开水送服。

酊剂,每支10ml。口服。一次5~10ml,一日2次;小儿用药遵医嘱。用时摇匀。

口服液,每支10ml。口服。一次5~10ml,一日2次;小儿用药遵医嘱。用时摇匀。

滴丸,每袋装 2.6g。口服。一次 1~2 袋,一日 2 次;小儿用药遵医嘱。温开水送服。

3. 鉴别用药　两药功效相似,但**小儿四症丸**专为小儿研设,理气散寒,消食健胃作用较为突出。

二、伤食证

[临床表现]脘腹胀满,肚腹作痛,痛则欲泻,泻后痛减,粪便酸臭,或如败卵,嗳气酸馊,或欲呕吐,不思乳食,夜卧不安,舌苔厚腻,或微黄。

[治法]消食化积。

[方药]

1. 首选药:**健胃消食丸**

药物组成:六神曲、山楂、莪术、三棱、陈皮、青皮、厚朴、枳壳、木香、胆南星、滑石、益智仁、砂仁、甘松、藿香、白术、茯苓、黄芪、甘草、桔梗。

方解:本品中以六神曲、山楂健胃消食。莪术、三棱破积导滞。陈皮、青皮、厚朴、枳壳、木香疏通脾胃气滞,消胀除满。胆南星清化热痰。滑石清利湿热。益智仁、砂仁、甘松、藿香芳香醒脾,和胃止呕。配白术、茯苓、黄芪、甘草健脾益气,以助运化。用桔梗开胸膈。诸药配伍,共奏消食化积之功。

制剂规格:蜜丸,每丸重 3g。

用法用量:口服。一次 1 丸,一日 2 次;小儿用药遵医嘱。山楂煎汤或温开水送服。

2. 参考药　**清胃保安丸**:本品药物组成为六神曲、麦芽、山楂、槟榔、枳实、枳壳、青皮、陈皮、厚朴、白术、茯苓、甘草、砂仁、白酒曲。

蜜丸,每丸重 3g。口服。一次 1 丸,一日 2 次;小儿用药遵医嘱。温开水送服。

3. 鉴别用药　两药功效基本相同,从组方来看**健胃消食丸**作用较强。

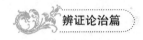

三、湿热证

[临床表现]泻下稀薄,水分较多,或如水注,粪色深黄而臭,或见少许黏液,腹部时感疼痛,食欲不振,或伴泛恶,肢体倦怠,发热或不发热,口渴,小便短黄,舌苔黄腻。

[治法]清热利湿止泻。

[方药]

首选药:**小儿止泻丸**

药物组成:党参、白术、薏苡仁、芡实、莲子肉、扁豆、滑石、车前子、砂仁、藿香、厚朴、泽泻。

方解:本品中以党参、白术、薏苡仁、芡实、莲子肉、扁豆补益脾胃,利湿止泻。辅以滑石、车前子、泽泻清湿热利尿,分利清浊。配厚朴利气燥湿除满。用砂仁、藿香芳香醒脾开胃,恢复胃肠功能。诸药配伍,共奏健脾利湿,清热止泻之功。

制剂规格:蜜丸,每丸重3g。

用法用量:口服。一次1丸,一日2次;小儿用药遵医嘱。山楂煎汤或温开水送服。

四、脾虚证

[临床表现]大便稀溏,多见食后作泻,色淡不臭,时轻时重,面色萎黄,肌肉消瘦,神疲倦怠,舌淡苔白。

[治法]健脾益气止泻。

[方药]

首选药:**启脾丸**

药物组成:人参、白术、茯苓、甘草、莲子肉、山药、泽泻、陈皮、山楂。

方解:本品中以人参、白术、茯苓、甘草健脾益气。莲子肉、山药甘平补中,以增强运化功能。更兼泽泻渗湿止泻。以陈皮醒脾开胃,降逆止呕。用山楂健胃消食,促进食欲增加。诸药配伍,共奏健脾益气止泻之功。

制剂规格:蜜丸,每丸重3g。

用法用量:口服。一次 1 丸,一日 2~3 次;小儿用药遵医嘱。温开水送服。

五、脾肾阳虚证

[临床表现]久泻不止,食入即泻,粪质清稀,完谷不化,或见脱肛,形寒肢冷,面色㿠白,精神萎靡,睡时露睛,舌淡苔白,脉象细弱。

[治法]补脾温肾止泻。

[方药]

1. 首选药:**温脾止泻丸**

药物组成:人参、白术、茯苓、山药、甘草、泽泻、肉桂、川附子、炮姜、木香、黄连、熟地黄、青皮。

方解:本品中以人参、白术、茯苓、山药、甘草补益脾胃运化水湿。辅以肉桂、川附子、炮姜温脾肾之阳而散阴寒。佐木香、黄连、青皮理气消痞,燥湿化滞。腹泻日久,必损伤阴液,故配伍熟地黄温补阴血。诸药配伍,共奏补脾温肾止泻之功。

制剂规格:蜜丸,每丸重 3g。

用法用量:口服。一次 1 丸,一日 2 次;小儿用药遵医嘱。温开水送服。

2. 参考药 **附子理中丸**:本品药物组成为白术、人参、甘草、干姜、附子。

蜜丸,每丸重 9g。口服。一次 1/3 丸,一日 2 次。温开水送服。

3. 鉴别用药 两药功效基本相同,但从组方来看**温脾止泻丸**作用较强。

【医嘱】

1. 饮食宜定时定量,勿食肥甘厚味、黏腻、生硬食物。

2. 注意寒热,根据气候变化及时增减衣服,特别主要对腹部的保暖。

3. 患病期间应饮用足够的水分,以预防脱水。

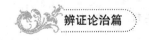

第九节 疳 证

疳证是由于喂养不当,或多种疾病的影响,使脾胃受损、气液耗伤,导致全身虚弱羸瘦、面黄发枯、肚腹胀大或腹凹如舟、青筋暴露、饮食异常为特征的小儿常见慢性病。本病好发于3岁以下的婴幼儿,其起病缓慢,病程较长,严重影响小儿的正常生长发育。

【病因病机】

1. 积滞伤脾　小儿乳食无度,或恣食肥甘生冷,而致脾胃损伤运化失常,形成积滞。积滞日久,精微物质不能吸收,以致脏腑气血失于濡养,逐渐形体羸瘦,气液亏耗,终成疳证。

2. 脾气虚弱　母乳不足,或断乳过早,或喂养不当,损伤脾胃功能,使水谷精微化生无源,不能濡养脏腑肌肉、四肢百骸,日久形成疳证。

3. 他病转化　因长期吐泻或慢性腹泻、痢疾、结核病、桑寄生虫病等,损伤人体的气血阴阳,形体日渐羸瘦,转化成疳。

【辨证要点】

凡3岁左右的婴幼儿,出现不同程度的形体干枯羸瘦,头发稀疏,精神疲惫,腹部胀大,青筋暴露,或腹凹如舟,饮食异常等表现,即可诊断为本病。

【辨证论证】

一、积滞伤脾证

[临床表现]面黄肌瘦,毛发稀疏,食欲不振,脘腹胀满,手足心热,烦躁易哭,夜寐不安,头面汗多,大便酸臭,尿如米泔,舌质偏红,舌苔浊腻,脉滑数,指纹淡紫而沉。

[治法]健脾化滞助运。

[方药]

1. 首选药:**肥儿丸**

药物组成:白术、肉豆蔻、胡黄连、山楂、六神曲、麦芽、使君子肉、槟榔、木香、枳实。

方解:本品中白术补所虚之气,合肉豆蔻温脾止泻。胡黄连清所郁之热。山楂、六神曲、麦芽消所聚之积。使君子驱蛔虫。槟榔、木香、枳实理气导滞,消除胀满。诸药配伍,共奏健脾化滞助运之功。

制剂规格:蜜丸,每丸重3g。

用法用量:口服。一次1~2丸,一日1~2次;三岁以内小儿酌减。温开水送服。

2. 参考药 **健脾消食丸**:本品药物组成为白术、枳实、木香、草豆蔻、鸡内金、焦槟榔。

水蜜丸,每100丸重10g。口服。一次6g(60粒),1岁以内一次1g(10粒),1~2岁一次2g(20粒),2~4岁一次3g(30粒),4岁以上小儿一次4g(40粒),一日2次。温开水送服。

3. 鉴别用药 **肥儿丸**与**健脾消食丸**均可健脾化滞,但**肥儿丸**比**健脾消食丸**消积化滞之力稍强,且可驱除蛔虫。

二、脾气虚弱证

[临床表现]面色萎黄,形体枯瘦,发结如穗,睡时露睛,精神萎靡,厌食或嗜异物,肚大青筋,四肢无力,舌质淡红,舌苔薄白,脉细,指纹淡红。

[治法]健脾益气。

[方药]

1. 首选药:**启脾丸**

药物组成:人参、白术、茯苓、莲子肉、山药、泽泻、陈皮、山楂、六神曲、甘草。

方解:本品中人参、白术、茯苓、甘草益气健脾。山药、莲子肉健脾促运化,合泽泻渗湿止泻。陈皮理气,使补气而不壅滞。山楂、六神曲健脾消食。诸药配伍,共奏健脾益气之功。

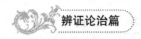

制剂规格:蜜丸,每丸重3g。

用法用量:蜜丸,口服。一次1丸,一日2~3次;3岁以内小儿酌减。温开水送服。

2. 参考药　参苓白术丸(散、颗粒):本品药物组成为人参、茯苓、白术、薏苡仁、甘草、桔梗、山药、砂仁、白扁豆、陈皮、莲子、大枣。

水丸,每100粒重6g。口服。一次6g,一日3次。温开水送服。

散剂,每袋装6g。口服。一次6~9g,一日2~3次。温开水送服。

颗粒剂,每袋装6g。口服。一次6g,一日3次。开水冲服。

3. 鉴别用药　两药均可健脾益气,但**启脾丸**兼有消食之功。**参苓白术丸**兼有渗湿止泻之功。

三、气血两虚证

[临床表现]面色萎黄,枯瘦如柴,毛发焦稀,头大颈细,腹凹如舟,精神萎靡,懒言少动,发育迟缓或停滞,舌质淡,舌苔薄白,脉沉细,指纹沉而不显。

[治法]补益气血。

[方药]

1. 首选药:八珍颗粒(丸)

药物组成:人参、白术、茯苓、甘草、熟地黄、当归、白芍、川芎、生姜、大枣。

方解:本品中人参、白术、茯苓、甘草益气健脾;熟地黄、当归、白芍、川芎、养血调血;生姜、大枣调和营卫。诸药配伍,气血双补,共奏补益气血之功。

制剂规格:颗粒剂,每袋装①8g;②3.5g(无糖型)。

丸剂。蜜丸,每丸重9g;水蜜丸,每袋6g。

用法用量:颗粒剂,口服。一次1袋,一日2次;小儿用药遵医嘱。开水冲服。

丸剂。口服。蜜丸，一次1丸；水蜜丸，一次6g。均一日2次；小儿用药遵医嘱。温开水送服。

2. 参考药 十全大补丸：本品药物组成为人参、茯苓、白术、甘草、川芎、当归、熟地黄、白芍、黄芪、肉桂。

丸剂。水蜜丸，每袋重6g，口服。每次6g；小蜜丸，每粒100重20g，口服。每次9g（45粒）；蜜丸，每丸重9g，口服。一次1丸，均一日2~3次；小儿用药遵医嘱。温开水送服。

3. 鉴别用药 八珍颗粒为气血双补之剂，可用于治疗一切气虚血亏之症。**十全大补丸**即**八珍颗粒**原方加入黄芪、肉桂而成。加入黄芪，增强了益气作用，加入肉桂温阳活血，可促进血液生成。所以，较**八珍颗粒**滋补作用有所增强。本药药性偏温，适用于气血两虚，而见症偏于虚寒者。

【医嘱】

本病的预防比治疗更为重要。具体预防措施如下：

1. 注意饮食调理，提倡母乳喂养。喂养要定时、定质、定量。在增加辅食时，要掌握先稀（菜汤、米汤等）后干（面条、米饭等），先素（青菜泥、豆制品）后荤（肉末、鱼末），先少后多的原则。不可养成偏食挑食的习惯，以保证营养的全面和胃肠功能的正常。

2. 小儿应经常到户外活动，多晒太阳，呼吸新鲜空气，增强体质。

3. 若发现小儿体重不增或减轻，脂肪减少，肌肉松弛，面色苍白，应及时到医院进行检查，积极治疗。

第十节 五迟、五软

五迟，是指立迟、行迟、发迟、齿迟、语迟。五软，是指头项软、口软、手软、脚软、肌肉软。均属小儿发育障碍，成长不足的疾患。又称"胎弱"。

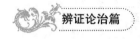

五迟

【病因病机】

1. 肝肾不足　先天禀赋不足,肝肾亏损,肝主筋,肾主骨,肝肾亏损则筋骨失养,故行立均迟。齿为骨之余,亦为肾所主,肾虚故生牙迟缓。

2. 气血两亏　发为血之余,又为肾之外候,肾气不充,血虚失养故见发迟;语言为智慧的表现,为心所主,心气不足,则言语迟缓,智力欠佳。

【辨证要点】

凡小儿到达一定年龄,在生长发育方面,较一般正常小儿迟缓,例如筋骨软弱,不能行步的,叫做行迟;头发细黄稀少的,叫做发迟;身体站立不稳的,叫做立迟;语言迟慢的,叫做语迟;出牙迟缓的,叫做齿迟。

【辨证论治】

一、肝肾不足证

[临床表现]筋骨痿弱,发育迟缓,坐起、站立、行走、生齿等明显迟于正常同期年龄小儿。甚至4~5岁时,尚不能行走,亦有10岁左右时,行走不稳。平素活动甚少,容易疲倦喜卧,面色不华,全身无力,舌苔薄白、舌质淡。

[治法]补肾养肝。

[方药]

1. 首选药:**六味地黄丸(胶囊、颗粒)**

药物组成:熟地黄、山药、山萸肉、茯苓、泽泻、牡丹皮。

方解:本品中熟地黄滋阴补肾,填精补髓为主。山萸肉补养肝肾。山药健脾益阴,固肾为辅。泽泻清泻肾火,防熟地黄的滋腻,丹皮清泻肝火而凉血,制山茱萸之温。茯苓淡渗利湿而健脾,使山药补而不滞,共为佐使。六药配伍,补泻并用,甘淡平和,不温不燥,补而不滞,滋而不腻,共奏补肾益肝之功。

制剂规格:丸剂。蜜丸,每丸重9g;水丸,每袋装5g;浓缩丸,每8丸重1.44g(每8丸相当于饮片3g)。

胶囊。软胶囊,每粒装0.38g;胶囊,每粒装①0.3g;②0.5g。

颗粒剂,每袋装5g。

用法用量:丸剂,口服。蜜丸,一次1丸;水丸,一次5g。均一日2次。浓缩丸,一次8丸,一日3次;小儿用药遵医嘱。温开水送服。

胶囊,口服。软胶囊,一次3粒;胶囊,一次1粒,[规格①]或一次2粒[规格②]。均一日2次;小儿用药遵医嘱。温开水送服。

颗粒剂,口服。一次1袋,一日2次;小儿用药遵医嘱。开水冲服。

2. 参考药　龙牡壮骨颗粒:本品药物组成为龙骨、牡蛎、龟甲、山药、党参、黄芪、白术、茯苓、甘草、大枣、五味子、鸡内金等。

颗粒剂,每袋装5g。口服。2岁以下一次5g,2~7岁一次7.5g,7岁以上一次10g,一日3次。开水冲服。

3. 鉴别用药　两药均有滋补肝肾之功,**六味地黄丸**滋补肝肾之功较强,**龙牡壮骨颗粒**兼能补气健脾消食。

二、心血不足证

[临床表现]智力不全,精神呆滞,不哭不闹,数岁不语,或言语不清,肌肤苍白,发稀萎黄,纳少便秘,舌光无苔。

[治法]补心养血。

[方药]

1. 首选药:人参归脾丸

药物组成:人参、黄芪、白术、茯苓、甘草、当归、桂圆肉、酸枣仁、远志、木香。

方解:本品中人参大补元气,生津安神;黄芪益气健脾;桂圆肉补心气而安神,滋脾阴而益血,共为主药。白术、茯苓健脾渗湿,以增补脾益气之功,酸枣仁养心安神,当归补血,共为辅药。

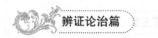

主辅药物相配,益气补血,健脾养心,则神自足而志自安。木香舒理脾气,使补而不壅,远志交通心肾,与酸枣仁一开一敛,益智安神而平怔忡,共为佐药。甘草益气,调和诸药为使。诸药配伍,共奏补心养血之功。

制剂规格:蜜丸,每丸重 9g。

用法用量:口服。每次 1 丸,一日 2 次;小儿用药遵医嘱。温开水送服。

用药注意:身体壮实不虚者忌服。

2. 参考药 **人参养荣丸**:本品药物组成为人参、茯苓、白术、甘草、黄芪、当归、熟地黄、白芍、肉桂、五味子、远志、陈皮。

丸剂。水蜜丸,每袋装 6g。口服。一次 6g。均一日 1~2 次;小儿用药遵医嘱。温开水送服。

蜜丸,每丸重 9g。口服。一次 1 丸,一日 2 次;小儿用药遵医嘱。温开水送服。

3. 鉴别用药 两药均可补心养血,**人参归脾丸**兼可用治脾气不足,脾不统血之出血证,**人参养荣丸**兼有填精益髓以养血之功。

五软

【病因病机】

1. 脾肾亏虚 先天禀赋不足,精气未充,脏气虚弱,筋骨肌肉失其濡养而成。

2. 脾胃虚弱 小儿出生后,护理不当,或平素乳食不足,哺养失调,或体弱多病,久患咳嗽气喘,或大病后失于调养,以致脾胃亏损,气血虚弱,筋骨肌肉失于滋养所致。

【辨证要点】

凡头项软而无力,不能支持,东倒西歪即为头项软。口齿痿弱,唇薄无力,不能咬嚼者即为口软。手无力,不能握举者即为手软。下肢痿弱,不能步行者即为脚软。皮松肉弛,不长肌肉者即为肌肉软。

【辨证论治】

一、脾肾两亏证

[临床表现]头项软弱,不能抬举,口软唇弛,咀嚼乏力,常有流涎,手软下垂,不能握举,足软迟缓,不能站立,肌肉松弛,活动无力,唇淡苔少。

[治法]健脾补肾。

[方药]

首选药:**六味地黄丸(胶囊、颗粒)**合补中益气丸(合剂、颗粒)

药物组成:

(1)**六味地黄丸(胶囊、颗粒)**:见"五迟"之"肝肾不足"。

(2)**补中益气丸(合剂、颗粒)**:人参、白术、当归、黄芪、甘草、陈皮、柴胡、升麻。

方解:**补中益气丸**中黄芪补中益气,升阳固表。以人参、白术、甘草补气健脾而和中。补气易于气滞,故配陈皮理气,使之补而不滞。脾胃虚弱,中气下陷,故用升麻、柴胡助人参、黄芪以升举阳气,使下陷之气,得以提升。脾为气血生化之源,脾虚则血弱,故配当归以补血。诸药合用,使脾胃强健,中气充沛,则诸症自除。六味地黄丸补肾,补中益气丸补脾,脾肾之气充达,则五软可以自强。

制剂规格:**六味地黄丸(胶囊、颗粒)**丸剂。蜜丸,每丸重9g;水丸,每袋装5g;浓缩丸,每8丸重1.44g。

胶囊。软胶囊,每粒重0.38g;胶囊,每粒重①0.3g;②0.5g。

颗粒剂,每袋重5g。

补中益气丸(合剂、颗粒)丸剂。水丸,每袋装6g;小蜜丸,每袋装9g;蜜丸,每丸重9g。

合剂,每瓶装100ml。

颗粒剂,每袋装3g。

用法用量:**六味地黄丸(胶囊、颗粒)**

丸剂,口服。蜜丸,一次1丸;水丸,一次5g。均一日2次。

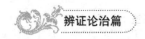

浓缩丸,一次 8 丸,一日 3 次;小儿用药遵医嘱。温开水送服。

胶囊,口服。软胶囊,一次 3 粒;胶囊,一次 1 粒[规格①]或一次 2 粒[规格②]。均一日 2 次;小儿用药遵医嘱。温开水送服。

颗粒剂,口服。一次 1 袋,一日 2 次;小儿用药遵医嘱。开水冲服。

补中益气丸(合剂、颗粒)

用法用量:丸剂,口服。水丸一次 6g;小蜜丸一次 9g;蜜丸一次 1 丸,均一日 2~3 次;小儿用药遵医嘱。温开水送服。

合剂,口服。一次 10~15ml,一日 3 次;小儿用药遵医嘱。温开水送服。

颗粒剂,口服。一次 1 袋,一日 2~3 次;小儿用药遵医嘱。温开水冲服。

二、气血虚弱证

[临床表现]肢体软弱,四肢关节柔软,可以任意攀翻,神情呆滞,智力迟钝,面色苍白,四末不温,口开不合,舌伸口外,食少不化,唇白舌淡。

[治法]益气养血。

[方药]

1. 首选药:八珍颗粒(丸)

药物组成:人参、茯苓、白术、甘草、当归、熟地黄、白芍、川芎。

方解:本品中人参、茯苓、白术、甘草健脾益气。当归、熟地黄、白芍、川芎养血活血。诸药配伍,共奏补气养血之功。

制剂规格:颗粒剂,每袋装①8g(含糖型);②3.5g(无糖型)。

丸剂。蜜丸,每丸重 9g;水蜜丸,每袋 6g。

用法用量:颗粒剂,口服。一次 1 袋,一日 2 次;小儿用药遵医嘱。开水冲服。

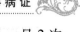

丸剂,口服。蜜丸,一次 1 丸;水蜜丸,一次 6g,一日 2 次;小儿用药遵医嘱。温开水送服。

2. **参考药 十全大补丸**:参见本章第九节疳病气血两虚证参考药。

3. **鉴别用药 八珍颗粒**为气血双补之剂,可用于治疗一切气虚血亏之症。**十全大补丸**即**八珍颗粒**处方中加入黄芪、肉桂而成。加入黄芪,增强了益气作用,加入肉桂温阳活血,可促进血液生成。所以,本品较**八珍颗粒**滋补作用有所增强。本药药性偏温,适用于气血两虚,而见症偏于虚寒者。

【医嘱】

1. 本病应以预防为主。体质虚弱的妇女应待身体状况良好时再受孕,孕期应注意补给营养丰富的食物。

2. 妊娠后不宜滥服药物,以免损伤胎气。

3. 尽可能用母乳喂养婴儿。乳不足者,应适当添加有营养的辅助食物,以保证婴儿生长发育的需要。

第十一节 口 疮

口疮是婴儿时期常见的口腔疾患,以口颊、舌边、上颚、齿龈等处发生溃疡为特征。如发于口唇两侧者,称为燕口疮;满口糜烂、色红作痛者,称为口糜。其发病原因和治疗方法,与口疮基本相同。

【病因病机】

1. **脾胃积热** 婴儿胎中有热,或脾胃积热内蕴,热郁化火,上熏口舌,故发口疮。

2. **心火上炎** 舌乃心之苗,与手少阴经脉相通。心火炽盛,邪热循经上炎,故发口疮。

3. **虚火上浮** 婴儿先天禀赋不足,或久患热病,或久泻不止,脾肾虚损,阴液亏耗,以致水不制火,虚火上炎,而成口疮。

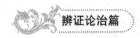

【辨证要点】

凡小儿口腔或舌体发生溃疡,即可诊断为本病。

【辨证论治】

一、脾胃积热证

[临床表现]口腔溃疡较多,或满口糜烂、周围红赤,疼痛拒食,烦躁多啼,口臭涎多,小便短黄,大便干结,或发热面赤,舌红苔黄,脉滑数。

[治法]清热解毒,通腹泻火。

[方药]

首选药:**小儿消热散**

药物组成:山楂炭、枳壳、鸡内金、陈皮、大黄、厚朴、槟榔、黄芩、半夏、白芍、龙胆草、薄荷、栀子、木通、水牛角。

方解:本品中以黄芩、龙胆草、薄荷、栀子、木通、大黄清热降火,利尿通便,共为主药。辅以水牛角、白芍凉血清热解毒。陈皮、半夏、枳壳、厚朴理气和胃,化痰止呕。山楂、鸡内金、槟榔消积导滞,共为佐使。诸药合用,共奏清热解毒,通腹泻火之功。

制剂规格:散剂。

用法用量:口服。1 岁小儿每服 0.3g,3 岁小儿每服 0.6g,余者酌量增减,一日 2 次。温开水送服。

二、心火上炎证

[临床表现]舌上糜烂或溃疡,色红疼痛,饮食困难,心烦不安,口干欲饮,小便短赤,舌红尖赤,苔薄黄,脉细数。

[治法]清心泄热。

[方药]

首选药:**导赤丸**

药物组成:黄芩、黄连、栀子、连翘、木通、滑石、赤芍、大黄、天花粉、玄参。

方解:本品中以黄连、栀子清心热除烦。黄芩、连翘、天花粉清湿热解毒。木通、滑石清热利小便。赤芍、玄参清热凉血。大黄泻火通大便。使心经之火,胃肠积滞从二便排出。

制剂规格:丸剂。蜜丸,每丸重3g。水蜜丸,每10粒重1g。

用法用量:蜜丸,口服。一次1丸;水蜜丸,一次2g。均一日2次;周岁以内小儿酌减。温开水送服。

三、虚火上浮证

[临床表现]口舌溃疡或糜烂,稀散色淡,不甚疼痛,口流清涎,神疲颧红,口干不渴,舌淡红,苔少,脉细数。

[治法]滋阴降火。

[方药]

首选药:六味地黄丸(胶囊、颗粒)加肉桂

药物组成:熟地黄、山药、山萸肉、茯苓、泽泻、牡丹皮、肉桂。

方解:本品中熟地黄、山药、山萸肉、茯苓、泽泻、牡丹皮滋补肝肾之阴,肉桂引火归原。诸药配伍,共奏滋阴降火之功。

制剂规格:丸剂。蜜丸,每丸重9g;水丸,每袋装5g;浓缩丸,每8丸重1.44g。

胶囊。软胶囊,每粒重0.38g;胶囊,每粒重①0.3g;②0.5g。

颗粒剂,每袋重5g。

用法用量:丸剂,口服。蜜丸,一次1丸;水丸,一次5g。均一日2次。浓缩丸,一次8丸,一日3次;小儿用药遵医嘱。温开水送服。

胶囊。口服。软胶囊,一次3粒;胶囊,一次1粒[规格①]或一次2粒[规格②]。均一日2次;小儿用药遵医嘱。温开水送服。

颗粒剂,口服。一次1袋,一日2次;小儿用药遵医嘱。开水冲服。

肉桂每服0.5g。均一日2次;周岁以内小儿酌减。肉桂煎汤送服或冲服。

【医嘱】

1.避免进食过烫或刺激性食物及药物,多食新鲜蔬菜及水

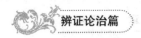

果,必要时可补充多种维生素。

2. 注意口腔卫生。

第十二节 鹅 口 疮

鹅口疮亦为小儿口腔疾患之一。由于舌上满布白屑,状如鹅口,故名"鹅口疮"。因其色白如雪片,又称"雪口"。本病多见于婴儿,尤以早产儿及久病、久泻,体质羸弱的乳儿,或长期应用抗生素或激素的患儿,更为常见。

【病因病机】

1. 心脾积热 孕妇平时喜食辛热炙煿之品,胎热内蕴,遗患胎儿,或因出生后不注意口腔清洁,为秽毒之邪所侵而致。脾脉络通于舌,心脾积热,循经上炎,熏灼口舌而发病。

2. 虚火上浮 婴儿先天禀赋不足,或因后天乳食调护失宜,或久病、久泻之后,肾阴亏损,以致阴虚阳亢,水不制火,虚火上浮,白屑积于口舌而发为鹅口疮。

【辨证要点】

小儿口腔、舌上满布白屑,不易擦去,即可诊断为本病。

【辨证论治】

一、心脾积热证

[临床表现]口腔舌面满布白屑,面赤唇红,烦躁不宁,叫扰啼哭,口干或渴,大便干结,小便短黄。舌质红,脉滑。

[治法]清泻心脾积热。

[方药]

首选药:**五福化毒丹**

药物组成:牛蒡子、连翘、桔梗、生地黄、赤芍、青黛、水牛角、玄参、黄连、芒硝、甘草。

方解:本品中连翘清热解毒,散结消肿为君药。水牛角、黄连清心除烦,凉血解毒。生地黄、赤芍、青黛、玄参清热凉血,活血化瘀为臣药。佐以桔梗、牛蒡子疏风清热,散结利咽。芒硝咸寒,润燥软坚,通便导滞,导毒热从大便出。甘草清热解毒,消肿散结。诸药配伍,使心脾积热得清,火不上熏,则诸症可解。

制剂规格:蜜丸,每丸重 3g。

用法用量:口服。一次 1 丸,一日 2 次;小儿用药遵医嘱。

二、虚火上浮证

[临床表现]口舌白屑稀散,周围红晕不著,或口舌糜烂,形体羸弱,面白颧红,神气困乏,口干不渴,或大便溏,舌嫩红,脉细。

[治法]滋阴潜阳,引火归原。

[方药]

首选方:六味地黄丸(胶囊、颗粒)加肉桂

药物组成:熟地黄、山药、山萸肉、茯苓、泽泻、牡丹皮、肉桂。

方解:本品中熟地黄、山药、山萸肉、茯苓、泽泻、牡丹皮滋补肝肾之阴,肉桂引火归原。诸药配伍,共奏滋阴潜阳,引火归原之功。

制剂规格:丸剂。蜜丸,每丸重 9g;水丸,每袋装 5g;浓缩丸,每 8 丸重 1.44g。

胶囊。软胶囊,每粒重 0.38g;胶囊,每粒重①0.3g;②0.5g。

颗粒剂。每袋重 5g。

用法用量:丸剂,口服。蜜丸,一次 1 丸;水丸,一次 5g。均一日 2 次。浓缩丸,一次 8 丸,一日 3 次;小儿用药遵医嘱。温开水送服。

胶囊,口服。软胶囊,一次 3 粒;胶囊,一次 1 粒[规格①]或一次 2 粒[规格②]。均一日 2 次;小儿用量遵医嘱。温开水送服。

颗粒剂,口服。一次 1 袋,一日 2 次;小儿用药遵医嘱。开水冲服。

肉桂每服 0.5g。一日 2 次;周岁以内小儿酌减。肉桂煎汤

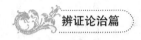

送服或冲服。

【医嘱】

1. 患病后切勿用手或布类擦洗口腔。

2. 食具应煮沸消毒,避免感染。

3. 禀赋不足、久病久泻、长期使用抗生素或糖皮质激素患儿,应注意保持口腔清洁,防止损伤口腔黏膜。

第十三节　遗　　尿

遗尿又称遗溺、尿床,是小儿睡中小便自遗,醒后方觉的一种疾病。3岁以后,特别是5岁以上的幼童,不能自主控制排尿,熟睡时经常遗尿,轻者数夜一次,重者可一夜数次。若婴幼儿时期,由于生理上经脉未盛,气血未充,脏腑未坚,智力未全,对排尿的自控能力较差;学龄儿童也常因白日游戏过度,精神疲劳,睡前多饮等原因,亦可偶然发生遗尿,这些都不属病态。

【病因病机】

1. 下元虚寒,肾气不足　肾为先天之本,主水,藏真阴而寓元阳,下通于阴,职司二便,与膀胱相表里,膀胱为津液之腑,小便乃津液之余,小便排泄与贮存,全赖于肾阳之温养气化。小儿肾气不足,下元虚冷,不能温养膀胱,膀胱气化功能失调,闭藏失职,不能约制水道,而为遗尿。

2. 脾肺气虚,膀胱失约　肺主一身之气,有通调水道,下输膀胱的功能。若肺气虚弱,治节不行,气虚下陷,不能固摄,则决渎失司,膀胱不约,津液不藏。脾属中土,性喜燥恶湿而能制水。若脾气虚弱,不能散津于肺,水无所制。肺脾气虚,上虚不能制下,下虚不能上承,致使无权约束水道,则睡中小便自出。

3. 肝经湿热,火热内迫　肝主疏泄,调畅气机,通利三焦,疏通水道。肝经湿热郁结,热郁化火,迫注膀胱而致遗尿。

【辨证要点】

小儿超过 3 岁,特别是 5 岁以上的幼童,不能自主控制排尿,熟睡时经常遗尿,即可诊断为本病。

【辨证论治】

一、下元虚寒证

[临床表现]睡中经常遗尿,多则一夜数次,醒后方觉,神疲乏力,面色苍白,肢凉怕冷,下肢无力,腰腿酸软,智力较差,小便清长,舌质较淡。

[治法]温补肾阳,固涩小便。

[方药]

1. 首选药:**缩泉丸**

药物组成:益智仁、山药、乌药。

方解:本品中益智仁温肾纳气,固涩缩尿为主药。乌药温散下焦虚冷,以助膀胱气化为辅药。山药益肾健脾,固涩精气为佐使药。诸药合用,温而不燥,使肾气恢复,膀胱约束有权,可治遗尿尿频,故以缩泉名之。

制剂规格:水丸,每 20 粒重 1g。

用法用量:口服。一次 3~6g,一日 2 次;小儿用药遵医嘱。温开水送服。

2. **参考药** **金樱子糖浆**:本品药物组成为金樱子、芡实、韭菜籽。

糖浆剂,每瓶 160ml,含生药 193g。口服。一次 1 汤匙,约10ml,一日 2~3 次;小儿用药遵医嘱。

无比山药丸:本品药物组成为熟地黄、茯苓、山萸肉、赤石脂、巴戟天、泽泻、杜仲、菟丝子、山药、五味子、肉苁蓉、牛膝。

蜜丸,每丸重 9g。口服。一次半丸,一日 2 次。温开水送服。

3. 鉴别用药 以上三药均可治疗下元虚冷,肾气不足之遗尿证。**缩泉丸**专为遗尿、尿频而设,适用于因肾阳不足,膀胱失

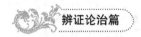

约所致的尿频、遗尿之证。**金樱子糖浆**具有补肾固精的功能,除可用治肾气不足,膀胱失约之遗尿证外,还可用治肾元亏损,封藏失职,精关不固之遗精之证以及妇人肾气亏损,水湿不化,寒湿下注所致之白带清稀,绵绵不断之证。**无比山药丸**功能滋阴补肾,健脾涩精,适用于治疗脾肾不足,膀胱失约所致的遗尿、尿频之证;还可用治脾肾虚衰,精关不固之遗精滑泄之证。

二、脾肺气虚证

[临床表现]睡后遗尿,少气懒言,神疲乏力,面色苍黄,食欲不振,大便溏薄,常自汗出,苔薄嫩,脉少力。

[治法]培元益气,固涩小便。

[方药]

首选药:**补中益气丸(合剂、颗粒)合缩泉丸**

药物组成:

(1)补中益气丸(合剂、颗粒):人参、白术、当归、黄芪、甘草、陈皮、柴胡、升麻。

(2)缩泉丸:益智仁、山药、乌药。

方解:**补中益气丸**中黄芪味甘微温,入脾肺经,补中益气,升阳固表,故为君药。配伍人参、炙甘草、白术,补气健脾为臣药。当归养血和营,协人参、黄芪补气养血;陈皮理气和胃,使诸药补而不滞,共为佐药。少量升麻、柴胡升阳举陷,协助君药以升提下陷之中气,共为佐使。炙甘草调和诸药为使药。诸药合用,使脾胃强健,中气充沛,诸症自除。共奏健脾益气之功。

缩泉丸中益智仁温肾纳气,固涩缩尿为主药。乌药温散下焦虚冷,以助膀胱气化为辅药。山药益肾健脾,固涩精气为佐使药。诸药合用,温而不燥,使肾气恢复,膀胱约束有权,可治遗尿尿频,故以缩泉名之。

制剂规格:**补中益气丸**,丸剂。水丸,每袋装 6g;小蜜丸,每袋装 9g;蜜丸,每丸重 9g。

合剂,每瓶装 100ml。

颗粒剂,每袋装 3g。

缩泉丸,水丸,每 20 粒重 1g。

用法用量:**补中益气丸,**丸剂,口服。水丸一次 6g;小蜜丸一次 9g;蜜丸一次 1 丸,一日 2~3 次;小儿用药遵医嘱。温开水送服。

合剂,口服。一次 10~15ml,一日 3 次;小儿用药遵医嘱。温开水送服。

颗粒剂,口服。一次 1 袋,一日 2~3 次;小儿用药遵医嘱温开水冲服。

缩泉丸,口服。一次 3~6g,一日 3 次;小儿用药遵医嘱。温开水送服。

三、肝经湿热证

[临床表现]遗尿量不多,但尿味腥臊,色黄,平时性情急躁,或夜间梦语啮齿,唇红,苔黄,脉数有力。

[治法]泻肝清热。

[方药]

首选药:龙胆泻肝丸

药物组成:龙胆草、黄芩、栀子、泽泻、木通、车前子、当归、柴胡、生地黄、甘草。

方解:本品中龙胆草泻肝胆实火,清下焦湿热为主药。黄芩、栀子助龙胆草清火之力为辅药。佐泽泻、木通、车前子利尿通淋,引湿热下行。火盛必劫阴液,故配当归、生地黄益阴养血。用柴胡引导诸药入肝经,并能条达肝郁,用甘草和中解毒,且可调和诸药。诸药配伍,共奏泻肝胆实火,清利湿热作用。

制剂规格:丸剂。小蜜丸,每 100 丸重 20g;蜜丸,每丸重 6g;水丸,每袋装 6g。

用法用量:口服。小蜜丸一次 6~12g(30~60 丸);蜜丸,一次 1~2 丸;水丸一次 3~6g。均一日 2 次;小儿用药遵医嘱。温开水送服。

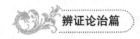

【医嘱】

1. 从小培养按时排尿的良好卫生习惯。

2. 白天避免过于疲劳;晚饭后禁止喝水;睡前排空小便;夜间按时唤醒排尿。

3. 对有遗尿的儿童,要耐心教育,不要采取羞辱惩罚的方法,以免增强孩子的精神负担或产生消极悲观情绪,鼓励与医生配合树立信心接受治疗。

第十四节　夜　　啼

本病主要见于初生婴儿。白天如常,入夜则啼哭不安,或夜间定时啼哭,甚则通宵达旦,故曰"夜啼"。婴儿因夜间饥饿或尿布潮湿而哭啼,以及伤乳、发热或因其他疾病而突然引起啼哭者,不属本证范围。

【病因病机】

1. 心经积热　常因孕妇脾气躁急,或平素姿食香燥炙煿之物,火伏热郁,内踞心经,胎儿在母腹中感受已偏,出生后又吮母乳,内有蕴热,心火上炎,积热上扰,则心神不安。心主火属阳,故入夜烦躁啼哭。

2. 暴受惊恐　心藏神,主惊,小儿心气怯弱,智慧未充,若见异常之物,或闻特异声响,而引起突然惊恐,惊则伤神,恐则伤志,致使心神不宁,神志不安,故在睡眠中发生惊啼。

【辨证要点】

凡临床见到小儿入夜则啼哭不安,或夜间定时啼哭,甚则通宵达旦,白天如常,排除婴儿因夜间饥饿或尿布潮湿而哭啼,以及伤乳、发热或因其他疾病而突然引起啼哭者,即可诊断为本病。

【辨证论治】

一、心经积热证

[临床表现]啼哭声较响,见灯火哭声更剧,哭时面赤唇红,

烦躁不安,身腹俱暖,大便秘结,小便短赤,舌尖红、苔黄,指纹较红紫。

[治法] 清心降火。

[方药]

首选药:**导赤丸**

药物组成:黄芩、黄连、栀子、连翘、木通、滑石、赤芍、大黄、天花粉、玄参。

方解:本品中以黄连、栀子清心热除烦。黄芩、连翘、天花粉清湿热解毒。木通、滑石清热利小便。赤芍、玄参清热凉血。大黄泻火通大便。使心经之火,胃肠积滞从二便排出。

制剂规格:蜜丸,每丸重3g。

用法用量:口服。一次1丸,一日2次;小儿用药遵医嘱。温开水送服。

二、暴受惊恐证

[临床表现] 夜间突然啼哭,似见异物状,哭声不已,精神不安,睡中时作惊惕,面色青灰,舌苔多无异常变化,但脉来急数。

[治法] 镇惊安神。

[方药]

1. 首选药:**小朱砂丸**

药物组成:朱砂、胆南星、人参、茯苓、珍珠、清半夏、生姜、冰片、麝香。

方解:本品中以朱砂、胆南星为主药镇惊安神,息风化痰。辅以珍珠、清半夏以助镇惊化痰之效。冰片、麝香开窍解郁,安神醒志。因小儿形气不充,故佐以人参、茯苓、生姜健脾和胃,以防伤正。诸药配伍,共奏镇惊化痰,安神定志之功。本品为扶正祛邪,标本兼顾的中成药,较单纯驱邪者更为全面。

制剂规格:水丸,如粟米大。

用法用量:口服。一次4~5丸,不拘时服。温开水化服。

2. 参考药 **琥珀抱龙丸**:参见本章第一节感冒病夹惊证参

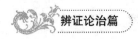

考药。

3. **鉴别用药** 两药均可治疗由于暴受惊恐引起的夜啼之证。**小朱砂丸**兼可扶助正气,**琥珀抱龙丸**兼可治疗感冒夹惊之证。

【医嘱】

1. 注意饥饱有度、寒温适宜、衣被轻软、居室安静,以祛除本病的常见病因。

2. 改变扶抱小儿入睡或睡觉时开灯的不良生活习惯。

3. 取蝉蜕 2g 煎水饮服有一定治疗效果。

4. 禁止使用异常之物,或发出特异之声恐吓小儿。

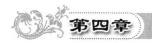

皮外科病证

第一节 疖（附：痈）

疖是一种皮肤浅表的急性化脓性疾患，随处可生，局部皮肤色红、灼热、疼痛、突起根浅，一般肿势局限，症状轻而易治，出脓即愈。素有消渴、便秘等慢性病，及体质虚弱，皮毛不固者，易患此病。四季皆可发病，多发于酷暑夏秋季节，多见于面部、头部、枕部及臀部。

西医学称为单个毛囊及其皮脂腺或汗腺的急性化脓性炎症。

【病因病机】

本病多由内郁湿火，外感风邪，蕴阻于皮肤所致；或由夏秋季节，气候炎热，在强烈的日光暴晒，感受暑毒而成；或因天气闷热，汗泄不畅，热亦不能外泄，暑湿热蕴，熏蒸肌肤，引起痱子，复经搔抓，破伤染毒而生。

【诊断要点】

局部皮肤色红、灼热、疼痛、突起根浅，肿势局限即可诊断为本病。

【辨证论治】

一、风邪外犯，湿火内郁证

[临床表现] 初起局部红肿疼痛明显，伴有憎寒壮热，头目昏眩，目赤睛痛，口苦口干，咽喉不利，胸膈满闷，便秘溲赤，舌质红，舌苔黄，脉浮数。

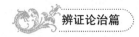

[治法] 疏风解毒消肿。

[方药]

1. 首选药：防风通圣丸（颗粒）

药物组成：防风、荆芥、麻黄、薄荷、大黄、芒硝、山栀子、滑石、桔梗、石膏、黄芩、连翘、当归、川芎、白芍、白术、甘草。

方解：本品中防风、荆芥、麻黄、薄荷疏风解表，使风邪从汗出而解。大黄、芒硝荡热于下，配伍山栀子、滑石清热利湿，可使里热从二便而解。更以桔梗、石膏、黄芩、连翘清解肺胃之热，上下分消，表里并治。当归、川芎、白芍和血祛风。白术健脾燥湿。甘草和中缓急。并能调和诸药。诸药配伍，共奏疏风解毒消肿之功。

制剂规格：水丸，每 20 丸重 1g。颗粒剂，每袋装 3g。

用法用量：水丸，口服。一次 6g，一日 2 次。温开水送服。

颗粒剂，口服。一次 1 袋，一日 2 次。开水冲服。

用药注意：孕妇慎用。

2. 参考药　荆防败毒散（丸）：本品药物组成为连翘、金银花、荆芥、防风、薄荷、蝉蜕、地丁、绿豆、赤芍、水牛角、当归。

散剂，每袋重 6g。口服。一次 1.5~3g，一日 2 次。温开水送服。

水丸剂，每 10 粒重 1g。口服。一次 9g，一日 2 次。温开水送服。

3. 鉴别用药　防风通圣丸解表、清热、攻下三法并用之中成药，为表里双解之剂，以清热为主，解表为辅。**荆防败毒散**适用于热毒疮疖但有表证明显者，以及暑天生疖者。

二、三焦热盛，毒火内炽证

[临床表现] 初起局部皮肤潮红，继而突起，浮赤无根，灼热疼痛，范围局限。数日后成脓，出脓即愈。或全身不适，寒热头痛，心烦胸闷，口苦咽干，便秘溲赤，苔黄脉数。

[治法] 清热泻火，解毒消肿。

[方药]

1. 首选药:**栀子金花丸**

药物组成:栀子、大黄、黄芩、黄柏、天花粉、金银花、知母、黄连。

方解:本品中黄芩清泻肺火,栀子清泻三焦之火而除烦,金银花清热解毒兼凉血,三药合而为主药。辅以黄连、黄柏泻火解毒,大黄泻火通便,大黄与栀子相合,可使三焦火热之邪由下从二便而去。佐以知母泻火润燥兼以滋阴,天花粉泻火散结兼以生津,以顾邪热伤阴耗津。诸药配伍,共奏清热泻火,解毒消肿之功。

制剂规格:水丸,每袋重9g。

用法用量:口服。一次9g,一日1次。小儿4~6岁一次3g;3岁以内一次1.5g。温开水送服。

用药注意:孕妇慎用。

2. 参考药 **牛黄解毒丸(片、胶囊)**:本品药物组成为黄芩、生石膏、大黄、冰片、桔梗、甘草、雄黄、牛黄。

丸剂。水蜜丸,每100丸重5g。口服。一次2g;蜜丸,每丸重3g。口服。一次2丸。均一日2~3次。温开水送服。

片剂。小片一次3片;大片一次2片,一日2~3次。温开水送服。

胶囊。软胶囊,每粒装0.4g。口服。一次4粒,一日2~3次。温开水送服。胶囊,①每粒相当于饮片0.78g,每粒装0.3g;每粒装0.4g;每粒装0.5g;②每粒相当于饮片0.52g,每粒装0.3g。口服。一次2粒[规格①],或一次3粒[规格②]。均一日2~3次。温开水送服。

用药注意:孕妇禁用。

小败毒膏:本品药物组成为金银花、蒲公英、木鳖子、天花粉、白芷、当归、赤芍、乳香、陈皮、黄柏、甘草、大黄。

煎膏剂,每瓶内装62g。口服。一次15g,一日2次。开水

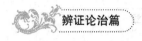

冲服。

拔毒膏:本品药物组成为白蔹、连翘、白芷、生穿山甲、赤芍、大黄、生地黄、黄柏、苍术、黄芩、木鳖子、蓖麻子、生栀子、金银花、当归、黄连、蜈蚣、芝麻油、章丹、乳香、没药、血竭粉、儿茶、轻粉、红粉、樟脑。

膏药。小张膏药油重 0.6g。外用。加温软化,贴患处。

3. 鉴别用药 **栀子金花丸**适用于三焦热盛,蕴蒸肌肤,气血瘀滞而致之疮疖亦可用治眩晕,烦躁,口疮,牙疼等属于三焦热盛所致之证。**牛黄解毒丸**其清热泻火之力较强,适用于头目肌肤所生之疮疖。**小败毒膏**适用于一切热性疮疖,并治风湿疙瘩、周身刺痒以及瘟毒痄腮等症。**拔毒膏**具有拔毒消肿,化腐生肌之功,适用于疮疖初起,坚硬不消,红肿疼痛,或已溃流脓,久溃不愈之证。本品为外用中成药,可配合内服药同时使用,效果更佳。

【医嘱】

1. 注意个人卫生,勤洗澡,勤理发,勤修指甲,勤换衣服,内衣宜以纯棉织品最佳,衣服要宽敞。

2. 炎热夏季应适当饮用清凉饮料,如金银花露、地骨皮露或绿豆苡仁汤,或车前草捣汁或煎汤内服均可起到辅助治疗作用。

3. 有消渴、便秘以及体质虚弱,皮毛不固的患者,应及时治疗原发病,增强体质。

4. 疖疮,尤其是生在颜面者,不宜随意挤压,防止碰伤,以免引起其他并发症。

5. 饮食应多吃新鲜蔬菜及水果,忌食肥甘、鱼腥、白酒及辛热之物。

附:痈

痈是一种发生于皮肉之间的急性化脓性疾患。其特点是皮肤局部光软无头,红肿热痛,结块范围多在 6~9cm 左右,发病迅速,易肿、易脓、易敛,有些患者可伴有恶寒,发热,口渴等全身症状,一般不会损伤筋骨,也不会造成陷证。

【病因病机】　多由于外感六淫,及过食膏粱厚味,内郁湿热火毒;或外来伤害,感受毒气等,引起邪毒壅聚,致使营卫不和,经络阻塞,气血凝滞,血行不畅,邪热阻于皮肉之间,聚而成形,发为痈肿。

【诊断要点】　皮肤局部红肿热痛,光软无头,结块范围在6～9cm左右,发病迅速,易肿、易脓、易敛者,即可诊断为本病。

【辨证论治】

[临床表现]初起在患处皮肉之间突然肿胀不适,光软无头,很快结块,表皮焮红,灼热疼痛,日后逐渐扩大,变成高肿坚硬,此为初期,初期轻者无全身不适,经治疗后肿硬变软而消散;重者可有恶寒发热,头痛泛恶,舌苔黄腻,脉象洪数等症。若进一步发展,局部肿势高突,疼痛加剧,痛如鸡啄,局部按之中软应指,此为成脓期,此期一般全身有发热持续不退等现象。若流出脓液,为溃后期,多数为稠厚黄白色,若排脓通畅,则局部肿消痛止,全身症状也随之消失,再经 10 天左右收口愈合。

[治法]清热解毒,消肿止痛。

[方药]

1. 首选药:连翘败毒丸(片、膏)

药物组成:连翘、金银花、大黄、栀子、黄芩、木通、蒲公英、地丁、天花粉、玄参、浙贝母、赤芍、桔梗、防风、白芷、蝉蜕、白鲜皮、甘草。

方解:本品中连翘、金银花清热解毒,消肿散结为主药。大黄、栀子、黄芩、木通清热泻火,蒲公英、地丁清热解毒,天花粉、玄参、浙贝母消肿散结,赤芍凉血解毒,活血化瘀共为辅药。佐以桔梗、防风、白芷、蝉蜕、白鲜皮疏风解表,祛风除湿。甘草调和诸药。诸药配伍,共奏清热解毒,消肿止痛之功。

制剂规格:水丸,每 100 粒重 6g。

片剂,薄膜衣片,每片重 0.61g。

煎膏剂,每瓶装①30g;②60g;③120g。

用法用量:水丸,口服。一次 6g,一日 2 次。温开水送服。

片剂,口服。一次 4 片,一日 2 次。温开水送服。

煎膏剂,口服。一次 15g,一日 2 次。温开水送服。

用药注意:孕妇忌服。

2. **参考药** **清血内消丸**:本品药物组成为金银花、连翘、蒲公英、草河车、甘草、玄参、桔梗、薄荷、乳香、没药、赤芍、栀子、黄柏、黄芩、雄黄、木通、瞿麦、滑石、元明粉、大黄。

水丸,每袋 18g。口服。一次 6g,一日 2 次。温开水送服。

如意金黄散:本品药物组成为天花粉、黄柏、大黄、姜黄、生厚朴、陈皮、甘草、生苍术、生南星、白芷。

散剂,每袋重 12.5g。外用。用清茶或醋调敷患处。

提毒散:本品药物组成为煅石膏、煅炉甘石、轻粉、红粉、章丹、冰片。

散剂,每瓶重 15g。外用。撒敷患处包扎。

生肌散:本品药物组成为制象皮、生赤石脂、煅龙骨、儿茶、血竭、乳香、没药、冰片。

散剂,每瓶重 3g。外用。将患处用温开水洗净,撒敷患处。

3. **鉴别用药** **连翘败毒丸**用于治疗疮疡初起,局部红肿疼痛,疮疖溃烂,灼热流脓,风湿疙瘩,丹毒疱疹,痛痒不止,憎寒壮热,便秘尿赤等症。本品为治疗疮疡初起的常用中成药。**清血内消丸**与**连翘败毒丸**功用基本相同。**如意金黄散**具有清热解毒消肿之功,适用于疮疡初起,红肿焮痛,坚硬无头等症。已破者勿用,切勿入口。**提毒散**具有提毒化腐,杀菌止痛之功,适用于疮疖肿毒,痈疽发背,溃流脓水,疮口不敛等症。切勿入口。**生肌散**具有解毒止痛,生肌长肉之功。适用于痈疽溃后,肌肉不生,久不收口。溃烂初期热毒尚存者禁用,切勿入口。

【医嘱】

同"疔"医嘱。

第二节 疔 疮

疔疮是发病迅速而危险性较大的疾病。此证随处可生,但多发于颜面和手足等处,如果处理不当,发于颜面的疔疮,更容易走黄,而致生命危险;发于手足的,则可以损筋伤骨,影响功能。

【病因病机】

本病主要因火热之毒为病,其毒或因恣食膏粱厚味,醇酒辛辣炙煿,脏腑蕴热,火毒结聚所致;或由感受火热之气,或因昆虫咬伤,或因抓破皮肤等,复经感染毒邪,蕴蒸肌肤,以致气血凝滞而成。

【诊断要点】

某处皮肤上有一粟米样脓头,或痒或麻,坚硬根深,如钉丁之状即可诊断为本病。

【辨证论治】

[临床表现]皮肤上有粟米样小颗粒,坚硬根深,如钉丁之状,或痒或麻,以后逐渐红肿热痛,疼痛加剧,伴有恶寒发热,口渴,便干溲赤,苔黄,脉象弦滑数。最终脓肿溃破,脓栓(疔根)随脓排出,肿消痛止,身热渐退而告愈。

[治法]清热解毒,消肿散结。

[方药]

1. 首选药:**清血内消丸**

药物组成:金银花、连翘、蒲公英、草河车、甘草、玄参、桔梗、薄荷、乳香、没药、赤芍、栀子、黄柏、黄芩、雄黄、木通、瞿麦、滑石、元明粉、大黄。

方解:本品中金银花、连翘、蒲公英、草河车、甘草、玄参、桔

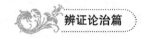

梗、雄黄清热解毒,消肿散结。乳香、没药、赤芍活血散瘀,消肿止痛。栀子、黄柏、黄芩清热解毒泻火。木通、瞿麦、滑石配元明粉、大黄通利二便,使热毒之邪从二便排出。薄荷疏散风热,使郁热火毒之邪宣散透发,为"火郁发之"之义。诸药配伍,共奏清热解毒之功。

制剂规格:水丸,每袋18g。

用法用量:水丸,口服。一次6g,一日2次。温开水送服。

2. 参考药 六神丸:本品药物组成为牛黄、珍珠、蟾酥、明雄黄、麝香、冰片。

小水丸,每瓶内装10粒(重0.03g)。口服。一次10粒。小儿1岁服1粒,4~8岁服5粒,9~15岁服8粒,一日2次。噙化或温开水送服。外用者,可取10粒用温开水或米醋少许溶成糊状,一日数次敷搽。

紫金锭:本品药物组成为山慈菇、麝香、千金子霜、红大戟、五倍子、雄黄、朱砂。

锭剂,每锭重①0.3g;②3g。口服。一次0.6~1.5g,一日2次。研碎温开水送服。外用,醋研磨外敷患处。

蟾酥丸:本品药物组成为蟾酥、雄黄、朱砂、轻粉、寒水石、白矾、铜绿、蜗牛、麝香、胆矾、乳香、没药。

水丸,每包3粒(0.45g),每袋内装2包。口服。一次3粒,先饮水一口,将药放在舌上,以口麻为度,再用葱白水或温开水送服,服药后盖被取汗。

用药注意:孕妇忌服。

梅花点舌丸:本品药物组成为乳香、没药、血竭、蟾酥、生硼砂、牛黄、冰片、熊胆、麝香、雄黄、生石决明、葶苈子、沉香、珍珠、朱砂、白梅花。

水丸。每10丸重1g。口服。一次3丸,一日1~2次。先饮温开水一口,将药放在舌上,以口麻为度,再用温黄酒或温开水送服。外用。用醋化开,敷于患处。

用药注意:孕妇忌服。

太乙膏:本品药物组成为生地黄、土木鳖、玄参、赤芍、大黄、白芷、当归、乳香、没药、阿魏、轻粉、血余炭、肉桂、黄丹、麻油。

硬膏,外用。用文火软化后贴敷于患处。

3. 鉴别用药 **清血内消丸**具有清热解毒,散结消肿之功,凡疮疡初起,红肿热痛,兼有便秘尿赤皆可使用。**六神丸**除用治疮疖肿毒外,对喉蛾、喉痹也有很好的治疗效果,为治疗咽喉肿痛的常用有效中成药,治疗咽痛应以含化为宜。**紫金锭**外敷多用于治疗疔疮,内服多用于治疗霍乱吐泻。**蟾酥丸**清热解毒,消肿散结作用较强,除用于火毒之邪较重之疗疮外,还可用治一切痈疽、恶疮、坚硬肿痛以及无名肿毒等症,为外科特效药之一,但组方中含有有毒药物,不宜过量服用。**梅花点舌丸**作用与**蟾酥丸**基本相同,亦为治疗各种疔毒、疮疡肿痛之良药。**太乙膏**为治疗疔、疖、痈等外科常见皮肤火热证的外用硬膏。既可用于成脓前,又可用于溃破后。但部分患者在溃后使用**太乙膏**时出现过敏,创口周围皮肤发生红丘疹,此时应停用。

【医嘱】

同"疖"医嘱。

第三节 蛇 串 疮

蛇串疮是一种在皮肤上出现成簇水疱,痛如火燎的急性疱疹性皮肤病。因其皮肤上有红斑水泡,累累如串珠,每多缠腰而发,故又名"缠腰火丹",或称"火带疮""蛇丹"。本病多发于春秋季节,以成年患者为多。大部分病人患病后很少复发,极少数患者有时可以再次发病。相当于现代医学的"带状疱疹"。

【病因病机】

由于肝气郁结,久而化火妄动,脾经湿热内蕴,外溢皮肤而生;偶因兼感毒邪,以致湿热火毒蕴积肌肤而成。年老体弱者,

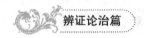

常因血虚肝旺,湿热毒盛,气血凝滞,以致疼痛剧烈,日久才能消失。

【诊断要点】

皮肤上突然发生集簇性水泡,排列成带状,沿一侧周围神经分布区出现,伴有刺痛者,即可诊断为本病。

【辨证论治】

[临床表现]皮损多先为带片状的红色斑丘疹,很快即成为绿豆到黄豆大小的水泡,3~5个簇集成群,累累如串珠,聚集一处或数处,排列成带状,泡液初透明,5~6天后转为混浊,重者有出血点、血泡或坏死。发病时患部常有带索状皮肤刺痛,疼痛有的发生在皮疹出现之前;有的伴随皮疹同时出现;有的产生在皮疹出现之后。皮肤刺痛轻重不等,儿童患者疼痛轻微,年老体弱者疼痛剧烈。或伴有轻度发热、疲乏无力、胃纳不佳、舌质红苔薄黄、脉弦数等全身症状。

[治法]清肝火,利湿热。

[方药]

1. 首选药:**龙胆泻肝丸**

药物组成:龙胆草、泽泻、柴胡、黄芩、栀子、木通、车前子、当归、生地黄、甘草。

方解:本品中龙胆草清泻肝胆实火、湿热为主药。辅以黄芩、栀子清热泻火利水,泽泻、木通、车前子清热利湿,使湿热从小便而下。佐当归、生地黄滋阴养血补肝,柴胡疏肝解郁,三药合而兼顾肝之体阴用阳之性。甘草为使,协调诸药,使泻中有补,疏中有养。此剂为清泻肝胆实火、湿热的有效方剂。

制剂规格:丸剂。小蜜丸,每100丸重20g;蜜丸,每丸重6g;水丸,每袋装6g。

用法用量:口服。小蜜丸一次6~12g(30~60丸);蜜丸,一次1~2丸;水丸一次3~6g。均一日2次,温开水送服。

2. 参考药　二妙丸合板蓝根颗粒:二妙丸的药物组成为苍

术、黄柏。**板蓝根颗粒**的药物组成为板蓝根。

二妙丸,水丸,每袋装 6g。口服。一次 1 袋,一日 2 次。温开水送服。

板蓝根颗粒,颗粒剂,每袋内装 15g。口服。一次 15g,一日 2 次。开水冲服。

加味逍遥丸(口服液):本品药物组成为牡丹皮、栀子、当归、白芍、柴胡、茯苓、白术、甘草、生姜、薄荷。

水丸,每 100 丸重 6g。口服。一次 6g,一次 2 次。温开水送服。

合剂,每瓶①10ml;②100ml;③150ml。口服。一次 10ml,一日 2 次。

用药注意:切忌气恼劳碌;忌食生冷油腻。

柏叶散:本品药物组成为侧柏叶、蚯蚓粪、黄柏、大黄、雄黄、轻粉、赤小豆。

散剂,外用。取适量,用香油或凉水调敷患处。

3. 鉴别用药　**龙胆泻肝丸**具有泻肝火,利湿热之功,用治患处皮肤发红烧灼刺痛,有水泡,伴有急躁易怒,口苦口渴者,亦可用治,男子阴囊潮湿,女子黄带有味等肝经实火上炎,肝经湿热下注之证。**二妙丸**具有清热燥湿之功,但解毒之力较弱,故配伍具有清热解毒作用的**板蓝根颗粒**合用,因善清下焦湿热,故多用于发生于腹部以下的疱疹。**加味逍遥丸**具有疏肝理气,清热化瘀之功,用治皮疹消退后,皮肤仍刺痛者。**柏叶散**为外用药,可配合内服药物同时使用。

【医嘱】

1. 注意避免各种感染、高热及外伤等诱发因素。

2. 对于 40 岁以上的人,尤其是老年人若患带状疱疹,表示身体抵抗病毒的能力降低,建议进行系统检查,排除有肿瘤的可能。

3. 本病的发生多与肝郁化火有关,而疼痛又可引发烦躁不

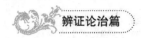

安,因此要注意情志调摄,避免急躁恼怒,安心休养以利于康复。

4. 肝脾湿热是本病发生的内因,因此饮食应以易消化,清淡为主,不宜食肥甘滋腻之品,更忌辛辣刺激食品。

5. 患部经常保持清洁、干燥,以预防继发感染的发生,可适当撒扑收湿作用的粉剂,促使水泡糜烂结痂。

第四节 湿 疮

湿疮是指皮损多种,形态各异,总有瘙痒糜烂流滋结痂证候的皮肤疾患。本病具有多形性损害、对称分布、自觉瘙痒、反复发作、易演变成慢性等特点。男女老幼皆可发病,而以先天禀赋敏感者为多,无明显季节性,但冬季常常复发。

【病因病机】

由于先天禀赋敏感,风、湿、热阻于肌肤所致;或脾虚不运,湿邪留恋,久而化热,湿热蕴阻肌肤所致。若反复发作,病久伤血,血虚生风化燥,肌肤失去濡养,多衍变成慢性湿疮。

【诊断要点】

皮疹多种多样(多形性损害),急性者常潮红、丘疹、水泡、脓疱、流滋、结痂并存。慢性者有鳞屑、苔藓化等损害。自觉瘙痒,皮损有融合及渗出的倾向,可发生于身体的任何部位者即可诊断为湿疮。

【辨证论治】

一、湿热并重证

[临床表现]发病急,病程短,表现为潮红、肿胀、糜烂、流滋、浸淫成片、结痂、瘙痒不堪,或伴有身热、口渴、心烦、大便秘结,小溲短赤,苔黄腻,脉滑数。

[治法]清热祛湿。

[方药]

1. 首选药:**龙胆泻肝丸**

药物组成:龙胆草、泽泻、柴胡、黄芩、栀子、木通、车前子、当归、生地黄、甘草。

方解:本品中龙胆草清泻肝胆实火、湿热为主药。辅以黄芩、栀子清热泻火利水,泽泻、木通、车前子清热利湿,使湿热从小便而下。佐当归、生地黄滋阴养血补肝,柴胡疏肝解郁,三药合而兼顾肝之体阴用阳之性。甘草为使,协调诸药,使泻中有补,疏中有养。此剂为清泻肝胆实火、湿热的有效方剂。

制剂规格:丸剂。小蜜丸,每100丸重20g;蜜丸,每丸重6g;水丸,每袋装6g。

用法用量:口服。小蜜丸,一次6～12g(30～60丸);蜜丸,一次1~2丸;水丸,一次3~6g。均一日2次,温开水送服。

用药注意:孕妇慎用。

2. 参考药　二妙丸:参见本章第三节蛇串疮病参考药。

3. 鉴别用药　龙胆泻肝丸具有泻肝火,利湿热之功,用治患处皮肤发红烧灼刺痛,有水泡,尤善治疗肝经所循部位的湿疮,无论在上、在中、在下,多伴有急躁易怒,口苦口渴等肝经实火之证。二妙丸具有清热燥湿之功,用治皮疹湿烂流水之证,尤善治疗在下部的湿疮。但药力较弱,用于湿热轻症,下部湿疮重症者需与龙胆泻肝丸合用。

二、湿重于热证

[临床表现]发病较缓慢,皮疹处皮肤轻度潮红,有瘙痒,抓后糜烂渗出较多。伴有纳食不香,身倦,大便溏薄,小便清长。舌质淡,舌苔白或白腻,脉滑或缓。

[治法]燥湿健脾,清热利湿。

[方药]

首选药:胃苓丸合二妙丸

药物组成:

(1)胃苓丸:苍术、白术、茯苓、猪苓、泽泻、厚朴、陈皮、肉桂、甘草。

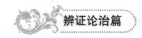

（2）**二妙丸**：苍术、黄柏。

方解：**胃苓丸**中苍术、厚朴、陈皮、甘草燥湿运脾；白术、茯苓、猪苓、泽泻、肉桂利水渗湿，通阳化气。诸药配伍，共奏健脾和胃利湿之功。**二妙丸**中黄柏清热燥湿，苍术健脾燥湿，两药相配，为清热燥湿之良药。

单用**胃苓丸**则清热之力不足。单用**二妙丸**则祛湿之力不足，二药合用，共奏燥湿健脾，清热利湿之功。

制剂规格：均为水丸，均每袋内装 6g。

用法用量：水丸，口服。一次各 6g，一日 2 次。温开水送服。

三、血虚风燥证

[临床表现] 慢性湿疮，反复发作，病程较长，皮损颜色黯淡，浸润肥厚，苔藓样变，伴有色素沉着，血痂，脱屑等。或伴有头昏乏力，腰酸肢软，舌淡红，苔薄白，脉濡细无力等症状。

[治法] 养血润肤，祛风止痒。

[方药]

1. **首选药：当归苦参丸**

药物组成：当归、苦参。

方解：本品中当归养血活血，苦参清热利湿，凉血解毒，祛风杀虫。两味药物配伍，共奏养血润肤，祛风止痒之功。

制剂规格：丸剂。蜜丸，每丸重 9g；小蜜丸，每 100 粒重 10g（每袋装 6g）。

用法用量：口服。蜜丸，一次 1 丸；小蜜丸，一次 1 袋（6g）。均一日 2 次。温开水送服。

2. **参考药 湿毒清胶囊**：本品药物组成为生地黄、丹参、白鲜皮、蝉蜕等。

胶囊，每粒 0.5g，每瓶 30 粒。口服。一次 3~4 粒，一日 3 次。温开水送服。

3. **鉴别用药 当归苦参丸**与**湿毒清胶囊**为内服中成

药,两药均可治疗血虚风燥湿疮,**当归苦参丸**还可治疗血燥湿热引起的头面生疮,粉刺疙瘩等症;**湿毒清胶囊**还可用治湿疮初起,湿疹局部潮红、丘疹、流滋、瘙痒等症,且止痒功能较强。

【医嘱】

1. 情志内伤和精神刺激均可加重和诱发本病,因此患者须注意情志调摄,保持心情舒畅,避免精神紧张和过度劳累。

2. 忌食辛辣刺激食品和海腥鱼虾,及牛羊肉等动风发物。多食新鲜蔬菜和水果,保持大便通畅。

3. 本病与接触致敏物质有关,化纤、羊毛、动物羽毛可能诱发或加重瘙痒,因此内衣不宜用以上制品。

4. 皮损局部忌用热水烫洗或肥皂等刺激物洗涤,避免过度搔抓。

第五节 臁 疮

臁疮是发生于小腿下三分之一胫骨嵴两旁(臁部)肌肤之间的慢性溃疡。本病好发于长期从事站立工作并伴有下肢青筋暴露(静脉曲张)的患者。相当于西医学"小腿慢性溃疡"。

【病因病机】

多因经久站立或负担重物,劳累耗伤气血,中气下陷、络脉失畅,影响局部气血的运行,以致瘀血稽留于络脉之中,肌肤遂失所养,复因湿热下注,或因臁腿皮肤受破伤、虫咬、失疮等染毒而诱发。

【诊断要点】

小腿下三分之一胫骨嵴两旁(臁部)肌肤之间的慢性溃疡,内臁多于外臁,局部初起常先痒后痛,色红、糜烂,迅速转为溃疡。溃疡疮口凹陷,边缘如缸口,脓水淋漓,久不愈合,每易因破

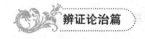

伤而复发的特点即可诊断为该病。

【辨证论治】

一、湿热下注证

[临床表现]一般初期时多处先痒后痛,或痛痒相兼,焮红漫肿,继则破烂、滋水淋漓,形成溃疡。部分患者,因治疗不力、疮面迅速扩展,疮面肉色鲜红,或上覆秽腐,脓水臭秽,边缘或厚或薄,周围皮肤红赤或红紫,有不同程度的灼热痛,或有压痛,苔薄黄腻,脉滑数。

[治法]清热利湿,和营消肿。

[方药]

1. 首选药:三妙丸

药物组成 苍术(炒)、黄柏(炒)、牛膝。

方解:本方是在二妙丸原方的基础上加入牛膝而成。方中黄柏苦寒,善清下焦湿热,苍术苦温燥湿,以绝生湿之源,两药配伍,共起清热燥湿,消肿止痛之功。牛膝能补肝肾、强筋骨,通血脉、利关节,且性善下行。因此,对因湿热下注引起的下肢足膝红肿热痛或下肢疮面肉色鲜红,脓水臭秽等症的疗效更佳。

制剂规格:水丸,每袋装6g。

用法用量:口服。一次6~9g,一日2~3次。温开水送服。

2. 参考药:参见本章第三节蛇串疮病参考药。

3. 鉴别用药 二妙丸为治疗下焦湿热诸症的常用成药。湿热壅滞下焦,流注关节,经脉受阻,则见足膝红肿热痛,若湿郁日久,多见筋脉弛缓,成为痿症。三妙丸适用于湿热下注之足膝红肿热痛,下肢沉重,小便黄少,且病症日久,常伴腰痛脚软者。另外,风湿性关节炎、阴囊湿疹、盆腔炎、阴道炎、产后恶露不尽等,证属湿热下注者,皆可用此药治疗。

二、中气下陷证

[临床表现]溃疡日久不愈,疮口下陷,边缘形如缸口,疮面肉色灰白或黯红或灰黄,脓水灰薄或为绿色污秽,患肢朝宽暮

肿,或有面色㿠白,大便溏薄,苔薄质淡,脉细。

[治法] 调补脾胃,升阳益气。

[方药]

1. 首选药:补中益气丸(合剂、颗粒)

药物组成:黄芪、人参、白术、甘草、陈皮、柴胡、升麻、当归。

方解:本品为治疗中气不足,气虚下陷的常用成药。方中以黄芪补中益气,升阳固表为主药;人参、白术补气健脾为辅药;补气易于气滞,故配陈皮理气,使之补而不滞,中气下陷,故用升麻、柴胡助参、芪以升举清阳,甘草助黄芪补气,脾虚则血弱,故配当归以补血,共为佐药。诸药合用,使脾胃强健,中气充沛,则诸症自除。

制剂规格:丸剂。水丸,每袋装 6g;小蜜丸,每袋装 9g;蜜丸,每丸重 9g。

合剂,每瓶装 100ml。

颗粒剂,每袋装 3g。

用法用量:丸剂,口服。水丸一次 6g;小蜜丸一次 9g;蜜丸一次 1 丸。均一日 2~3 次。温开水送服。

合剂,口服。一次 10~15ml,一日 3 次。温开水送服。

颗粒剂,口服。一次 1 袋,一日 2~3 次。温开水冲服。

用药注意:本品不适用于恶寒发热表证者,暴饮暴食脘腹胀满实证者,高血压患者慎服。

2. 参考药 生肌散:参见本章第一节痈病参考药。

3. 鉴别用药 补中益气丸(合剂、颗粒) 为治疗中气不足,气虚下陷的常用成药。以补益正气,化生气血,促进溃疡愈合。**生肌散** 为外用药,适用于溃疡表面已经清洁,呈颗粒状肉芽,仅渗浆液性黏液者,以生肌敛疮。

【医嘱】

1. 患足宜抬高,减少走动,使充分得到休息和血流通畅,以加速疮口的愈合。

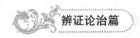
2. 常进营养食品、滋补剂,能使功能旺盛,促进愈合。

3. 疮口愈合后,也应尽量避免过度负重、赤足涉水、经久站立工作和远途跋涉。并常用绑腿缠缚或"医用弹力护腿"保护,以避免外来损伤,引起复发。

4. 溃疡久不收口,皮肤乌黑,疮口凹陷,时流污水,不宜使用生肌散。

5. 本病容易复发,同时容易出现并发症及转变为他病,治疗较为困难,宜采取综合治疗办法,疗程相对较长,做好医患沟通工作。

第六节　冻　疮

冻疮是指人体受寒邪侵袭,气血淤滞,从而引起局部性或全身性的损伤。临床上局部发生者较轻,以局部肿胀、麻木、痛痒、青紫,或起水泡,甚则破溃成疮为表现。局部性冻疮常根据受冻环境,称为"战壕足""水浸足"等,而趾、指、耳、鼻等暴露部位受低温影响,出现紫斑、水肿等反应,则称为"冻疮"。全身性冻疮称为"冻僵",病情较重,表现为体温下降、四肢僵硬,甚则阳气亡绝而死亡,一般情况下极少发生。临床上以暴露部位局部发病多见,常见于严寒冬季在户外工作者。

【病因病机】

寒性收引,易伤阳气。寒冷侵袭,耗伤阳气,外因肢体失于温煦,内因血脉不畅,气血凝聚,而成冻疮。此外,暴冻着热或暴热着冻,也能促使本病的发生,《石室密录》:"肌肤受冷,骤用火烘,乃成冻疮。"

【诊断要点】

受寒受冻后出现的局部性(以局部肿胀、麻木、痛痒、青紫,或起水泡,甚则破溃成疮为表现)或全身性损伤(表现为体温下降、四肢僵硬,甚则阳气亡绝而死亡)。

【辨证论治】

一、寒凝血瘀证

[临床表现]初起受冻局部麻木发凉,冷痛,肤色青紫或黯红,肿胀结块,或有水疱发痒,手足清冷;舌淡苔白,或舌有瘀斑,脉沉或细。

[治法]温阳散寒,消肿散结。

[方药]

1. 首选药:**阳和解凝膏**

药物组成:鲜牛蒡草、鲜白凤仙花梗、生川乌、生草乌、桂枝、大黄、当归、生附子、地龙、僵蚕、赤芍、白芷、白蔹、白及、川芎、续断、防风、荆芥、五灵脂、木香、香橼、陈皮、肉桂、乳香、没药、苏合香、麝香。

方解:方中生川乌、生草乌、生附子、肉桂、桂枝、牛蒡草、苏合香温阳散寒止痛,麝香、当归、赤芍、川芎、五灵脂、乳香、没药、大黄、白凤仙花梗活血、消肿止痛,白芷、白蔹、白及、续断消肿生肌疗疮,地龙、僵蚕活络散结止痛,香橼、木香、陈皮行气,荆芥、防风祛风。合用温阳散寒,消肿散结。

制剂规格:黑膏药,每张净重①1.5g;②3g;③6g;④9g。

用法用量:外用,加温软化,贴于患处。

2. 参考药　**散结灵(片剂、胶囊)**:本品药物组成为乳香(醋炙)、没药(醋炙)、五灵脂(醋炙)、地龙、木鳖子、当归、石菖蒲、草乌(甘草银花炙)、枫香脂、香墨。

片剂,片芯重 0.2g。口服。一次 4 片,一日 3 次。温开水送服。

胶囊,每粒装 0.4g。口服。一次 3 粒,一日 3 次。温开水送服。

3. 鉴别用药　**阳和解凝膏**温阳散寒,消肿散结,常用于寒凝血瘀引起的各种不具红、肿、热、痛特点的阴疽恶疮、冻疮等症。**散结灵(片剂、胶囊)**功效散结消肿,活血止痛。多用于阴

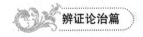

疽初起,皮色不变,肿硬作痛,瘰疬鼠疮。

二、寒盛阳衰证

[临床表现]症见面色苍白,时时寒战,四肢厥冷,感觉麻木,肢端冷痛,蜷卧嗜睡,极度疲乏,昏昏欲睡;舌质淡,苍白,脉沉迟。严重者,神志不清,反应迟钝,知觉丧失;或四肢厥冷,全身僵直,唇甲青紫,面色青灰,瞳孔散大,喘息微弱,脉微欲绝,或六脉俱无。

[治法]回阳救逆,温通血脉。

[方药]

首选药:**参附注射液**

药物组成:红参、附片。

方解:方中附片回阳救逆,红参益气固脱。二药合用,共奏回阳救逆之效,为治疗阳气暴脱之常用急救药品。

制剂规格:注射剂,每支装①2ml;②10ml。

用法用量:肌内注射,一次 2~4ml,一日 1~2 次。

静脉滴注,一次 20~100ml,(用 5%~10%葡萄糖注射液250~500ml稀释后使用)。

静脉推注,一次 5~20ml(用 5%~10%葡萄糖注射液 20ml稀释后使用)。或遵医嘱。

三、气血两亏证

[临床表现]见于冻疮反复发作,或冻疮将愈,疮口不敛,伴头晕目眩,少气懒言,四肢倦怠,面色苍白或萎黄,舌淡,苔白,脉细弱或虚大无力。

[治法]益气养血,祛瘀通脉。

[方药]

1. 首选药:**十全大补丸**

药物组成:人参、茯苓、白术、甘草、熟地黄、白芍、当归、川芎、炙黄芪、肉桂。

方解:本方即**八珍丸**原方加入黄芪、肉桂而成。**八珍丸**本为补气补血的主方,本品加入黄芪增强了益气作用;加入肉桂温阳活血,可促进气血生成,故本品较**八珍丸**温补功效较强。但由于药性偏温,适宜于气血两虚而偏于虚寒者。

制剂规格:丸剂。水蜜丸,每袋重 6g;小蜜丸,每 100 粒重 20g;蜜丸,每丸重 9g。

用法用量:口服。水蜜丸,一次 6g;小蜜丸,一次 9g(45 粒);蜜丸,一次 1 丸。均一日 2~3 次。温开水送服。

2. **参考药　人参养荣丸**:本品药物组成为人参、茯苓、白术、甘草、熟地黄、白芍、当归、五味子、远志、陈皮、黄芪、肉桂。

丸剂。水蜜丸,每袋重 6g。口服。每次 6g,一日 1~2 次。温开水送服。

蜜丸,每丸重 9g。口服。一次 1 丸。均一日 2 次。温开水送服。

3. **鉴别用药　十全大补丸**用于气血不足之冻疮重症。症见冻疮反复发作,或冻疮疮口不敛伴身体虚弱,短气乏力,精神倦怠,头晕目眩,腰膝无力等症。**人参养荣丸**在**十全大补丸**原方上减去川芎,加入五味子、远志、陈皮而成。本品功效虽与**十全大补丸**相仿,但偏于补血养心,用于冻疮伴身体虚弱,心悸失眠,短气乏力,面色苍白或萎黄,头晕目眩之症。临床亦可用于神经官能症、神经衰弱、结核病恢复期、低血压、产后及病后虚弱、慢性骨髓炎、骨结核手术后、疮疡破溃不收口等属于气血两虚者。

【医嘱】

1. 增强体质,加强耐寒锻炼;寒冷作业时勤动,改善必要的防寒设备。

2. 对手、耳、鼻等经常暴露部分要注意保暖,防止长时间暴露在湿冷环境之中。

3. 防止暴冻着热或暴热着冻。

4. 寒盛阳衰证为危急重症,需要在医院积极治疗,不能贻误时机。

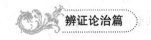

第七节　瘾　疹

瘾疹为一种皮肤过敏性疾病,是因皮肤出现鲜红色或白色风团,时隐时现,故名瘾疹。俗称"风疹块"。其特征是瘙痒性风团,突然发生,迅速消退,不留任何痕迹。本病可发生于任何年龄,男女皆可患病。相当于现代医学的"荨麻疹"。

【病因病机】

1. 风寒袭表　风寒外袭,蕴积肌肤,致使营卫不和而发病。

2. 风热袭表　风热袭表,郁于皮毛肌腠之间而发病。

3. 肠胃湿热　肠胃湿热,复感风邪,内不得疏泄,外不得透达,郁于皮毛腠理之间而发;或因食鱼虾荤腥发物,或有肠寄生虫,以致湿热内生,逗留肌肤,亦可发生本病。

4. 气血两虚　平素体弱,气血不足,或病久气血耗伤,因血虚生风,气虚卫外不固,风邪乘虚侵袭所致。

【诊断要点】

发病突然,在身体的任何部位均可发生局限性的风团,小如芝麻,大如豆瓣。多呈鲜红色,或呈淡黄白色。损害数目常随搔抓的刺激而扩大、增多,有的融合成环状、地图状等多种形态。风团一般迅速消退,不留痕迹,以后又不断成批发生,时隐时现,自觉灼热,瘙痒剧烈者,即可诊断为本病。

【辨证论治】

一、风寒袭表证

[临床表现] 皮疹色白,遇冷或风吹则加剧,得热则减轻,多冬季发病,苔薄白或薄黄而腻,脉迟或濡缓。

[治法] 疏风散寒,调和营卫。

[方药]

首选药:**桂枝合剂**

药物组成:桂枝、白芍、生姜、甘草、大枣。

方解:本品中桂枝外散风寒以解肌表,内通血脉而利血行故为主药。辅以白芍敛阴和营,并使桂枝辛散而不伤阴,二药配伍,一散一收,调和营卫,使表邪得解,里气以和。生姜助桂枝以散表邪。大枣助白芍以和营卫,共为佐药。炙甘草调和诸药。诸药配伍,共奏疏风散寒,调和营卫之功。

制剂规格:合剂,浓度为每 ml 相当于原方全生药 1g。

用法用量:合剂,口服。一次 10~15ml,一日 2~3 次。小儿 4~6 岁一次 5~7ml,3 岁以内一次 2~3ml,一日 2~3 次。温开水冲服,用时摇匀。

二、风热袭表证

[临床表现]发病急骤,风团色红灼热剧痒,伴有发热、恶寒、咽喉肿痛或呕吐、腹痛,遇皮疹加重,舌苔薄白或薄黄,脉浮数。

[治法]辛凉透表,宣肺清热。

[方药]

首选药:**桑菊感冒片(合剂、丸)**

药物组成:桑叶、菊花、桔梗、杏仁、连翘、芦根、甘草、薄荷。

方解:本品中桑叶清透肺络之热,菊花清散上焦风热共为主药。薄荷协助桑叶、菊花散上焦风热。桔梗、杏仁升降并用,解肌调肺,以助桑、菊祛邪。连翘清透上焦浮游之热,芦根清热生津止渴。甘草调和诸药。诸药配伍,共奏辛凉透表,宣肺清热之功。

制剂规格:片剂,每片重 0.62g。

用法用量:片剂,口服。一次 4~8 片,一日 2~3 次;小儿用药遵医嘱。温开水送服。

合剂,①每支装 10ml;②每瓶装 100ml。口服。一次 15~20ml,一日 3 次;小儿用药遵医嘱。用时摇匀。

水丸,每 100 粒重 15g。口服。一次 25~30 粒,一日 2~3 次;小儿用药遵医嘱。温开水送服。

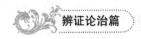

三、肠胃湿热证

[临床表现] 皮疹色赤，发疹时可伴有脘腹疼痛，神疲纳呆，大便秘结或泄泻，甚至恶心呕吐，苔黄腻，脉滑数。部分患者有肠寄生虫。

[治法] 疏风解表，通腑泄热。

[方药]

首选药：**防风通圣丸（颗粒）**

药物组成：黄芩、石膏、桔梗、防风、当归、大黄、麻黄、芒硝、川芎、白芍、薄荷、连翘、白术、荆芥穗、栀子、甘草、滑石。

方解：本品中麻黄、荆芥、防风、薄荷、桔梗疏风解表，使风邪从汗而祛。石膏、黄芩、连翘、栀子清解肺胃之热，大黄、芒硝泄热通便，滑石清热利湿。以上三组药物配伍，使里热从二便而解。更用当归、白芍、川芎养血行血。白术、甘草健脾和中。诸药协同，解表而不妨里，通下而不碍表。从而达到表里双解的目的。

制剂规格：水丸，每 20 丸重 1g。

颗粒剂，每袋装 3g。

用法用量：水丸，口服。一次 6g，一日 2 次。温开水送服。

颗粒剂，口服。一次 1 袋，一日 2 次。开水冲服。

用药注意：孕妇慎用。

四、气血虚弱证

[临床表现] 风疹块反复发作，延续数月或数年，劳累后发作加剧，神疲乏力，舌质淡，苔薄白，脉濡细。

[治法] 调补气血。

[方药]

1. 首选药：**两仪膏**

药物组成：党参、熟地黄。

方解：本品中党参补脾益气，熟地黄滋阴补血，二药合用共具气血双补之效，为治疗气血虚弱的平补之剂。

制剂规格：膏剂，每瓶 60g。

用法用量:口服。一次 6~9g,一日 2 次。

2. **参考药　八珍颗粒(丸)**:本品药物组成为熟地黄、当归、白芍、川芎、党参、茯苓、白术、甘草。

颗粒剂,①每袋装 8g;②每袋装 3.5g(无蔗糖)。口服。一次 1 袋,一日 2 次。开水冲服。

蜜丸,每丸重 9g。口服。一次 1 丸,一日 2 次。温开水送服。

3. **鉴别用药**　两药功效基本相同,可交替使用,亦可配伍使用,以加强补益气血之功,但从药物组成上来看,后者药力强于前者。

【医嘱】

1. 忌食鱼虾蟹等腥荤发物,及辛辣刺激性食物,牛奶、鸡蛋等不宜多食。

2. 反复发作者建议去医院查过敏原。

3. 风寒、风热患者应注意天气变化,随时增减衣物,防止感受风邪。

4. 气血两虚患者平时加强体育锻炼,增强体质。

第八节　风癣(玫瑰糠疹)

风癣(玫瑰糠疹)是一种皮肤出现斑疹,脱屑如糠秕之状,四周淡红成玫瑰色的急性皮肤病。皮损大小不一,有母斑、子斑之分,颜色有鲜红、褐黄、灰褐等不一,斑片长轴与皮肤纹理一致,表面附有糠皮样鳞屑,多数可自然痊愈。本病好发于青年及中年人,以春秋两季最为多见。

【病因病机】

外感风热之邪,闭塞腠理;内因热伤阴液,血热化燥,外泛皮肤所致。

【诊断要点】

皮肤出现斑疹,脱屑如糠秕之状,四周淡红成玫瑰色的急性

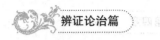

皮肤病。

【辨证论治】

[临床表现]发病急,转化快,迅速蔓延,伴瘙痒,可伴周身困重,恶寒发热,舌质红,苔薄白,脉滑数。

[治法]疏风清热凉血。

[方药]

首选药:**复方青黛丸**

药物组成:青黛、乌梅、蒲公英、紫草、白芷、丹参、白鲜皮、建曲、贯众、土茯苓、马齿苋、萆薢、山楂、五味子。

方解:本方主治病证为血分热毒所致。方中青黛清热解毒,凉血消斑为主药;土茯苓、蒲公英、贯众清热解毒,丹参、紫草、马齿苋清热凉血,白鲜皮、萆薢、白芷祛风止痒共为辅药;山楂、建曲健脾和胃,乌梅、五味子养阴生津为佐药。诸药合用,清热解毒,凉血消斑,祛风止痒。

制剂规格:水丸,每袋装 6g。

用法用量:水丸,口服。一次 6g,一日 3 次。温开水送服。

【医嘱】

1. 应注意清淡饮食,保持大便通畅;

2. 注意个人卫生,平时可勤用疏风清热沐浴液等;

3. 应避免抓挠,防止皮肤破裂引起感染等并发症。

第九节 鹅 掌 风

外感湿热之毒,蕴积皮肤;或由相互接触,毒邪相染日久导致皮肤失去荣养,而致皮厚糙裂,形如鹅掌而得名。相当于西医学的手癣。本病病程较久,治疗疗程往往较长。

【病因病机】

多由外感湿热之毒,蕴积皮肤;或由相互接触,毒邪相染而成;病久则气血不能来潮,皮肤失去荣养,以致皮厚糙裂,形如鹅掌。本病也可由脚湿气传染而得。好发于成年人,儿童较少。夏秋季节为重,春冬为轻。

【诊断要点】

素体阳盛湿重,有毒邪相染病史,手指指璞之间多见皮下小水疱,叠起导致皮厚糙裂形如鹅掌。

【辨证论治】

[临床表现]皮下小水疱,散在或簇集,不久疱壁破裂,叠起白皮,中心已痊愈,四周续起疱疹。初起多在指端的腹侧或手掌,多数不断蔓延,呈边界清楚,中心有自愈倾向的圆形、椭圆形或不规则的斑片,多伴有小片的潮红或脱屑。

[治法]清热除湿,杀虫止痒。

[方药]

1. 首选药:**癣湿药水**

药物组成:土荆皮、蛇床子、大风子仁、百部、防风、当归、凤仙透骨草、侧柏叶、吴茱萸、花椒、蝉蜕、斑蝥。

方解:本方主治病证由肌肤湿毒所致。方中重用土荆皮杀虫止痒疗癣为主药;蛇床子、大风子仁、百部、防风、蝉蜕、花椒、凤仙透骨草、侧柏叶、吴茱萸祛风除湿,杀虫止痒,斑蝥攻毒,当归活血共为辅药。诸药合用,祛风除湿,杀虫止痒。

制剂规格:酊剂。

用法用量:外用。擦于洗净的患处,一日3~4次。

2. 参考药 **癣灵药水**:本品药物组成为土槿皮、黄柏、白鲜皮、徐长卿、苦参、石榴皮、洋金花、南天仙子、地肤子、樟脑。

酊剂。外用,涂擦或喷于患处,一日2~3次。

复方土槿皮酊:本品药物组成为土槿皮、苯甲酸、水杨酸。

酊剂,每瓶装15ml。外用,涂患处,一日1~2次,用药持续1~2周。

3. 鉴别用药 **癣湿药水**和**癣灵药水**二药都有祛风除湿,杀虫止痒之功效,均可用于肌肤湿毒引起的鹅掌风,但前者着重清

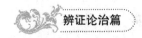

热除湿,杀虫止痒,多用于肌肤湿毒所致鹅掌风有热毒之证,后者重在清热祛湿止痒。**复方土槿皮酊**为中西药合剂,以杀虫为主,用于各型鹅掌风。

【医嘱】

1. 应注意经常保持手部的清洁干燥。

2. 洗手后扑一些痱子粉或枯矾粉。

3. 疗程要适当延长,坚持一日用药,症状完全消除后仍需一日用药至少半月以上。

第十节 脚 湿 气

脚湿气是指发于足部皮肤的局部真菌病。以足趾间皮肤水疱、脱皮、糜烂、皲裂而有特殊臭味为临床特征。一般分为糜烂、水疱、脱屑三型。因足丫糜烂流汁而有特殊气味,中医叫"脚湿气"。本病相当西医所指的足癣。各种年龄均可见到,但以成年男性多见,夏秋季节为重,春冬为轻。尤以穿胶鞋、球鞋、塑料鞋者最易发生。

【病因病机】

由脾胃二经湿热下注而成;或久居湿地,水中工作,水浆浸渍,感染湿毒所致;多数则由公用脚盆、拖鞋、水池洗足等相互传染而得。

【诊断要点】

多发于春夏季,但四季皆可出现。成人多见。趾间浸渍,覆以白皮,常伴恶臭。或足趾、足缘群集水疱,干燥脱屑。或足跟、足缘甚至整个足跖皮肤肥厚、干燥、皲裂。自觉剧痒,搔破疼痛,有特殊腥臭味。病程缠绵,反复难愈。

【辨证论治】

[临床表现]开始在趾缝间发病,后蔓延到脚趾。临床可分糜烂型、水疱型、脱屑型,但水疱糜烂,角化过度等皮损往往同时

存在。其中以糜烂型、水疱型损害为主。发病常在足部一侧，以后侵延两侧。

1. 糜烂型　在第3、4趾缝间潮湿、糜烂，覆以白皮，渗液较多。将表皮除去后，基底呈鲜红色，亦可在其他趾间发生皮损，伴有剧烈瘙痒，往往搔至皮烂疼痛，渗出血水为度，并有特殊臭味。

2. 水疱型　初起为皮下小水疱，四周无红晕，有抓痒感，数天后水疱变成有红晕的脓疱，并且引起疼痛及灼热感。另一种初起亦为水疱，以后发展为圆形或环形边界清楚的褐色斑片，患处皮肤肥厚，皱纹深而阔，入冬产生皲裂。

3. 脱屑型　多发生在足跟或趾旁，亦有在足底足侧或趾间者。损害为鳞屑不断剥脱，角质层增厚显著，洗脚时可刮下一层白粉样物质。以老年患者为多。

［治法］同"鹅掌风"。

［方药］同"鹅掌风"。

【医嘱】

1. 应注意经常保持足部的清洁干燥。

2. 夏天尽可能不穿胶鞋，多穿布鞋或凉鞋。

3. 每晚洗足后扑一些痱子粉或枯矾粉。

4. 脚盆、脚布、拖鞋等用具要分开使用。

5. 患足癣者穿过的鞋袜，最好用开水烫过或在阳光下暴晒。

6. 疗程要适当延长，坚持一日用药，症状完全消除后仍需一日用药至少半月以上。

第十一节　丹　毒

丹毒是以患部突然皮肤鲜红成片，色如涂丹，灼热肿胀，迅速蔓延为主要表现的急性疮疡类疾病，又名丹疹、丹熛、天火。其特点是病起突然，恶寒壮热，局部皮肤赤如丹突脂染，焮热肿

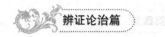

胀,迅速扩大,边界清楚,发无定处,数日内可逐渐痊愈。每多复发。本病发无定处,多数发生于下肢者,其次为头面部。

【病因病机】

本病之起,总由血热火毒为患。由于素体血分有热,外受火毒,热毒蕴薄,郁阻肌肤而发;或由于肌肤破损(如鼻腔黏膜、耳道皮肤或头皮破伤,皮肤擦伤,脚湿气糜烂,毒虫咬伤,臁疮等),毒邪乘隙侵入而成。

【诊断要点】

多发于小腿、颜面部。丹毒以病起突然,皮肤鲜红成片,色如涂丹,迅速蔓延为特征。

【辨证论治】

一、风热毒蕴证

[临床表现]发于头面部,皮肤焮红灼热,肿胀疼痛,甚至发生水疱,眼胞肿胀难睁;伴恶寒发热,头痛;舌红,苔薄黄,脉浮数。

[治法]疏风清热解毒。

[方药]

1. 首选药:**连翘败毒丸(片、膏)**

药物组成:连翘、金银花、紫花地丁、天花粉、甘草、白芷、防风、薄荷、荆芥穗、麻黄、柴胡、羌活、当归、赤芍、苦参、黄芩、黄柏、黄连、大黄。

方解:本品为疮疡初起的常用成药。凡属阳证体实者均可应用。方中主以连翘、金银花、紫花地丁、天花粉、甘草清热解毒,消肿散结;辅以白芷、防风、薄荷、荆芥穗、麻黄、柴胡、羌活散风除湿,消肿排脓;佐当归、赤芍活血止痛,苦参、黄芩、黄柏、黄连清热燥湿解毒,配大黄活血祛瘀,通大便,可导热下行。诸药合用,共奏清热解毒,散风消肿,活血止痛之功。

制剂规格:水丸,每100粒重6g。

片剂,薄膜衣片,每片重0.61g。

煎膏剂,每瓶装①30g;②60g;③120g。

用法用量:水丸,口服。一次6g,一日2次。温开水送服。

片剂,口服。一次4片,一日2次。温开水送服。

煎膏剂,口服。一次15g,一日2次。温开水送服。

用药注意:孕妇忌服。

2. 参考药 防风通圣丸(颗粒):参见本章第一节疖病风邪外犯,湿火内郁证首选药。

用药注意:孕妇慎用。

如意金黄散:参见本章第一节痈病参考药。

3. 鉴别用药 连翘败毒丸清热解毒,散风消肿,用于风热湿毒之疮疡初起。症见皮肤焮红灼热,肿胀疼痛,或伴有发热等,甚至发生水疱等属风热火毒蕴结之阳证者。**防风通圣丸**解表通里,清热解毒,外感风邪,内有积热,表里俱实之证皆可用之。症见皮肤焮红灼热,肿胀疼痛伴恶寒壮热,小便短赤,大便秘结之症者。**如意金黄散**功效清热解毒,消肿止痛,为外用药,不可内服。可与前两种药合用。

二、肝脾湿火证

[临床表现]发于胸腹腰胯部,皮肤红肿蔓延,摸之灼手,肿胀触痛;伴口干口苦;舌红,苔黄腻,脉弦滑数。

[治法]清肝泻火利湿。

[方药]

1. 首选药:龙胆泻肝丸

药物组成:龙胆草、泽泻、柴胡、黄芩、栀子、木通、车前子、当归、生地黄、甘草。

方解:本品中龙胆草清泻肝胆实火、湿热为主药。辅以黄芩、栀子清热泻火利水,泽泻、木通、车前子清热利湿,使湿热从小便而下。佐当归、生地黄滋阴养血补肝,柴胡疏肝解郁,三药合而兼顾肝之体阴用阳之性。甘草为使,协调诸药,使泻中有补,疏中有养。此剂为清泻肝胆实火、湿热的有效方剂。

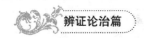

制剂规格:丸剂。小蜜丸,每 100 丸重 20g;蜜丸,每丸重 6g;水丸,每袋装 6g。

用法用量:口服。小蜜丸一次 6~12g(30~60 丸);蜜丸,一次 1~2 丸;水丸一次 3~6g。均一日 2 次,温开水送服。

用药注意:孕妇慎用。

2. 参考药 **二妙丸**:参见本章第三节蛇串疮病参考药。

3. 鉴别用药 **龙胆泻肝丸**具有泻肝火,利湿热之功,用治患处皮肤发红烧灼刺痛,有水泡,尤善治疗肝经所循部位的湿疮,无论在上、在中、在下,多伴有急躁易怒,口苦口渴等肝经实火之证。**二妙丸**具有清热燥湿之功,但药力较弱,用于湿热轻症,对于部位在下之重症,治疗时需与**龙胆泻肝丸**合用。

【医嘱】

1. 如有皮肤破损,应及时处理,避免感染。

2. 下肢发生丹毒,应适当抬高利于血液回流。

3. 治疗宜彻底,防止复发。

第十二节 脱 疽

脱疽是趾、指末端疼痛、坏疽,甚者趾(指)节脱落为主要证候的疾病。特点为好发于四肢末端,尤以下肢更为多见。初起时趾(指)怕冷、苍白、麻木、间歇性跛行,继则疼痛剧烈,日久患趾(指)坏死变黑,甚至趾(指)节脱落。好发于有吸烟史的男性青壮年。在我国北方较南方为多。

现代医学所称的血栓闭塞性脉管炎、动脉硬化性闭塞症、糖尿病坏疽等均属于脱疽范畴。

【病因病机】

主要由于先天肾阳不足,后天脾运不健,加之寒湿侵袭,凝滞脉络所致。脾肾阳气不足,不能温养四肢,复感寒湿之邪,气血凝滞,经络阻遏,不通则痛;四肢气血不充,失于濡养,则皮肉

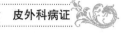

枯槁不荣;肝肾不足,或寒邪郁久化热蕴毒,湿毒浸淫,脉络闭塞更甚。病久耗伤气血,导致气血两虚,故又可出现气血两虚之证。肝主藏血,又主疏泄。肝血不足,或肝气郁结,或脾虚不运,生化乏源,都将使血的正常运行障碍,甚至气滞血瘀,脉络不通。

【诊断要点】

1. 下肢肢端疼痛,伴有迁移性静脉炎或间歇性跛行史。

2. 多有吸烟史。

3. 以40岁以下男性多见。

4. 足背动脉搏动减弱或消失。

5. 患趾(指)持续变冷,皮肤苍白或青紫,甚至出现干性坏疽。

【辨证论治】

一、寒凝血脉证

[临床表现]相当于患肢缺血期,由于寒邪过盛,寒凝血滞,经络阻塞,阳气不能畅达所致。表现为面色黯淡无华,喜暖怕冷,患肢沉重、酸痛、麻木感,小腿有抽痛感,常伴有间歇性跛行,行走时突然小腿疼痛,肌肉抽搐,迫使患者跛行或停止行走,休息后,疼痛逐渐消失,但行走后又发作;趺阳脉(足背动脉)搏动减弱或消失,局部皮肤苍白,触之冰凉,干燥,舌淡,苔白腻,脉沉细而迟。

[治法]温阳通脉散寒。

[方药]

首选药:独活寄生合剂

药物组成:独活、桑寄生、秦艽、防风、细辛、当归、白芍、川芎、熟地黄、杜仲(盐炙)、川牛膝、党参、茯苓、甘草、桂枝。

方解:方中以熟地黄、杜仲、川牛膝、桑寄生补益肝肾,强筋壮骨,当归、川芎、白芍和营养血,党参、茯苓、甘草益气扶脾,上述各药以扶正祛邪为主,正盛邪自除。配以独活、细辛入肾经搜风除痹,驱邪外出,桂枝、秦艽、防风祛风湿、止痹痛。诸药相配,

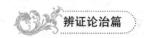

扶正祛邪,标本兼顾。对肝肾两亏所致的风寒湿痹,有较好疗效。

制剂规格:合剂,每瓶①20ml;②100ml。

用法用量:合剂,口服。一次 15～20ml,一日 3 次。用时摇匀。

二、血脉瘀阻证

[临床表现]患肢黯红、紫红或青紫,下垂时更甚,抬高则见苍白,足背汗毛脱落,皮肤、肌肉萎缩,趾甲变厚,并可有粟粒样黄色瘀点反复出现,趺阳脉搏动消失,患肢持久性静止痛,尤以夜间为甚,患者往往抱膝而坐,或患肢悬垂在床边,不能入睡。舌质红或紫黯,苔薄白,脉沉细而涩。

[治法]活血通络止痛。

[方药]

1. 首选药:**脉管复康片**

药物组成:丹参、鸡血藤、郁金、乳香、没药。

方解:本品为血脉瘀阻而设。方中丹参、郁金、乳香、没药、鸡血藤均能活血化瘀,丹参又能凉血消肿,乳香、没药又能消肿止痛,鸡血藤又能舒筋通络,郁金又能行气解郁。合用活血化瘀,通经活络之力愈佳。

制剂规格:片剂,①糖衣片(片芯重 0.3g,相当于饮片 0.7g)②薄膜衣片(相当于饮片 1.4g)。

用法用量:口服。一次 8 片[规格①]或一次 4 片[规格②]。均一日 3 次。温开水送服。

用药注意:经期减量,孕妇及肺结核患者遵医嘱服用。

2. 参考药 **血府逐瘀口服液(丸、胶囊)**:本品药物组成为当归、川芎、生地黄、赤芍、桃仁、红花、牛膝、柴胡、枳壳、桔梗、甘草。

口服液,每支 10ml。口服。一次 20ml,一日 3 次。

蜜丸,每丸重 9g。口服。一次 1～2 丸,一日 2 次。空腹时用红糖水送服。

胶囊,每粒 0.4g。口服。一次 6 粒,一日 2 次。温开水送服。

用药注意:忌食生冷食物;孕妇慎用。

3. 鉴别用药 **脉管复康片**用于瘀血阻滞,脉管不通引起的脉管炎、硬皮病、动脉硬化性下肢血管闭塞症;对冠心病、脑血栓后遗症也有一定疗效。**血府逐瘀口服液**活血化瘀,行气止痛,可用于瘀血阻滞的脱疽证又伴有全身其他部位瘀血病症的治疗。

三、热毒炽盛证

[临床表现]患肢皮肤黯红而肿,趺阳脉搏动消失,患趾如煮熟之红枣,皮肤上起黄疱,渐变为紫黑色,呈浸润性蔓延,甚则五趾相传,波及足背,肉枯筋萎,呈干性坏死;若溃破腐烂,形成湿性坏死,则创面肉色不鲜,疼痛异常,如汤火烧样,彻夜不得安眠,常须弯膝抱足按摩而坐。并伴有发热,口干,食欲减退,便秘,尿黄赤,舌质红,苔黄腻,脉洪数或细数。

[治法]清热解毒止痛。

[方药]

首选药:通脉宝膏

药物组成:金银花、蒲公英、野菊花、地丁、天葵子、黄芩、当归、赤芍、延胡索、鸡血藤、牛膝、玄参、天花粉、石斛、黄芪、白术、甘草。

方解:本品所治诸病皆为热毒炽盛,瘀滞血脉,热盛伤阴之证。故方中以金银花清热解毒为主药;蒲公英、野菊花、地丁、天葵子、黄芩均有清热解毒之功,配合使用,其清解之力尤强,并能凉血散结以消肿痛;当归、赤芍、延胡索、鸡血藤、牛膝补血活血;玄参、天花粉、石斛泻火养阴,清热生津;黄芪、白术补气健脾,托毒生肌;甘草清热解毒。诸药合用,为清热解毒,活血养阴之重剂。

制剂规格:煎膏剂。

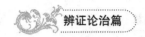

用法用量:煎膏剂,口服。一次 25～50g,一日 2 次;或遵医嘱。

四、气血两虚证

[临床表现]面容憔悴,萎黄消瘦,神情倦怠,心悸气短,畏寒自汗,患肢肌肉萎缩,皮肤干燥脱屑,趾甲干燥肥厚,坏死组织脱落后,创面生长缓慢,经久不愈,肉芽黯红或淡而不鲜,舌质淡,脉沉细而弱。

[治法]补气养血。

[方药]

1. 首选药:**十全大补丸**

药物组成:人参、茯苓、白术、甘草、熟地黄、白芍、当归、川芎、炙黄芪、肉桂。

方解:本方即**八珍丸**原方加入黄芪、肉桂而成。**八珍丸**本为补气补血的主方,本品加入黄芪增强了益气作用;加入肉桂温阳活血,可促进气血生成,故本品较**八珍丸**温补功效较强。但由于药性偏温,适宜于气血两虚而偏于虚寒者。

制剂规格:丸剂。水蜜丸,每袋重 6g;小蜜丸,每粒100 重 20g;蜜丸,每丸重 9g。

用法用量:口服。水蜜丸,一次 6g;小蜜丸,一次 9g(45粒);蜜丸,一次 1 丸。均一日 2～3 次。温开水送服。

2. 参考药　**人参养荣丸**:参见本章第六节冻疮病气血两亏证参考药。

3. 鉴别用药　**十全大补丸**用于脱疽后期,气血不足之证。症见患肢肌肉萎缩,皮肤干燥脱屑,趾甲干燥肥厚,坏死组织脱落后,创面生长缓慢,经久不愈,肉芽黯红或淡而不鲜伴身体虚弱,面色萎黄,肌肉消瘦,短气乏力,精神倦怠,头晕目眩,腰膝无力者。**人参养荣丸**在**十全大补丸**原方上减去川芎,加入五味子、远志、陈皮而成。本品功效虽与**十全大补丸**相仿,但偏于补血养心,用于疮疡破溃不收口,伴心慌气短,失眠心悸等症者。

五、肾阳虚衰证

[临床表现]虚寒或寒湿证、血瘀证和热毒证之初起或久病后,兼见精神萎靡不振,面色黯晦无华,上半身热而下半身寒,口淡不渴,头晕腰痛,筋骨痿软,大便不爽,苔薄质淡,脉细无力。

[治法]温补肾阳。

[方药]

1. 首选药:**脉络宁注射液**

药物组成:金银花、玄参、牛膝、石斛。

方解:方中金银花清热解毒;玄参泻火解毒,养阴清热;牛膝活血通经,引血下行;石斛养阴清热。诸药合用,热清毒解,血行得畅,诸症自愈。

制剂规格:注射剂,每支装 10ml。

用法用量:静脉滴注,一次 10~20ml,一日 1 次。用 5% 葡萄糖注射液或氯化钠注射液 250~500ml 稀释后使用,10~14 天为一疗程,重症患者可连续使用 2~3 个疗程。

2. 参考药 **通塞脉片**:本品药物组成为金银花、玄参、当归、牛膝、石斛、党参、黄芪、甘草。

片剂,每片重 0.35g。口服。一次 5~6 片,一日 3 次。温开水送服。

3. 鉴别用药 **脉络宁注射液**清热养阴,活血化瘀。用于瘀热型血栓闭塞性脉管炎,静脉血栓形成,动脉硬化性闭塞症,以及脑血栓形成及后遗症等。**通塞脉片**清热养阴,活血通络,兼补气养血之功。用于热毒内阻之脱疽证。症见患肢黯红,微肿灼热,溃烂腐臭,疼痛剧烈,或见发热口渴,舌红,苔黄,脉数。

【医嘱】

1. 患者应严格戒烟,注意患部保暖。

2. 该病治疗较为困难,治疗时间较长,疗效不确切,以综合治疗为主。

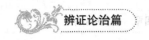

第十三节　白　疕

皮肤红斑上反复出现多层银白色干燥鳞屑的慢性复发性皮肤病称为白疕。男女老幼皆可患本病，但以青壮年为多，男性略多于女性。具有一定的遗传倾向。发病有明显的季节性，多冬季发病或加剧，夏季自行痊愈或减轻，部分患者可相反，数年之后则季节性不明显。

【病因病机】

1. 血热壅滞　多由风寒或风热之邪侵袭肌肤以致营卫失和，气血不畅，阻于肌表而生，日久可入里化热，热邪壅滞血分，复从肌表外发。

2. 湿热蕴积　风湿之邪入里化热，或过食辛辣炙煿之品，湿热蕴积，外不能宣泄，内不能利导，阻于肌表而发。

3. 血虚风燥　白疕日久不愈，气血耗伤，则血虚风燥，肌肤失养而成。

4. 瘀血内结　忧思抑郁，情志不畅，气不能行血，瘀血内停，外壅肌肤而成。

5. 火毒炽盛　素体阳气亢盛，兼感毒邪，热毒流窜，入于营血，内扰脏腑，外灼皮肤而发。

【诊断要点】

皮损为表面白色，基底潮红的斑丘疹，大小不等的红色斑片，其上堆积较厚的银白色鳞屑，刮去鳞屑，有露水珠样点状出血即可诊断为白疕。病变可发生在全身各处皮肤，但以头皮、肘膝关节伸侧，尾骶部最为多见。

【辨证论治】

一、血热壅滞证

[临床表现]皮损不断增多，颜色焮红，筛状出血点明显，鳞屑增多，瘙痒，或夏季加重，伴有怕热，大便干结，小溲黄赤，舌质

红,苔薄黄,脉滑数。

[治法]凉血清热。

[方药]

1. 首选药:复方青黛胶囊

药物组成:青黛、土茯苓、紫草、白芷、丹参等。

方解:本品中青黛清肝火,凉血热。丹参活血祛瘀兼可清血热除烦满。紫草凉血活血。白芷祛风止痒。土茯苓清热利湿解毒。诸药配伍,共奏凉血清热之功。

制剂规格:胶囊,每粒装 0.5g。

用法用量:口服。一次 4 粒,一日 3 次。温开水送服。

2. 参考药　消银片(胶囊):本品药物组成为生地黄、牡丹皮、赤芍、当归、苦参、金银花、玄参、牛蒡子、蝉蜕、白鲜皮、防风、大青叶、红花。

片剂,①薄膜衣片,每片重 0.32g;②糖衣片(片芯重 0.3g)口服。一次 5~7 片,一日 3 次,温开水送服。一个月为一疗程。

胶囊,每粒装 0.3g。口服。一次 5~7 粒,一日 3 次。温开水送服。一个月为一疗程。

3. 鉴别用药　复方青黛胶囊适用于血热兼有血瘀者。**消银片**适用于血热风燥,瘙痒较重者。

二、湿热蕴积证

[临床表现]多发在腋窝、腹股沟等屈侧部位,红斑糜烂,浸渍流滋,瘙痒,或掌、跖部有脓疱,多于阴雨季节加重,伴有胸闷纳呆、神疲乏力,下肢沉重,或带下增多色黄,苔黄腻,脉濡滑等。

[治法]清热利湿。

[方药]

1. 首选药:龙胆泻肝丸

药物组成:龙胆草、泽泻、柴胡、黄芩、栀子、木通、车前子、当归、生地黄、甘草。

方解:本品中龙胆草清泻肝胆实火、湿热为主药。辅以黄

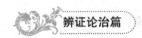

芩、栀子清热泻火利水,泽泻、木通、车前子清热利湿,使湿热从小便而下。佐当归、生地黄滋阴养血补肝,柴胡疏肝解郁,三药合而兼顾肝之体阴用阳之性。甘草为使,协调诸药,使泻中有补,疏中有养。此剂为清泻肝胆实火、湿热的有效方剂。

制剂规格:丸剂。小蜜丸,每 100 丸重 20g;蜜丸,每丸重 6g;水丸,每袋装 6g。

用法用量:口服。小蜜丸,一次 6~12g(30~60 丸);蜜丸,一次 1~2 丸;水丸一次 3~6g。均一日 2 次,温开水送服。

用药注意:孕妇慎用。

2. **参考药** **分清止淋丸**:本品药物组成为黄芩、黄柏、栀子、木通、车前子、瞿麦、扁蓄、猪苓、茯苓、泽泻、滑石、大黄、知母、甘草。

水丸,每袋内装 18g。一次 6g,一日 2 次。温开水送服。

克银丸:本品药物组成为土茯苓、白鲜皮等。

水蜜丸,每 100 粒重 10g。一次 10g,一日 2 次。温开水送服。

3. **鉴别用药** 兼有肝胆实火、肝经湿热者选用**龙胆泻肝丸**。兼有小便赤、涩、热、痛者选用**分清止淋丸**。兼有热毒者可与**克银丸**合用。

三、血虚风燥证

[临床表现] 病情稳定,皮损不扩大,或有少数新发皮疹,但皮肤干燥,小腿前侧肥厚,或有苔藓样变。在关节伸侧可有皲裂、疼痛,伴有头晕眼花,面色白,舌质淡,舌苔薄白,脉濡细。

[治法] 养血润燥,清热解毒。

[方药]

1. 首选药:**白疕合剂**

药物组成:土茯苓、生槐花、生地黄、露蜂房、紫草、当归、何首乌、大胡麻、蜈蚣、甘草。

方解:本品中以土茯苓、生槐花清热凉血解毒为主药。辅以生地黄、露蜂房、紫草增强主药之功。佐以当归、何首乌、大胡麻养血润燥,更以当归、蜈蚣活血化瘀,解毒通络。使以甘草调和诸药。诸药配伍,共奏清热凉血解毒,养血润燥之功。

制剂规格:合剂。

用法用量:合剂,口服。一次25ml,一日2次。温开水送服。

2. 参考药　消银片:参见本节血热壅滞证参考药。

益母草口服液(片、胶囊、颗粒、膏):本品药物组成为益母草。

口服液,每支装10ml。口服。一次10~20ml,一日3次;或遵医嘱。

片剂,①糖衣片(片芯重0.25g);②薄膜衣片,每片重0.28g;③薄膜衣片,每片重0.5g。片剂,口服。一次3~4片[规格①、②],一次2~3次或一次1~2片[规格③]。一日3次。温开水送服。

胶囊,每粒装0.36g,相当于饮片2.5g。口服,一次2~4粒,一日3次。温开水送服。

颗粒剂,每袋装①15g;②5g(无蔗糖)。一次1袋,一日2次。开水冲服。

煎膏剂,每瓶装①125g;②250g。口服。一次10g,一日1~2次。

用药注意:益母草口服液(片、胶囊、颗粒、膏)孕妇禁用。

3. 鉴别用药　三药之中**白疕合剂**药力最强,**消银片**药力稍弱,**益母草口服液**清热解毒之力不及另外两方,但养血活血之力较强。

四、血瘀证

[临床表现]病程较长,反复发作,多年不愈,皮损紫黯,或有色素沉着鳞屑较厚,舌质紫黯,或见瘀点瘀斑,脉涩,或细缓。

[治法]活血祛瘀,祛风通络。

[方药]

1. 首选药:**银屑丸**

药物组成:乳香、没药、桃仁、红花、莪术、䗪虫、穿山甲、大黄、雄黄、秦艽、石菖蒲。

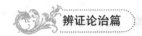

方解:本品中乳香、没药、桃仁、红花活血祛瘀。莪术行气破血。大黄、蟅虫下瘀润燥。穿山甲解毒通络。秦艽、石菖蒲祛风活血通络。雄黄,燥湿祛风,诸药配伍,共奏活血祛瘀,祛风通络之功。

制剂规格:水丸,每袋内装 6g。

用法用量:口服。一次 6g,一日 2~3 次。温开水送服。

2. 参考药　**大黄蟅虫丸**:本品药物组成为大黄、黄芩、甘草、桃仁、杏仁、芍药、干地黄、干漆、虻虫、水蛭、蛴螬、蟅虫。

蜜丸,每丸重 3g。一次 1 丸,一日 2 次。温黄酒或温开水送服。

丹七片:本品药物组成为丹参、三七。

片剂,①素片,每片重 0.3g;②薄膜衣片,每片重 0.32g;③糖衣片,片芯重 0.3g。口服。一次 3~5 片。均一日 3 次。温开水送服。

用药注意:孕妇慎服。

3. 鉴别用药　**银屑丸**:专为血瘀白疕病而设,功专力宏。**大黄蟅虫丸**活血化瘀作用较强,适用于一切瘀血内停之重症。**丹七片**还可适当配伍应用于冠心病、心绞痛的辅助治疗,并可治疗神经衰弱等症。

五、火毒炽盛证

[临床表现] 全身皮肤发红灼热,或呈黯红色,鳞屑不多,红斑上有针头到粟粒大小的脓疱,伴有壮热,口渴,便干溲赤,舌红绛,脉弦洪数。

[治法] 清热解毒,凉血消肿。

[方药]

1. 首选药:**牛黄解毒丸(片、胶囊)**

药物组成:黄芩、石膏、大黄、冰片、桔梗、甘草、雄黄、人工牛黄。

方解:黄芩清肺火;石膏清肺胃之火;大黄泻胃肠之火,且导热下行;牛黄清心热解毒;雄黄散结解毒,桔梗清利咽喉;冰片散结消肿,甘草协调诸药。全方配伍,共起泻火解毒之效。

制剂规格:丸剂。水蜜丸,每 100 丸重 5g;蜜丸,每丸重 3g。胶囊。软胶囊,每粒装 0.4g。胶囊,①每粒相当于饮片

0.78g,每粒装 0.3g;每粒装 0.4g;每粒装 0.5g;②每粒相当于饮片 0.52g,每粒装 0.3g。

用法用量:丸剂,口服。水蜜丸,一次 2g,一日 2~3 次。温开水送服。蜜丸,一次 2 丸,一日 2~3 次。温开水送服。

片剂,小片一次 3 片;大片一次 2 片,一日 2~3 次。温开水送服。

胶囊。软胶囊,口服。一次 4 粒;胶囊,口服。一次 2 粒[规格①],或一次 3 粒[规格②]。均一日 2~3 次。温开水送服。

用药注意:孕妇禁用。

2. **参考药 栀子金花丸:**参见本章第一节疖病三焦热盛,毒火内炽证首选药。

3. **鉴别用药 牛黄解毒丸**清热解毒作用强于**栀子金花丸**。

【医嘱】

1. 心情抑郁或情绪紧张,可诱发本病或加重病情,因此必须注意情志调摄,保持心情舒畅,避免抑郁、恼怒等不良刺激的影响。

2. 忌食辛辣刺激及肥甘厚味之品,防止诱发或加重本病。

3. 避免感受风寒、风热及疫疠之邪,以防加重病情。

第十四节 粉　刺

颜面、胸、背等处生丘疹如刺,可挤出白色碎米样粉汁,故名"粉刺"。本病好发于青春发育期的男女,成年后的男子也可发病。又名"肺风粉刺",类似现代医学的"寻常性痤疮"。

【病因病机】

1. **肺胃实热** 素体阳热亢盛,或过食辛辣油腻之品,脾胃蕴热,外犯肌肤,或肺经风热上蒸头面而发。

2. **湿热蕴结** 饮食不节,损伤脾胃,生湿化热,湿热夹痰,蕴阻肌肤而成。

3. **脾虚湿蕴** 脾气虚弱,运化无力,水湿内停,凝结肌肤而发。

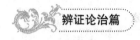

【诊断要点】

颜面、胸、背等处生丘疹如刺,可挤出白色碎米样粉汁即可诊断为本病。

【辨证论治】

一、肺胃实热证

[临床表现]颜面潮红,丘疹疼痛,或有脓疱、结节,口渴,便秘溲赤舌红,苔黄,脉数浮大。

[治法]清泄肺胃,凉血解毒。

[方药]

1. 首选药:**连翘败毒丸(片、膏)**

药物组成:连翘、金银花、大黄、栀子、黄芩、木通、蒲公英、地丁、天花粉、玄参、浙贝母、赤芍、桔梗、防风、白芷、蝉蜕、白鲜皮、甘草。

方解:本品中连翘、金银花清热解毒,消肿散结为主药。大黄、栀子、黄芩、木通清热泻火。蒲公英、地丁清热解毒。天花粉、玄参、浙贝母消肿散结。赤芍凉血解毒,活血化瘀共为辅药。佐以桔梗、防风、白芷、蝉蜕、白鲜皮疏风解表,祛风除湿。甘草调和诸药。诸药配伍,共奏清泄肺胃,凉血解毒之功。

制剂规格:水丸,每100粒重6g。

片剂,薄膜衣片,每片重0.61g。

煎膏剂,每瓶装①30g;②60g;③120g。

用法用量:水丸,口服。一次6g,一日2次。温开水送服。

片剂,口服。一次4片,一日2次。温开水送服。

煎膏剂,口服。一次15g,一日2次。温开水送服。

用药注意:孕妇忌服。

2. 参考药 **黄连上清丸(片、胶囊、颗粒)**:本品药物组成为黄连、黄芩、黄柏、栀子、生石膏、连翘、大黄、防风、薄荷、蔓荆子、菊花、荆芥穗、川芎、白芷、桔梗、甘草、旋覆花。

丸剂。水丸,每袋装6g;水蜜丸,每40丸重3g。水丸、水蜜丸,口服。均一次 3~6g;小蜜丸,每 100 丸重 20g,口服。一次 6~12g(30~60 丸);蜜丸,每丸重 6g,口服。一次 1~2 丸。均一日 2 次。温开水送服。

片剂,①薄膜衣片,每片重 0.31g;②糖衣片(片芯重 0.3g)。口服。一次 6 片,均一日 2 次。温开水送服。

胶囊,每粒装 0.4g。口服。一次 2 粒,一日 2 次。温开水送服。

颗粒剂,每袋装 2g。口服。一次 1 袋,一日 2 次。开水冲服。

用药注意:忌食辛辣食物;孕妇慎用;脾胃虚寒者禁用。

牛黄解毒丸:参见本章第一节疖病三焦热盛,毒火内炽证参考药。

清肺抑火丸:本品药物组成为黄芩、黄柏、栀子、苦参、浙贝母、前胡、天花粉、桔梗、知母、大黄。

丸剂。水丸,每袋内装 18g。口服。一次 6g;蜜丸,每丸重 9g。口服。一次 1 丸。均一日 2~3 次。温开水送服。

颠倒散:本品药物组成为大黄、硫黄。

散剂,每袋 9~15g。本品为外用药。敷药前,先将颜面用温水洗净,取药适量,用凉水调敷于患处。

3. 鉴别用药 粉刺偏于肺热者宜使用**连翘败毒丸**或**清肺抑火丸**。偏于胃热者宜使用**牛黄解毒丸**或**黄连上清丸**。肺胃均热盛者,可二者合用组方治疗。**颠倒散**为外用药,具有清热、活血、散瘀之功,宜配合内服药同时使用,以增强药力。

二、湿热蕴结证

[临床表现]皮肤油腻,疹多脓疱,大便黏滞不爽,舌苔黄腻,脉洪数。

[治法]清热利湿,化瘀解毒。

[方药]

1. 首选药:**当归苦参丸**

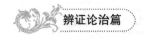

药物组成:当归、苦参。

方解:本品中以苦参清热燥湿,祛风止痒为主药。当归补血活血为辅,两药合用,共奏清热利湿,化瘀解毒之功。

制剂规格:丸剂。蜜丸,每丸重9g;水蜜丸,每100粒重10g(每袋装6g)。

用法用量:口服。蜜丸,一次1丸;水蜜丸,一次1瓶(6g)。均一日2次。温开水送服。

2. 参考药　二妙丸:参见本章第三节蛇串疮病参考药。

茵陈五苓丸:本品药物组成为茵陈、黄芩、白术、茯苓、猪苓、泽泻、陈皮、厚朴、枳壳子、山楂、六神曲、甘草。

水丸,每袋内装18g。口服。一次6g,一日2次。温开水送服。

3. 鉴别用药　当归苦参丸除具有清热利湿之功外,还兼有养血活血之功。凡面生粉刺,头面生疮,酒糟鼻,面油风,发蛀脱发属湿热、血燥者,均可用本药治疗。本品为治疗湿热血燥所致皮肤疾患之良药。二妙丸具有清热燥湿之功。若皮损为丘疱疹或脓疱,伴便秘尿赤,舌红苔腻,脉濡数,此为以湿热壅盛为主者,可配服二妙丸。茵陈五苓丸还可用治肝胆湿热引起的黄疸之证,故兼肝胆湿热者可配合服用茵陈五苓散。

三、脾虚湿蕴证

[临床表现]皮疹色红不鲜,反复发作,或结成囊肿,或伴有纳呆,便溏,神疲乏力,舌苔薄白,脉濡滑等。

[治法]健脾化湿。

[方药]

首选药:参苓白术丸(散、颗粒)

药物组成:党参、山药、莲子肉、白术、茯苓、薏苡仁、白扁豆、甘草、砂仁、陈皮、桔梗。

方解:本品中党参、山药、莲子肉健脾益气为主药。辅以白术、茯苓、薏苡仁、白扁豆渗湿健脾。佐以甘草益气和胃。砂仁、陈皮理气和胃醒脾。桔梗为使,宣肺载药上行。诸药配伍,共奏益气健脾,和胃渗湿之功。

制剂规格:水丸,每 100 粒重 6g。

散剂,每袋装 6g。

颗粒剂,每袋装 6g。

用法用量:水丸,口服。一次 6g,一日 3 次。温开水送服。

散剂,口服。一次 6~9g,一日 2~3 次。温开水送服。

颗粒剂,口服。一次 6g,一日 3 次。开水冲服。

【医嘱】

1. 平时用温水硫黄肥皂洗脸,以减少油腻。

2. 少吃脂肪、糖类,忌食辛辣刺激食物和饮酒,多吃瓜果蔬菜,保持消化良好,防止便秘。

3. 不可挤压患处,以免继发感染及遗留瘢痕。

4. 慎用化妆品,防止过敏,加重病情。

第十五节 油 风

本病因突然头发脱落,头皮鲜红光亮,故名"油风",俗称"鬼剃头"。可发生于任何年龄,常在过度劳累,睡眠不足或受到刺激后发生。相当于现代医学的"斑秃"。

本病起病突然,患者多在无意中发现,头发脱落,呈圆形或不规则形,小如指甲,大如钱币或更大,数目不等,皮肤光滑而亮。一般无自觉症状。少数患者头发可全部脱光,叫全秃。严重者眉毛、胡须、腋毛、阴毛也完全脱落,毳毛也可脱落,称普秃。

油风有自愈倾向,但常发生再次脱落,以致病程可持续数月或更久。在恢复时,患部新发长出,初起都细而柔软,呈淡黄色或灰白色,日久逐渐变粗、变硬、变黑,最后与健康毛发相同。

【病因病机】

1. 血虚风燥 素体气血不足,血虚不能上荣,以致毛孔开

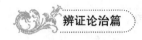

张,风邪乘虚而入,风盛血燥,毛发失养,发为本病。

2. 气滞血瘀　情志不遂,肝气郁结,气机不畅,导致气滞血瘀,发失所养而成。

3. 肝肾不足　肝藏血,发为血之余,肾主骨,其荣在发,肝肾不足,而致脱发。

【诊断要点】

起病突然,患者多在无意中发现,头发脱落,呈圆形或不规则形,小如指甲,大如钱币或更大,数目不等,皮肤光滑而亮。一般无自觉症状即可诊断为本病。

【辨证论治】

一、血虚风燥证

[临床表现]头发成片脱落,兼有头皮瘙痒,头晕,失眠多梦,舌质淡,舌苔薄白,脉细弱。

[治法]养血祛风生发。

[方药]

1. 首选药:**养血生发胶囊**

药物组成:何首乌、熟地黄、当归、川芎、木瓜。

方解:本品中何首乌补肝肾,益精血。熟地黄、当归、川芎养血活血,祛风生发。木瓜舒筋活络。诸药配伍,共奏养血祛风生发之功。

制剂规格:胶囊,每粒重0.5g。

用法用量:胶囊,口服。一次4粒,一日2次。温开水送服。

2. 参考药　养血安神丸:本品药物组成为熟地黄、生地黄、墨旱莲、仙鹤草、鸡血藤、夜交藤、合欢皮。

浓缩丸,每100粒重12g。口服。一次50粒,一日3次。温开水送服。

3. 鉴别用药　**养血生发胶囊**适用于脱发伴有头皮瘙痒、头晕等属于血虚风燥症者。**养血安神丸**适用于脱发伴有明显夜寐不安、失眠多梦等心血不足,心失所养者。

二、气滞血瘀证

[临床表现]头发成片脱落,起病突然,病程较长,且有面色黧晦,舌边有紫色瘀点或舌色黧红,脉涩或微细。

[治法]疏肝解郁,活血化瘀。

[方药]

1. 首选药:**加味逍遥丸(口服液)合血府逐瘀口服液(丸、胶囊)**

药物组成:

(1)**加味逍遥丸(口服液)**:柴胡、当归、白芍、薄荷、白术、茯苓、甘草、煨姜、牡丹皮、栀子。

(2)**血府逐瘀口服液(丸、胶囊)**:当归、生地黄、桃仁、红花、甘草、枳壳、赤芍、柴胡、川芎、牛膝、桔梗。

方解:**加味逍遥丸**中以柴胡疏肝解郁为主药。辅以白芍、当归养血和营,以养肝体。佐以茯苓、白术、甘草、煨姜健脾和中,扶土抑木。薄荷助柴胡疏肝解郁,丹皮、栀子清热泻火,凉血化瘀共为佐药。诸药配伍,共奏疏肝理气,解郁之功。**血府逐瘀口服液**中桃仁、红花、当归、生地黄、川芎、赤芍活血化瘀而养血,使祛瘀而不伤阴血。柴胡、枳壳、甘草疏肝行气。桔梗开肺气,载药上行,合枳壳则升降上焦气机而宽胸。牛膝通利血脉,引血下行。炙甘草调和诸药。诸药配伍,活血化瘀为主,升降气机为辅,气血同治,升降并用。使瘀血得去,气机通利,诸症自愈。

制剂规格:**加味逍遥丸(口服液)**,水丸,每100丸重6g;合剂,每瓶①10ml;②100ml;③150ml;

血府逐瘀口服液(丸、胶囊),口服液,每支装10ml。

蜜丸,每丸重9g。

胶囊,每粒装0.4g。

用法用量:**加味逍遥丸(口服液)**,水丸,口服。一次6g,一日2次。

合剂,口服。一次10ml,一日2次。温开水送服。

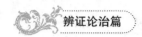

血府逐瘀口服液(丸、胶囊),口服液,口服。一次10ml,一日3次。

蜜丸,口服。一次1~2丸,一日2次。空腹时用红糖水送服。

胶囊,口服。一次6粒,一日2次。温开水送服。

用药注意:血府逐瘀口服液(丸、胶囊)忌食辛冷食物;孕妇禁用。

2. 参考药　**加味逍遥丸(口服液)**合**益母草口服液(片、胶囊、颗粒、膏)**:益母草口服液(片、胶囊、颗粒、膏)的药物组成为益母草。

加味逍遥丸(口服液),药物组成、剂型、用法用量见本章本节气滞血瘀证首选药。

益母草口服液(片、胶囊、颗粒、膏),口服液,每支装10ml。口服。一次10~20ml,一日3次;或遵医嘱。

片剂,①糖衣片(片芯重0.25g);②薄膜衣片,每片重0.28g;③薄膜衣片,每片重0.5g。口服。一次3~4片[规格①、②],一次2~3次或一次1~2片[规格③]。均一日3次。温开水送服。

胶囊,每粒装0.36g,相当于饮片2.5g。口服,一次2~4粒,一日3次。温开水送服。

颗粒剂,每袋装①15g;②5g(无蔗糖)。口服。一次1袋,一日2次。开水冲服。

煎膏剂,每瓶装①125g;②250g。口服。一次10g,一日1~2次。

用药注意:**益母草口服液(片、胶囊、颗粒、膏)**,孕妇禁用。**加味逍遥丸(口服液)**,切忌气恼劳碌;忌食生冷油腻。

加味逍遥丸(口服液)合**大黄䗪虫丸**:大黄䗪虫丸参见本章第十三节白疕病血瘀证参考药。

用药注意:**大黄䗪虫丸**孕妇禁用;皮肤过敏者停用。**加味逍**

遥丸(口服液),切忌气恼劳碌;忌食生冷油腻。

3. 鉴别用药　**血府逐瘀口服液**、**益母草口服液**、**大黄䗪虫丸**三药均为活血化瘀之剂,**加味逍遥丸**为疏肝解郁之剂。单用**加味逍遥丸**则活血祛瘀之力不足;单用**血府逐瘀口服液**、**益母草口服液**、**大黄䗪虫丸**则疏肝解郁之力不足。因此选用**加味逍遥丸**分别与**血府逐瘀口服液**、**益母草口服液**、**大黄䗪虫丸**三药合用,共奏疏肝解郁,活血化瘀之功。其中**血府逐瘀口服液**中配伍有理气之品,与**加味逍遥丸**合用后功效更强,故二药合用作为首选药。与**益母草口服液**合用,更适于月经不调者。与**大黄䗪虫丸**合用,更适于伴血瘀较重者。

三、肝肾不足证

[临床表现]病程日久,甚至全秃或普秃,多伴有头昏、耳鸣、失眠、目眩,舌质淡,苔剥脱,或舌有瘀斑,脉象沉细等。

[治法]补肝肾,益精血。

[方药]

1. 首选药:**七宝美髯颗粒**

药物组成:何首乌、菟丝子、枸杞子、当归、牛膝、补骨脂、茯苓。

方解:本品中何首乌补肝肾,益精血,用量独重,为主药。菟丝子、枸杞子滋肾益精,助何首乌以养血生发。当归养血和血,增强何首乌补血之功。牛膝补肝肾,强筋骨。补骨脂助命门之火而暖丹田,共为辅药。茯苓益心气,交心肾,下行而渗脾湿,为佐药。诸药配伍,肝肾两调,阴阳并补,共奏补肝肾,益精血之功。

制剂规格:颗粒剂,每袋装8g。

用法用量:口服。一次1袋,一日2次。开水冲服。

2. 参考药　**健身宁片**:本品药物组成为何首乌、黄精、熟地黄、桑椹子、党参、当归、鹿茸、墨旱莲、女贞子、乌梅。

片剂,每片重0.25~0.3g。口服。每瓶内装80片。一次6

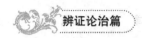

片,一日 2 次。温开水送服。

3. 鉴别用药　**七宝美髯颗粒**具有补肝肾,益精血之功。主治肝肾不足导致的脱发,亦为治疗须发早白的常用中成药。**健身宁片**具有滋补肝肾,养血强身之功,兼滋肾之功。还可用于久病或大病之后,体虚不复或素体虚弱,症见阴血不足者。

【医嘱】

1. 注意劳逸结合,保证充足睡眠,防止精神过度紧张。

2. 少食肥甘厚味及辛辣刺激之品。

3. 用鲜姜切片外擦患处,对本病有一定治疗作用。

4. 肝肾不足证患者可配服华珍补肾健发冲剂或荣发养颜宝,起到辅助治疗作用。

第十六节　瘰　疬

本病是多数发生于颈部的慢性感染疾患。因其结核累累如贯珠之状,故名"瘰疬"。俗称"疬子颈"或"老鼠疮"。多见于儿童或青年,好发于颈部及耳后,起病缓慢,初起结块肿大如豆粒,一个或数个不等,皮色不变,按之坚实,推之能动,不热不痛。继之结块逐渐增大,与表皮黏连,有的数个互相融合成块,推之不能活动。如果液化成脓时,表皮转成黯红色而微热,按触有轻微波动感。溃破后,脓水清稀,夹有败絮样物质,疮面肉色灰白,四周皮肤紫黯,往往此愈彼溃,形成窦道。相当于现代医学的"淋巴结核"。

本病结核如延之数年,仍按之能动,且既不破溃,也不长大,其病较轻。如初起既累累数枚,坚肿不移,并黏连在一起,则其病较重。

【病因病机】

本病或因肝气郁结,脾失健运,痰热内生,或肺肾阴亏,虚火上炎,灼津为痰,痰火凝结,以致结聚成核而为病。

【诊断要点】

病变局部初起时结核如豆,好发于颈项及耳前耳后的一侧或两侧,或延及颌下、锁骨上凹、腋部等,皮色不变,不觉疼痛,以后逐渐增大窜生,成脓时皮色转为黯红,溃后脓水清稀,夹有败絮物质者,即可诊断为本病。

【辨证论治】

一、气滞痰凝证

[临床表现]多见于初期,局部有结块肿大如豆粒,1个或数个不等,边界不清,推之可移动,硬而不坚,不痛或微痛,表面皮肤颜色不变,与皮肤黏连,或伴有精神抑郁,胸胁胀痛等症。舌苔薄腻,舌质淡红,脉弦滑。

[治法]疏肝解郁,化痰散结。

[方药]

1. 首选药:内消瘰疬丸

药物组成:夏枯草、海藻、天花粉、连翘、生地黄、当归、玄参、浙贝母、生蛤壳、大黄、桔梗、玄明粉、大青盐、薄荷、白蔹、甘草、枳壳、牡蛎。

方解:本品中夏枯草为主药,软坚散结化痰以治瘰疬。海藻、玄参、贝母、大青盐、牡蛎、蛤壳增强夏枯草化痰软坚散结之功。大黄活血。玄明粉泄热通便。枳壳理气宽中。桔梗引药上行。薄荷散风疏肝,白蔹生肌敛疮。生地黄、当归养血活血,生肌止痛。连翘、天花粉清热解毒。甘草调和诸药。诸药配伍,共奏软坚散结化痰,养血活血生肌之功。

制剂规格:水丸,每袋重18g。

用法用量:口服。一次6~9g,一日2次。温开水送服。

2. 参考药 夏枯草膏:本品药物组成为夏枯草。

膏剂,大瓶装60g,小瓶装30g。口服。一次15g,一日2次。小儿3岁以内一次3g,4~6岁一次7.5g,一日2次。温开水冲服。

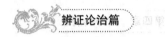

西黄丸:本品药物组成为牛黄、麝香、乳香、没药、黄米面。

糊丸,每 20 丸重 1g。口服。一次 3g,一日 2 次。温开水送服。

用药注意:孕妇禁服。

阳和解凝膏:参见本章第六节冻疮病寒凝血瘀证首选药。

3. 鉴别用药 **内消瘰疬丸**具有软坚散结化痰,养血活血生肌之功,治疗瘰疬照顾全面,若患者体质不虚衰,不论初期或破溃后,均可使用本药。如有虚象,可配服补益气血之品。**夏枯草膏**方中仅有一味夏枯草,夏枯草辛苦寒而入肝胆,有清肝火,散郁结,止疼痛之功。故本品善于治疗因肝气郁结,日久化火,痰火结聚而致之瘰疬,伴有口苦目赤,急躁易怒,便秘溲赤,舌红苔黄,脉弦数等症,亦可与他药合用。**西黄丸**具有解毒消肿,散痈化结之功。其解毒之功较强,故对于痈疽疔毒、乳痈、瘰疬等属热毒壅盛,气滞血瘀者,均可使用。为外科常用药之一。**阳和解凝膏**具有活血散结,解毒止痛之功。适用于初期未溃时,以外用为主。

二、阴虚火旺证

[临床表现]多见于后期,结块溃后脓水清稀,夹有豆渣样坏死组织,腐肉难脱,疮口潜行或形成窦道,不易收口,并见午后烦热,干咳颧红,形瘦食少,舌红苔少,脉细数。

[治法]养阴清热散结。

[方药]

首选药:知柏地黄丸合**夏枯草膏**

药物组成:

(1)**知柏地黄丸**:熟地黄、山药、山萸肉、茯苓、泽泻、牡丹皮、知母、黄柏。

(2)**夏枯草膏**:夏枯草。

方解:知柏地黄丸中熟地黄、山药、山萸肉、茯苓、泽泻、牡丹皮六味药物滋补肾阴,清泻相火,知母、黄柏滋阴降火。两组药物配伍,共奏养阴清热泻火之功。**夏枯草膏**中夏枯草辛苦寒而入肝胆,有清肝火,散郁结,止疼痛之功。

单用**知柏地黄丸**,清肝火散郁结之力不足;单用**夏枯草膏**滋阴养液之力不足,故二药配合使用。

制剂规格:**知柏地黄丸**剂型为丸剂。蜜丸,每丸重9g;浓缩丸,每10丸重1.7g。**夏枯草膏**剂型为煎膏剂。大瓶装60g,小瓶装30g。

用法用量:**知柏地黄丸**:口服。蜜丸一次1丸;水蜜丸一次6g;小蜜丸一次9g。均一日2次。淡盐汤或温开水送服。浓缩丸,一次8丸,一日三次。淡盐汤或温开水送服。

夏枯草膏:一次15g,一日2次。小儿3岁以内一次3g,4~6岁一次7.5g,一日2次。温开水冲服。

【医嘱】

1. 由于本病多由肺痨等病继发而来,因此应积极治疗结核原发病灶,防止自身传播。

2. 对已经确诊为本病的患者,一定要坚持用药,不得擅自停药,以防复发。

3. 本病患者多为阴虚火旺之体,所以在治疗期间应做到不吸烟,不酗酒,不食辛辣刺激食物,以防伤阴助火,加重病情。

4. 本病属于慢性虚损性疾病,所以应该在药物治疗的同时,注意休息和饮食调养,尤其应重视食疗调补,俗话说"三分治,七分养",患者平时应多吃百合、银耳、芝麻、甲鱼等食物,因为这些食物营养价值高,均有滋阴润燥的作用,有助于疾病康复。

第十七节　乳　癖

周期性出现乳房胀痛,并伴有形状大小不一的肿块,称为"乳癖"。由于肿块内结隐蔽,不易被发现,故名乳癖。本病好

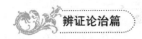

发于中青年妇女,其发病率占乳房疾病的首位,是临床最常见的乳房疾病。<u>乳癖是一种乳腺组织的良性增生性疾病,相当于现代医学的乳腺增生病。</u>

【病因病机】

1. 肝郁气滞　情志不遂,久郁伤肝,或受到精神刺激,急躁恼怒,导致肝气郁结,气机壅滞,乳房胃络经脉阻塞不通,而引起乳房疼痛。日久气血凝滞,形成乳房结块。

2. 冲任失调　冲任下起胞宫,上连乳房,冲任失调既可出现经期紊乱,经量减少,经色淡红等胞宫不充的证候,又可出现乳房结块,经前胀痛的乳癖证候。

3. 痰瘀凝结　饮食不节,思虑伤脾,脾运失司,痰浊内生,痰浊和血瘀互结,阻于乳络而结成乳癖。

【诊断要点】

根据周期性乳房疼痛及乳房肿块且不伴有发热红肿者,即可诊断为本病。

【辨证论治】

一、肝郁气滞证

[临床表现] 多见于青年妇女,尤以未婚为多,病者以一侧或两侧乳腺出现肿块或疼痛、肿块和疼痛程度随着月经周期的变化而改变,一般在经潮前疼痛加重和肿块增大,疼痛尤为显著,乳痛可放射至肩背,行经后肿块和疼痛均缓解和减轻。病者尚有经前情绪郁闷,心烦易怒,胸闷嗳气,两胁胀满,苔薄白,舌质淡,脉细涩。本类患者的病程短,大多病者在婚孕后症状会明显减轻或消失。

[治法] 疏肝解郁。

[方药]

1. 首选药:**逍遥丸(片、胶囊、颗粒)**

药物组成:柴胡、当归、白芍、炒白术、茯苓、炙甘草、薄荷、煨姜。

方解:本品中柴胡、薄荷疏肝解郁。当归、白芍养血柔肝,其中当归之芳香可行气,味甘可缓急,对肝郁血虚可以兼而顾之。四药为伍,使肝血充足,肝体得养,肝用得调,则肝得以正常发挥它的疏泄功能。炒白术、茯苓、炙甘草健脾和胃。煨姜温运脾阳。四药相合,既可健脾和胃以治脾虚不运之证,又可防治肝郁日久克犯脾土之证。诸药配伍,使肝郁得疏,血虚得养,脾虚得运,共奏疏肝解郁之功。

制剂规格:丸剂。小蜜丸,每 100 丸重 20g;蜜丸,每丸重 9g。水丸,每袋装 6g,浓缩丸,每 8 丸相当于饮片 3g。

片剂,每片重 0.35g。

胶囊,每粒装①0.4g;②0.34g。

颗粒剂,每袋装①15g;②4g;③5g;④6g;⑤8g。

用法用量:丸剂,口服。小蜜丸,一次 9g;蜜丸,一次 1 丸。均一日 2 次。水丸,口服。一次 6~9g,一日 1~2 次。浓缩丸,口服。一次 8 丸,一日 3 次。温开水送服。

片剂,口服。一次 4 片,一日 2 次。温开水送服。

胶囊,口服。一次 5 粒[规格①],或一次 4 粒[规格②],一日 2 次。温开水送服。

颗粒剂,口服。一次 1 袋,一日 2 次。开水冲服。

2. 参考药 加味逍遥丸(口服液):参见本章第三节蛇串疮病参考药。

3. 鉴别用药 逍遥丸 适用于肝郁气滞未化热者。**加味逍遥丸** 适用于肝郁兼有瘀热者,表现为舌边尖红,苔薄黄者。

二、冲任失调证

[临床表现]多见于已婚妇女,以乳房肿块为主症,乳痛症状较轻,乳房肿块和乳痛与月经周期变化关系不大,经潮前乳腺肿块和疼痛较重,月经不调是本类患者的伴随症状,可见经期紊乱,月经提前,月经量减少,全身症状可见腰膝酸软,耳鸣,神疲

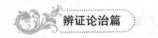

乏力,舌苔薄质淡胖,脉濡细。

[治法]调理冲任,疏肝解郁。

[方药]

1. 首选药:**乳核散结片**

药物组成:当归、郁金、黄芪、昆布、山慈菇、海藻、漏芦、淫羊藿、柴胡、鹿衔草。

方解:本品中柴胡、郁金疏肝解郁,郁金兼可活血止痛。漏芦、山慈菇清热解毒,散结通络。海藻、昆布软坚散结。黄芪补气健脾。当归养血柔肝,配淫羊藿、鹿衔草温补肾阳,则肝肾得养,冲任得调。诸药配伍,共奏疏肝解郁,软坚散结,调理冲任之功。

制剂规格:片剂,每片重0.34g。

用法用量:片剂,口服。一次4片,一日3次。温开水送服。

2. 参考药 **逍遥丸(片、胶囊、颗粒)合右归丸**:**逍遥丸**的药物组成为当归、白芍、柴胡、茯苓、甘草、煨姜、薄荷。**右归丸**的药物组成为熟地黄、山茱萸、枸杞子、菟丝子、山药、鹿角胶、当归、杜仲炭、肉桂、川附子。

逍遥丸(片、胶囊、颗粒),丸剂。水丸,每袋装6g。口服。一次6~9g,一日1~2次。温开水送服。小蜜丸,每100丸重20g。口服。一次9g;蜜丸,每丸重9g。一次1丸。均一日2次。温开水送服。浓缩丸,每8丸相当于饮片3g。口服。一次8丸,一日3次。温开水送服。

片剂,每片重0.35g。口服。一次4片,一日2次。温开水送服。

胶囊,每粒装①0.4g;②0.34g。口服。一次5粒[规格①],一次4粒[规格②]。均一日2次。温开水送服。

颗粒剂,每袋装①15g;②4g;③5g;④6g;⑤8g。口服。一次1袋,一日2次。开水冲服。

右归丸,丸剂,口服。小蜜丸,一次9g;蜜丸,一次1丸。均一日 3 次。温开水送服。

3. 鉴别用药 **乳核散结片**具有疏肝解郁,调理冲任之功。适用于肝气不舒冲任失调之乳癖证。**逍遥丸**具有疏肝解郁之功,**右归丸**具有调理冲任之功,两药合用,则功效与**乳核散结片**基本相同,但疏肝解郁之功强于**乳核散结片**。

三、痰瘀凝结证

[临床表现]患者的一侧或两侧乳房出现边界不清的坚实肿块,肿块可无自觉痛,局部触痛较轻,肿块大小和月经周期变化无关。患者月经多正常,部分有月经后期。苔薄质紫,脉细涩或弦。

[治法]化痰解毒,活血止痛。

[方药]

1. 首选药:**小金丸(片、胶囊)**

药物组成:制草乌、没药、乳香、五灵脂、当归、地龙肉、枫香脂、木鳖子、香墨、麝香。

方解:本品中以制草乌温通经络,逐寒湿,开顽痰。没药、乳香、五灵脂散瘀活血,消肿止痛。当归、地龙肉活血通络。枫香脂调畅气血,木鳖子散结解毒。麝香通经络,散瘀活血。配香墨化瘀消肿。诸药合用,共奏化痰解毒,活血止痛之功。

制剂规格:糊丸,①每 100 丸重 3g;②每 100 丸重 6g;③每 10 丸重 6g;④每瓶(袋)装 0.6g。

片剂,每片重 0.36g。

胶囊,每粒装①0.35g;②0.30g。

用法用量:糊丸,打碎后口服。一次 1.2～3g,一日 2 次;小儿酌减。温开水送服。

片剂,口服。一次 2～3 片,一日 2 次;小儿酌减。温开水送服。

胶囊,口服。一次 3～7 粒[规格①],一次 4～10 粒[规格②]。均一日 2 次;小儿酌减。温开水送服。

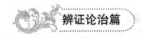

用药注意:孕妇禁用。

2. **参考药 散结灵**:参见本章第六节冻疮病痰瘀凝结证参考药。

3. **鉴别用药** 两药功效基本相同,**小金丸**药力略强。

【医嘱】

1. 应注意精神调摄,保持心情舒畅,避免忧思恼怒等不良精神刺激。

2. 注意饮食规律,不暴饮暴食,少食肥甘厚味及煎炸之品。

3. 孕妇慎用或禁用。

第十八节 乳 痈

乳痈是发生在乳房部的最常见的急性化脓性疾病。其特征是乳房结块,红肿热痛,溃后脓出稠厚,伴恶寒发热等全身症状。好发于产后 1 个半月以内的哺乳期妇女,尤以初产妇为多见。发生于哺乳期的称"外吹乳痈",占到全部病例的 90%以上;发生于怀孕期的称"内吹乳痈",临床上较为少见;不论男女老少,在非哺乳期和非怀孕期发生的成为"不乳儿乳痈",则更少见。本病相当于西医的急性乳腺炎。

【病因病机】

外吹乳痈总因为内有肝郁胃热,或夹风热毒邪侵袭,引起乳汁郁积,乳络闭阻,气血淤滞,从而腐肉酿脓而成乳痈。

1. **肝胃蕴热** 女子乳头属肝,乳房属胃。新产伤血,肝失所养,若愤怒郁闷,肝气不舒,则肝之疏泄失畅,乳汁之分泌失调;或饮食不节,胃中积热,则肝胃失和,肝郁胃热阻滞乳络,乳汁淤积,气血淤滞,热盛肉腐,终成乳痈。

2. **乳汁淤积** 因乳头破碎,怕痛拒哺,或乳头内陷等先天畸形,妨碍乳汁排出,或乳汁多而少饮,或初产妇乳络不畅,或断乳不当,均可引起乳汁淤滞不得出,宿乳蓄积,化热酿脓,而成乳痈。

3. 外邪侵袭 新产体虚,汗出腠理疏松,授乳露胸,容易感受风邪;或外邪从破碎的乳头处乘隙而入;或乳儿口气热,含乳而睡,热气从乳孔吹入,均可使邪热蕴结于肝胃之经,闭阻乳络,变生乳痈。

4. 胎气上冲 内吹乳痈多由怀孕时胎气上冲,肝失疏泄,与邪热互结蕴蒸阳明之络而成。

不乳儿乳痈常因在非哺乳期给儿女假吸而诱发。男子乳痈可由胃火炽盛,壅于乳房而生。初生小儿患乳痈多因胎热余毒,加之挤伤染毒而成。

【诊断要点】

外吹乳痈初起乳房胀痛,乳汁排泄不畅,结块或有或无,皮色微红或不红,继而结块胀痛明显,可伴恶寒发热,头痛骨楚,胸闷不舒,纳少呕吐,大便干结,苔薄白或薄黄,脉弦数。若结块渐增大,焮红灼热,疼痛加重,伴壮热不退,口渴喜饮,舌苔黄腻,脉弦数,势在酿脓。若病位深在,常需穿刺确诊。若脓蚀乳管,乳孔可有脓液流出。溃后脓出稠厚,多能身热渐退,肿消痛减,逐渐愈合。若脓出不畅,肿痛不减,身热不退,可能袋脓,或脓液旁侵其他乳囊形成传囊乳痈。有时乳汁从疮口溢出,久难收口,形成乳漏。

内吹乳痈多见于怀孕后期。初起乳房结块肿痛,皮色不变,病情较外吹乳痈轻,但不宜消散,化脓亦慢,约需1个月左右,病程较长,有些需待分娩后才能收口。

不乳儿乳痈大多与外吹乳痈临床表现相似,但发生于非哺乳、非怀孕期间,比较容易消散、溃脓、收敛,症情最轻。

【辨证论治】

一、气滞热壅证

[临床表现]乳房结块,排乳不畅,皮色不变或微红,肿胀疼痛;伴恶寒发热,头痛骨楚,胸闷呕吐,食欲不振,大便秘结等;舌

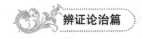

质正常或红,苔薄白或薄黄,脉浮数或弦数。此证多见于乳痈初期。

［治法］疏肝清热,通乳消肿。

［方药］

1. 首选药:**乳癖消片**

药物组成:昆布、海藻、夏枯草、牡丹皮、赤芍、蒲公英、玄参、漏芦、天花粉、红花、鸡血藤、三七、鹿角、木香、连翘。

方解:本方所治为痰凝互结之乳癖证或乳络壅滞,热毒炽盛之乳痈证。方中昆布、海藻软坚散结,化痰消肿,共为主药;夏枯草清肝热,散郁结,牡丹皮、赤芍凉血活血,祛瘀止痛,共为辅药;蒲公英、连翘、玄参清热解毒,漏芦下乳散结,天花粉消肿排脓,清热生津,红花、鸡血藤活血祛瘀,三七化瘀止痛,鹿角调理冲任,宣通阳气,木香行气止痛,共为佐药。诸药相伍,共奏软坚散结,活血消肿,清热解毒之功。

制剂规格:片剂,每片 0.32g。

用法用量:片剂,口服。一次 5~6 片,一日 3 次,1 个月为一疗程。温开水送服。

2. 参考药　**乳块消片**:本品药物组成为橘叶、丹参、皂角刺、王不留行、川楝子、地龙。

薄膜衣片,每片重 0.36g。口服。一次 4~6 片,一日 3 次。温开水送服。

3. 鉴别用药　**乳块消片**、**乳癖消片**主治乳痈疾患,前者疏肝理气,活血散结,肝郁气滞型乳癖,乳痈多用。后者活血通络,兼能清热解毒以消痈,瘀血阻络所致乳癖、乳痈等宜用。总之前者偏重行气疏肝,后者偏重活血通络,当区别选用。

二、热毒炽盛证

［临床表现］乳房肿块增大,肿痛加重,焮红灼热,继之结块中软应指;或切开排脓后引流不畅,红肿热痛不减,有"传囊"现象;壮热不退,口渴喜饮;舌质红,苔腻,脉弦数。多见于乳痈

中期。

[治法]清热解毒,托里透脓。

[方药]

1. 首选药:**牛黄化毒片**

药物组成:牛黄、天南星(制)、连翘、金银花、白芷、甘草、乳香、没药。

方解:本方主治热毒疮疡,乳痈。方中牛黄清热解毒化痰散结为主药;连翘、金银花协助牛黄清热解毒,乳香、没药活血消肿,散结止痛,天南星、白芷散结消肿共为辅药;甘草清热解毒为佐药。诸药合用共奏解毒消肿,散结止痛之功。

制剂规格:片剂,片芯重0.3g。

用法用量:片剂,口服。一次8片,一日3次。温开水送服。

2. 参考药 **活血消炎丸**:本品药物组成为乳香(醋炙)、没药(醋炙)、石菖蒲浸膏、黄米(蒸熟)、人工牛黄。

水丸,每100粒重5g。口服。一次3g,一日2次。温黄酒或温开水送服。

3. 鉴别用药 **牛黄化毒片**、**活血消炎丸**均用于热毒疮疡,以及乳痈红肿热痛属热毒者。但从药物组成来看,前者清热解毒功效强于后者。

三、正虚毒恋证

[临床表现]溃脓后乳房肿痛虽轻,但疮口脓水清稀不尽,愈合缓慢或形成乳漏;伴面色少华,神疲乏力,或低热不退,饮食量少;舌质淡,苔薄,脉弱无力。多见于乳痈后期或体质虚弱患者。

[治法]解毒消肿,生肌止痛。

[方药]

首选药:**生肌玉红膏**

药物组成:紫草、当归、白芷、甘草、血竭、轻粉。

方解:本品主治疮疡溃后不敛。方中轻粉、血竭敛疮生肌,

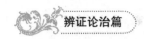

当归、紫草、白芷活血,消肿止痛,甘草解毒止痛。合用敛疮生肌,消肿止痛。

制剂规格:软膏,每盒装 12g。

用法用量:涂抹患处。外用药,切勿入口。

四、肝旺郁热证

[临床表现]发生于怀孕期,乳房肿痛结块,皮色不红或微红;可伴恶寒发热,头痛骨楚,胸闷不舒,纳少呕吐,大便干结;舌边尖红,苔薄白或薄黄,脉弦数。

[治法]疏肝清胃,理气安胎。

[方药]

1. 首选药:加味逍遥丸(口服液)

药物组成:柴胡、当归、白芍、炒白术、茯苓、炙甘草、薄荷、生姜、牡丹皮、山栀。

方解:本品中柴胡、薄荷疏肝解郁。当归、白芍养血柔肝,其中当归之芳香可行气,味甘可缓急,对肝郁血虚可以兼而顾之。四药为伍,使肝血充足,肝体得养,肝用得调则肝得以正常发挥它的疏泄功能。炒白术、茯苓、炙甘草健脾和胃。生姜温胃散寒。四药相合,既可健脾和胃以治脾虚不运之证,又可防治肝郁日久克犯脾土之证。加以山栀及丹皮清热。诸药配伍,使肝郁得疏,血虚得养,脾虚得运,瘀热等散,共奏疏肝解郁,清热解毒之功。

制剂规格:水丸,每 100 丸重 6g;

口服液,每瓶①10ml;②100ml;③150ml。

用法用量:水丸,口服。一次 6g,一日 2 次。温开水送服。

口服液,口服。一次 10ml,一日 2 次。温开水送服。

2. 参考药 逍遥丸(片、胶囊、颗粒):参见本章第十七节乳癖病肝郁气滞证首选药。

3. 鉴别用药 逍遥丸适用于肝郁气滞未化热者。**加味逍遥丸**适用于肝郁兼有瘀热者。表现为舌边尖红,苔薄黄者。

五、气血凝滞证

［临床表现］初起应用大量抗生素或过用寒凉中药后,乳房结块,质硬不消,微痛不热,皮色不变或黯红;舌质正常或边有瘀点,苔薄白或黄,脉弦涩。

［治法］疏肝理气,祛瘀散结。

［方药］

1. 首选药:**小金丸(片、胶囊)**

药物组成:制草乌、没药、乳香、五灵脂、当归、地龙、枫香脂、木鳖子、香墨、麝香。

方解:方中以制草乌温通经络,逐寒湿,开顽痰;五灵脂、乳香、没药散瘀活血,消肿止痛;当归、地龙活血通络;枫香脂调和气血;木鳖子散结解毒;麝香通经络,散瘀活血;配香墨化瘀消肿。诸药合用,具有化痰解毒,活血止痛作用。凡寒湿痰瘀,阻于经络所致的流注、痰核、瘰疬、乳岩以及附骨阴疽等症,均可应用。

制剂规格:糊丸,①每 100 丸重 3g;②每 100 丸重 6g;③每 10 丸重 6g;④每瓶(袋)装 0.6g。

片剂,每片重 0.36g。

胶囊,每粒装①0.35g;②0.30g。

用法用量:糊丸,打碎后口服。一次 1.2~3g,一日 2 次;小儿酌减。温开水送服。

片剂,口服。一次 2~3 片,一日 2 次;小儿酌减。温开水送服。

胶囊,口服。一次 3~7 粒［规格①］,一次 4~10 粒［规格②］,均一日 2 次;小儿酌减。温开水送服。

用药注意:孕妇禁用。

2. 参考药　**活血解毒丸**:本品药物组成为乳香(醋炙)、没药(醋炙)、蜈蚣、黄米(蒸熟)、石菖蒲清膏、雄黄粉。

糊丸,每 100 粒重 5g。口服。一次 3g,一日 2 次。温黄酒

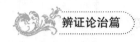

或温开水送服。

3. 鉴别用药 从药物组成来看**小金丸**的疗效明显优于**活血解毒丸**。

【医嘱】

1. 加强产前产后卫生宣传,指导产妇及哺乳期妇女采用合理的哺乳方法和保护乳头措施。

2. 乳痈发病宜采用中西医结合治疗方法。

3. 使用箍围药时要注意干湿度,干者要及时以液体湿润。

4. 外敷药物引起皮肤过敏者,应用青黛散香油调敷局部。

5. 孕妇慎用或禁用。

第十九节 黧黑斑

本病多发生在面部,呈对称性淡褐色至深褐色斑,形态及大小不定,局部无自觉症状,因其面色如尘垢,故称面尘。<u>类似于现代医学的"黄褐斑"</u>。

【病因病机】

1. 肝气郁结 情志不遂,肝郁气滞,气血不调,不能上荣于面,或肝郁化热,灼伤阴血致使颜面气血失和而致本病。

2. 肾精亏损 房劳过度或久病伤肾,或年老肾精亏耗,颜面失于荣润;或因肾水不足,虚火上炎,致使颜面失于荣养而成黑斑。

【诊断要点】

皮损多发生在面部,呈对称性淡褐色至深褐色斑,形态不规则,大小不定,与面部皮肤相平,局部无自觉症状者,即可诊断为本病。

【辨证论治】

一、肝气郁结证

[临床表现]颜面有褐色斑片,性情急躁,胸胁胀痛,妇女常

有月经不调,舌苔薄白,脉弦或微滑。

[治法] 疏肝解郁,调和气血。

[方药]

1. 首选药:逍遥丸(片、胶囊、颗粒)

药物组成:柴胡、当归、白芍、薄荷、白术、茯苓、煨姜、甘草。

方解:本品中柴胡疏肝解郁为主药。辅以当归、白芍养血和营,以养肝体。白术、甘草健脾和中,扶土以防肝旺伤脾。茯苓健脾渗湿。薄荷助柴胡疏肝解郁,煨姜温运脾阳。五药共为佐使。诸药配伍,共奏疏肝解郁,调和气血之功。

制剂规格:小蜜丸,每100丸重20g;蜜丸,每丸重9g。水丸,每袋装6g,浓缩丸,每8丸相当于饮片3g。

片剂,每片重0.35g。

胶囊,每粒装①0.4g;②0.34g。

颗粒剂,每袋装①15g;②4g;③5g;④6g;⑤8g。

用法用量:丸剂,口服。小蜜丸,一次9g;蜜丸一次1丸。均一日2次。水丸,口服。一次6~9g,一日1~2次。浓缩丸,口服。一次8丸,一日3次。温开水送服。

片剂,口服。一次4片,一日2次。温开水送服。

胶囊,口服。一次5粒[规格①],或一次4粒[规格②]。均一日2次。温开水送服。

颗粒剂,口服。一次1袋,一日2次。开水冲服。

2. 参考药　加味逍遥丸(口服液):参见本章第三节蛇串疮病参考药。

七制香附丸:本品药物组成为当归、白芍、川芎、熟地黄、白术、香附、陈皮、砂仁、黄芩。

丸剂。水丸,每袋18g。口服。一次6g;蜜丸,每丸重9g。口服。一次1丸。均一日2次。温黄酒或温开水送服。

3. 鉴别用药　**三药均可疏肝解郁,调和气血。逍遥丸**适用

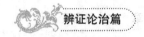

于两胁胀痛,情志抑郁,舌淡苔薄白,脉弦细者。**加味逍遥丸**为**逍遥丸**的基础上加牡丹皮、栀子,故适用于气郁化热明显者,表现为急躁易怒,口苦咽干,便秘溲赤舌红苔黄,脉弦数者。**七制香附丸**兼可滋肾,亦可治疗妊娠呕吐、胎动不安等症。

二、肾精亏损证

[临床表现]颜面有褐色斑片,伴有腰酸膝软,头晕耳鸣,舌质红,苔少,脉细。

[治法]滋阴补肾。

[方药]

1. 首选药:**七宝美髯颗粒**

药物组成:何首乌、菟丝子、枸杞子、当归、牛膝、补骨脂、茯苓。

方解:本品中何首乌补肝肾,益精血,用量独重,为主药。菟丝子、枸杞子滋肾益精,助何首乌以补益肾精。当归养血和血,增强何首乌补血之功。牛膝补肝肾,强筋骨。补骨脂助命门之火而暖丹田,共为辅药。茯苓益心气,交心肾,下行而渗脾湿,为佐药。诸药配伍,肝肾两调,阴阳并补,共奏补肝肾,益精血之功。

制剂规格:颗粒剂,每袋装8g。

用法用量:开水冲服,一次1袋,一日2次。

2. 参考药 **六味地黄丸(胶囊、颗粒)**:本品药物组成为熟地黄、山药、山萸肉、茯苓、泽泻、牡丹皮。

丸剂。水丸,每袋装5g。口服。一次5g;蜜丸,每丸重9g。口服。一次1丸。均一日2次。温开水送服。浓缩丸,每8丸重1.44g。口服。一次8丸,一日3次。温开水送服。

胶囊。软胶囊,每粒重0.38g。口服。一次3粒;胶囊,每粒重①0.3g;②0.5g。口服。一次1粒[规格①]或一次2粒[规格②]。均一日2次。温开水送服。

颗粒剂,每袋重5g,口服。一次1袋,一日2次。开水冲服。

知柏地黄丸：参见本章第十六节瘰疬病阴虚火旺证首选药。

3. 鉴别用药　肝肾阴虚伴有筋骨无力,须发早白者,选用**七宝美髯颗粒**。肝肾阴虚者,选用**六味地黄丸**。阴虚有热者,选用**知柏地黄丸**。

【医嘱】

1. 夏日外出尽量避免日晒过久,应外用防晒霜或使用防晒工具,防止诱发或加重本病。

2. 适当多吃新鲜的蔬菜水果。

3. 肝气郁结患者应保持心情舒畅,避免抑郁及恼怒。

4. 肾阴不足患者应节制房事,避免房劳伤肾。

第二十节　胆　石　症

右上腹或剑突下间歇性隐痛,可牵扯到肩背部疼痛,甚则右胁或上腹部疼痛、拒按,呈持续性绞痛,阵发性加剧,其痛多向右肩部放射,脘腹胀满,身热口渴或恶寒发热,或恶心呕吐,纳差,多有目黄、身黄的病症。胆石症多为慢性病,当合并有胆囊炎症时病情较急,往往需要中西医结合治疗的手段解决。

【病因病机】

本病多因饮食不节,恣食肥甘,致使脾胃运化失健;或蛔虫上扰,阻碍肝胆气机,蛔积成核;或情志抑郁,肝胆气滞,疏泄不利,以致胆液壅滞,食、痰、湿、气、血郁与虫积相互蕴结,久而转化成石。

【辨证论治】

一、肝郁气滞证

[临床表现]右上腹或剑突下间歇性隐痛,可牵扯到肩背部疼痛,伴有低热,咽干,性急易怒,食欲不振。舌淡红,苔薄白或微黄,脉弦或弦紧。

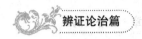

[治法]疏肝利胆,行气止痛。

[方药]

1. 首选药:**胆乐胶囊**

药物组成:猪胆汁、陈皮、山楂、郁金、连钱草。

方解:方中以猪胆汁、连钱草清热解毒,利胆退黄,以郁金、山楂化瘀散结,排石止痛,以陈皮理气和中。全方共奏清利湿,理气止痛,利胆排石之功。

制剂规格:胶囊,每粒装0.3g。

用法用量:胶囊,口服。一次4粒,一日3次。温开水送服。

2. 参考药 **乌军治胆片**:本品药物组成为乌梅、大黄、佛手、枳实、牛至、栀子、甘草、槟榔、威灵仙、姜黄。

片剂,①薄膜衣片,每片重0.32g;②糖衣片,片芯重0.31g。口服。一次4片。均一日3次。温开水送服。

用药注意:孕妇慎用;忌烟酒及辛辣油腻食物。

胆宁片:本品药物组成为人工牛黄、水飞蓟素、盐酸小檗碱、延胡索、大黄、蒲公英、金钱草、薄荷油。

片剂,每片重0.36g。口服。一次5片,一日3次。温开水送服。

用药注意:服用本品后,如每日排便增至3次以上者,应酌情减量。

利胆片:本品药物组成为大黄、金银花、金钱草、木香、知母、大青叶、柴胡、白芍、黄芩、芒硝、茵陈。

片剂。薄膜衣片,每片重0.37g。口服。一次6~10片,一日3次。温开水送服。

用药注意:孕妇慎服;服药期间忌食油腻。

胆乐胶囊:本品药物组成为柴胡、蒲公英、大黄、茵陈、牛黄、栀子、郁金、薄荷油。

胶囊,每粒装0.3g,口服。一次4粒,一日3次。温开水送服。

3. 鉴别用药 **胆乐胶囊**理气止痛,利胆排石,适用于肝郁气滞型胆石症;**乌军治胆片、胆宁片、利胆片、胆乐片**在理气止痛,利胆排石基础上加上清热解毒,利胆消炎之品,用于肝郁化热之轻症。

二、肝胆湿热证

［临床表现］右胁或上腹部疼痛、拒按,呈持续性绞痛,阵发性加剧,其痛多向右肩部放射,脘腹胀满,身热口渴或恶寒发热,或恶心呕吐,纳差,多有目黄、身黄,舌偏红,苔黄腻,脉弦数。

［治法］疏肝利胆,清热利湿。

［方药］

1. 首选药:**金胆片**

药物组成:龙胆草、金钱草、虎杖、猪胆膏。

方解:方中金钱草清热解毒,利胆退黄,通淋排石,为方中主药。龙胆草、虎杖、猪胆膏助主药清热泻肝利胆。全方共奏清热利胆消炎止痛之功。

制剂规格:片剂,每片重 0.32g。

用法用量:片剂,口服。一次 5 片,一日 2~3 次。温开水送服。

2. 参考药 **胰胆炎合剂**:本品药物组成为柴胡、黄芩、厚朴、大黄、枳实、蒲公英、赤芍、北败酱、法半夏、甘草。

合剂,①药粉每瓶装 2g;②药液每瓶装 200ml。口服。一次药液 20ml,冲服药粉 1g,一日 2 次。慢性期服药量加倍,症状缓解后,根据大便情况酌减药粉用量,或遵医嘱。

消炎利胆片:本品药物组成为穿心莲、溪黄草、苦木。

片剂,每片重①0.26g;②0.52g;③0.25g。口服。一次 6 片［规格①③］或一次 3 片［规格②］。均一日 3 次。温开水送服。

3. 鉴别用药 **金胆片**清热解毒,清胆利湿之力较强,用于湿热内阻急、慢性胆囊炎,胆石症以及胆道感染。**胰胆炎合剂**清胆之力较强,用于湿热内阻引起的急性胆囊炎,胆道炎。**消炎利**

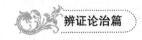

胆片用于湿热阻滞,气机不畅引起急性胰腺炎,急性胆囊炎,身热及上腹部疼痛,呕吐等,但因其剂型为片剂,故以慢性胆囊炎为主。

三、毒热内蕴证

[临床表现]寒战高热,右胁及脘腹疼痛拒按,黄疸加重,尿短赤,大便秘结,甚则神昏、气促、肢冷,舌绛红、干燥,苔腻或灰黑,无苔,脉弦数或细数。

[治法]清热解毒,通里攻下。

[方药]

1. 首选药:**胆石通胶囊**

药物组成:蒲公英、水线草、绵茵陈、广金钱草、溪黄草、枳壳、柴胡、大黄、黄芩、鹅胆干膏粉。

方解:湿热蕴结,肝胆气机不畅,故见胁痛,口苦,恶心呕吐等。方中金钱草、茵陈为主药,清热利湿,利胆排石,配以蒲公英、水线草、溪黄草、黄芩、鹅胆干膏粉、大黄助主药,清热利湿,通降胆石,枳壳、柴胡理气止痛。

制剂规格:胶囊,每粒装 0.65g。

用法用量:胶囊,口服。一次 4~6 粒,一日 3 次。温开水送服。

2. 参考药 **利胆排石颗粒(片)**:本品药物组成为金钱草、茵陈、黄芩、木香、郁金、大黄、槟榔、枳实、芒硝、厚朴。

颗粒剂,每袋装 3g。口服。排石,一次 2 袋,一日 2 次。炎症,一次 1 袋。一日 2 次。开水冲服。

片剂,口服。排石,一次 6~10 片,一日 2 次。炎症,一次 4~6 片,一日 2 次。温开水送服。

胆石清片:本品药物组成为硝石、皂矾、牛羊胆汁、大黄等。

片剂,每片重 0.3g。口服。一次 5~8 片,一日 3 次;或遵医嘱。温开水送服。

3. 鉴别用药 **胆石通胶囊**清胆解毒之功较强。利胆排石颗粒、**胆石清片**清胆之中通腑泄热之力较强。

四、肝阴不足证

[临床表现]右胁痛,多呈隐痛,头目眩晕,口干,耳聋耳鸣,急躁易怒,少寐多梦,舌红或有裂纹或见光薄苔,脉弦细。

[治法]养阴柔肝。

[方药]

首选药:**朝阳丸**合**益胆片**

朝阳丸

药物组成:生黄芪、鹿茸、干姜、大枣、核桃仁、川楝子、木香、青皮、生石膏、薄荷、冰片等。

方解:肝病日久,肝脾失调,脾肾两虚常见虚实夹杂之症,如神疲乏力,纳少,腰腿酸痛,胁下痞块等。方中川楝子、青皮、木香舒肝理气止痛,鹿茸、干姜、核桃仁、黄芪、大枣、温肾健脾。生石膏、薄荷、冰片清热解毒益肝。综观全方,温清并用,补脾益肾,舒肝止痛,用于肝病日久不愈者。

制剂规格:水蜜丸,每袋装 2g。

用法用量:口服。一次 1 袋,一日 1 次;或遵医嘱。温开水送服。

益胆片

药物组成:郁金、金银花、白矾、甘草、硝石、滑石粉、玄参。

方解:湿热痰浊内阻,气机不得宣通,胆不疏泄则胁痛,黄疸,或蕴结为石;邪注于下则小便涩痛不畅或形成结石等。方中郁金、白矾清热化痰,行气止痛,金银花、硝石、玄参清热解毒,滑石清热利尿,排石通淋。

制剂规格:片剂,每片重 0.5g。

用法用量:口服。一次 3 片,一日 2 次。温开水送服。

【医嘱】

1. 大部分胆结石宜采用中西医结合治疗。

2. 胆结石伴发急性胆囊炎合并弥漫性腹膜炎或中毒性休

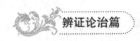

克时,需手术治疗。

3. 平时预防肠道感染,驱除肠道寄生虫,清除机体感染病灶。

4. 平时避免饮食不节和肥甘厚味。

5. 养成规律的排便习惯。

第二十一节　肠　痈

发生于肠的痈肿,成为肠痈。肠痈按疼痛部位的不同,可分为大肠痈和小肠痈。痛处接近天枢穴者称大肠痈,痛处接近关元穴者称小肠痈。临床表现以转移性右下腹天枢穴附近持续疼痛和右下腹拒按为主要特征。

西医学称谓的急性阑尾炎及其合并症即属此证。

【病因病机】

肠痈的发病,始于气机不调,继而气滞血瘀,瘀久化热,热久腐脓而成。毒热炽盛化火,火邪性易变,则易发生以火毒为中心的诸种辨证。其发病因素分述于下:

1. 温寒不适,外感六淫　热毒、火毒直接侵犯肠腑,郁遏气机,或风、寒、燥邪内侵肺之气机,肺气失宣,大肠与肺相表里,大肠气滞,成瘀化热为痈。

2. 饮食不节　暴饮暴食,过食膏粱厚味,湿热积于肠中。或不忌生冷,脾胃受伤,痰湿内生。不适的当饮食方式可扰乱肠道气机,过食炙煿或生冷继发的湿热或痰盛内蕴又可加重肠道的气机不利,加速成瘀、化热、腐脓的过程。

3. 劳累过度　如饱食后暴急奔走,或跌仆损伤,致气血违常,滞于肠中使肠道气机不利。或导致气滞血瘀,败血浊气壅遏肠中。

4. 情志不畅　五志失常,肝气郁结,脾失运化,气血郁滞,传化失职,易生食积、痰凝、淤积壅塞肠中。

【诊断要点】

转移性右下腹痛。

【辨证论治】

一、寒湿夹瘀证

［临床表现］上腹或脐周出现走窜痛,后逐渐转移至右下腹刺痛,右下腹有压痛或轻度反跳痛,腹肌紧张不明显,或可触及局限良好的肿块。伴有恶心、呕吐、食欲减退、便结、便燥或腹泻等症。可伴憎寒、发热、头痛、乏力等症。舌苔薄白,脉弦或弦紧;病久可见舌质红或绛,脉细数。

［治法］行气祛瘀,通腑泻湿。

［方药］

首选药:**藿香正气软胶囊(水、口服液、滴丸)**

药物组成:苍术、陈皮、厚朴(姜制)、白芷、茯苓、大腹皮、生半夏、甘草浸膏、广藿香油、紫苏叶油。

方解:此药为夏天常用的芳香化湿、和中解表的成药。风寒束表,卫阳被郁,则见恶寒发热,头痛。湿滞内阻,气机不畅,则见胸膈满闷,脘腹疼痛。湿滞肠胃,运化失司,升降失常,则见恶心呕吐,肠鸣泄泻。方中以藿香芳香化湿,理气和中,略兼解表是为主药。以紫苏叶,白芷解表发汗,并增强藿香理气散寒之力为辅药。佐苍术、厚朴、大腹皮燥湿除满。陈皮、生半夏行气降逆,和胃止呕。配桔梗开胸膈。用茯苓、甘草健脾利湿,加强运化功能。各药配合,使风寒得解,湿滞得消,气机通畅,胃肠调和,诸症自愈。

制剂规格:软胶囊,每粒装 0.45g。

酊剂,每支装 10ml。

口服液,每支装 10ml。

滴丸,每袋装 2.6g。

用法用量:软胶囊,口服。一次 2～4 粒,一日 2 次。温开水送服。

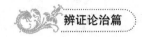

酊剂,口服。一次5~10ml,一日2次。用时摇匀。

口服液,口服。一次5~10ml,一日2次。用时摇匀。

滴丸,口服。一次1~2袋,一日2次。温开水送服。

二、热毒蕴结证

[临床表现] 高热、口干渴而欲饮,便秘尿黄;湿热为主者,热而不扬,口渴不欲饮,呕吐频作,胸脘痞闷,身倦乏力,便溏不爽,尿黄浊。舌苔黄干或黄腻,质红,脉弦数或滑数。右下腹有明显压痛,反跳痛或局限性肿物。

临床上,化脓性阑尾炎、阑尾周围脓肿,多属于蕴热型。

[治法] 泻火通便,解毒消肿。

[方药]

1. 首选药:**大败毒胶囊**

药物组成:金银花、蒲公英、天花粉、木鳖子、甘草、白芷、黄柏、乳香、当归、赤芍、陈皮、蛇蜕、干蟾、蜈蚣、全蝎、大黄、芒硝。

方解:方中金银花、蒲公英、天花粉、木鳖子、甘草清热解毒、散结消肿;白芷散风祛湿排脓;黄柏清热燥湿;当归、乳香、赤芍活血消肿止痛;陈皮疏通气滞,使结热毒壅得以消散;蛇蜕、干蟾、蜈蚣、全蝎散风解毒,疗疥疮;重用大黄、芒硝泻火通便,使热毒积滞一并从大便排出。本品降泻作用猛烈,非毒热壅盛体实者不可轻用。

制剂规格:胶囊,每粒装0.5g。

用法用量:口服。一次5粒,一日4次。温开水送服。

2. 参考药 **清血内消丸**参见本章第一节痈病参考药。

3. 鉴别用药 **大败毒胶囊**用于热毒内蕴,血毒不清之疮疡初起,亦可用于热毒内蕴肠中的肠痈。症见红肿热痛,便秘腹痛,尿赤尿痛等。并治梅毒疥疮等症。**清血内消丸**用于脏腑积热,风湿热毒之疮疡初起。症见便秘腹痛,及痈疖疮痒的红肿坚硬,疼痛不休,伴憎寒壮热,二便不利等。

三、火毒炽热证

[临床表现] 右下腹甚则全腹有剧烈的压痛、反跳痛及肌紧张,或全腹胀,苔黄燥或黄腻,舌质红绛,脉弦数或洪数大或细数。邪毒局限者,右下腹可触及痛性包块,舌苔黄,质红,脉滑数,大多数伴发热,少数低热或无明显发热。

[治法] 清热解毒,散痈,化结。

[方药]

首选药:西黄丸(糊丸、胶囊)

药物组成:乳香、没药、牛黄、麝香、黄米面。

方解:方中牛黄清热解毒,化痰;麝香通经络,行血消肿;乳香、没药活血散瘀止痛;用黄米面为糊,意在和脾益胃,制成糊丸在胃肠中崩解缓慢,可以徐徐吸收,缓缓图效。本品为外科常用药之一,对于痈疽疔毒、乳痈、瘰疬等症,确有卓效。但气血虚弱者不宜久服。

制剂规格:糊丸,每20丸重1g。胶囊,每粒装0.25g

用法用量:糊丸,口服。一次3g,一日2次。温黄酒或温开水送服。

胶囊,口服。一次4~8粒,一日2次。温开水送服。

【医嘱】

1. 大部分肠痈宜采用中西医结合治疗。
2. 肠痈合并弥散性腹膜炎或中毒性休克时,需手术治疗。
3. 平时预防肠道感染,驱除肠道寄生虫,清除机体感染病灶。
4. 平时避免饮食不节和进食后剧烈运动。
5. 养成规律的排便习惯。

第二十二节 痔 疮

痔疮是直肠末端黏膜下和肛管皮下的静脉丛发生扩大、曲张所形成柔软的静脉团。由于生处隐蔽,亦称"隐疮"。多见于

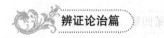

成年人。依发病部位不同,可分为内痔、外痔和混合痔。

【病因病机】

饮食不节,湿热内生,下迫大肠,或肛门裂伤,毒邪外侵,以及久坐、负重、远行等,致使血行不畅,经脉阻滞,瘀结不散而成。

【诊断要点】

直肠末端黏膜下和肛管皮下的静脉丛发生扩大、曲张形成柔软的静脉团,即可诊断为痔。生于肛管齿线以上者,称内痔;生于肛管齿线以下者,称外痔;内外痔部分形成一整体者,称为混合痔。

【辨证论治】

一、湿热夹风,迫血下行证

[临床表现]大便下血,血色鲜红,肛门肿痛,便秘溲赤,舌质红,苔黄腻,脉濡数。

[治法]疏风清热,凉血止血。

[方药]

1. 首选药:地榆槐角丸

药物组成:槐角、槐花、黄芩、大黄、防风、荆芥穗、赤芍、当归、红花、地榆炭、枳壳、生地黄。

方解:本品中槐角、槐花清泻大肠湿热,凉血止血,共为主药。防风、荆芥穗疏风理血。地榆炭凉血止血,助槐角、槐花凉血止血,共为辅药。佐以生地黄清热凉血。枳壳理气宽肠。黄芩、大黄清肠中湿热,兼导滞通便,使湿热从下而出。赤芍、当归、红花行血和血,以防寒凉太过而留瘀。诸药配伍,共奏疏风清热,凉血止血之功。

制剂规格:蜜丸,每丸重9g。

用法用量:蜜丸,口服。一次1丸,一日2次。温开水送服。

2. 参考药 止红肠辟丸:本品药物组成为地榆炭、槐花、生地黄炭、侧柏炭、黄连、栀子、黄芩、荆芥穗、阿胶、白芍、当归、乌梅、升麻。

蜜丸,每丸重 9g。口服。一次 1 丸,一日 2 次。温开水送服。

消痔散:本品药物组成为金银花、大黄、黄芩、白芷、当归、生地黄、防风、藏红花、槐花、冰片、熊胆。

散剂。口服。一次 3~4.5g,一日 3 次。温开水送服。

脏连丸:本品药物组成为槐角、槐花、胡黄连、荆芥穗、生地黄、阿胶、当归、赤芍、黄连、黄芩、猪大肠。

蜜丸,每丸重 9g。口服。一次 1 丸,一日 2 次。温开水送服。

鳖甲消痔胶囊:本品药物组成为鳖甲、银花藤、地榆、槐角。

胶囊,每粒内装 0.4g,口服。一次 3 粒,一日 3 次。温开水送服。

荣昌肛泰:本品药物组成为地榆炭、冰片。

外用贴剂。用时首先将患者脐部周围的皮肤用温水洗净,擦干,然后将本品上层无纺胶布与下层 PYC 分离,将药片对准患者脐部神阙穴,用无纺胶布粘贴牢固,平整即可,一日 1 次,一次 1 贴。

3. 鉴别用药　前四药功效基本相同。**地榆槐角丸**与**消痔散**作用较强,**消痔散**兼有清热解毒之功。**止红肠辟丸**收涩止血之力较强,其与**脏连丸**兼有养血作用。**鳖甲消痔胶囊**兼有滋阴降火,消肿止痛之功。**荣昌肛泰**为外用贴剂,可配合内服药同时使用,以增强疗效。

二、中气不足,气不摄血证

[临床表现]大便下血,痔核脱出不纳,肛门有下坠感,气短懒言,食少乏力,舌质淡红,脉弱无力。

[治法]补中健脾,益气摄血。

[方药]

1. 首选药:**补中益气丸(合剂、颗粒)**

药物组成:人参、白术、当归、黄芪、甘草、陈皮、柴胡、升麻。

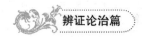
方解:本品中黄芪补中益气,升阳固表。以人参、白术、甘草补气健脾而和中。补气易于气滞,故配陈皮理气,使之补而不滞。脾胃虚弱,中气下陷,故用升麻、柴胡助人参、黄芪以升举阳气,使下陷之气得以提升。脾为气血生化之源,脾虚则血弱,故配当归以补血。诸药合用,使脾胃强健,中气充沛,则统摄有权,诸症自除。

制剂规格:丸剂。水丸,每袋装 6g;小蜜丸,每袋装 9g;蜜丸,每丸重 9g。

合剂,每瓶装 100ml。

颗粒剂,每袋装 3g。

用法用量:丸剂,口服。水丸一次 6g;小蜜丸一次 9g;蜜丸一次 1 丸。均一日 2~3 次。温开水送服。

合剂,口服。一次 10~15ml,一日 3 次。温开水送服。

颗粒剂,口服。一次 1 袋,一日 2~3 次。温开水冲服。

用药注意:本品不适用于恶寒发热表证者,暴饮暴食脘腹胀满实证者,高血压患者慎服。

2. 参考药　**人参归脾丸**:本品药物组成为人参、黄芪、白术、茯苓、甘草、当归、桂圆肉、酸枣仁、远志、木香。

蜜丸,每丸重 9g。口服。一次 1 丸,一日 2 次。温开水送服。

用药注意:身体壮实不虚者忌服。

3. 鉴别用药　**补中益气丸**具有补中益气,升阳举陷之功。其特点为补益中气同时,升举之力较强,除用治中气不足导致的痔疮下血外,还可用治气虚乏力久泄脱肛,以及妇女中气虚弱导致的月经先期、子宫下垂之证。**人参归脾丸**具有益气健脾,补血养心之功。除可治疗中气不足导致的痔疮下血外,还可用于治疗心血不足,血不养心之心悸、失眠、怔忡、健忘。

【医嘱】

1. 养成定时排便的习惯。

2. 多吃新鲜蔬菜及水果,少食肥甘油腻,保持大便通畅。

3. 久坐导致肛门周围血液循环不良,容易诱发或加重本病,故平时应注意劳逸结合,避免久坐不动。

4. 一次大便后用温水冲洗肛门。

第二十三节 烧 伤

烧伤是指火、开水、热油等热力致使皮肤发生的急性损伤。随着近代科学技术的发展,出现了化学烧伤、放射性烧伤、电击伤,但在平时仍以火焰烧伤和烫伤为多见。

烧伤重症可危及生命,治疗必须中西医结合,内外并治,本节不作介绍。烫伤轻症,一般不需内治,故本节只介绍中、小面积的烫伤轻症的外治法。

【病因病机】

本病皆因火毒之邪,外伤皮肉;甚者热邪入里,火毒攻心,耗气伤阴,阻滞脉络,而致气阴两脱之象。

【诊断要点】

有明显的水火烫伤史,局部皮肤出现红斑、灼痛、水泡、甚则皮肤焦黑或苍白,呈皮革样,即可诊断为本病。

【辨证论治】

[临床表现]烫伤因其损伤程度分为三度:损伤仅及表皮,局部发生红斑充血,灼痛无水泡者为Ⅰ度。伤及真皮组织,局部出现水泡,基底红润、肿胀、剧痛者为Ⅱ度。伤及全层皮肤及肌肉,甚至骨组织等,局部皮肤焦黑和苍白,呈皮革样,干燥,失去弹性和知觉者为Ⅲ度。

[治法]清热解毒,消肿止痛,润肤生肌。

[方药]

1. 首选药:獾油

药物组成:獾油、冰片。

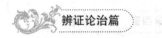

方解:本品中重用獾油润肤生肌,配以冰片清热解毒透达。二药配伍,共奏清热解毒,消肿止痛,润肤生肌之功。

制剂规格:油剂。每瓶内装31g。

用法用量:外用。涂敷患处。用量酌情不等。

2. 参考药 **紫草软膏**:本品药物组成为紫草、当归、生地黄、白芷、防风、乳香、没药。

软膏,每盒15g。将药膏摊于纱布上,敷贴于患处,隔日换一次药。

生肌玉红膏:本品药物组成为紫草、当归、白芷、甘草、血竭、轻粉。

油膏,每盒内装14g。涂敷患处,用消毒纱布包扎。

3. 鉴别用药 **獾油**适用于烫伤初期轻症。**紫草膏**适用于烫伤后皮破肉腐,肌肉不生,有活血生新之功。**生肌玉红膏**有清解之功,适用于局部创面有感染者。

【医嘱】

1. 饮食选用易消化、富有营养、含水分多、性质偏凉的食品,如西瓜、梨、黄瓜、牛奶、豆浆、豆腐等。并可逐步加入瘦肉、蛋、鸡、鱼等食物。

2. 多食新鲜水果蔬菜,忌食坚硬难消化、辛辣香燥、腥臭及诸发物。

3. 轻微烫伤,皮肤完好,无烫伤药时,可先用凉水冲洗,外涂清凉油或风油精。

第二十四节 毒蛇虫咬伤及蜂蜇伤

毒蛇咬伤

人体受到毒蛇咬伤后,毒素侵入人体内而引起的一系列局部及全身症状的一种危害较大的综合征,统称毒蛇咬伤。神经毒者,疼痛不剧烈,常因呼吸麻痹,造成重要器官缺氧而导致死亡。血循毒者,疼痛剧烈,患处易坏死,甚至会导致功能障碍。混合毒者,即感疼痛,逐渐加重,有麻木感,伤口周围皮肤迅速红肿,可扩展到整个肢体,常有水泡,严重者,伤口迅速变黑坏死,形成溃疡,所导向的淋巴结肿大和触痛。

【病因病机】

毒蛇咬伤后,毒液经伤口入于营血,内攻脏腑而发生中毒,或侵蚀肢体筋脉引起伤部溃烂坏死。

【诊断要点】

有毒蛇咬伤史,患部一般都有粗大而深的毒牙痕。神经毒的毒蛇咬伤后,局部不红不肿,无渗液,微痛,甚至麻木,所导向的淋巴结肿大和触痛。血循毒的毒蛇咬伤后,伤口剧痛、肿胀、起水泡,所属淋巴管、淋巴结发炎,有的伤口形成坏死溃疡。混合毒的毒蛇咬伤后,即感疼痛,逐渐加重,有麻木感,伤口周围皮肤迅速红肿,可扩展到整个肢体,常有水泡,严重者,伤口迅速变黑坏死,形成溃疡,所导向的淋巴结肿大和触痛。若见上述任何一种症状,即可诊断为本病。

【辨证论治】

[临床表现]局部可见有粗大而深的毒牙痕,伤口剧痛肿胀,起水泡,或麻木,伤口周围皮肤迅速红肿,可扩展至整个肢体,甚至伤口迅速变黑坏死,形成溃疡。或伴有头晕,出汗,胸闷,四肢无力,甚者出现瞳孔散大,视力模糊,语言不清,流涎,牙关紧闭,吞咽困难,昏迷,呼吸微弱以致停止而死亡。或同时见有吐、衄、便、尿血、黄疸、肝脾肿大等。

[治法]解毒强心,利尿止血。

[方药]

1. 首选药:**上海蛇药片**

药物组成:略。

方解:解蛇毒,强心利尿,止血抗溶血,是治疗毒蛇咬伤的良药。

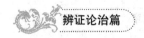

制剂规格：片剂，每瓶内装60片。

用法用量：口服。第一次服10片，以后每4小时服5片，病情减轻可改为每6小时服5片，危重患者可酌情增加。

2. **参考药 黎峒丸** 本品的药物组成为三七、大黄、阿魏、儿茶、天竺黄、血竭、乳香、没药、藤黄、雄黄、冰片、麝香、牛黄。

蜜丸，每丸重3g。口服。一次1丸，一日2~3次。温开水送服。

3. **鉴别用药 上海蛇药片**适用于因蝮蛇、五步蛇、蝰蛇、烙铁头蛇、竹叶青蛇等咬伤所致。**黎峒丸**适用于虫蛇咬伤，局部剧痛（或麻木）红肿，并可见眩晕昏聩，烦躁发痉，周身有出血点等。还可用治跌打损伤，出现瘀血，肿胀，疼痛等症；疮痈肿毒，局部红肿、疼痛、发热、有硬结者。

【医嘱】

1. 在毒蛇经常出没的山林、田野、海边等处工作或旅游时，应预先准备好蛇药，以防虫蛇咬伤。

2. 被毒蛇咬伤后应立即就地取材，于伤口的近心端缚扎，以阻止静脉回流而不妨碍动脉血流为原则。如伤在手指可缚扎指根部；伤在足部可缚扎于膝关节下部，并将患肢下垂，不宜奔跑，以免加速血流和蛇毒吸收。

3. 缚扎时间可持续8~10小时，但应每隔15~30分钟稍放松1次，一次1~2分钟，一般在伤口排毒或服药后1~3小时则可解除缚扎。

4. 咬伤已超过12小时，则不宜缚扎。

毒虫咬伤及蜂蜇伤

毒虫咬伤及蜂蜇伤主要包括蜈蚣、蝎、蜂、蚂蚁、蜂虫、蚂蟥等。轻者瘙痒，重者灼痛，乃至出现严重的全身中毒症状。类似西医学所称虫咬皮炎。

【病因病机】

毒虫叮刺后，毒毛或毒汁等从伤痕侵入，入于营血，或侵蚀筋脉,再及脏腑;引起轻重不等的局部或全身中毒症状。

【诊断要点】

明确的毒虫叮咬史及典型的临床表现。

【辨证论治】

一、湿热毒袭证

[临床表现]凡初起患处发红作痒,生有栗疹或风团,形似云片,顶白根赤,顶有水疱,或虫咬痕迹,继则痒痛相兼,焮红漫肿,舌质红,苔白,脉滑数。

[治法]清热解毒,除湿祛邪。

[方药]

1. 首选药:**喉症丸**

药物组成:人工牛黄、雄黄、硼砂、玄明粉、猪胆汁、青黛、蟾酥、板蓝根、冰片、百草霜。

方解:本品所治病证为热毒所致。方中以人工牛黄、猪胆汁、板蓝根清热解毒,消肿利咽为主药,冰片、玄明粉、硼砂清热,消肿止痛,雄黄、蟾酥、百草霜解毒共为辅药,佐以青黛清热凉血。全方合用,共奏清热解毒,消肿止痛之功。

制剂规格:小水丸(百草霜为衣),每224粒重1g。

用法用量:口服。或噙化,感觉麻辣时,用温开水送服,成年人一次5~10粒,3至10岁小儿,一次3~5粒,一日3次。温开水送服。

2. 参考药　**风油精**:本品药物组成为薄荷脑、水杨酸甲酯、樟脑、桉油、丁香酚。

油剂,每瓶装①3ml;②6ml;③9ml。外用,涂擦于患处。口服。一次4~6滴;小儿酌减或遵医嘱。

3. 鉴别用药　两种药物常常配合应用,内治外治相结合效果更好。

二、燔营灼血证

[临床表现]叮咬之处,疼痛难忍,焮肿如馒,触之灼热,燎

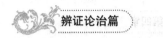
浆水疱,或上升大疱,血疱,疱液混浊,未破不坚,揭之即溃,津水黏稠,伴淋巴结肿大,口渴心烦,躁扰不宁,壮热谵语,二便秘结,舌质红绛,苔少,脉数。

[治法]清营凉血,解毒祛邪。

[方药]

1. 首选药:**蟾酥锭**

药物组成:蟾酥(酒炙)、雄黄、蜗牛、朱砂、麝香、冰片。

方解:本品主治热毒疮痈肿毒。方中麝香活血散瘀,消肿止痛,冰片、蟾酥消肿止痛,朱砂、雄黄、蜗牛清热解毒。合用清热解毒,消肿止痛。

制剂规格:锭剂,每锭重3g。

用法用量:用醋研磨涂患处。

2. 参考药 **紫金锭**:参见本章第二节疔疮病参考药

3. 鉴别用药 **蟾酥锭**活血解毒,消肿止痛。用于疔毒恶疮,红肿坚硬,痈疽发背,乳痈肿痛,以及蝎螫虫咬等,为外用之品。**紫金锭**辟瘟解毒,消肿止痛,外敷痈疽疮毒,痄腮红肿,及蝎螫虫咬等。

【医嘱】

1. 平时注意个人及环境卫生,防止寄生虫的滋生。

2. 户外活动时注意做好个人防护,防止毒虫侵犯身体,同时避免毒虫在不同个体之间传播。

3. 毒虫咬伤和蜂蜇伤症状多较轻,但如被蜈蚣、毒蝎咬伤往往有全身中毒症状,严重者会出现休克,甚至死亡。因此,伤后有较严重反应者应及时就医治疗。

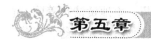

五官科病证

第一节　目赤肿痛

本病是指眼部有明显红肿热痛为主要特征之眼病。

西医的假膜性结膜炎,急性卡他性结膜炎,流行性角结膜炎,流行性出血性结膜炎等以眼部红肿热痛为主要症状者可参考本节内容进行辨证论治。

【病因病机】

1. 外感风热　风热之邪,突从外袭,风热相搏,交攻于目,猝然而起;或猝感时气邪毒,上攻于目所致。

2. 肝经风热　肝经素有伏热,外受风邪,风热上攻而致。

【诊断要点】

白睛显著红赤或肿胀,胞睑微肿或红肿者即可诊断为本病。

【辨证论治】

一、外感风热

[临床表现]病初起即见胞睑浮胀,白睛赤肿,痒痛多泪,羞明难开,伴有恶寒发热,头痛鼻塞,舌苔薄白,脉浮数。

[治法]疏散风热,解表明目。

[方药]

1. 首选药:**明目蒺藜丸**

药物组成:黄芩、黄连、黄柏、栀子、蔓荆子、薄荷、菊花、白芷、防风、荆芥、旋覆花、川芎、密蒙花、蒺藜、木贼、蝉蜕、决明子、

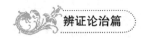

生石决明、赤芍、生地黄、连翘、甘草、当归。

方解：方以黄连清热去火；刺蒺藜平肝祛风明目；菊花疏风清热，清肝泻火，兼能益阴明目；共为君药。生地黄清热养阴，黄芩清上焦之热，黄柏清热坚阴，栀子清热泻火，共为臣药。川芎、白芷、荆芥祛风通窍，活血止痛；赤芍凉血活血；当归养血柔肝；蔓荆子疏散风热，清利头目；薄荷、连翘、防风、蝉蜕、密蒙花、木贼、决明子、石决明清肝明目退翳，疏散风热；旋覆花降逆止呕；共为佐药。甘草调和诸药为使。

制剂规格：水丸，每袋装 9g。

用法用量：口服，每服 1 袋，一日 2 次，小儿 3 岁以内每服 1.5g，4～6 岁每服 3g。温开水送服。

2. 参考药　**桑菊感冒片(合剂、丸)**：本品药物组成为桑叶、菊花、薄荷、苦杏仁、桔梗、连翘、芦根、甘草。

片剂，每片重 0.62g。口服。一次 4～8 片，一日 2～3 次；小儿酌减或遵医嘱。温开水送服。

合剂，①每支装 10ml；②每瓶装 100ml。口服。均一次 15～20ml，一日 3 次；小儿酌减或遵医嘱。

水丸，每 100 粒重 15g。口服。一次 25～30 丸，一日 2～3 次；小儿酌减或遵医嘱。温开水送服。

羚翘解毒丸：本品药物组成为羚羊角、金银花、连翘、薄荷、荆芥穗、淡豆豉、牛蒡子(炒)、桔梗、赤芍、淡竹叶、甘草。

蜜丸，每丸重 9g。口服。一次 1 丸，一日 2～3 次。温开水送服。

3. 鉴别用药　三药均可疏散上焦风热，用治上焦风热所致的目赤肿痛兼有风热表证者。**明目蒺藜丸**作用较强，由于方中配有蝉蜕、木贼、薄荷，故还可用治目生翳障之证。**桑菊感冒片**中配有杏仁、桔梗，故适用于目赤肿痛兼有风热咳嗽者。**羚翘解毒丸**中配有金银花、连翘、荆芥等药，故适用于恶寒发热，头痛咽痛等表证较重者。

二、肝经风热

[临床表现]暴发火眼,红肿痛痒,热泪昏花,畏光羞明,头目眩晕,烦躁口渴,大便干燥。舌质红,苔黄,脉弦数。

[治法]清热散风明目。

[方药]

1. 首选药:**明目上清片(水丸)**

药物组成:黄连、黄芩、菊花、熟大黄、玄参、桔梗、枳壳、陈皮、当归、石膏、栀子、天花粉、连翘、车前子、赤芍、蒺藜、薄荷、荆芥、蝉蜕、麦冬、甘草。

方解:本品中菊花、薄荷、荆芥、蒺藜、蝉蜕清肝火,散风热,明目退翳。黄连、黄芩、栀子清热泻火,车前子利尿明目,熟大黄泄热通便,使邪热从二便分消。当归、赤芍养血活血,玄参、连翘、桔梗解毒消肿,枳壳、陈皮行气散结,石膏、天花粉、麦冬清热养阴除烦。甘草调和诸药。诸药配伍,共奏清热散风明目之功。

制剂规格:片剂,每片重0.6g。

水丸,每袋装6g。

用法用量:片剂,口服。每服4片,一日2次。温开水送服。

水丸,口服。一次6g,一日2次。温开水送服。

2. 参考药　**明目蒺藜丸**:见本章第一节目赤肿痛病外感风热证首选药。

开光复明丸:本品药物组成为黄芩、黄连、黄柏、栀子、大黄、龙胆草、菊花、防风、蒺藜、当归尾、红花、赤芍、玄参、生地黄、泽泻、生石决明、羚羊角、冰片。

蜜丸,每丸重6g。口服,一次1~2丸,一日2次。温开水送服。

3. 鉴别用药　三种成药的药物组成相似,但**明目上清片(水丸)**中有大黄、车前子,因此通便、利尿作用较明显,使邪热自下而解。**明目蒺藜丸**中疏表药物较多,因而宣散上焦风热作用较强。**开光复明丸**中配伍了羚羊角、红花等药物,增强了清肝

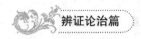

热、明目活血消肿作用,但疏散上焦风热作用较弱。

除以上药物外,临床用于肝经风热目赤肿痛还可用珍珠明目滴眼液,外用。用法用量参照中成药说明书。

【医嘱】

1. 患病后应多吃蔬菜、水果,切忌贪食膏粱厚味及辛辣性热之品,以免助热加重病情。

2. 平时要注意眼部卫生,避免病邪感染。

3. 在日常生活中用眼不宜过久,防止眼部疲劳。

以上医嘱适用于各种目赤肿痛患者。

第二节 目 涩

本证是指患者自觉眼内干涩不适,不肿不赤的病证。多为双眼发病,与职业、环境、年龄、季节、用眼等有关。

西医的慢性结膜炎、浅层点状角膜炎、干燥性角结膜炎等以眼干涩为主要症状者可参照本节内容进行辨证论治。

【病因病机】

1. 肺阴不足　肺阴不足,虚火上炎,目失濡养而成本病。

2. 肝肾亏虚　肝肾两虚,阴血不足,精血不能上承于目,目窍失养,故两目干涩。

【诊断要点】

患者自觉眼内干涩不适,不肿不赤,病情缓慢而迁延,经内服及外点药物治疗,仍难于速愈者即可诊断为本病。

【辨证论治】

一、肺阴不足

[临床表现] 眼内干涩,于午后及入夜则加重,频频眨目,眵泪均少,或干咳少痰,咽干口渴,舌质红,边尖少苔,脉细。

[治法] 养阴清肺。

[方药]

首选药:**养阴清肺丸(口服液、膏)**

药物组成:地黄、玄参、麦冬、白芍、牡丹皮、川贝母、薄荷、甘草。

方解:本品中以地黄、玄参养阴润燥,清热解毒,共为主药。辅以麦冬、白芍助主药养阴清肺润燥。丹皮助主药清热凉血解毒。川贝母清热润肺,止咳化痰。薄荷宣肺利咽。甘草清热润肺。诸药配伍,共奏养阴清肺之功。

制剂规格:丸剂。水蜜丸,每 100 粒重 10g;蜜丸,每丸重 9g。

口服液,每支装 10ml。

煎膏剂,每大瓶装 100g,小瓶装 50g。

用法用量:丸剂,口服。水蜜丸,一次 6g;蜜丸,一次 1 丸。均一日 2 次。温开水送服。

口服液,口服。一次 10ml,一日 2~3 次。

煎膏剂,口服。一次 10~20ml,一日 2~3 次。温开水冲服。

二、肝肾亏虚

[临床表现]眼内干涩较重,畏见强光,双眼频眨,白睛隐隐淡红,兼腰膝酸软,头晕耳鸣,舌红少津,脉细数无力。

[治法]滋阴降火,养肝明目。

[方药]

1. 首选药:**石斛夜光丸**

药物组成:石斛、天冬、麦冬、熟地黄、生地黄、枸杞子、肉苁蓉、菟丝子、五味子、牛膝、人参、茯苓、甘草、山药、蒺藜、菊花、川芎、青葙子、防风、决明子、枳壳、杏仁、黄连、羚羊角、水牛角。

方解:本品中熟地黄、生地黄、石斛、枸杞子、肉苁蓉、菟丝子、天冬、麦冬、五味子、牛膝滋肾养肝,益精明目。人参、山药、茯苓、甘草健脾益气,以滋气血生化之源。羚羊角、水牛角、黄连、决明子、青葙子清热泻火,凉血明目。蒺藜、菊花、川芎、防风、枳壳、杏仁活血行气,疏风明目。诸药配伍,共奏滋阴降火,

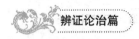

养肝明目之功。

制剂规格:蜜丸,每丸重 5.5g。

用法用量:口服。一次 2 丸,一日 2 次。淡盐汤或温开水送服。

2. 参考药　明目地黄丸:本品药物组成为熟地黄、山药、山茱萸、茯苓、泽泻、牡丹皮、菊花、枸杞子、当归、白芍、蒺藜、石决明。

丸剂。蜜丸,每丸重 9g。口服。一次 1 丸,一日 2 次。温开水送服。浓缩丸,每 8 丸相当于原生药 3g。口服。一次 8～10 丸,一日 3 次。温开水送服。

石斛明目丸:本品药物组成为石斛、熟地黄、生地黄、天冬、麦冬、枸杞子、肉苁蓉、菟丝子、五味子、怀牛膝、人参、甘草、茯苓、山药、蒺藜、菊花、川芎、青葙子、防风、决明子、枳壳、杏仁、黄连、煅磁石、生石膏、水牛角。

水丸,每 100 粒重 12g,每袋装 6g。一次 1 袋,一日 2 次。温开水送服。

琥珀还睛丸:本品药物组成为熟地黄、生地黄、天冬、麦冬、枸杞子、肉苁蓉、知母、菟丝子、杜仲、党参、山药、甘草、当归、川芎、黄柏、菊花、枳壳、杏仁、沙苑子、青葙子、黄连、石斛、琥珀、羚羊角、水牛角、茯苓。

蜜丸,每丸重 6g。口服,一次 2 丸,一日 2 次。温开水送服。

3. 鉴别用药　四种成药相似,明目地黄丸滋补肝肾作用较显著。石斛夜光丸加入了羚羊角、水牛角、黄连、青葙子等药物,兼有清泻肝火作用。石斛明目丸组成与石斛夜光丸基本相同,因减去羚羊角,故清肝热作用较弱。琥珀还睛丸中配伍知母、黄柏清虚热,临床见虚火上炎明显者可选用。

除以上药物外,临床用于肝肾亏虚目涩者还可用杞菊地黄丸,该药滋补肝肾力量较强。明目地黄丸兼有滋阴养血,平肝潜阳之功。用法用量参照中成药说明书。

【医嘱】

1. 平时生活或工作、学习中,看书、写作、看电视等时间不宜过久,当视力出现疲劳时,应闭目静养,以及时消除视力疲劳,可起到预防及辅助治疗的作用。

2. 少食肥甘厚味之品,多吃富含维生素 A 的新鲜蔬菜(如胡萝卜),适当进食动物的肝脏,或服用鱼肝油,可有助于本病的治疗。

3. 取白菊花 6g,或桑叶 6g,沸水浸泡,代茶饮服,对改善本病有辅助治疗作用。

以上医嘱适用于目涩的各种患者。

第三节 目 痒

目痒是指以眼部发痒为主症的眼病。若因其他眼病而痒者,不属本节介绍内容。

西医的慢性结膜炎、过敏性结膜炎、春季变应性结膜炎等以眼痒为主要症状者可参考本节内容进行辨证论治。

【病因病机】

1. 风邪外袭 风邪外袭,目系经络受阻而发。

2. 肝肾阴虚 肝肾阴虚,目失所养,化热生风而致。

【诊断要点】

眼部两眦作痒,或如虫行,或眼内奇痒难忍,但双眼外观端好,不红不肿,无眵无泪,亦无翳障,视力如常,即可诊断为本病。

【辨证论治】

一、风邪外袭

[临床表现]眦部作痒,视力正常,外无形迹,舌脉正常。

[治法]疏风散邪。

[方药]

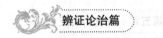

首选药:桑菊感冒片(合剂、丸)

药物组成:桑叶、菊花、桔梗、杏仁、连翘、芦根、甘草、薄荷。

方解:本品中桑叶清透肺络之热,菊花清散上焦风热,共为主药。辅以薄荷辛凉,助桑、菊散上焦风热,桔梗、杏仁一升一降,解肌调肺,既助桑、菊以驱邪,又理肺气而止咳。连翘清透膈上浮游之热,芦根清热生津止渴。甘草润肺止咳,调和诸药。诸药配伍,共奏疏风散邪之功。

制剂规格:片剂,每片重 0.62g。

合剂,①每支装 10ml;②每瓶装 100ml。

水丸,每 100 粒重 15g。

用法用量:片剂,口服。一次 4~8 片,一日 2~3 次;小儿用药遵医嘱。温开水送服。

合剂,口服。一次 15~20ml,一日 3 次;小儿用药遵医嘱。用时摇匀。

水丸,口服。一次 25~30 粒,一日 2~3 次;小儿用药遵医嘱。温开水送服。

【医嘱】

1. 保持双眼局部清洁卫生。

2. 患病后应少食辛辣刺激食物,以免生热加重病情。

3. 患者可用菊花泡水代茶饮用,对本病有辅助治疗作用。

二、肝肾阴虚

[临床表现] 两目微痒,时作时止,外观不红不肿,伴有腰膝酸软,口燥咽干,舌红少苔,脉细数。

[治法] 滋养肝肾,祛风明目。

[方药]

1. 首选药:**明目地黄丸**

药物组成:本品药物组成为熟地黄、枸杞子、菊花、山茱萸、茯苓、泽泻、牡丹皮、当归、白芍、蒺藜、石决明。

方解:方中重用熟地黄为君药,滋阴养血,补肾填精。臣以山茱萸补肾暖肝;山药健脾固精,二药与熟地黄相配,肝、脾、肾三阴同补,而以滋补肾阴为主。佐以枸杞子滋肾,养肝,明目;当归、白芍养血滋阴;石决明平肝潜阳,清肝明目;白蒺藜、菊花疏肝清热,祛风明目;牡丹皮清肝热;茯苓渗脾湿;泽泻泄肾浊。诸药配合,以补为主,补中有泻,共奏滋肾,养肝,明目之功。

制剂规格:丸剂。蜜丸,每丸重9g;浓缩丸,每8丸相当于原生药3g。

用法用量:丸剂,口服。蜜丸,一次1丸,一日2次。温开水送服。浓缩丸,口服。一次8~10丸,一日3次。温开水送服。

2. **参考药 杞菊地黄丸(片、胶囊、口服液)**:本品药物组成为枸杞子、菊花、熟地黄、山药、山茱萸、茯苓、泽泻、牡丹皮。

丸剂。蜜丸,每丸重9g。口服。水蜜丸,一次6g;小蜜丸,一次9g;蜜丸,一次1丸。均一日2次。温开水送服。浓缩丸,每8丸相当于原药材3g。口服,一次8丸,一日3次。温开水送服。

片剂,片芯重0.3g。口服,一次3~4片,一日3次。温开水送服。

胶囊,每粒装0.3g。口服,一次5~6粒,一日3次。温开水送服。

口服液,每支装10ml。口服。一次1支,一日2次。

桑麻丸:桑叶、黑芝麻。

水丸,每50粒重约3g。口服,一次6g,一日3次。温开水送服。

3. **鉴别用药** 三种成药均可滋养肝肾,祛风明目。其中**桑麻丸**力量较缓,**杞菊地黄丸**滋补肝肾力量较强。**明目地黄丸**兼有滋阴养血,平肝潜阳之功。

【医嘱】

1. 患者应注意节欲保精,以免房劳伤肾。

2. 平时可适当进食一些补肾之品,如枸杞子、黑芝麻、山药等。

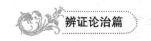

第四节 青 盲

本病是指眼外观端好,一如常人,视力缓慢下降,而致不辨人物,不分明暗的眼病。

青盲相当于西医学的视神经萎缩,视神经萎缩分原发性视神经萎缩、继发性视神经萎缩和上行性视神经萎缩,可参考本节内容进行辨证论治。

【病因病机】

1. 五脏虚损 五脏之精气皆上注于目,若五脏虚损,目失涵养,渐而目不能视。因肝开窍于目,故五脏虚损中属肝阴不足导致本病者较为多见。

2. 肝郁不舒 情志郁结,肝失调达,气血瘀滞,目失涵养,而为本病。

3. 气血瘀滞 头部外伤,或肿瘤压迫导致脉络瘀塞,气血不能上注于目,目窍失养而发本病。

【诊断要点】

患眼外观如常,无翳障气色,初起自觉视物昏渺,蒙昧不清,视力逐渐下降,即可诊断为本病。病情严重者,最终可导致失明。此病需进行眼底检查,以利确诊。

【辨证论治】

一、五脏虚损

[临床表现]眼睛外观无异常,不痛不痒,视力逐渐减退而致失明,头晕耳鸣,面色无华,舌淡红,苔白,脉细数。

[治法]补血养肝明目。

[方药]

1. 首选药:明目羊肝丸

药物组成:羊肝、青葙子、葶苈子、地肤子、细辛、菟丝子、车前子、黄芩、泽泻、决明子、熟地黄、肉桂、茯苓、枸杞子、苦杏仁、麦冬、茺蔚子、五味子、防风、蕤仁等20味。

方解：方中羊肝专入肝经，具有补血养肝明目之功。熟地黄主入肝肾两经，既可大补肾精，亦可滋阴养肝，二药合用，肝肾同补，用于肝肾衰弱，精血不足之视物昏花，共为君药。枸杞子、菟丝子、麦冬、肉桂滋肾阴，补肾阳，与羊肝、熟地配伍，填精补髓，阴阳双补，增强滋阴明目之功，善治两目干涩之症，共为臣药。青葙子、决明子、茺蔚子、黄芩清肝明目。葶苈子、苦杏仁、地肤子、车前子、泽泻、茯苓祛湿健脾。细辛、防风、蕤仁疏风散风，善治迎风流泪。蕤仁又可养肝明目。五味子甘酸具有收敛之性，既可防利水伤阴，又可止散风耗气，以上药物共为佐药。诸药配伍，共奏滋阴明目之功。

制剂规格：蜜丸，每丸重9g。

用法用量：口服。一次1丸，一次3次。温开水送服。

2. 参考药　**石斛夜光丸**：参见本章第二节目涩病肝肾亏虚证首选药。

明目地黄丸：参见本章第二节目涩病肝肾亏虚证参考药。

补中益气丸（合剂、颗粒）：本品药物组成为党参、甘草、白术、当归、陈皮、黄芪、升麻、柴胡。

丸剂。水丸，每袋装6g，口服。一次6g；小蜜丸，口服。一次9g；蜜丸，每丸重9g，一次1丸。均一日2～3次。温开水送服。

合剂，每瓶装100ml。口服。一次10～15ml，一日3次。

颗粒剂，每袋装3g。口服。一次1袋，一日2～3次。温开水送服。

用药注意：本品不适用于恶寒发热表证者，暴饮暴食脘腹胀满实证者，高血压患者慎服。

天王补心丸：本品药物组成为生地黄、天冬、麦冬、当归、柏子仁、酸枣仁、五味子、玄参、党参、丹参、远志、茯苓、桔梗、石菖蒲、甘草、朱砂。

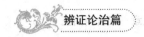

丸剂。蜜丸,每丸重9g。口服,一次1丸,一日2次。温开水送服。浓缩丸,每8丸相当于饮片3g。口服,一次8丸,一日3次。温开水送服。

3. 鉴别用药 **明目羊肝丸**适用于肝血不足,精血不能上注,目失所养之青盲证。**石斛夜光丸**和**明目地黄丸**适用于肝肾阴虚所致之青盲,伴有头晕耳鸣,腰膝酸软,咽干颧红,五心烦热,舌红少苔,脉细数。**补中益气丸**适用于脾气虚弱所致之青盲,伴有面白神疲,饮食无味,四肢乏力,舌质淡嫩,脉细弱。**天王补心丸**适用于心阴亏损所致之青盲,伴有眩晕心烦,怔忡健忘,梦扰难寐,脉虚弱。

【医嘱】

1. 平时注意眼睛的保护,不要在光线昏暗处或强光下看书、学习,不可卧床和乘车时读书。

2. 患者适当进食动物的肝脏,可起到养肝明目的作用。

3. 每天作眼部保健操,亦可起到辅助治疗作用。

以上医嘱适用于本病各种患者。

二、肝郁不疏

[临床表现] 视力逐渐下降,渐至失明,伴有情志不舒,头晕目眩,胸胁满闷,口苦咽干,脉弦细。

[治法] 疏肝解郁。

[方药]

1. 首选药:**逍遥丸(片、胶囊、颗粒)**

药物组成:柴胡、当归、白芍、薄荷、白术、茯苓、甘草、生姜。

方解:本品中以柴胡疏肝解郁为主药。辅以白芍、当归养血和营,以养肝体。佐以白术、茯苓、甘草健脾和中,扶土抑木。薄荷疏肝解郁,生姜降逆和中,辛散达郁共为佐药。诸药配伍,共奏疏肝解郁之功。

制剂规格:丸剂。小蜜丸,每100丸重20g;蜜丸,每丸重

9g;水丸,每袋装 6g,浓缩丸,每 8 丸相当于饮片 3g。

片剂,每片重 0.35g。

胶囊,每粒装①0.4g;②0.34g。

颗粒剂,①每袋装 15g;②每袋装 4g;③每袋装 5g;④每袋装 6g;⑤每袋装 8g。

用法用量:丸剂,口服。小蜜丸,一次 9g;蜜丸一次 1 丸。均一日 2 次。温开水送服。水丸,口服。一次 6~9g,一日 1~2 次。温开水送服。浓缩丸,口服。一次 8 丸,一日 3 次。温开水送服。

片剂,口服。一次 4 片,一日 2 次。

胶囊,口服。一次 5 粒[规格①],或一次 4 粒[规格②]。均一日 2 次。

颗粒剂,口服。一次 1 袋,一日 2 次。

2. **参考药　加味逍遥丸(口服液)**:本品药物组成为柴胡、当归、白芍、薄荷、白术、茯苓、甘草、生姜、牡丹皮、栀子。

水丸,每 100 丸重 6g。口服。一次 6g,一日 2 次。温开水送服。

合剂,每瓶①10ml;②100ml;③150ml。口服。一次 10ml,一日 2 次。

用药注意:切忌气恼劳碌;忌食生冷油腻。

3. **鉴别用药　逍遥丸**适用于肝郁不疏所致诸证。**加味逍遥丸**即**逍遥丸**加丹皮、栀子而成。适用于兼有郁热明显者。若血虚明显者,可用地黄煎汤送服逍遥丸,名为黑逍遥丸。

【医嘱】

1. 患者平时还应注意调节情志,保持良好的精神状态,避免暴怒或抑郁等不良刺激的影响,以防加重病情。

2. 可选用紫菜萝卜汤辅助治疗。将白萝卜 250g 洗净,切丝,紫菜 15g 剪碎,陈橘皮 2 片剪碎,放入锅内,加水适量,煎煮半小时,出锅前可酌加食盐、调料少许。吃萝卜、紫菜,喝汤,一

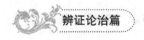

日2次。

三、气血瘀滞

[临床表现]视物昏蒙,视力下降,或有头部外伤史,经眼底检查诊断为眼底视盘苍白,舌色瘀黯,脉涩。

[治法]行气活血化瘀。

[方药]

1. 首选药:血府逐瘀口服液(丸、胶囊)

药物组成:当归、生地黄、红花、桔梗、甘草、赤芍、柴胡、牛膝、桃仁、川芎、枳壳。

方解:本品中当归、生地黄、赤芍、川芎、红花、桃仁活血兼养血,活血化瘀而不伤好血,养血而不留瘀滞。柴胡、枳壳疏肝理气,合桔梗、牛膝配伍,升降并用,调畅气机,气行则有利于血瘀的祛除。诸药配伍,共奏行气活血祛瘀之功。

制剂规格:口服液,每支10ml。

蜜丸,每丸重9g。

胶囊,每粒装0.4g。

用法用量:口服液,口服。一次20ml,一日3次。

蜜丸,口服。一次1~2丸,一日2次。空腹时用红糖水送服。

胶囊,口服。一次6粒,一日2次。温开水送服。

用药注意:忌食生冷食物;孕妇慎用。

2. 参考药 四物合剂:本品药物组成为熟地黄、当归、川芎、白芍。

合剂,每支装①10ml;②100ml。口服,一次10~15ml,一日3次。若瘀滞较重者,可用桃仁、红花煎汤送服本药,以加强活血之力。

3. 鉴别用药 两种成药均有活血化瘀之功,均可治疗血瘀导致的青盲之证,气滞血瘀者,宜选**血府逐瘀口服液**;血虚血瘀者,宜选**四物合剂**。

【医嘱】

1. 因肿瘤压迫而致的青盲,应及时治疗肿瘤。

2. 因外伤而致的青盲,服用山楂粥可起到辅助治疗的作用,山楂粥的做法是先将山楂 30~40g(鲜品 60g)用砂锅煎取浓汁,去渣,再入粳米 100g,砂糖少许煮粥。

第五节 旋 耳 疮

旋耳疮是指旋绕于耳廓或耳周而发生的疮疡。多发于耳后皱襞、耳前或耳廓。以局部皮肤瘙痒、潮红、糜烂、渗液、结痂或皲裂为主要特征。

现代医学的外耳湿疹可参考本节内容进行辨证论治。

【病因病机】

1. 风热湿邪浸渍　多因脓耳之脓液浸渍或临近部位之黄水疮蔓延至耳部,亦有接触某些刺激物而诱发,以致湿热邪毒积聚,引动肝胆之热循经上犯,风热与湿邪蒸灼耳部肌肤,生黄水而为病。

2. 血虚生风化燥　久病不愈,湿邪缠绵,风热邪毒未尽,以致脾失健运,阴血耗伤,导致血虚生风化燥,耳窍肌肤失于滋润,故皮肤粗糙、皲裂、覆盖鳞屑。

【诊断要点】

凡耳道或耳廓周围皮肤瘙痒、或潮红,溃后黄水淋漓,或皮肤增厚、粗糙、皲裂者,即可诊断为本病。

【辨证论治】

一、风热湿邪浸渍

[临床表现] 耳道或耳廓周围肤色潮红,瘙痒、灼热,有水疱,溃后流出黄色脂水、糜烂、黄水淋漓,干后结成黄色痂皮。婴儿可伴有发热、烦躁、睡眠不安等症。

[治法] 清热利湿,疏风止痒。

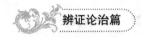

[方药]

1. 首选药:**除湿丸**

药物组成:威灵仙、猪苓、栀子仁、黄芩、连翘、归尾、泽泻、牡丹皮、紫草、茜草根、赤苓皮、白鲜皮、生地黄、黄连。

方解:威灵仙性急善走,能通行十二经脉,具有散风祛湿、调和气血之功,与疏散风热,清热解毒的连翘,解毒祛风利湿的白鲜皮配伍,则散风祛湿之力增强,且可止痒。栀子仁、黄芩、黄连清热解毒泻火。猪苓、泽泻、赤苓皮淡渗利湿。牡丹皮、紫草、茜草根、生地黄清热凉血活血,归尾养血活血。诸药配伍,共奏清热利湿,疏风止痒之功。

制剂规格:水丸,每袋装6g。

用法用量:口服,每服1袋,一日2次。温开水送服。

2. 参考药 **龙胆泻肝丸**:本品药物组成为龙胆草、泽泻、柴胡、黄芩、栀子、木通、车前子、当归、生地黄、甘草。

丸剂。小蜜丸,每100丸重20g,口服。一次6~12g(30~60丸);蜜丸,每丸重6g,口服。一次1~2丸;水丸,每袋装6g,口服。一次3~6g。均一日2次,温开水送服。

用药注意:孕妇慎用。

红棉散:药物组成为炉甘石、枯矾、冰片。

散剂,每瓶装3g。本品为外用药物,洗净脓水,吹撒患处。

3. 鉴别用药 三种成药功效均可清利湿热。**除湿丸**还具有疏风之功,适用于旋耳疮表现为瘙痒不止者。**龙胆泻肝丸**还具有清热泻火之功,适用于旋耳疮表现为灼热疼痛明显者。无论内服除湿丸还是内服龙胆泻肝丸,均可同时外用**红棉散**,内外结合,增进疗效。

除以上药物外,临床用于风热湿邪浸渍旋耳疮还可用三黄洗剂,外涂患处,用法用量参照中成药说明书。

二、血虚生风化燥

[临床表现]耳道、耳廓及周围之皮肤增厚、粗糙,上覆盖痂

皮或鳞屑,皲裂,作痒。常伴有面色萎黄,食纳减少,身倦乏力。舌质淡,苔白,脉细缓。

[治法]养血润肤,散风止痒。

[方药]

1. 首选药:**润肤丸**

药物组成:桃仁、红花、熟地黄、独活、防风、防己、川芎、当归、牡丹皮、羌活、生地黄、白鲜皮。

方解:本品中白鲜皮、防己祛风利湿,羌活、独活、防风发散风湿,二组药物配伍,祛风除湿,则瘙痒可止。生地黄、熟地黄、当归、川芎养血润肤,桃仁、红花、牡丹皮活血化瘀,瘀血祛,新血生,则肌肤得润,皮肤粗糙、皲裂可愈。诸药配伍,共奏养血润肤,散风止痒之功。

制剂规格:水丸,每 100 粒重 10g。

用法用量:口服。一次 6g,一日 2 次。温开水送服。

2. 参考药 **湿毒清胶囊**:本品药物组成为生地黄、丹参、白鲜皮、蝉蜕等。

胶囊,每粒 0.5g,每瓶 30 粒。口服,一次 3～4 粒,一日 3 次。温开水送服。

3. 鉴别用药 两种成药功效基本相同。**湿毒清胶囊**药力较缓。

【医嘱】

1. 注意耳部卫生,戒除挖耳习惯。

2. 患病期间,忌食辛辣、香燥性食物,以及虾、鱼等食品。

第六节 耳鸣、耳聋

耳鸣、耳聋都是听觉异常的症状。耳鸣是指病者自觉耳内有鸣响的感觉而周围环境中并无相应的声源。耳聋是指不同程度的听力障碍。轻者听力减退,重者全然不闻外声。耳鸣、耳聋

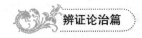

二者在症状上显然不同,但常同时存在,其发病机制基本一致,耳聋往往由耳鸣发展而来,故合并论述。

西医的突发性聋、爆震性聋、传染病中毒性聋、老年性耳聋、噪音性聋、药物中毒性聋、耳硬化症以及原因不明的感音神经性聋、混合性聋及耳鸣等疾病,均可参照本节内容进行辨证论治。

【病因病机】

1. 肝火上扰　暴怒伤肝,情志抑郁,郁而化火,上扰清窍。

2. 肾精亏虚　素体不足,恣情纵欲,耗伤肾精,或病后精血衰少,髓海空虚,耳失所养。

3. 脾胃虚弱　饮食劳倦,过食寒凉,脾胃受伤,气血乏源,经脉空虚,无以上奉。

4. 气血瘀阻　暴力伤损,导致气血失和,瘀血内阻,耳窍经脉不通。

【诊断要点】

耳鸣、耳聋的诊断主要依据病人的主诉,并应结合听力测试以利确诊。

【辨证论治】

一、肝火上扰

［临床表现］每于郁怒后耳聋突发,伴耳鸣隆隆,兼见头痛目眩,口苦咽干,面红目赤。舌红,苔黄,脉弦数有力。

［治法］清肝泻火,开郁通窍。

［方药］

1. 首选药: **龙胆泻肝丸**

药物组成:龙胆草、黄芩、栀子、泽泻、木通、车前子、当归、柴胡、生地黄、甘草。

方解:本药为治疗肝胆实火夹由湿热引起的疾病的常用成药。肝火上逆,则头晕目眩,口苦目赤,耳鸣、耳聋、耳肿、胁痛。故方中以龙胆草泻肝胆实火,清下焦湿热为主药。黄芩、栀子助龙胆草清火为辅药。佐泽泻、木通、车前子利尿通淋,引湿热下行。火盛必劫阴液,故配当归、生地黄益阴养血。用柴胡引导诸药入肝胆经,并能条达肝郁。甘草和中解毒,且可调和诸药。各药合用,具有泻肝胆实火,清肝胆湿热之作用。

制剂规格:丸剂。小蜜丸,每 100 丸重 20g;蜜丸,每丸重 6g;水丸,每袋装 6g。

用法用量:口服。小蜜丸,一次 6~12g(30~60 丸);蜜丸,一次 1~2 丸;水丸,一次 3~6g。均一日 2 次,温开水送服。

用药注意:孕妇慎用。

2. **参考药 当归龙荟丸**:本品药物组成为当归、龙胆草、芦荟、青黛、栀子、酒黄连、酒黄芩、黄柏、酒大黄、木香、人工麝香。

水丸。口服。一次 6g,一日 2 次。温开水送服。

用药注意:孕妇禁用。

3. **鉴别用药** 两种成药功效基本相似。**当归龙荟丸**清热泻火之力胜于**龙胆泻肝丸**,故非实火上盛者,不可轻用。

【医嘱】

保持心情舒畅,防止郁怒伤肝,诱发或加重病情。

二、肾精亏虚

[临床表现]听力渐降,伴耳内蝉鸣不绝,记忆力减退,头晕,目糊,腰酸膝软,遗精,白淫,五心烦热。舌质红,少苔,脉细弱或细数。

[治法]补肾益精,滋阴潜阳。

[方药]

1. 首选药:**耳聋左慈丸**

药物组成:熟地黄、山茱萸、山药、牡丹皮、泽泻、煅磁石、通草、南柴胡。

方解:肾开窍于耳,肾气充沛,肾精盈满,则耳的听觉灵敏,反之,则见阴虚性耳鸣耳聋。故本品中以熟地黄、山茱萸、山药滋肾养肝为主。以泽泻、通草淡渗清降,泻肾火。肾水不足,不能涵养肝木,引起虚火上炎,故见头晕目眩,耳鸣耳聋,目暗昏

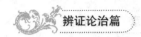

花,在滋肾养肝的基础上,配牡丹皮清肝热,以南柴胡调肝明目,止头晕。用煅磁石重镇平肝,潜纳浮阳,诸药配伍,共奏补肾益精,滋阴潜阳,聪耳明目之功。

制剂规格:蜜丸,每丸重9g。

用法用量:口服,一次1丸,一日2次。温开水送服。

2. 参考药　六味地黄丸(胶囊、颗粒):本品药物组成为熟地黄、山药、山萸肉、茯苓、泽泻、牡丹皮。

丸剂。蜜丸,每丸重9g。口服。一次1丸;水丸,每袋装5g。口服,一次5g,均一日2次。温开水送服。浓缩丸,每8丸重1.44g。口服,一次8丸,一日3次。温开水送服。

胶囊。软胶囊,每粒重0.38g。口服,一次3粒;胶囊,①每粒重0.3g;②每粒装0.5g。口服。一次1粒[规格①]或一次2粒[规格②]。均一日2次。温开水送服。

颗粒剂,每袋重5g,口服,一次1袋,一日2次。开水冲服。

3. 鉴别用药　**耳聋左慈丸**具有滋肾阴,清肝热,重镇潜纳浮阳之功,用于治疗阴虚火旺引起的耳鸣耳聋,头晕,眼花之症,效果较好,有标本兼治之功。**六味地黄丸**为单纯滋补肾阴之成药,故用于治疗阴虚火旺之耳鸣耳聋弱于耳聋左慈丸。

【医嘱】

1. 注意节制房事,避免损伤肾精。

2. 适当服用补肾之品,如枸杞子、莲子、山药等,可起到辅助治疗作用。

三、脾胃虚弱

[临床表现] 耳鸣耳聋,劳而更甚,或蹲下站起时耳内有突然空虚或发凉的感觉,伴倦怠乏力,纳少,面色无华,唇色淡红。舌苔薄白,脉虚弱。

[治法] 健脾益气,升阳通窍。

[方药]

1. 首选药:**益气聪明丸**

药物组成:升麻、葛根、黄柏、白芍、蔓荆子、党参、黄芪、甘草。

方解:本品具有益气升阳、聪耳明目之效。十二经脉清阳之气皆上走头面而充空窍,若因饮食不节,忧思劳伤,则脾胃受损,化源不足,空窍失养。方中党参、黄芪,甘温以补脾胃之气为主。升麻、葛根、蔓荆子,升发清阳,鼓舞胃气,上行头目为辅。白芍敛阴和血,黄柏补肾坚阴为佐。甘草甘缓以和诸药为使。诸药相合,治中气不足,清阳不升之耳鸣耳聋及目生翳障,视物不清等症。

制剂规格:水丸,一瓶4.5g。

用法用量:口服。一次9g,一日1次。温开水送服。

2. 参考药　补中益气丸(合剂、颗粒):参见本章第四节青盲病五脏虚损证参考药。

3. 鉴别用药　益气聪明丸具有补益中气,升提清阳,聪耳明目之功,用于治疗中气不足所致耳鸣耳聋,视物昏花尤为适宜。补中益气丸具有补中益气,升阳举陷之功,除可治疗中气不足的耳鸣耳聋外,还可治疗中气不足,气虚下陷所致的内脏下垂症。

【医嘱】

注意饮食卫生,不暴饮暴食,不过食肥甘厚味,不过食生冷,以防损伤脾胃。

四、气血瘀阻

[临床表现]头部外伤后突然耳聋,或见眩晕,耳鸣,恶心呕吐,头额胀痛,胸胁刺痛,口渴不欲饮,舌质黯紫,或有瘀点,舌苔薄白,脉弦或涩。

[治法]行气活血,通窍复聪。

[方药]

首选药:血府逐瘀口服液(丸、胶囊)

药物组成:当归、生地黄、红花、桔梗、甘草、赤芍、柴胡、牛

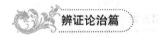

膝、桃仁、川芎、枳壳。

方解：本品中当归、生地黄、赤芍、川芎、红花、桃仁活血兼养血，活血化瘀而不伤好血，养血而不留瘀滞。柴胡、枳壳疏肝理气，合桔梗、牛膝配伍，升降并用，调畅气机，气行则有利于血瘀的祛除。甘草调和诸药，诸药配伍，共奏行气活血祛瘀之功。

制剂规格：口服液，每支 10ml。

蜜丸，每丸重 9g。

胶囊，每粒装 0.4g。

用法用量：口服液，口服。一次 20ml，一日 3 次。

蜜丸，口服。一次 1~2 丸，一日 2 次。空腹时用红糖水送服。

胶囊，口服。一次 6 粒，一日 2 次。温开水送服。

【医嘱】

本药祛瘀作用较强，孕妇忌用。

第七节　鼻　渊

鼻渊是指以鼻流浊涕，量多不止为主要特征的鼻病。临床上常伴有头痛、鼻塞、嗅觉减退等症状，是鼻科的常见病、多发病之一。本病有虚证与实证之分，实证起病急，病程短；虚证病程长，缠绵难愈。

西医学的鼻窦炎症性疾病可参考本节内容进行辨证论治。

【病因病机】

1. 肺经风热　外感风热邪毒，或风寒侵袭，久而化热，犯及鼻窍，内传于肺，肺经郁热，清肃失常，邪热循经上蒸，灼伤鼻窦而为病。

2. 胆腑郁热　邪热侵犯，内伤于胆，胆为刚脏，易化热化火。胆经火热，随经上犯，蒸浊鼻窦发为本病。

【诊断要点】

以鼻流浊涕不止为主症者即可诊断为本病。

【辨证论治】

一、肺经风热

[临床表现]鼻流黄涕或黏白而量多,从鼻道上方流下,间歇或持续鼻塞,嗅觉减退,鼻黏膜及鼻甲红肿,伴有发热恶寒,头痛胸闷,咳嗽,痰多。舌质红,苔微黄,脉浮数。

[治法]散风清热,排脓通窍。

[方药]

1. 首选药:**鼻炎片**

药物组成:苍耳子、辛夷、连翘、野菊花、甘草、白芷、桔梗、荆芥、防风、知母、五味子、黄柏、麻黄、细辛。

方解:本品中苍耳子、辛夷散风邪,通鼻窍。连翘、野菊花、黄柏、甘草清热解毒。白芷、桔梗、荆芥、防风发表祛风,其中白芷兼有消肿排脓,通鼻窍,止疼痛之功。肺与大肠相表里,知母润燥滑肠,大便通畅有利于肺经风热的疏散。五味子收敛肺气,防止宣散太过耗伤肺气。麻黄、细辛宣肺通窍。诸药配伍,共奏散风清热,排脓通窍之功。

制剂规格:片剂,每片重 0.5g。

用法用量:口服。一次 2 片,一日 3 次。温开水送服。

2. 参考药　**千柏鼻炎片(胶囊)**:本品药物组成为千里光、卷柏、决明子、川芎、白芷、羌活、麻黄。

片剂,每片重 0.44g。口服,一次 3~4 片,一日 3 次。温开水送服。

胶囊,每粒重 0.5g。口服,一次 2 粒,一日 3 次,15 天为一疗程,症状减轻后,减量维持或遵医嘱。温开水送服。

鼻炎康片:本品药物组成为野菊花、黄芩、猪胆汁、薄荷、麻黄、藿香、苍耳子、鹅不食草、当归、马来酸氯苯那敏。

糖衣片剂,每片重 0.37g(含马来酸氯苯那敏 1mg)。口服,

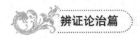

一次 4 片,一日 3 次。温开水送服。

3. 鉴别用药　**鼻炎片**常用于外感风热所引起的鼻渊、鼻塞、流浊涕,风热表证比较明显。**千柏鼻炎片**常用于鼻渊鼻塞涕多,鼻黏膜充血,红肿,嗅觉减退等症。**鼻炎康片**为中西医结合用药,常用于过敏性鼻渊。

除以上药物外,临床用于肺经风热鼻渊中成药还有**苍耳子鼻炎胶囊**,**胆香鼻炎片**,用法用量参照中成药说明书。

二、胆腑郁热

[临床表现]涕黄浊黏稠如脓样,从鼻腔后上方流下,有臭味,嗅觉差,鼻黏膜肿胀疼痛,尤以红赤为甚。可伴有发热、口苦、咽干、耳鸣、耳聋、寐少梦多,烦躁等全身症状。舌质红,舌苔黄,脉弦数。

[治法]清胆泄热,利湿通窍。

[方药]

首选药:**藿胆丸(片)**

药物组成:广藿香叶、猪胆浸膏。

方解:藿香芳香行气,辟浊化湿;猪胆苦寒,入胆经除胆热,二药合用,共奏清胆泄热,利湿通窍之功。

制剂规格:水丸,瓶装每瓶 36g。

片剂,片芯重 0.2g。

用法用量:水丸,口服。一次 3~6g,一日 2 次。温开水送服。

片剂,口服。一次 3~5 片,一日 2~3 次。温开水送服。

【医嘱】

1. 平时加强体育锻炼,可增强鼻部的防御功能。

2. 注意预防感冒,防止诱发本病。

3. 养成良好正确的擤鼻涕的习惯,即用拇指和食指捏住鼻子,用力排出鼻涕。不可压住一侧擤鼻涕,这样会使另一侧鼻腔内鼻涕吸入体内。

4. 克服挖鼻孔、拔鼻毛或剪鼻毛等不良习惯。

5. 鼻炎康片中含有马来酸氯苯那敏,个别患者服药后出现轻度嗜睡,停药后即可消失。但在服药期间,不宜驾驶车辆、管理机器及高空作业等。

第八节 鼻 衄

鼻衄即鼻出血,是多种疾病常见的症状之一。它可由鼻部损伤引起,亦可因脏腑功能失调而致,本节只讨论后者所引起的"鼻衄"。

西医的全身原因如急性传染病、高血压、血液病等引起的鼻出血为主要症状者可参考本节进行辨证论治。

【病因病机】

1. 肺经热盛 肺开窍于鼻,热邪犯肺,上壅鼻窍,热伤脉络,血液溢出而为衄。

2. 胃热炽盛 脾胃素有积热,又因饮酒过度,嗜食辛燥之品,以致火热内燔,循经上犯,损伤鼻中络脉,血随热涌,发为鼻衄。

3. 肝火上逆 情志不遂,肝气郁结,久郁化火,肝火上逆,循经蒸逼鼻窍脉络,脉络受损,血液外溢,发为鼻衄。

4. 肝肾阴虚 肝肾阴虚,水不涵木,肝不藏血,以致虚火内生,伤及阳络,血不循经,随火上升,血从清窍溢出而为衄。

5. 脾不统血 脾气虚弱,统血失司,气不摄血,血不循经而离脉道,可致鼻衄。

【诊断要点】

凡以鼻窍出血为主要症状者,即可诊断为本病。

【辨证论治】

一、肺经热盛

[临床表现] 鼻孔干燥鼻出血,血色鲜红,咳嗽痰少,口干身

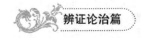

热,舌质红,苔薄白而干,脉数。

[治法] 清肺止咳,降火止血。

[方药]

1. 首选药:**清肺抑火丸(片)**

药物组成:黄芩、栀子、大黄、浙贝母、黄柏、苦参、天花粉、知母、桔梗、前胡。

方解:本品中黄芩清肺火为主,辅以栀子、浙贝母、黄柏、苦参助其清热降火。天花粉、知母、前胡清肺润燥,生津止渴。大黄清热通便,导热下行。桔梗宣通肺气为佐使。诸药配伍,共奏清肺止咳,降火止血之功。

制剂规格:蜜丸,每丸重9g。

片剂,每片重0.6g。

用法用量:蜜丸,口服。一次 1 丸,一日 2～3 次。温开水送服。

片剂,口服。一次 4 片,一日 2 次。温开水送服。

2. 参考药　荷叶丸:本品药物组成为生荷叶、藕节、知母、黄芩炭、玄参、白芍、栀子、生地黄炭、大蓟炭、小蓟炭、棕榈炭、白茅根炭、当归炭、香墨。

蜜丸,每丸重9g。口服,一次 1 丸,一日 2～3 次。温开水送服。

3. 鉴别用药　两种成药均可清肺降火,用治肺经热盛引起的鼻出血证。但**清肺抑火丸**清热泻火力量较强,**荷叶丸**凉血止血之力大。

【医嘱】

1. 平常鼻腔内要尽量保持适当湿度,若过于干燥易使鼻黏膜破裂而出血。在气候干燥的情况下,可在鼻内点少许复方薄荷油,或适量服用维生素 A、D 等,以保护鼻黏膜。

2. 经常用冷水浴鼻,可增强鼻黏膜的血液循环,防止本病的发生。

3. 白茅根煎水代茶饮亦有一定治疗作用。

4. 出血量较多时,可服十灰散或四红丸以急则治标,待血止后,再图治本。

以上医嘱亦适用于各种鼻衄患者。

二、胃热炽盛

[临床表现]鼻燥,出血量多,血色黯红,口干口臭,烦渴引饮,大便燥结,小溲短赤,舌质红,苔黄,脉大而数。

[治法]清热通便,凉血止血。

[方药]

首选药:清胃黄连丸(片)

药物组成:黄连、黄芩、黄柏、栀子、连翘、生石膏、生地黄、玄参、知母、天花粉、桔梗、甘草、牡丹皮、赤芍。

方解:本品中黄连、黄芩、黄柏、栀子、连翘、生石膏清热泻火。生地黄、玄参、知母、天花粉清热养阴,防止热盛伤津。桔梗清肺利咽,牡丹皮、赤芍凉血活血,使血止而不留瘀。甘草清热解毒兼可调和诸药。诸药配伍,共奏清热通便,凉血止血之功。

制剂规格:丸剂。蜜丸,每丸重9g;水丸,每袋装9g。

片剂,每片重0.33g。

用法用量:口服。蜜丸,一次1~2丸;水丸,一次9g。均一日2次。温开水送服。

片剂,口服。一次4片,一日2次。温开水送服。

【医嘱】

1. 同"肺经热盛"证医嘱。

2. 患者还应忌食辛辣、性热、肥甘厚味之品,患病期间戒烟酒。

三、肝火上逆

[临床表现]鼻出血量多,血色深红,情绪激动时,症状加重,伴头痛头晕,口苦咽干,胸胁满闷,目赤易怒,舌质红,苔黄,

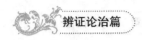

脉弦数。

［治法］清肝泻火止血。

［方药］

首选药：当归龙荟丸（胶囊、片）

药物组成：龙胆草、黄连、黄芩、黄柏、栀子、当归、大黄、芦荟、青黛、木香、麝香。

方解：本品中以龙胆草直入肝经，清肝泻火；大黄、芦荟凉肝泻火，攻逐通便共为主药。辅以黄连、黄芩、黄柏、栀子、青黛清肝泻火。佐以当归和血补肝。少加木香、麝香取其行气通窍之用，是为使药。诸药配伍，共奏清肝泻火止血之功。

制剂规格：水丸，每 100 粒重 6g。

胶囊，每粒装 0.4g。

片剂，每片 0.5g。

用法用量：水丸，口服。一次 6g，一日 2 次。温开水送服。

胶囊，口服。一次 3 粒，一日 2 次。温开水送服。

片剂，口服。一次 4 片，一日 2 次。温开水送服。

【医嘱】

1. 同"肺经热盛"证医嘱。

2. 患者还应当注意保持良好的心情，防止抑郁、恼怒等不良刺激的影响。

四、肝肾阴虚

［临床表现］鼻衄血色淡红，时作时止，口干少津，头晕眼花，耳鸣心悸，五心烦热，舌质嫩红或少津，舌苔少，脉细数。

［治法］滋阴降火止血。

［方药］

首选药：知柏地黄丸

药物组成：熟地黄、山药、山萸肉、茯苓、泽泻、牡丹皮、知母、黄柏。

方解:本品即**六味地黄丸**加知母、黄柏而成。**六味地黄丸**滋补肝肾之阴;知母、黄柏滋阴降火。诸药配伍,共奏滋阴降火止血之功。

制剂规格:丸剂。蜜丸,每丸重 9g;浓缩丸,每 10 丸重 1.7g。

用法用量:口服。蜜丸,一次 1 丸;水蜜丸,一次 6g;小蜜丸,一次 9g。均一日 2 次。淡盐汤或温开水送服。浓缩丸,一次 8 丸,一日 3 次。淡盐汤或温开水送服。

【医嘱】

同"肺经热盛"证医嘱。

五、脾不统血

[临床表现]鼻衄渗渗而出,面色不华,饮食减少,神疲懒言,舌淡脉弱。

[治法]健脾益气,补血止血。

[方药]

首选药:**人参归脾丸**

药物组成:人参、甘草、黄芪、当归、龙眼肉、白术、茯苓、酸枣仁、木香、远志。

方解:本品中人参、黄芪、白术、甘草补脾益气。当归、龙眼肉补益心脾,益气养血。茯苓、酸枣仁、远志健脾养血安神。木香理气醒脾,使其补而不滞。诸药配伍,共奏健脾益气,补血止血之功。

制剂规格:蜜丸,每丸重 9g。

用法用量:口服。一次 1 丸,一日 2 次。温开水送服。

用药注意:身体壮实不虚者忌服。

【医嘱】

同"肺经热盛"证医嘱。

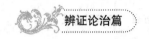

第九节 鼻 疔

鼻疔是指发生在鼻尖、鼻翼及鼻前庭部位的疔疮疖肿。其特点为局部红肿,呈粟粒状突起,坚硬,胀痛,有脓点。若因邪毒壅盛,或处理不当可转为疔疮走黄的重症。

西医的鼻疖可参考本节内容进行辨证论治。

【病因病机】

1. 风热邪毒外袭 本病可因挖鼻、拔鼻毛等损伤鼻腔,风热邪毒乘机外袭,内犯于肺,内外邪毒壅聚鼻窍,熏蒸肌肤而致。或因肺胃素有积热,恣食膏粱厚味,辛辣炙煿之物,以致火毒结聚、循经上犯鼻窍而生。

2. 邪毒内陷营血 若火毒势猛,正气虚衰;或早期失治、误治,或妄行挤压,则会导致邪毒走散,入侵营血,内陷心包而成走黄之症。

【诊断要点】

凡鼻部生有疔疮疖肿者,即可诊断为本病。

【辨证论治】

一、风热邪毒外袭

[临床表现]初起时,形如粟粒,或麻或痒,蔻热微痛,根脚坚硬,有若钉钉之状。3~5日后,疮顶现黄色脓点,顶高根软,多自溃脓出,肿消而愈。或伴头痛、恶寒、壮热、全身不适。舌质红,苔白或黄,脉数。

[治法]疏风清热,解毒消肿。

[方药]

1. 首选药:**牛黄解毒丸(片、胶囊)**

药物组成:牛黄、雄黄、石膏、大黄、黄芩、桔梗、冰片、甘草。

方解:黄芩清肺火;石膏清肺胃之火;大黄泻胃肠之火,且导热下行;牛黄清心热解毒;雄黄散结解毒,桔梗清利咽喉;冰片散

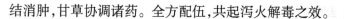

结消肿,甘草协调诸药。全方配伍,共起泻火解毒之效。

制剂规格:丸剂。水蜜丸,每 100 丸重 5g;蜜丸,每丸重 3g。

胶囊。软胶囊,每粒装 0.4g。胶囊,①每粒相当于饮片 0.78g,每粒装 0.3g;每粒装 0.4g;每粒装 0.5g;②每粒相当于饮片 0.52g,每粒装 0.3g。

用法用量:丸剂,口服。水蜜丸,一次 2g;蜜丸一次 2 丸,一日 2~3 次。温开水送服。

片剂,小片一次 3 片;大片一次 2 片。均一日 2~3 次。温开水送服。

胶囊,口服。软胶囊,一次 4 粒;胶囊,一次 2 粒[规格①],或一次 3 粒[规格②]。均一日 2~3 次。温开水送服。

用药注意:孕妇禁用。

2. 参考药 **久芝清心丸**:本品药物组成为大黄、黄芩、桔梗、山药、丁香、人工牛黄、麝香、冰片、朱砂、雄黄、薄荷脑。

蜜丸,每丸重 3g,口服,一次 2 丸,一日 2 次。温开水送服。

连翘败毒丸(片、膏):本品药物组成为连翘、金银花、紫花地丁、天花粉、甘草、白芷、防风、薄荷、荆芥穗、麻黄、柴胡、羌活、当归、赤芍、苦参、黄芩、黄柏、黄连、大黄。

水丸,每 100 粒重 6g。口服。一次 6g,一日 2 次。温开水送服。

片剂,薄膜衣片,每片重 0.61g。口服。一次 4 片,一日 2 次。温开水送服。

煎膏剂,每瓶装①30g;②60g;③120g。口服。一次 15g,一日 2 次。

用药注意:孕妇忌服。

3. 鉴别用药 三种成药均可清热解毒,**牛黄解毒丸**清泻肺胃之火作用较强,**久芝清心丸**兼有清心降火之力。**连翘败毒丸**兼有祛散风邪之功,还可用治疮疡初起、风湿疙瘩、丹毒疱疹等症。

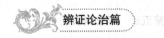

【医嘱】

1. 忌食辛辣厚味。

2. 戒除挖鼻孔及拔鼻毛的不良习惯,根治鼻病,保持鼻前部清洁,提高机体抗病能力。

3. 宜配合外治法同用,以提高疗效,缩短病程。

以上医嘱适用于各种鼻疔患者。

二、邪毒内陷营血

[临床表现] 鼻肿如瓶,目胞合缝,神昏谵语,烦躁呕恶,舌质红绛,苔厚黄燥,脉洪数。

[治法] 清热解毒,清心开窍。

[方药]

1. 首选药:安宫牛黄丸(散)

药物组成:牛黄、郁金、水牛角、黄芩、黄连、雄黄、栀子、朱砂、冰片、麝香、珍珠。

方解:本品中以牛黄清心凉肝,豁痰开窍,息风止痉。水牛角清营凉血,解毒定惊。麝香芳香开窍,通络醒神共为主药。辅以黄连、黄芩、栀子清热泻火解毒。雄黄解毒豁痰。冰片、郁金通窍醒神,化浊开郁。朱砂、珍珠镇心安神,定惊止搐共为佐使。诸药配伍,共奏清热解毒,清心开窍之功。

制剂规格:蜜丸,每丸重①1.5g;②3g。

散剂,每瓶装1.6g。

用法用量:蜜丸,口服。(规格①)一次2丸。小儿3岁以内一次1/2丸,4~6岁一次1丸。一日1次。(规格②)一次1丸。小儿3岁以内一次1/4丸,4~6岁一次1/2丸。一日1次。温开水送服;或遵医嘱。

散剂,一次1.6g,一日1次。小儿3岁以内一次0.4g,4~6岁一次0.8g,一日1次。温开水送服;或遵医嘱。

用药注意:孕妇慎用。

2. 参考药 紫雪散:本品药物组成为石膏、寒水石、滑石、磁石、水牛角、羚羊角、青木香、沉香、玄参、升麻、甘草、丁香、芒硝、硝石、麝香、朱砂。

散剂，①每瓶装 1.5g；②每袋装 15g。口服，一次 1.5~3g，一日 2 次。周岁小儿一次 0.3g，5 岁以内小儿每增一岁递增 0.3g，一日 1 次。5 岁以上小儿酌情服用。孕妇禁用。

3. 鉴别用药　**安宫牛黄丸**适用于热毒较盛，表现为高热烦躁，神昏谵语之证。**紫雪散**具有清热解毒，镇痉开窍之功。若见高热惊厥较重者，可配紫雪散同用。

【医嘱】

若患者病情较重，应及时送医院治疗。

第十节　喉痹、喉蛾

由于内外邪毒结聚，气滞血瘀，经脉痹阻导致的咽喉红肿疼痛，阻塞等现象，称为喉痹。喉痹是多种咽喉疾病的总称，其中位于喉关两侧的喉核（即腭扁桃体）红肿胀大，形似蚕蛾，又名喉蛾，亦称乳蛾。因二者病因病机较为相似，治疗选用的中成药基本相同，故在此一并介绍。

西医的各种急慢性咽炎、扁桃体炎可参考本节内容进行辨证论治。

【病因病机】

1. 风热外侵　风热疫毒之邪上犯咽喉，脉络受阻，咽喉或喉核红肿胀痛而为病。

2. 肺胃火盛　肺胃热壅，火毒熏蒸，循经上犯，病发于咽喉或喉核而成。

【诊断要点】

以咽喉红肿疼痛，或干燥灼热，吞咽不利为主症者，即可诊断为喉痹。若咽痛明显，喉核肿大充血，或表面有黄白色脓点者即可诊断为喉蛾。

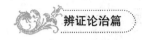

【辨证论治】

一、风热外侵

[临床表现]咽部疼痛,吞咽不便,当吞咽或咳嗽时疼痛加剧,干燥灼热或见喉核红肿,连及周围咽部。伴有发热恶寒,头痛,鼻塞,咳嗽,身体倦怠,舌质红,苔薄白或微黄,脉浮数。

[治法]疏风清热,解毒利咽。

[方药]

1. 首选药:**银翘解毒丸(片、胶囊、颗粒)**

药物组成:金银花、连翘、薄荷、牛蒡子、桔梗、芦根、淡竹叶、甘草、荆芥、淡豆豉。

方解:本品中金银花、连翘清宣透表,清热解毒为主药。配以薄荷、牛蒡子助主药辛凉透表,疏风散热。荆芥、豆豉助主药透邪。佐以桔梗、生甘草宣肺祛痰,解毒利咽。淡竹叶、芦根清热生津除烦。使以甘草调和诸药。

制剂规格:浓缩蜜丸,每丸重3g。

片剂,①素片,每片重0.5g;②薄膜衣片,每片重0.52g。

胶囊。软胶囊,每粒装0.45g;胶囊,每粒装0.4g。

颗粒剂,每袋装①15g;②2.5g(含乳糖)。

用法用量:浓缩蜜丸,口服。一次1丸,一日2~3次。温开水送服。小儿用药遵医嘱。

片剂,口服。一次4片,一日2~3次;小儿用药遵医嘱。温开水送服。

胶囊,口服。软胶囊,一次2粒,一日3次;胶囊,一次4粒。均一日2~3次;小儿用药遵医嘱。温开水送服。

颗粒剂,一次15g或5g(含乳糖),一日3次,重症者加服1次;小儿用药遵医嘱。开水冲服。

2. 参考药 **羚翘解毒丸**:参见本章第一节目赤肿痛病外感风热证参考药。

双黄连口服液(片、胶囊、栓、颗粒):本品药物组成为金银花、黄芩、连翘。

口服液,每支装①10ml(每1ml相当于饮片1.5g);②20ml(每1ml相当于饮片1.5g);③10ml(每1ml相当于饮片3.0g)。口服。一次20ml[规格①;规格②]或10ml[规格③]。均一日3次;小儿用药遵医嘱。温开水送服。

片剂,每片重0.53g。口服。一次4片,一日3次;小儿用药遵医嘱。温开水送服。

胶囊,每粒0.4g。口服。一次4粒,一日3次;小儿用药遵医嘱。温开水送服。

栓剂,每粒1.5g。直肠给药。小儿一次1粒,一日2·3次。

颗粒剂,每袋装5g,①相当于净饮片15g;②相当于净饮片30g(无蔗糖)。口服。一次10g,一日3次;6个月以下,一次2~3g;6个月至1岁,一次3~4g;1~3岁,一次4~5g;3岁以上儿童酌量或遵医嘱。无蔗糖颗粒服用量减半。

开水冲服。

银黄口服液(片、颗粒):本品药物组成为金银花、黄芩。

口服液,每支装10ml。口服,一次10~20ml,一日3次;小儿酌减。

片剂,每片重0.27g。口服,一次2~4片,一日4次。开水冲服。

颗粒剂,①每袋装4g;②每袋装8g;③每袋装4g(无蔗糖);④每袋装3g(无蔗糖);⑤每袋装2g(无蔗糖)。口服,一次1~2袋(规格①、③、④、⑤)或一次0.5~1袋(规格②)。均一日2次。开水冲服。

板蓝根颗粒:本品为单味药,即板蓝根。

颗粒剂,①每袋装5g(相当于饮片7g);②每袋装10g(相当于饮片14g);③每袋装3g(无蔗糖,相当于饮片7g);④每袋装1g(无蔗糖,相当于饮片7g)。口服。一次5~10g[规格①、②],或一次1~2袋[规格③、④],一日3~4次。开水冲服。

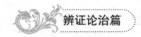

3. 鉴别用药　**银翘解毒丸**适用于表证较明显者。**羚翘解毒丸**适用于发热较重,咽喉红肿疼痛较剧,甚或溃破,蒂丁肿胀下垂,吞咽困难者。**双黄连口服液**与**银黄口服液**功效相似,疏散风热作用不及银翘解毒丸,但清热解毒之力较强。**板蓝根颗粒**常用于本病初起,或预防时使用。

除以上药物外,临床用于风热外侵喉痹还可用**金嗓开音丸**,**玉叶清火片**,**西瓜霜润喉片**。用法用量参照中成药说明书。

【医嘱】

1. 积极锻炼身体,增强体质,提高机体抵抗力。

2. 注意口腔卫生,及时治疗附近组织疾病。

3. 勿过食辛辣刺激食物。

4. 如用荸荠、白茅根煎水服,可起到生津润喉作用。

以上医嘱适用于各种喉痹患者。

二、肺胃火盛

[临床表现]咽部疼痛剧烈,痛连耳根及颌下,吞咽困难,有堵塞感,或有声嘶,伴有高热,口渴引饮,咳嗽痰黄稠,口臭,腹胀,大便秘结,小便黄,舌质红赤,苔黄厚,脉洪大而数。

[治法]清热解毒,消肿止痛。

[方药]

1. 首选药:**清咽利膈丸**

药物组成:射干、连翘、栀子、黄芩、熟大黄、炒牛蒡子、薄荷、天花粉、玄参、荆芥穗、防风、桔梗、甘草。

方解:本品中荆芥、防风、薄荷疏散表邪;山栀子、黄芩、连翘、银花、黄连、天花粉泻火解毒;桔梗、射干、甘草、牛蒡子、玄参缓急利咽;熟大黄通腑泄热。共奏清上泻下,解表疏里,而以疏腑泄热为主。

制剂规格:水丸,每100粒重6g。

用法用量:口服。一次6g,一日2次。温开水送服。

2. 参考药　**六神丸**:本品药物组成为牛黄、珍珠、蟾酥、明雄黄、麝香、冰片。

小水丸,每瓶内装 10 粒(重 0.03g)。一次 10 粒。口服,小儿 1 岁服 1 粒,4~8 岁服 5 粒,9~15 岁服 8 粒,一日 2 次。嚼化或温开水送服。

冬凌草片:本品药物组成为冬凌草。

片剂,每片重 0.26g。口服,一次 2~5 片,一日 3 次。温开水送服。

清咽润喉丸:本品药物组成为栀子、玄参、知母、生地黄、麦冬、白芍、浙贝母、桔梗、甘草、山豆根、射干、金果榄、青果、牡丹皮、僵蚕、水牛角、冰片。

丸剂。水蜜丸,每 100 粒重 10g;蜜丸,每丸重 3g。口服。水蜜丸,一次 4.5g;蜜丸,一次 2 丸。均一日 2 次。温开水送服或含化。

用药注意:孕妇及儿童慎用;忌食辛辣、油腻、厚味食物。

喉疾灵胶囊:本品药物组成为山豆根、板蓝根、桔梗、诃子、连翘、天花粉、人工牛黄、珍珠层粉等。

胶囊,每粒装 0.25g。口服,一次 3~4 粒,一日 3 次。温开水送服。

双料喉风散:本品药物组成为人工牛黄、珍珠、青黛、冰片、黄连、山豆根、甘草等。

散剂,每瓶 1.25g,喷瓶 2.2g。外用,每次少许喷撒患处。

3. 鉴别用药　六种成药功效均具清热解毒,消肿止痛之功。**六神丸**还有化腐之功,适用于喉核表面有黄白色之脓性分泌物者。**喉疾灵胶囊**兼可治疗痄腮。**双料喉风散**为外用药,可配合内服药同时使用。但喷撒患处 1 小时后方可进食。

除以上药物外,临床用于肺胃火盛喉痹还可用**山香圆片**,用法用量参照中成药说明书。

【医嘱】

同"风热外侵"证医嘱。

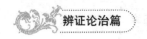

第十一节 喉 喑

由于喉部疾患引起声音不扬,甚至嘶哑失音者,称为"喉喑"。

西医学的慢性单纯性喉炎、慢性肥厚性喉炎等可参考本节内容进行辨证论治。

【病因病机】

1. 肺热津伤 肺热灼伤津液,津液不能上润咽喉而致。

2. 肺阴不足 肺阴不足,阴虚津伤,清肃之令不行,虚火上炎于喉咙而发病。

3. 肾阴不足 肺阴虚日久,下及肾阴,阴虚火旺,虚火上灼喉咙则为本病。

【诊断要点】

凡由于喉部疾患引起声音不扬,甚至嘶哑失音者,即可诊断为本病。

【辨证论治】

一、肺热津伤

[临床表现]失音声哑,伴口干舌燥,咽喉疼痛,尿赤便秘,舌红苔少,脉细数。

[治法]清热润肺,利咽开音。

[方药]

1. 首选药:清咽润喉丸

药物组成:栀子、玄参、知母、生地黄、麦冬、白芍、浙贝母、桔梗、甘草、山豆根、射干、金果榄、青果、牡丹皮、僵蚕、水牛角、冰片。

方解:方中以栀子、山豆根、射干、金果榄、青果大队苦寒之品,直折肺胃实火,重在清利咽膈,均为主药;辅以水牛角、牡丹皮、白芍清热凉血,解毒消肿,配以玄参、知母、生地黄、麦冬生津增液,润肺养胃阴;佐以桔梗、浙贝母祛痰镇咳,配僵蚕、冰片祛风散结,通喉痹,甘草解毒利咽,又能调和诸药,有佐使之用。

制剂规格:丸剂。水蜜丸,每 100 粒重 10g;蜜丸,每丸重 3g。

用法用量:口服。水蜜丸,一次 4.5g;蜜丸,一次 2 丸。均一日 2 次。温开水送服或含化。

用药注意:孕妇及儿童慎用;忌食辛辣、油腻、厚味食物。

2. 参考药　**清膈丸**:本品药物组成为金银花、连翘、薄荷、羚羊角、牛黄、冰片、龙胆草、黄连、生石膏、生硼砂、玄参、生地黄、桔梗、射干、麦冬、山豆根、甘草、熟大黄、玄明粉。

蜜丸,每丸重 9g。口服,一次 1 丸,一日 2 次。温开水送服。

清音丸:本品药物组成为桔梗、寒水石、薄荷、诃子、甘草、乌梅、青黛、硼砂、冰片。

蜜丸,每丸重 3g。一次 1 丸,一日 2 次。含化或温开水送服。

健民咽喉片:本品药物组成为玄参、麦冬、蝉蜕、诃子、桔梗、板蓝根、胖大海、地黄、西青果、甘草、薄荷素油、薄荷脑。

片剂,①每片相当于饮片 0.195g;②每片相当于饮片 0.292g。一次 2~4 片(规格①)或 2 片(规格②)。含服。

3. 鉴别用药　四种成药均用治肺热伤津之喉喑之证。**清咽润喉丸**清肺热与养阴润喉并重,**清膈丸**清泻肺热作用较强,**清音丸**清热之力较弱,**健民咽喉片**为含片,可配合内服药同时使用。

【医嘱】

1. 积极锻炼身体,增强体质,避免外邪侵犯肺系。

2. 忌食辛辣刺激厚味食物,以防损伤阴液。

3. 防止用声过度。

4. 戒除烟酒等不良嗜好。

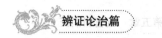

5. 用胖大海 3~5 枚泡水饮服代茶,可起到辅助治疗作用。

二、肺阴不足

[临床表现] 讲话费力,甚则音哑,咽干口燥,喉痒,咳嗽,痰稠,精神疲乏,气促,舌红少苔,脉细数。

[治法] 润肺利咽。

[方药]

1. 首选药:铁笛丸

药物组成:川贝母、玄参、麦冬、凤凰衣、诃子肉、瓜蒌皮、青果、桔梗、茯苓、甘草。

方解:本品中以川贝母为主,清泄肺热,滋阴润燥。辅以玄参、麦冬、凤凰衣、诃子肉助主药清热润燥。佐以桔梗、青果开宣肺气,利咽喉。瓜蒌皮清肺化痰,利气宽胸。茯苓健脾运湿。使以甘草清热利咽,调和诸药。诸药配伍,共奏润肺利咽开音之功。

制剂规格:蜜丸,每丸重 3g。

用法用量:口服。一次 2 丸,一日 2 次。温开水送服。

2. 参考药 百合固金丸(口服液、片、颗粒剂):本品药物组成为白芍、百合、川贝母、当归、地黄、甘草、桔梗、麦冬、熟地黄、玄参。

丸剂。小蜜丸 100g 重 20g;蜜丸,每丸重 9g。口服。水蜜丸一次 6g;小蜜丸一次 9g;蜜丸一次 1 丸。均一日 2 次。温开水送服。浓缩丸,每 8 丸相当于饮片 3g。口服。一次 8 丸,一日 3 次。温开水送服。

口服液,①每瓶装 10ml;②每瓶装 20ml;③每瓶装 100ml。均口服,一次 10~20ml,一日 3 次。

片剂,①每片重 0.4g;②每片重 0.45g。口服,一次 5 片[规格①]或一次 3 片[规格②]。均一日 3 次。温开水送服。

颗粒剂,每袋装 9g。口服,一次 1 袋,一日 3 次。开水冲服。

3. 鉴别用药　两种成药均可润肺,用治肺阴不足之喉喑之证。**铁笛丸**生津润燥力强,兼能润肺止咳。**百合固金丸**养阴清热,润肺化痰。

【医嘱】

同"肺热津伤"证医嘱。

三、肾阴不足

[临床表现] 讲话不能持久,甚则嘶哑,日久不愈,伴有颧红,唇赤,虚烦不寐,手足心热,腰膝酸软,舌红干少苔,脉细数无力。

[治法] 滋肾降火利咽。

[方药]

首选药:**麦味地黄丸**

药物组成:熟地黄、山药、山茱萸、茯苓、泽泻、牡丹皮、麦冬、五味子。

方解:本品中熟地黄滋阴补肾,填精补髓为主。山茱萸补养肝肾。山药健脾固肾,共为辅药。泽泻清泻肾火而利水,又可防熟地黄之滋腻。牡丹皮清泻肝火而凉血,又可制山茱萸之温。茯苓淡渗利湿而健脾,使山药补而不滞。麦冬、五味子润肺、敛肺,共为佐药。诸药配伍,共奏滋肾阴降火之功。

制剂规格:蜜丸,每丸重 9g。

用法用量:口服。一次 1 丸,一日 2 次。温开水送服。

【医嘱】

同"肺热津伤"证医嘱。

第十二节　牙　　痛

牙痛为多种牙齿疾病和牙周疾病常见症状之一。若因牙体被蛀蚀,出现龋洞,出现疼痛称为龋齿牙痛;牙龈肿起一块,疼痛溢脓,称为牙痈,可伴有牙痛;若龈肉萎缩,牙齿松动,常渗血渗

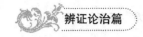

脓,称为牙宣,也伴有牙痛。各种牙病引起的疼痛,虽然症状表现复杂,病名繁多,但根据其病因病机,大致可分为龋齿牙痛、风火牙痛、胃火牙痛、虚火牙痛等。由于中成药种类的限制,这里不介绍龋齿牙痛。

西医的牙髓炎、根尖周围炎、牙周炎、冠周炎、干槽症、牙损伤等疾病等以牙痛为主要症状者可参考本节内容进行辨证论治。

【病因病机】

1. 风火牙痛　风火邪毒侵犯,伤及牙体及龈肉,邪聚不散,气血滞留,瘀阻脉络而为病。

2. 胃火牙痛　胃火素盛,又嗜食辛辣,或风热邪毒外犯,引动胃火循经上蒸牙床,伤及龈肉,损及脉络而为病。

3. 虚火牙痛　肾阴亏虚,虚火上炎,灼烁牙龈,骨髓空虚,牙失荣养,致牙齿浮动而痛。

【诊断要点】

凡因牙齿疾病或牙周疾病所引起的疼痛,除外龋齿疼痛,均可诊断为本病。

【辨证论治】

一、风火牙痛

[临床表现]牙齿痛,牙龈红肿,患处得冷则痛减,受热则痛增,或伴有发热、恶寒、口渴,舌红,苔薄白而干,脉浮数。

[治法]疏风清热,解毒消肿。

[方药]

1. 首选药:**牛黄解毒丸(片、胶囊)**

药物组成:牛黄、雄黄、石膏、大黄、黄芩、桔梗、冰片、甘草。

方解:黄芩清肺火;石膏清肺胃之火;大黄泻胃肠之火,且导热下行;牛黄清心热解毒;雄黄散结解毒,桔梗清利咽喉;冰片散结消肿,甘草协调诸药。全方配伍,共起泻火解毒之效。

制剂规格:丸剂。水蜜丸,每100丸重5g;蜜丸,每丸重3g。

胶囊。软胶囊,每粒装 0.4g。胶囊,①每粒相当于饮片 0.78g,每粒装 0.3g;每粒装 0.4g;每粒装 0.5g;②每粒相当于饮片 0.52g,每粒装 0.3g。

用法用量:丸剂,口服。水蜜丸,一次 2g,一日 2~3 次。温开水送服。蜜丸一次 2 丸。一日 2~3 次。温开水送服。

片剂,小片一次 3 片;大片一次 2 片,一日 2~3 次。温开水送服。

胶囊。软胶囊,口服。一次 4 粒,一日 2~3 次。温开水送服。胶囊,口服。一次 2 粒[规格①],或一次 3 粒[规格②]。均一日 2~3 次。温开水送服。

用药注意:孕妇禁用。

2. 参考药　**黄连上清丸(片、胶囊、颗粒)**:本品药物组成为黄连、黄芩、黄柏、栀子、生石膏、连翘、大黄、防风、薄荷、蔓荆子、菊花、荆芥穗、川芎、白芷、桔梗、甘草、旋覆花。

丸剂。水丸,每袋装 6g;水蜜丸,每 40 丸重 3g。水丸、水蜜丸,口服。一次 3~6g;小蜜丸,每 100 丸重 20g,口服。一次 6~12g(30~60 丸);蜜丸,每丸重 6g,口服。一次 1~2 丸。均一日 2 次。温开水送服。

片剂,①薄膜衣片,每片重 0.31g;②糖衣片(片芯重 0.3g)。口服。一次 6 片。均一日 2 次。温开水送服。

胶囊,每粒装 0.4g。口服。一次 2 粒,一日 2 次。温开水送服。

颗粒剂,每袋装 2g。口服。一次 1 袋,一日 2 次。开水冲服。

用药注意:忌食辛辣食物;孕妇慎用;脾胃虚寒者禁用。

牛黄上清丸(片、胶囊):本品药物组成为黄连、黄芩、黄柏、栀子、生石膏、连翘、大黄、薄荷、菊花、荆芥穗、川芎、白芷、桔梗、甘草、牛黄、冰片、赤芍、当归、地黄。

蜜丸,每丸重 6g。口服。一次 1 丸,一日 2 次。温开水

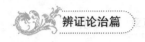

送服。

片剂,每片重0.265g。口服,一次4片,一日2次。温开水送服。

胶囊,每粒装0.6g。口服,一次4粒,一日2次。温开水送服。

冰硼散:本品药物组成为冰片、硼砂、朱砂、玄明粉。

散剂,每瓶装3g。一次少量,吹敷患处,一日数次。

3. 鉴别用药 **牛黄解毒丸**解毒消肿作用较强,临床用于局部肿痛较重,或伴有大便干结,而不伴上焦风热者;**牛黄上清丸**清热泻火与疏散风热并重,更宜于牙痛兼有头痛、目赤等上焦风热者。**黄连上清丸**的药物组成比**牛黄上清丸**少牛黄、冰片两味,因此作用稍弱。

除以上药物外,临床用于风火牙痛还可用**抗菌消炎片**,用法用量参照中成药说明书。

【医嘱】

1. 注意口腔卫生,一日三餐之后,或食甜食之后皆需漱口。

2. 养成良好的口腔卫生习惯,坚持早晚刷牙,采取正确的刷牙方法即顺牙缝方向竖刷,先里后外,力量适度。横刷或用力过大,不易清洁牙间污物,又可能损伤牙周组织,导致牙痛。

3. 饭后不宜用牙签或火柴棒等物剔牙,这种方法极易损伤齿龈组织,继而造成感染、溃烂而疼痛。

二、胃火牙痛

[临床表现]牙齿疼痛较甚,牙龈红肿作胀,甚或出脓渗血,肿连腮颊,头痛,口渴而有臭气,大便秘结,舌苔干黄,脉象洪数。

[治法]清胃泻火,散风解毒,凉血消肿。

[方药]

1. 首选药:**牛黄清胃丸**

药物组成:黄芩、黄柏、生栀子、连翘、生石膏、大黄、牵牛子、番泻叶、枳实、菊花、薄荷、麦冬、玄参、桔梗、甘草、人工牛黄、

冰片。

方解：方中以黄芩、黄柏、生栀子、连翘、人工牛黄、生石膏大队苦寒之品，直清肺胃实火；以大黄、牵牛子、番泻叶、枳实泻下热结，荡涤肠中积滞，引三焦实火从大便排出；以菊花、薄荷清宣上焦风热，清利头目，且可消肿；配桔梗、甘草解毒利咽；玄参、麦冬清热养阴，润咽喉；用冰片散结热，消肿止痛。各药配伍，共奏清胃泻火，散风解毒，凉血消肿之功。

制剂规格：蜜丸，每丸重 6g。

用法用量：口服。一次 2 丸，一日 2 次。温开水送服。

2. 参考药 **复方牛黄清胃丸**：本品药物组成为大黄、炒牵牛子、栀子(姜炙)、石膏、芒硝、黄芩、黄连、连翘、炒山楂、陈皮、姜厚朴、枳实、香附、荆芥穗、薄荷、防风、菊花、白芷、桔梗、玄参、甘草。

蜜丸，每丸重 4.5g。口服。一次 2 丸，一日 2 次。温开水送服。

用药注意：孕妇禁用；老人、儿童及脾胃虚弱者慎用；忌食辛辣油腻之品。

清胃黄连丸(片)：参见本章第八节鼻衄病胃热炽盛证首选药。

冰硼散：参见本章第十二节牙痛病风火牙痛证首选药。

白清胃散：本品药物组成为生石膏、生硼砂、玄明粉、冰片。

散剂，每瓶重 3g。用凉开水调成糊状，蘸药少许，搽于患处。

3. 鉴别用药 **牛黄清胃丸**与复方牛黄清胃丸、**清胃黄连丸**均有清泻胃火，解毒消肿之力。**牛黄解毒丸**清热泻下作用较强，复方牛黄清胃丸兼有消食理气和胃的功效。**白清胃散**与**冰硼散**均为外用药；**白清胃散**清热泻火作用稍强于**冰硼散**。

【医嘱】

1. 同"风火牙痛"证医嘱。

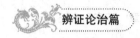

2. 患者还应忌食辛辣刺激厚味之品,戒除烟酒,防止加重病情。

三、虚火牙痛

[临床表现] 牙齿隐隐作痛或微痛,牙龈微红,微肿,久则龈肉萎缩,牙齿浮动,咬物无力,午后疼痛加重,伴有腰酸痛,舌质红嫩,无苔,脉细数。

[治法] 滋阴益肾,凉血止痛。

[方药]

1. 首选药:**左归丸**

药物组成:枸杞子、龟甲胶、鹿角胶、牛膝、山药、山茱萸、熟地黄、菟丝子。

方解:本品中熟地黄养血滋阴,补精益髓;山药益气养阴,补脾;枸杞子滋补肝肾,明目润肺;山茱萸补益肝肾,收敛固涩;鹿角胶益精血。壮肾阳;牛膝活血祛瘀,利尿通淋;菟丝子补阳益阴,固精缩尿;龟甲胶滋阴潜阳,益肾健骨。

制剂规格:水丸,每 10 粒重 1g。

用法用量:口服。一次 9g,一日 2 次。温开水送服。

2. 参考药　知柏地黄丸:参见本章第八节鼻衄病肝肾阴虚证首选药。

3. 鉴别用药　二药均具有滋阴降火之功,均可治疗肾阴不足,阴虚火旺引起的牙齿肿痛之证。**知柏地黄丸**清降肾火作用较强,还可用治阴虚火旺所致的骨蒸潮热,遗精盗汗等症。

【医嘱】

1. 同"风火牙痛"证医嘱。

2. 患者还应避免房劳过度,防止为房事所伤。

第十三节　口　　疮

口疮是指口腔内之唇、舌、颊及上颚等处黏膜发生单个或多个黄白色如豆大的溃烂点。溃点局部疼痛,或平时不痛,而仅在受刺激时才感疼痛,常易反复发作。又名"口疳"、"口舌生疮"。

西医的口腔溃疡可参照本节内容进行辨证论治。

【病因病机】

1. 心脾积热　过食辛辣厚味或嗜饮醇酒,以致心脾积热,复感风、火、燥邪,热盛化火,循经上攻于口而发。

2. 阴虚火旺　素体阴虚,或久病伤肾,真阴亏耗,阴液不足,虚火旺盛,上炎口腔而发病。

【诊断要点】

口腔黏膜上生黄白色如豆大的溃点,即可诊断为本病。

【辨证论治】

一、心脾积热

[临床表现]唇、颊、上颚黏膜、舌面等处,生有黄豆或豌豆大小的黄白色溃烂点,中央凹陷,呈圆形或椭圆形,周围黏膜鲜红,微肿,溃点数目较多,甚者融合成小片,灼热疼痛,说话进食时加重,可兼见发热,口渴,溲赤,舌质红苔黄,脉数。

[治法]清心降火,消肿止痛。

[方药]

1. 首选药:**导赤丸**

药物组成:黄芩、黄连、栀子、连翘、木通、滑石、赤芍、大黄、天花粉、玄参。

方解:本品中黄连、栀子清心除烦。黄芩、连翘、天花粉清湿热解毒。玄参、赤芍清热凉血。木通清心降火利水,配滑石导热下行由小便而泄。大黄泻火导滞通便。诸药配伍,共奏清热解毒,消肿止痛之功。

制剂规格:蜜丸,每丸重3g。

用法用量:口服。一次1丸,一日2次。温开水送服。

2. 参考药　**牛黄清胃丸**:参见本章第十二节牙痛病胃火牙痛证首选药。

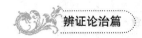

牛黄解毒丸(片、胶囊):参见本章第九节鼻疔病风热邪毒外袭证首选药。

锡类散:本品药物组成为西瓜霜、生硼砂、生寒水石、青黛、冰片、珍珠、硇砂、牛黄。

散剂,每瓶装0.3g。内服一次0.3g,一日2次。外用,取药粉适量,吹入患处,一日2~3次。

冰硼散:参见本章第十二节牙痛病风火牙痛证首选药。

3. 鉴别用药　**导赤丸**适用于心经火盛,胃肠积滞之证,小儿、成年人因实热而引起的口腔疾患均可使用。**牛黄清胃丸**与**牛黄解毒丸**适用于胃火偏盛导致的口疮之证。**锡类散**对于口疮之实证、虚证均可作为外用药配合治疗。**冰硼散**除可用治口疮外,还可用治牙痛之证。

二、阴虚火旺

[临床表现]溃烂面如黄豆或绿豆大小,表面灰白,周围黏膜颜色淡红或不红,溃点数量少,一般1~2个,易于反复发作,或此愈彼起,绵延不断。舌质红少津,舌苔少,脉细数。

[治法]滋阴降火。

[方药]

1. 首选药:**知柏地黄丸**

药物组成:熟地黄、山药、山萸肉、茯苓、泽泻、牡丹皮、知母、黄柏。

方解:本品即六味地黄丸加知母、黄柏而成。六味地黄丸滋补肝肾之阴;知母、黄柏滋阴降火。诸药配伍,共奏滋阴降火止血之功。

制剂规格:丸剂。蜜丸,每丸重9g;浓缩丸,每10丸重1.7g。

用法用量:口服。蜜丸,一次1丸;水蜜丸,一次6g;小蜜丸,一次9g。均一日2次。淡盐汤或温开水送服。浓缩丸,口服。一次8丸,一日3次。淡盐汤或温开水送服。

2. **参考药　三才封髓丸**：本品药物组成为熟地黄、天冬、党参、黄柏、砂仁、甘草。

蜜丸，每 50 丸重 3g。口服，一次 9g，一日 2 次。温开水送服。

3. **鉴别用药**　两种成药均具有滋阴降火之功，均可治疗肾阴不足，阴虚火旺引起的口疮之证。**三才封髓丸**中配伍有健脾养胃之药，故还可用于虚火牙痛兼有脾胃虚弱者。

除以上药物外，临床用于阴虚火旺口疮还可用**口炎清颗粒**，用法用量参照中成药说明书。

【医嘱】

1. 注意口腔卫生，少食辛辣厚味之品，除去不良嗜好，加强锻炼身体，可减少本病的发生。

2. 多吃新鲜蔬菜，必要时可配合服用维生素 C、B_2 等药物，促进口疮愈合。

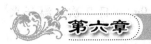

第六章

骨伤科病证

第一节 颈 项 痛

中医学颈项痛相关的论述,散见于"痹证""头痛""眩晕""项强""项筋急"和"项肩痛"等。如《素问·逆调论》说:"骨痹,是人当挛节也。……人之肉苛者,虽近衣絮,犹尚苛也,是谓何疾?……曰:荣气虚,卫气实也,荣气虚则不仁,卫气虚则不用,荣卫俱虚,则不仁不用,肉如故也,人身与志不相有,曰死。"这里所描述的病症与脊髓型颈椎病相类似。汉·张仲景《伤寒论》说:"项背强几几,……桂枝加葛根汤主之。"清·张璐《张氏医通》中说:"肾气不循故道,气逆夹脊而上,致肩背痛,……或观书对弈久坐致脊背痛。"指出了类似颈椎病的形成原因,同时他还详细地记载了颈项肩背痛的辨证施治,为后世提供了宝贵的经验。

【病因病机】

关于颈项痛的病因病机论述,可从如下方面认识:

1. 风寒湿侵袭 风为百病之长,寒性收引、凝滞、湿性重着。风寒湿三邪夹杂侵袭颈部筋肉,使颈筋气血凝滞,经络闭阻,筋脉不舒而发生颈项疼痛,此种情况多在睡眠时、颈肩外露,遭受风寒湿邪侵袭而发病。

2. 气滞血瘀 由于颈部筋肉急性损伤或慢性劳损,而使颈筋损伤撕裂,血不循经,溢于脉外,瘀阻不行,气机受阻,不通则痛,而发为本病。

3. 肝阳上亢　肝为刚脏,主升发,肾主水,肝与肾的关系是肝肾同源,乙癸同源,若素体肝肾亏虚,水不涵木,不能制约肝阳,以致亢逆于上,肝风内动,上扰清空,以致头胀痛、眩晕、失眠。

4. 痰浊中阻　肾阳亏虚,阳虚水停,加之风邪侵入,风痰相搏、阻滞经络,或风痰上扰清空,或痰湿阻于中焦,而见头痛、眩晕,或脘闷不舒。

5. 气血虚弱　年老体弱或久病劳损以致气血虚弱,不能濡养经筋,营行不利,相搏而痛,肌肉,筋脉失于濡养则可使肩臂麻木不仁、血虚不能上荣可见头晕,面色不华。

6. 肝肾亏虚　素体虚弱或年老体衰,肝肾亏虚,筋骨失健,筋弛骨痿,气血不足,循行不畅,或因疲劳过度,或因复遭风寒侵袭,从而导致经络受阻,气血运行不畅,筋肉僵凝疼痛而发病。此为本虚标实之证。

【诊断要点】

颈部酸、胀、痛不适,颈部活动受限或强迫体位,肩背部僵硬发板。部分患者可反射性地出现短暂上肢感觉异常,咳嗽,喷嚏时疼痛加重,麻木不加重。

颈部僵直,颈椎活动受限,椎旁肌,斜方肌,胸锁乳突肌有明显压痛,患椎棘突间亦有明显压痛。椎间孔挤压试验及臂丛神经牵拉试验可为阳性。

X线检查:颈椎生理曲度变直,椎间关节失稳,出现"双边""双突"等征象。

【辨证论治】

一、风寒湿侵证

［临床表现］颈肩臂疼痛,麻木,颈部活动不利、僵硬,恶风寒,无汗,全身发紧、口不渴。舌质淡红、苔薄白、脉弦紧。

［治法］祛风散寒除湿,通络蠲痹止痛。

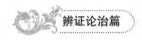

[方药]

1. **首选药:颈复康颗粒**

药物组成:黄芪、党参、丹参、白芍、生地黄、石决明、威灵仙、花蕊石、葛根、黄柏、秦艽、王不留行(炒)、川芎、苍术、羌活、桃仁、乳香、没药、红花、地龙、土鳖虫。

方解:方中药物成分分三类,一类由黄芪、党参、白芍、生地黄、葛根组成,补中益气,养血荣筋。一类由花蕊石、王不留行、丹参、川芎、桃仁、红花、乳香、没药、地龙、土鳖虫组成,活血化瘀,通络止痛。一类由威灵仙、黄柏、苍术、羌活、秦艽、石决明组成,祛风除湿,舒筋通络,诸药合理配伍,共收通络止痛,祛风除湿之功。

制剂规格:颗粒剂,每袋装5g。

用法用量:颗粒剂,口服。一次 1~2 袋,一日 2 次,饭后服用。开水冲服。

2. **参考药 根痛平颗粒**:药物组成为白芍、葛根、桃红、乳香、没药、续断、伸筋草、牛膝、地黄、甘草。

颗粒剂,每袋装①12g;②8g(无蔗糖)。口服。一次 1 袋,一日 2 次,饭后服用。开水冲服,或遵医嘱。

风湿骨痛丸(胶囊):药物组成为独活、防风、麻黄、桂枝、川乌、甘草、牡蛎、萆薢、防己、丹参、桑寄生、牛膝、木瓜、续断、豹骨、马钱子膏适量。

水丸,每 10 粒重 0.5g。口服。一次 10~15 粒,一日 2 次。温开水送服。

胶囊,每粒装 0.3g。口服。一次 2~4 粒,一日 2 次。温开水送服。

伤湿止痛膏:药物组成为伤湿止痛流浸膏、水杨酸甲酯、薄荷脑、冰片、樟脑、芸香浸膏、颠茄流浸膏。

橡胶膏剂,外用。一次 1 贴,贴于患处。

3. **鉴别用药 颈复康颗粒、根痛平颗粒、风湿骨痛丸**三药均为内服药物,均有活血止痛之功,其中**颈复康颗粒**兼有补气养血之功,适用于肩颈酸痛体质虚弱者;**根痛平颗粒**兼有强壮筋骨之功,适用于肩颈酸痛日久筋骨失于濡养者;**风湿骨痛丸**长于散风寒湿邪,止痛之功较为突出,适用于有明显外受风寒病史,颈部疼痛较重者;**伤湿止痛膏**外用为主,侧重消肿止痛,常与上述内服药物配合使用,以加强疗效。

【医嘱】

月经期及孕期妇女忌用内服药。外用药在医生指导下酌用。

二、气滞血瘀证

[临床表现]表现为头颈、肩背、上肢麻木,疼痛,多为刺痛,痛有定处,夜间加重。或有手部大、小鱼际肌萎缩。可兼有面色不华、倦怠少气。舌质紫黯,或有瘀点瘀斑,脉弦涩或细涩。

[治法]活血行气,通络止痛。

[方药]

1. 首选药:**颈痛颗粒**

药物组成:三七、川芎、延胡索、白芍、威灵仙、葛根、羌活。

方解:三七化瘀止血,活血定痛,为本方君药。川芎活血行气,祛风止痛,延胡索活血、行气、止痛,二药为臣药。白芍养血敛阴、柔肝止痛,可增强活血化瘀的功效。威灵仙通经络、止痹痛。葛根发表解肌,升阳透疹。羌活解表散寒,祛风胜湿止痛。四药共为佐药。此外,羌活在方中又兼为使药。诸药合用,共奏活血化瘀,行气止痛之功。

制剂规格:颗粒剂,每袋4g。

用法用量:颗粒剂,口服。一次1袋,一日3次,饭后服用。开水冲服。

2. 参考药 **狗皮膏**:药物组成为羌活、独活、防风、白芷、麻黄、生川乌、生草乌、青风藤、五加皮、官桂、丁香、威灵仙、川芎、蛇床子、生苍术、小茴香、乳香、没药、樟脑、当归、赤芍、续断、高

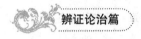

良姜、木瓜、苏木、大黄、油松节、冰片、肉桂。

黑膏药,每张净重①12g;②15g;③24g;④30g。外用。生姜擦净患处皮肤,加温软化,贴患处或穴位。

【医嘱】

1. 颈痛颗粒忌与茶同饮。

2. 狗皮膏加温后,注意切勿烫伤皮肤。

3. 月经期及孕期妇女忌用。

三、肝阳上亢证

[临床表现] 眩晕,耳鸣,头痛,听力下降,失眠多梦,面红,目赤,性情急躁易怒,腰膝酸软,肢麻震颤。舌红少津,脉弦细。

[治法] 平肝潜阳,活血通络。

[方药]

首选药:天麻钩藤颗粒

药物组成:天麻、钩藤、石决明、栀子、黄芩、牛膝、杜仲(盐制)、益母草、桑寄生、首乌藤、茯苓。

方解:天麻、钩藤、石决明平肝潜阳,为方中主药。栀子、黄芩清热泻火,使肝热不亢,是为辅药。益母草、牛膝活血利尿,引血下行,杜仲、桑寄生补益肝肾,夜交藤、茯苓安神定志,俱为佐使药。诸药合用共奏平肝息风,活血通络之功。

制剂规格:颗粒剂,每袋装 10g。

用法用量:颗粒剂,口服。一次 10g,一日 3 次,或遵医嘱。开水冲服。

【医嘱】

1. 饮食应以清淡为主,避免过食生冷、油腻之品。

2. 注意调节情志,保持良好心态。

四、痰浊中阻证

[临床表现] 头重头晕、恶心、泛泛欲呕,肢倦乏力,胸脘痞闷,纳呆。甚则昏厥猝倒。舌淡、苔白厚腻、脉濡滑。

[治法] 燥湿化痰,通络止痛。

［方药］

首选药:**二陈丸**

药物组成:陈皮、半夏(制)、茯苓、甘草。(另取生姜捣汁为丸)

方解:方中半夏燥湿化痰为君。陈皮理气化痰为臣,以使气顺痰消。二药合用,具有和胃止呕的作用。佐以茯苓,渗湿健脾,消除生痰之源。甘草和中止咳,生姜以增强化痰止咳之力。综合全方,具有燥湿化痰,和胃止呕之效。

制剂规格:水丸。每8丸相当于原生药3g。

用法用量:口服。一次9~15g,一日2次。温开水送服。

【医嘱】

饮食应以清淡为主,避免过食生冷、油腻之品。

五、气血两虚证

［临床表现］头晕、目眩、面色苍白,身疲乏力,四肢倦怠,心悸气短,舌质淡、苔薄白、脉细无力。

［治法］益气养血,通络止痛。

［方药］

首选药:**人参归脾丸**

药物组成:人参、黄芪(蜜炙)、白术(麸炒)、茯苓、甘草(蜜炙)、当归、桂圆肉、酸枣仁(炒)、远志(去心,甘草炙)、木香。

方解:方中以人参、茯苓、黄芪、白术、甘草扶脾益气,鼓舞生化之源;当归、桂圆肉补血养血;配酸枣仁、远志取其养心安神;少佐木香理气醒脾,使之补而不滞。综观本方功效,虽属气血双补,心脾同治,但重点在于益气生血,所以常用于血虚所致的疾病。

制剂规格:蜜丸,每丸重9g。

用法用量:口服。一次1丸,一日2次。温开水送服。

用药注意:身体壮实不虚者忌服。

【医嘱】

1. 该类药物以补益为主,一般用药疗程较长,建议中长期

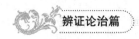

间断用药。

2. 体质过于虚弱者,适当减量或遵医嘱。

3. 避免过劳。

六、肝肾亏虚证

[临床表现] 颈肩臂疼痛,麻木,可向臂、手部出现放射痛。颈部活动不利症状,可因劳累或寒冷后而加重,可同时兼有腰酸膝软、头晕眼花、耳鸣、耳聋,倦怠乏力的症状。舌质黯红,脉沉细弱。

[治法] 补肝益肾,宣痹止痛。

[方药]

1. 首选药:**独活寄生丸(合剂)**

药物组成:独活、桑寄生、秦艽、防风、细辛、当归、白芍、川芎、熟地黄、杜仲(盐炙)、川牛膝、党参、茯苓、甘草、桂枝。

方解:方中以熟地黄、杜仲、川牛膝、桑寄生补益肝肾,强筋壮骨,当归、川芎、白芍和营养血,党参、茯苓、甘草益气扶脾,上述各药以扶正祛邪为主,正盛邪自除。配以独活、细辛入肾经搜风除痹,驱邪外出,桂枝、秦艽、防风祛风湿、止痹痛。诸药相配,共奏补肝肾、止痹痛之功

制剂规格:丸剂。水蜜丸,每袋6g;蜜丸,每丸重9g。

合剂,每瓶装①20ml;②100ml。

用法用量:丸剂,口服。水蜜丸,一次6g;蜜丸,一次1丸。均一日2次。温开水送服。

合剂,口服。一次15~20ml,一日3次。用时摇匀。

用药注意:孕妇慎用。

2. 参考药 **健步强身丸**:药物组成为知母、黄柏、龟甲(醋淬)、熟地黄、白芍、当归、黄芪(蜜炙)、人参、白术(麸炒)、茯苓、枸杞子、菟丝子、锁阳、补骨脂(盐炙)、杜仲炭、续断、附子(制)、羌活、独活、秦艽、防风、木瓜、牛膝、豹骨(油制)。

丸剂。水蜜丸,每100粒重10g。口服。一次6g;蜜丸,每

丸重9g。口服。一次1丸。均一日2次。温开水送服。

壮骨伸筋胶囊：药物组成为淫羊藿、熟地黄、鹿衔草、骨碎补、肉苁蓉、鸡血藤、红参、狗骨、茯苓、威灵仙、豨莶草、葛根、延胡索、山楂、洋金花。

胶囊，每粒装0.3g。口服。一次6粒，一日3次。温开水送服。4周为一疗程。

3. 鉴别用药　**独活寄生丸**兼有祛风湿，止痹痛作用。**健步强身丸**和**壮骨伸筋胶囊**补肝肾、强筋骨作用较强。

【医嘱】

同"气血两虚"证医嘱。

第二节 落　枕

落枕，古称失枕，好发于青壮年，以冬春季多见。本病多由于睡眠时枕头高低或睡眠姿势不当，以致入睡前虽无任何症状，但晨起后即感到项背部酸痛，颈项僵直、活动受限。落枕病程较短，一周左右即可痊愈，及时治疗可缩短病程，不经治疗者也有可能自愈，但容易复发。

【病因病机】

中医学认为，"失枕在肩上横骨间，折使揄臂齐肘正，灸脊中"（《素问·骨空论》）首次指出了本病的发病部位及治疗方法。中医对本病的病因病机主要从如下几方面认识：

1. 颈筋受挫，气滞血瘀　落枕多因睡枕高低不适或睡眠时姿势不良，使颈部肌肉长时间受到过度牵拉而受损、肌肉气血凝滞而闭阻不通、不通则痛、则出现僵凝疼痛而发病。

2. 风寒侵淫　夜间沉睡、颈肩外露，感受风寒致使颈筋气血凝滞、经络不舒。寒气凝滞，风为百病之长，风寒侵袭，气血闭阻、经络不通则痛，发生落枕。

3. 肝肾亏虚　肝肾亏虚者，素体衰弱，肌肉薄弱，气血不

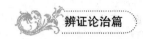

足、循行亦不畅,舒缩活动失调,筋骨萎弱,此时复感风寒之邪外袭,可致经络不舒,肌肉气血闭阻不通而发病。

故而本病在病因上可因邪致病,亦可因虚致病,亦可虚实夹杂而病,需仔细辨证。

【诊断要点】

多在晨起后突感颈后部,上背部疼痛不适,以一侧为多,或有两侧均发病者,或一侧重,一侧轻者。疼痛可向肩背放射。

颈项部活动受限,头不能自由转动后顾,旋头时常与上身同时转动,以腰部代偿颈部的旋转活动。病情严重者颈部的屈伸活动亦受限,颈项僵直,头偏向病侧。有上诉症状者多怀疑本病。

颈部肌肉痉挛,尤其以胸锁乳突肌和斜方肌明显,触之如条索状或块状。颈部肌肉压痛阳性,压痛点多在乳突,肩胛骨内上角、冈上窝、冈下窝等处。风寒外束者,颈项僵痛的同时,可有恶风、头痛、微发热等表证。椎间孔挤压试验及臂丛神经牵拉试验均为阴性。本病病程较短,多在一周即可痊愈,但易于复发。

【辨证论治】

一、气滞血瘀证

[临床表现]睡醒后突然颈部刺痛、痛有定处、转头不利,稍有活动即感疼痛加剧,颈项部压痛点固定、肌肉痉挛。舌质紫黯或有瘀斑、苔薄白、脉弦紧。

[治法]活血化瘀,通络止痛。

[方药]

首选药:回生第一丹胶囊

药物组成:土鳖虫、当归、乳香(醋炙)、血竭、自然铜、麝香、朱砂。

方解:土鳖虫具有破血、逐瘀、通络之功,是治疗骨折的血肉有形之体,亦为伤科接骨之要药。作为君药。当归具有通脉而善行,活血止痛之功能,乳香活血止痛,消肿生肌,作为臣药。血竭具有活血逐瘀,消肿定痛之功效。自然铜散瘀止痛。麝香开窍,辟秽,通络散瘀。朱砂安神,定惊,通血脉,三药共作为佐药。麝香又兼佐药,引诸药直达病所。诸药合用,共收活血散瘀,消肿止痛之功。

制剂规格:胶囊,每粒装 0.2g。

用法用量:胶囊,口服。一次 5 粒,一日 2~3 次。用温黄酒或温开水送服。

【医嘱】

1. 因该类药物对胃有一定刺激作用,一般应于饭后半小时服。

2. 月经期及孕期妇女忌用。

二、风寒浸淫证

[临床表现]颈项强痛,痛引肩臂,或颈肩部麻木不仁,可伴有渐渐恶风,微发热,头痛身重,时有汗出,时而无汗。舌质淡、苔薄白,脉浮紧或浮缓。

[治法]祛风散寒,活血止痛。

[方药]

1. 首选药:**疏风定痛丸**

药物组成:麻黄、地枫皮、羌活、独活、防风、桂枝、千年健、乳香、没药、自然铜,怀牛膝、木瓜、盐杜仲、甘草、制马钱子。

方解:方中以麻黄、地枫皮、防风、羌活、独活、桂枝、木瓜、千年健祛风通络,散寒止痛,以马钱子通络止痛,以乳香,没药,自然铜活血祛瘀,以杜仲、怀牛膝补肝肾、强筋骨,以甘草调和诸药,诸药合用,共奏祛风活络,散寒止痛之功。

制剂规格:蜜丸,每丸重 6g。

用法用量:蜜丸,口服。一次 1 丸,一日 2 次。温开水送服。

2. 参考药　**追风丸**:药物组成为羌活、独活、地枫皮、千年健、麻黄、豹骨、蕲蛇、川乌、草乌、木瓜、没药、乳香、红花、当归、生杜仲、续断、菟丝子、制马钱子、甘草。

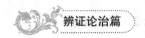

蜜丸,每丸重 6g。口服。一次 1 丸,一日 2 次。温黄酒或温开水送服。

小活络丸:药物组成为制川乌、制草乌、乳香、没药、地龙肉、胆南星。

丸剂。蜜丸,每丸重 3g。口服。一次 1 丸;小蜜丸,每 100 丸重 20g。口服。一次 3g(15 丸)。均一日 2 次。温开水送服。

3. 鉴别用药　三药均有祛风散寒、通络止痛之功。**疏风定痛丸**和**追风丸**偏于祛风通络止痛,因内含马钱子,故不宜久服。**小活络丸**偏于散寒通络止痛。

【医嘱】

1. 本症患者易于冬春季节,因外感风寒湿邪发病或加重,所以要注意局部保暖。

2. 加强自身功能锻炼,增强对外邪抵御能力尤为重要。

三、肝肾亏虚证

[临床表现]素体虚弱,突遭外邪侵袭后颈肌酸痛、麻木不仁,同时伴有身重疼痛、腰酸膝软、心悸气短、面色不华、耳鸣、耳聋、失眠多梦。舌质淡、苔白、脉细弱。

[治法]益肝肾、补气血、祛风湿、止痹痛。

[方药]

首选药:**山药丸**

药物组成:山药、杜仲、牛膝、甘草、木香、乳香(醋炙)、没药(醋炙)、千年健、自然铜(煅醋淬)、羌活、地枫皮、红花、防风、续断、柴胡、狗脊(砂烫去毛)、麻黄、马钱子粉。

方解:方中以麻黄、地枫皮、防风、羌活、柴胡祛风通络,散寒止痛。以千年健、杜仲、牛膝、续断、狗脊补肝肾、强筋骨、健腰膝,以马钱子通络止痛,以乳香,没药、红花、自然铜活血祛瘀,止痛,以木香行气止痛,以山药健脾益肾,以甘草调和诸药。共奏强筋骨,补肝肾,祛风止痛之功。

制剂规格:蜜丸,每丸重 3g。

用法用量：蜜丸，口服。一次 1 丸，一日 2 次。温黄酒或温开水送下。体弱者一日服 1 次，一次可服半丸。

【医嘱】

1. 该类药物以补益为主，一般用药疗程较长，建议中长期间断用药。

2. 体质过于虚弱者，适当减量或遵医嘱服用。

3. 避免过劳。

第三节 五 十 肩

属中医"肩痹""肩凝"等范畴。又称冻结肩、漏肩风等，是肩关节周围肌肉、肌腱、滑液囊及关节囊的慢性损伤性炎症。因关节内、外粘连，而以肩部疼痛、功能活动受限为其主要临床特征。现代医学称之为"肩关节周围炎"，可依本病辨证治疗。

【病因病机】

中医认为是年老体衰，气血虚损，筋失濡养，风寒湿外邪侵袭肩部，经脉拘急所致。故气血虚损，血不荣筋为内因，风寒湿侵袭为外因。内外因相互作用，共同影响，引起肩关节周围炎。

【诊断要点】

多数病例呈慢性发病，隐袭进行。主要症状为肩周疼痛，肩关节活动受限或僵硬。疼痛可为钝痛、刀割样痛，夜间加重，甚至痛醒。检查时局部压痛点在肩峰下滑囊、肱二头肌长头肌腱、喙突、冈上肌附着点等处，常见肩部广泛压痛而无局限性压痛点。肩关节各方向活动受限，但以外展、外旋、后伸障碍最显著，病程较长者，可见肩胛带肌萎缩，尤以三角肌萎缩明显。此病进行数月至 2 年左右，在不同的程度中停止，疼痛消失，肩部活动逐渐恢复。

X 线检查：肩周炎是软组织病变，所以 X 线检查多属阴性，对直接诊断无帮助，但可以排除骨与关节疾病，有时可见骨质疏

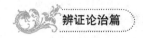

松,冈上肌腱钙化,或大结节处有密度增高的阴影。

【辨证论治】

一、风寒湿阻证

[临床表现]肩部窜痛,畏风恶寒,或肩部有沉重感,肩关节活动不利,复感风寒之邪痛增,得温痛缓。舌质淡,苔薄白或腻,脉弦滑或弦紧。

[治法]祛风散寒,通络宣痹。

[方药]

1. 首选药:**坎离砂**

药物组成:当归、川芎、防风、透骨草、铁屑。

方解:方中主要应用铁砂与醋混合产生温热反应,直接熨敷局部,有散寒、活血止痛作用。以当归、川芎行瘀活血。防风、透骨草祛风胜湿,通络止痛。诸药配合,促进驱风散寒及活血止痛效果。

制剂规格:每袋装 62.5g。

用法用量:外用。将布袋抖动至发热后置于患处,一次 1 袋。

用药注意:外用药,勿内服;孕妇腹痛者忌用。

2. 参考药　**伸筋活络丸**:药物组成为马钱子(制)、制川乌、制草乌、木瓜、当归、川牛膝、杜仲炭、续断、木香、全蝎、透骨草。

水丸,每 14 粒重 1g。口服。成人男子一次 2~3g,女子一次 1~2g,一日 1 次。温开水送服,晚饭后服用。服药后应卧床休息 6~8 小时,老弱酌减;小儿慎用,或遵医嘱。孕妇禁用。

3. 鉴别用药　**坎离砂**为外用药物,功能驱风散寒,长于活血消肿止痛。**伸筋活络丸**为内服药物,长于散风寒湿之邪以止痛,兼有强筋健骨之功。治疗五十肩以外用药物为主,内服药物为辅,常配合使用以加强治疗效果。

【医嘱】

1. 本病多发于冬春季节,因外感风寒湿邪发病或加重,所以要注意局部保暖。

2. 加强自身功能锻炼,增强对外邪抵御能力尤为重要。

3. 外用药物,一定要注意及时更换,一般应不超过 24 小时,出现皮肤过敏时暂停使用,停药后会逐渐消失,一般不需要做特殊处理。

二、气血瘀滞证

〔临床表现〕外伤筋络,瘀血留著,肩部肿胀,疼痛拒按,或按之有硬结,肩关节活动受限,动则痛甚。舌质黯或有瘀斑,苔白或薄黄,脉弦或细涩。

〔治法〕活血化瘀,行气止痛,舒筋通络。

〔方药〕

1. 首选药:**小活络丸**

药物组成:制川乌、制草乌、乳香、没药、地龙肉、胆南星。

方解:方中主以川乌、草乌温经通络、以散经络中风寒湿邪。辅以胆南星化痰通络,以祛经络中之湿痰。佐乳香、没药化经络中之瘀血,并能止痛。用地龙性善走窜,通经活络,并用黄酒为引,以助药势。诸药合用,经络得通,气血调和,痹痛自愈。

制剂规格:丸剂。蜜丸,每丸重 3g。小蜜丸,每 100 丸重 20g。

用法用量:蜜丸,口服。一次 1 丸;小蜜丸,口服。一次 3g(15 丸)。均一日 2 次。温开水送服。

2. 参考药　**关节止痛膏**:药物组成为辣椒流浸膏、颠茄流浸膏、薄荷油、水杨酸甲酯、樟脑、碘、碘化钾、盐酸苯海拉明。

外用。贴患处。一次 1~2 片,持续 12 小时,一日 1 次。

麝香镇痛膏:药物组成为麝香、生川乌、水杨酸甲酯、辣椒、颠茄流浸膏、红茴香根、樟脑。

橡胶膏,每贴 7cm×10cm。外用。贴于患处。

用药注意:孕妇及皮肤破损处禁用;使用中如皮肤发痒或变红应立即停用。

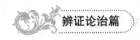

【医嘱】

1. 小活络丸对胃有一定刺激作用,一般应于饭后半小时服用。

2. 月经期及孕期妇女忌用。

三、气血亏虚证

[临床表现] 肩部酸痛日久,肌肉萎缩,关节活动受限,劳累后疼痛加重,伴头晕目眩,气短懒言,心悸失眠,四肢乏力。舌质淡,苔少或白,脉细弱或沉。

[治法] 补气养血,舒筋通络。

[方药]

首选药:人参归脾丸

药物组成:人参、黄芪(蜜炙)、白术(麸炒)、茯苓、甘草(蜜炙)、当归、桂圆肉、酸枣仁(炒)、远志(去心甘草炙)、木香。

方解:方中以人参、茯苓、黄芪、白术、甘草扶脾益气,鼓舞生化之源;当归、桂圆肉补血养血;配酸枣仁、远志取其养心安神;少佐木香理气醒脾,使之补而不滞。综观本方功效,虽属气血双补,心脾同治,但重点在于益气生血,所以常用于血虚所致的疾病。

制剂规格:蜜丸,每丸重9g。

用法用量:口服。一次1丸,一日2次。温开水送服。

【医嘱】

1. 该类药物以补益为主,一般用药疗程较长,建议中长期间断用药。

2. 要注意体质过于虚弱者,适当减量或遵医嘱。

3. 避免过劳。

第四节 骨 折

骨折是指骨或骨小梁的连续性中断,包括明显的皮质骨断裂,也包括骨小梁的中断。外伤使正常骨质发生的骨折称为外伤性骨折,包括儿童的外伤性骨骺分离。中医药在治疗骨折方面有着悠久的历史,有其独特的优点。在骨折各期的应用,可大大促进骨折愈合的速度,在中医骨折治疗学上占有重要的地位。

【病因病机】

引起骨折的主要原因有外伤和骨病两类。

1. 外力作用　损伤外力一般可分为直接暴力、间接暴力、肌肉牵拉力和累积性力四种。不同的暴力形式所致的骨折,临床特点各异。

2. 病理因素　由于骨骼本身有病变,如先天性脆骨病、营养不良、佝偻病、甲状腺功能亢进症,成人的软骨病、骨囊肿、骨结核、化脓性骨髓炎、各种转移性骨肿瘤等,其骨质已遭到破坏,若遭受轻微的外力,就能导致骨折。骨折是原疾病发展的必然结果,而骨折往往是这种疾病使人注意的首要症状。这种由疾病所造成的骨折称为病理性骨折。这种骨折需要进一步明确诊断,治疗上可按疾病的性质选择不同的治疗方法,或找出确切病因后采用相应的措施。

【诊断要点】

主要是根据望、闻、问、切、摸、量、X 线检查等方法所收集的资料,进行分析、归纳、判断和推理,从而作出骨折是否存在、骨折部位和类型、移位情况、有无并发症等正确的诊断。

应仔细询问病史,认真分析症状和体征,必要时作 X 线摄片检查,不难得出全面正确的诊断。

【辨证论治】

骨折在正确专科治疗的前提下,配合中医药辨证治疗,对纠正因损伤而引起的脏腑经络、气血功能紊乱,促进骨折的愈合均有良好作用。常用中成药分期治疗如下:

一、初期

［临床表现］肿胀、疼痛、瘀血。

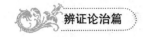

[治法]活血化瘀、消肿止痛。

[方药]

1. 首选药:伤科接骨片

药物组成:红花、土鳖虫、朱砂、马钱子粉、甜瓜子、鸡骨(炙)、没药(炙)、三七、海星(炙)、冰片、自然铜、乳香(炙)

方解:红花活血通经,祛瘀止痛,为通滞活血要剂,用于治疗瘀血作痛,跌打损伤,在本方中作为君药。土鳖虫破血、逐瘀、通络,是伤科接骨之要药,朱砂安神、定惊、通血脉,在本方中土鳖虫,朱砂用以为臣药,加强君药之功。马钱子散血热、消肿、止痛。甜瓜子,鸡骨,自然铜,海星具有散结、消瘀,舒筋壮骨之功。三七,乳香、没药散瘀止血,消肿定痛,以上诸药共为佐药。冰片芳香走窜,消肿止痛,引药直达病所,为方中使药。诸药合用,共收活血化瘀,消肿止痛之功。

制剂规格:片剂,①薄膜衣片,每片重 0.33g;②糖衣片(片芯重 0.33g)。用法用量:片剂,口服。成人一次 4 片;10~14 岁儿童一次 3 片,一日 3 次。温开水或黄酒送服。

用药注意:①本品不可随意增加服量,增加时,需遵医嘱。②孕妇忌服。③10 岁以下儿童禁用。

2. 参考药　回生第一丹胶囊:药物组成为土鳖虫、当归、乳香(醋炙)、血竭、自然铜(煅醋淬)、麝香、朱砂。

胶囊,每粒装 0.2g。口服。一次 5 粒,一日 2~3 次。用温黄酒或温开水送服。孕妇忌服。

接骨丸:药物组成为甜瓜子、土鳖虫、地龙、桂枝、郁金、骨碎补、续断、自然铜、马钱子粉。

水丸,口服。每 100 粒重 12g。一次 3g,一日 2 次。温开水送服。孕妇忌服。

七厘散(胶囊):药物组成为血竭、乳香、没药、红花、儿茶、冰片、麝香、朱砂。

散剂,每瓶装①1.5g;②3g。口服。一次 1~1.5g,一日 1~3

次。温开水送服。孕妇忌服。

胶囊,每粒装 0.5g。口服。一次 2~3 粒,一日 1~3 次。温开水送服或外用,取内容物调敷患处。孕妇忌服。

云南白药(散、胶囊):药物组成略。

散剂,每瓶装 4g,保险子 1 粒。口服。一次 0.25~0.5g,一日 4 次(2 岁至 5 岁按 1/4 剂量服用,6 岁至 12 岁按 1/2 剂量服用)。刀、枪、跌打诸伤,无论轻重,出血者用温开水送服;瘀血肿痛与未流血者用酒服送。毒疮初起,服 0.25g,另取药粉,用酒调匀,敷患处,如已化脓,只需内服。其他内出血各症均可内服。凡遇较重之跌打损伤可先服保险子 1 粒,轻伤及其他病症不必服。

胶囊,每粒装 0.25g。口服。一次 1~2 粒,一日 4 次(2~5 岁按 1/4 剂量服用,6~12 岁按 1/2 剂量服用)。服用方法同上。

3. **鉴别用药**　**伤科接骨片**为口服中成药中治疗骨折后瘀血肿痛的要药,侧重活血消肿止痛作用。不宜久服,亦不可随意增加服量,增加时须遵医嘱。十岁以下儿童禁服。**回生第一丹胶囊**、**接骨丸**有活血消肿作用,亦兼有一定补肾成骨作用。**七厘散**与**云南白药**均有较好的活血止痛作用。**云南白药**兼有治疗外伤后出血的止血作用。

【医嘱】

1. 月经期及孕期妇女忌用内服药,外用药在医生指导下酌用。

2. 云南白药膏,皮肤破伤处不宜使用;皮肤过敏者停用。

3. 云南白药膏每次贴与皮肤的时间少于 12 小时,使用中发生皮肤发红,瘙痒等轻微反应时可适当减少粘贴时间。

二、中期

[临床表现]肿胀、疼痛减轻、瘀血未尽。

[治法]活血化瘀,接骨续筋。

[方药]

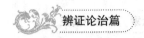

首选药:**接骨七厘片**

药物组成:当归、乳香、没药、硼砂、土鳖虫、骨碎补、血竭、自然铜(煅)、大黄(酒炒)。

方解:自然铜散瘀止痛、接骨续筋,用于治疗跌打损伤,筋断骨折,血瘀疼痛,在本方中作为君药。土鳖虫,破血、逐瘀、通络,为伤科接骨之要药。骨碎补,补肾强骨,活血续伤。乳香,活血止痛,消肿生肌,三药作为臣药,用以加强君药之功。没药活血止痛,消肿生肌,大黄破积滞,泄热毒,行瘀血,当归通脉而善行,活血止痛,硼砂消肿散积,以上四药作为佐药。同时血竭作为使药,引诸药直达病所。诸药合用,共收活血化瘀,接骨续筋之功。

制剂规格:片剂,每片相当于原生药量0.3g。

用法用量:片剂,口服。一次5片,一日2次。用温黄酒或温开水送服。

【医嘱】

同初期。

三、后期

[临床表现]肿胀、瘀血已消,筋骨未坚,骨折处已有骨痂生长。

[治法]壮筋骨、养气血、补肝肾为主。

[方药]

首选药:**六味地黄丸(胶囊、颗粒)**

药物组成:熟地黄、山茱萸、牡丹皮、山药、茯苓、泽泻。

方解:方中熟地黄滋阴补肾,填精益髓是为主药;以山茱萸温补肝肾,收敛精气,山药健脾益阴,兼能固精,均为辅药;又用泽泻清泻肾火,以防熟地黄滋腻;以牡丹皮清泻肝火,并制山茱萸之温涩;以茯苓淡渗脾湿,使山药补而不滞,均为佐使药。六药配合,具有补中有泻,寓泻于补的特点。为治疗补肝肾主要中成药。

制剂规格:丸剂。蜜丸,每丸重9g;水丸,每袋装5g;浓缩丸,每8丸重1.44g。

胶囊。软胶囊,每粒重0.38g;胶囊,每粒重①0.3g;②0.5g。

颗粒剂,每袋重5g。

用法用量:丸剂,口服。蜜丸,一次1丸;水丸,一次5g。均一日2次;浓缩丸,一次8丸,一日3次。温开水送服。

胶囊,口服。软胶囊,一次3粒;胶囊,一次1粒[规格①]粒或一次2粒[规格②]。均一日2次。温开水送服。

颗粒剂,口服。一次1袋,一日2次。开水冲服。

【医嘱】

1. 骨折后期,多以患者自身功能的恢复为主,此时用药多为辅助作用。

2. 对于骨质疏松的老年患者来讲,本期的用药显得相对重要。

第五节 骨 痈 疽

中医古称"疽""骨疽""附骨疽"等,其发病年龄多为小儿,男性儿童多于女性。多由于化脓菌所引起的骨、骨髓腔、骨膜产生化脓性炎症导致。现代医学一般谓之为骨髓炎,可参考辨证治疗。慢性化脓性骨髓炎中医称之为"附骨疽"。

【病因病机】

中医认为正气虚弱是急性血源性骨髓炎的发病基础,热毒为主要致病因素,损伤是发病的诱因,其包括:

1. **热毒注骨** 疔毒、疮疖、痈疽或咽喉部化脓性感染,以及麻疹、伤寒、猩红热等疾病后,余毒未尽,藏匿体内;或六淫邪毒入侵,如久居湿热洼地,久而化热成毒;或因饮食劳伤,七情郁乱,火毒内生等,均可使余邪热毒循经脉流注入骨,以致络脉阻塞,气血壅结,蕴酿化热,火毒内盛,腐骨烂筋,遂成本病。

2. 损伤感染 筋骨皮肉开放性损伤,邪毒从创口入侵,深达入骨,阻滞经络,气血瘀滞,久而化热,热腐成脓,烂筋蚀骨。局部闭合损伤,如跌仆闪挫引起气血凝滞,也可导致经络瘀阻,瘀久化热,热毒流注筋骨而发病。

3. 正气虚弱 《素问·评热病论》云:"邪之所凑,其气必虚"。正气可御外邪,正虚则外邪易入侵,邪毒蕴结于内,正虚邪不能外达,反深窜入骨,筋骨有虚或弱,则邪毒留聚,繁衍为害,遇时发病。

【诊断要点】

1. 全身表现 病起突然,始为恶寒发热,继而壮热憎寒。热毒炽盛酿脓时,高热稽留,脉搏急速,并可出现烦躁不安、呕吐等全身中毒症状,甚至惊厥;严重者可有昏迷及感染性休克。

2. 局部表现

(1)疼痛:始为患肢疼痛、压痛,呈进行性加重,发展迅速。热毒酿脓时,局部阵发性跳痛,继则胀痛彻骨。当脓肿突破骨膜进入周围软组织时,疼痛暂时减轻。

(2)肿胀:肢体病变处多呈环形漫肿,表面灼热。初起皮色不变,将溃时肿胀中心表皮透红,或中心皮色苍白,其周围潮红。

(3)功能障碍:发病后患肢不能主动活动,也拒动。后期可残留功能障碍。

其临床诊断当为:①近期曾有过外伤、皮肤或上呼吸道感染病史。②具有上述临床表现。③化验白细胞总数及中性粒细胞数明显增多,血沉增快明显;血培养可查到致病菌。④早期局部分层穿刺可吸出骨膜下脓液或软组织内脓液,其涂片或培养可找到脓细胞或致病菌。⑤CT 及 X 线片可出现骨膜下脓肿、骨膜反应及骨质破坏,但单纯 X 线片(CR 片)往往在 10 天左右才有变化。同位素扫描可较早发现病变部位,一般于发病 48 小时即可有阳性结果。磁共振早期也可出现骨髓内的亮度改变。

【辨证论治】

中医辨证根据体质情况,以扶正为主,兼以祛邪排脓。扶正可使体内气血充足,脾胃健运,正气恢复,正气足,可使脓液尽快排出,疮口尽早闭合,骨质早日愈合。通常采用:

一、初溃

[临床表现]脓多稠厚,略带腥味,为气血尚充实。

[治法]清热解毒,消肿排脓。

[方药]

1. 首选药:**活血解毒丸**

药物组成:乳香(醋炙)、没药(醋炙)、蜈蚣、黄米(蒸)、石菖蒲、雄黄粉。

方解:方中乳香、没药活血散结止痛为主药;蜈蚣、雄黄解毒散结为辅药;石菖蒲辛散温通,以助活血消肿为佐药。合用,活血止痛,解毒消肿。

制剂规格:糊丸,每100粒重5g。

用法用量:糊丸,口服。一次3g,一日2次,温黄酒或温开水送服。

2. 参考药　**梅花点舌丸**:药物组成为乳香、没药、血竭、蟾酥、生硼砂、牛黄、冰片、熊胆、麝香、雄黄、葶苈子、沉香、珍珠、朱砂。

水丸,每10丸重1g。口服。先饮一口温水,将药放在舌上,至口麻为度,再用温开水或温黄酒送下。一次3丸,一日1~2次(外用,用醋化开,敷于患处)。

连翘败毒丸(片、膏):药物组成为连翘、金银花、紫花地丁、天花粉、甘草、白芷、防风、薄荷、荆芥穗、麻黄、柴胡、羌活、当归、赤芍、苦参、黄芩、黄柏、黄连、大黄。

水丸,每100粒重6g。口服。一次6g,一日2次。温开水送服。

片剂,薄膜衣片,每片重0.61g。口服。一次4片,一日2

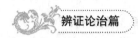

次。温开水送服。

煎膏剂,每瓶装①30g;②60g;③120g。口服。一次 15g,一日 2 次。温开水送服。

用药注意:孕妇忌服。

生肌玉红膏:药物组成为紫草、当归、白芷、甘草、血竭、轻粉。

软膏,每盒装 12g。外用。涂抹患处。

生肌散:药物组成为象皮(滑石粉烫)、儿茶、血竭、生赤石脂、煅龙骨、醋乳香、醋没药、冰片。

散剂,每瓶装 3g。外用。取药粉少许,敷患处。

3. 鉴别用药 **活血解毒丸**偏于活血消肿止痛。**梅花点舌丸**和**连翘败毒丸**偏于清热解毒消肿。**连翘败毒丸**兼有祛风散邪作用。**生肌玉红膏**和**生肌散**均为外用药。

【医嘱】

1. 用于创面溃疡者,一般常在创面上另加药粉。

2. 膏药遇温则烊化而具有黏性,烘烤烊化后趁热贴于患处,但须注意温度适当,以免烫伤皮肤,一般隔日换药一次。

3. 对含有丹类药粉的膏药,由于 X 线不能穿透,所以 X 线检查时宜取下。

二、溃后

[临床表现]脓液清稀,量多稀薄,为气血亏虚。

[治法]调补气血。

[方药]

1. 首选药:**八珍颗粒(丸)**

药物组成:人参、白术、茯苓、甘草、熟地黄、当归、白芍、川芎。

方解:本方由四君子汤(人参、茯苓、白术、甘草)与四物汤(熟地黄、白芍、当归、川芎)配合组成。治气虚以四君子汤,治血虚以四物汤。本品具有气血双补,阴阳兼顾之效。

制剂规格:颗粒剂,每袋装①8g;②3.5g(无糖型)。

丸剂。蜜丸,每丸重9g;水蜜丸,每袋6g。

用法用量:口服。蜜丸,一次1丸;水蜜丸,一次6g。均一日2次。温开水送服。

颗粒剂,口服。一次1袋,一日2次。开水冲服。

2. 参考药 **拔毒膏**:药物组成为白蔹、连翘、白芷、生穿山甲、赤芍、大黄、生地黄、黄柏、苍术、黄芩、木鳖子、蓖麻子、生栀子、金银花、当归、川芎、黄连、玄参、蜈蚣、芝麻油、章丹、乳香、没药、血竭粉、儿茶、轻粉、红粉、樟脑。

每张净重0.5g。加热软化,贴于患处。隔日换药一次,溃脓时每日换药一次。

用药注意:溃疡创面不宜外用。

3. 鉴别用药 **八珍颗粒**以内服补益气血为主,扶正以助脱毒,生肌敛疮。**拔毒膏**为外用,补益兼有一定祛腐生肌作用。内服外用各有所长,必要时根据病情合用。

【医嘱】

1. 要注意体质过于虚弱者,适当减量或遵医嘱。

2. 避免过劳。

第六节 腰 痹

历代医家认为本病是外伤劳损与外感风寒湿热,导致营卫失调、气血经络受损,或是肝肾不足,外邪乘虚而入,致气血瘀阻导致的腰腿痛类疾病。

西医的腰背部常见疾病,如肌筋膜炎、肌纤维织炎、肌风湿、肌筋膜纤维织炎、肌筋膜疼痛综合征等,可参照本病辨证治疗。

【病因病机】

巢元方《诸病源候论》对此病的论述较全面,曰:"凡腰痛病有五。一曰少阴,少阴肾也,十月万物阳气伤,是以腰痛。二曰风痹,风寒著腰,是以痛。三曰肾虚,役用伤肾,是以痛。四曰臀腰,坠堕伤腰,是以痛。五曰寝卧湿地,是以痛","劳损于肾,动伤经络,又为风冷所侵,血气击搏,故腰痛也。阳者不能俯,阴者不能仰,阴阳俱受邪气者故令腰痛不能俯仰"。这些论述较全面地概括了腰腿痛的病因和病机,形象而具体地论述肾脏功能与外邪侵入、劳损外伤在腰腿痛发病中的关系,腰椎间盘突出症的发病原因是肝肾不足,风寒湿邪侵入,反复过劳或跌仆损伤。

中医认为多因风寒湿邪侵袭机体所致。如久居潮湿之地,涉水冒雨,气候冷热交错,造成人体腠理开合不利,卫外不固,风寒湿邪乘虚而入,袭至腰部经络,留于筋膜,局部气血痹阻而为痹痛。由于感邪偏盛不同,临床表现各有特点。风邪偏盛者痹痛呈游走性,寒邪偏盛者疼痛剧烈,湿邪偏盛者多麻木重着。

【诊断要点】

1. 临床症状　中老年人好发,病前可有受伤、劳累、风寒湿病史。主要症状是疼痛,表现为隐痛,酸痛或胀痛。急性者起病急骤,疼痛剧烈伴有肌痉挛,腰部活动受限。疼痛可放射至臀及大腿处,但不过膝。疼痛可持续数周至数月而自愈或转为慢性。慢性起病者多无明显诱因。腰部皮肤麻木,疼痛呈酸胀感,与天气变化有关,每逢阴天加重。局部畏寒,受凉后腰痛加重,得暖缓解。有时疼痛部位走串不定,或劳累后诱发。

2. 诊断　有外伤、风寒、劳累史,间歇性反复发作。急性或疼痛剧烈者,病人可处于强迫体位,腰部僵直,行动不便。局部激痛点、痛性筋结或筋束是本病检查的常见体征,应仔细触摸寻找,根据其"激痛点"是肌筋膜纤维织炎特定的压痛点,按压时,有一触即发、疼痛剧烈、其疼痛可向远端传导的特点。本症患者虽自感麻木等感觉异常,但检查时并无感觉障碍。腱反射正常,实验室检查和 X 线检查无特异性变化。

【辨证论治】

一、寒湿证

［临床表现］腰腿冷痛,逐渐加重,转侧不利,静卧痛不减,畏风恶寒,肢体发凉,阴雨天疼痛加重。舌质淡,苔白或腻,脉沉紧或濡缓。

［治法］祛湿散寒,活络止痛。

［方药］

1. 首选药:**寒湿痹颗粒(片)**

药物组成:附子(制)、制川乌、黄芪、桂枝、麻黄、白术(炒)、当归、白芍、威灵仙、木瓜、细辛、甘草(制)。

方解:本方为寒湿痹痛而设。附子、川乌既散外寒,又能散里寒,具有温阳散寒祛风湿止痛作用,为方中主药。麻黄、桂枝、细辛、威灵仙、木瓜助主药疏散风寒湿之邪,通络止痛。黄芪、当归、白术、白芍、甘草、益气养血扶正。诸药合用,使寒湿得解,经络舒通,痹痛可除。

制剂规格:颗粒剂,每袋装①5g;②3g(无糖型)。

片剂,每片重 0.25g。

用法用量:颗粒剂,口服。一次 1 袋,一日 3 次。开水冲服。

片剂,口服。一次 4 片,一日 3 次。温开水送服。

用药注意:孕妇忌服;高热者禁用。

2. 参考药　**附桂骨痛片**:本品药物组成为附子(制)、川乌(制)、肉桂、党参、当归、白芍(炒)、淫羊藿、乳香(制)。

片剂,每片重 0.33g。口服。一次 6 片,一日 3 次。温开水送服。饭后服。3 个月为一个疗程。孕妇忌服。

麝香镇痛膏:参见本章第三节五十肩病气血瘀滞证参考药。

狗皮膏:参见本章第一节颈项痛病气滞血瘀证参考药。

伤湿止痛膏:参见本章第一节颈项痛病风寒湿侵证参考药。

3. 鉴别用药　本症的治疗宜以温散寒邪止痛为主,佐以祛风除湿、通络止痛。一般临床均内服同时配合外用,疗效协同,

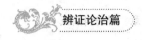

不宜偏废。

寒湿痹颗粒长于散寒除湿,兼能温养通脉,适用于痹症日久,血行不畅者。**附桂骨痛片**长于散寒止痛,兼补诸虚,适用于年老体弱感受寒邪者。**麝香镇痛膏、狗皮膏、伤湿止痛膏**均为外用药物,其中**麝香镇痛膏**长于散寒活血止痛,适用于外受寒邪,寒凝血滞所致局部疼痛者;**狗皮膏**长于外散风寒湿之邪,兼可消肿止痛,适用于外受风寒湿邪所致局部酸沉痛剧者;**伤湿止痛膏**长于镇痛消肿止痛,适用于感受外邪疼痛较轻者。

【医嘱】

1. 本症患者易于冬春季节,因外感风寒湿邪发病或加重,所以要注意腰部保暖。

2. 加强自身功能锻炼,增强对外邪抵御能力尤为重要。

3. 外用药物,一定要注意及时更换,一般应不超过 24 小时,皮肤过敏者忌用。

二、湿热证

[临床表现]腰部疼痛,腿软无力,痛处伴有热感,遇热或阴雨天痛增,活动后痛减,恶热口渴,小便短赤,苔黄腻,脉濡数或弦数。

[治法]清热化湿。

[方药]

首选药:**湿热痹颗粒(片)**

药物组成:苍术、忍冬藤、地龙、连翘、黄柏、薏苡仁、防风、川牛膝、粉萆薢、桑枝、防己、威灵仙。

方解:方中苍术、黄柏、川牛膝即三妙丸,可清利湿热,消肿止痛。忍冬藤、萆薢、薏苡仁、防己、连翘助上药清热利湿,通利关节。防风、桑枝、威灵仙、地龙祛风湿止痹痛。合用清热利湿,祛风通络,消肿止痛。

制剂规格:颗粒剂,每袋装①5g;②3g(无糖型)。

片剂,每片重 0.25g。

用法用量:颗粒剂,口服。一次 1 袋,一日 3 次。开水冲服。片剂,口服。一次 6 片,一日 3 次。温开水送服。

【医嘱】

饮食应以清淡为主,避免过食生冷、油腻之品。

三、血瘀证

[临床表现]腰腿痛如刺,痛有定处,日轻夜重,腰部板硬,俯仰旋转受限,痛处拒按,舌质黯紫,或有瘀斑,脉弦紧或涩。

[治法]活血化瘀,理气止痛。

[方药]

1. 首选药:**腰痹通胶囊**

药物组成:三七、川芎、延胡索、白芍、狗脊、熟大黄、独活、牛膝。

方解:方中三七散瘀止血,消肿定痛,祛除在经之瘀血,"通则不痛",在本方为君药。川芎活血行气,祛风止痛。延胡索活血、行气、止痛;白芍养血敛阴、柔肝止痛。三药合用加强君药活血化瘀、行气止痛之功效,共为臣药。狗脊补肝肾,除风湿;独活祛风,胜湿;熟大黄破积滞,泄热毒,行瘀血,三药作为佐药。牛膝逐瘀通经,引血下行,为佐使之药。诸药共奏活血化瘀,行气止痛之功。

制剂规格:胶囊,每粒 0.42g。

用法用量:胶囊,口服。一次 3 粒,一日 3 次。宜饭后服。温开水送服,30 天为一个疗程。

2. 参考药 **抗骨增生丸(胶囊)**:药物组成为熟地黄、肉苁蓉、狗脊(盐制)、女贞子、淫羊藿、鸡血藤、莱菔子、骨碎补、牛膝。

丸剂。水蜜丸,每丸重 0.22g;蜜丸每丸重 3g。口服。水蜜丸每次 2.2g;小蜜丸,一次 3g;蜜丸,一次 1 丸。均一日 3 次。温开水送服。

胶囊,每粒装 0.35g。口服,一次 5 粒,一日 3 次。

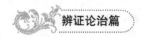

3. 鉴别用药　**腰痹通胶囊**偏于祛风活络止痛,**抗骨增生丸**偏于补益肝肾,强壮筋骨。

【医嘱】

1. 因该类药物对胃有一定刺激作用,一般应于饭后半小时服用。

2. 月经期及孕期妇女忌用。

四、肾虚证

[临床表现]腰酸痛,腿膝乏力,劳累更甚,卧则减轻,偏阳虚者面色㿠白,手足不温,少气懒言,腰腿发凉,或有阳痿早泄,妇女带下清稀,舌质淡,脉沉细。

[治法]温补肾阳。

[方药]

1. 首选药:**腰腿痛丸**

药物组成:人参、鹿茸、豹骨(制)、马钱子(制)、麻黄、牛膝、羌活、木瓜、桂枝、乳香(炒)、甘草、千年健、地枫皮、杜仲(炭)、防风、独活、没药(炒)。

方解:方中以人参、鹿茸补肾气,温肾阳,益精血。杜仲、豹骨、牛膝强筋骨,健腰膝。以马钱子、独活、千年健、羌活、地枫皮、麻黄、桂枝、防风、木瓜祛风湿、止痹痛。以乳香、没药舒筋活血止痛。甘草调和诸药。全方标本兼顾,具温补肾阳之功。

制剂规格:水丸,每100粒重12g。

用法用量:水丸,口服。一次1.2g,一日2次。温开水送服。体弱者服用量酌减。

2. 参考药　**壮骨关节丸**:药物组成:狗脊、淫羊藿、独活、骨碎补、续断、补骨脂、桑寄生、鸡血藤、熟地黄、木香、乳香、没药。

丸剂。浓缩丸,每瓶60g。口服。一次10丸;水丸,每瓶60g。口服。一次6g。均一日2次。温开水送服。早晚饭后服用。

仙灵骨葆胶囊:药物组成:淫羊藿、续断、知母、地黄、补骨脂、丹参。

胶囊,每粒重 0.5g。口服。一次 2~3 粒,一日 2 次。温开水送服。

骨松宝颗粒:药物组成为淫羊藿、续断、赤芍、川芎、知母、莪术、三棱、地黄、牡蛎(煅)。

颗粒剂,①每袋装 5g(无糖型);②10g(含糖型)。口服。一次 1 袋。一日 2~3 次。开水冲服,30 天为一疗程。

独活寄生合剂(丸):参见本章第一节颈项痛病肝肾亏虚证首选药。

六味地黄丸(胶囊、颗粒):参见本章第四节骨折病后期首选药。

3. 鉴别用药 以上六药均有补肾壮骨作用,**腰腿痛丸**药力较强,为标本兼顾之剂,因内含马钱子,故不宜久服。**壮骨关节丸和仙灵骨葆胶囊**药效和缓,长于强壮筋骨,适宜久服。**骨松宝颗粒**兼有活血行气作用,**独活寄生合剂**兼有祛风湿作用。**六味地黄丸**则为滋补肾阴常用之品,宜于久服,以作为辅助治疗。

【医嘱】

1. 该类药物以温补肾阳为主,一般用药疗程较长,建议中长期间断用药。

2. 体质过于虚弱者,适当减量或遵医嘱。

3. 避免过劳。

第七节 骨 瘤

中医将骨瘤归属于"石痈""石疽""岩"等范畴。与现代医学的骨肿瘤含义基本相同,是指骨及骨的附属组织在各种致瘤因素作用下,局部组织的细胞异常增生而形成的新生物,常表现为局部肿块,具有异常的形态、代谢和功能,且生长旺盛,呈持续性生长等特点。

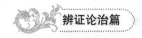

【病因病机】

六淫之邪如果发生太过或不及,兼之人体处劳损病变体虚之时,易乘虚而入,所谓:"邪之所凑,其气必虚",从皮肤腠理到经络,留恋筋骨,正邪相搏,引发骨肿瘤。如尤文氏肉瘤与骨感染有关。《灵枢·刺节真邪论》曰:"有所疾前筋,筋曲不得伸,邪气居其间而不反,发于筋瘤。……邪气中之,凝结日以益甚,连以聚居,为昔瘤。""……深中于骨,气因于骨,骨与气并,日以益大,则为骨疽。"

另外,七情内伤、瘀血、年龄大小、体质强弱、遗传等是内部影响骨肿瘤发病的因素。内因是发病的根据。长期不良的精神刺激,必然会导致脏腑阴阳失调,气机功能紊乱,瘀血阻滞经络,诱导骨肿瘤的产生。而中医认为"正气存内,邪不可干",对于无人体遗传疾病、免疫功能正常的人来说,骨肿瘤发生率极低。大多数骨肿瘤是由于正气亏损而发生的。

【诊断要点】

多以肿块、疼痛、功能障碍出现,有时可合并畸形和压迫神经、血管、脏器。临床常常因病理性骨折而入院。恶性骨肿瘤常合并有周身症状,如发热、消瘦、乏力等。转移性骨肿瘤大多有原发癌肿症状。由于骨肿瘤发病率只占所有肿瘤的 2% ~ 3%,良性较恶性为多,临床诊断比较困难,必须进行详细问诊、细致的体格检查,配合化验检查、X 线检查、CT 及 MRI、病理切片以及同位素扫描,综合分析,才能获得有价值的诊断依据。

【辨证论治】

一、血瘀内阻证

[临床表现] 肢体肿痛,胸胁刺痛,脘腹胀痛,痛有定处,肿块坚硬,大便干燥,小便赤涩,舌紫有瘀斑,脉象沉弦。

[治法] 活血化瘀,攻下软坚。

[方药]

首选药:**蟾酥丸**

药物组成:蟾酥(酒化)、乳香(醋炙)、没药(醋炙)、轻粉、枯矾、胆矾、铜绿、雄黄、麝香、寒水石(煅)、蜗牛、朱砂。

方解:方中以蟾酥解毒散肿止痛;乳没活血消肿止痛;枯矾、胆矾燥湿祛痰;铜绿、雄黄、轻粉解毒杀虫疗恶疮;麝香活血化瘀;寒水石、蜗牛、朱砂清热解毒。各药配合,共奏解毒散肿,活血止痛之效。

制剂规格:水丸,每 100 粒重 15g。

用法用量:水丸,口服。一次 3 粒,一日 2 次。葱白汤或温开水送服。外用未溃时研细粉醋调外敷。

【医嘱】

1. 因该类药物对胃有一定刺激作用,一般应于饭后半小时服用。

2. 月经期及孕期妇女忌用。

二、毒热炽盛证

[临床表现] 发热身痛,口干舌燥,头痛,大便干结,小便黄赤,局部红肿,灼热压痛,舌苔黄,脉弦数。

[治法] 清热解毒。

[方药]

1. 首选药:**西黄丸(胶囊)**

药物组成:乳香、没药、牛黄、麝香、黄米面。

方解:方中牛黄清热解毒,化痰;麝香通经络,行血消肿;乳香、没药活血散瘀止痛;用黄米面为糊,意在和脾益胃,制成糊丸在胃肠中崩解缓慢,可以徐徐吸收,缓缓图效。

制剂规格:糊丸,每 20 粒重 1g。

胶囊,每粒装 0.25g。

用法用量:糊丸,口服。一次 3g,一日 2 次。温黄酒或温开水送服。

胶囊,口服。一次 4~8 粒,一日 2 次。温开水送服。

2. 参考药 **如意金黄散**:药物组成为为姜黄、大黄、黄柏、

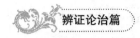

苍术、厚朴、陈皮、甘草、生天南星、白芷、天花粉。

散剂,外用。红肿、疼痛,用清茶调敷;漫肿无头,用醋或葱酒调敷;亦可用植物油或蜂蜜调敷,一日数次。

3. 鉴别用药　二者,一为内服,一为外用。

【医嘱】

1. 发热重者应卧床休息,密切观察患者的体温,汗液,脉象,舌苔的变化。

2. 多饮开水或绿豆汤,饮食宜清淡,勿食油腻、煎炸、辛辣之物,保持大便通畅。

三、肝肾亏虚证

[临床表现]头晕目眩,耳鸣,腰脊酸软,肢体无力,步履艰难,遗精阳痿或月经不调,舌红少苔,脉细数。

[治法]补益肝肾。

[方药]

首选药:六味地黄丸(胶囊、颗粒)

药物组成:熟地黄、山茱萸、牡丹皮、山药、茯苓、泽泻

方解:方中熟地黄滋阴补肾,填精益髓是为主药;以山茱萸温补肝肾,收敛精气,山药健脾益阴,兼能固精,均为辅药;又用泽泻清泻肾火,以防熟地黄滋腻;以牡丹皮清泻肝火,并制山茱萸之温涩;以茯苓淡渗脾湿,使山药补而不滞,均为佐使药。六药配合,具有补中有泻,寓泻于补的特点。为治疗补肝肾主要中成药。

制剂规格:丸剂。蜜丸,每丸重 9g;水丸,每袋装 5g;浓缩丸,每 8 丸重 1.44g。

胶囊。软胶囊,每粒重 0.38g;胶囊,每粒重①0.3g;②0.5g。

颗粒剂,每袋重 5g。

用法用量:丸剂,口服。蜜丸,一次 1 丸;水丸,一次 5g。均一日 2 次。浓缩丸,一次 8 丸,一日 3 次。温开水送服。

胶囊,口服。软胶囊,一次 3 粒;胶囊,一次 1 粒[规格①]或一次 2 粒[规格②]。均一日 2 次。温开水送服。

颗粒剂,口服。一次 1 袋,一日 2 次。开水冲服。

【医嘱】

1. 该类药物以补益为主,一般用药疗程较长,建议中长期间断用药。

2. 体质过于虚弱者,适当减量或遵医嘱。

3. 避免过劳。

四、气血不足证

[临床表现]久病体虚,精气耗伤,心慌气短,腰酸腿软,面色苍白,头晕目眩,舌淡少苔,脉沉细。

[治法]补益气血。

[方药]

首选药:补中益气丸(颗粒)

药物组成:黄芪、人参、白术、甘草、陈皮、柴胡、升麻、当归。

方解:本品为治疗中气不足,气虚下陷的常用成药。由于饮食劳倦,损伤脾胃,致使阳气虚弱,故见肌热怕风、自汗;中气不足,则见气短懒言,身体倦怠,食欲不振;脾失健运,津液不得上升,故见口渴喜饮,甚则中气下陷,则产生内脏脱垂等症。方中以黄芪补中益气,升阳固表为主药;人参、白术补气健脾为辅药;补气易于气滞,故配陈皮理气,使之补而不滞,中气下陷,故用升麻、柴胡助参、芪以升举清阳,甘草助黄芪补气,脾虚则血弱,故配当归以补血,共为佐药。诸药合用,使脾胃强健,中气充沛,则诸症自除。

制剂规格:丸剂。蜜丸,每丸重 9g。水丸,每袋重 6g。

颗粒剂,每袋 3g。

用法用量:丸剂,口服。蜜丸,一次 1 丸;水丸,一次 6g。均一日 2~3 次。温开水送服。

颗粒剂,口服。一次 1 袋,一日 2~3 次。开水冲服。

【医嘱】

同“肝肾亏虚”证医嘱。

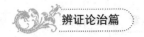

五、癥瘕积聚证

[临床表现]肿块坚硬难化,疼痛不适,纳差腹胀,舌黯苔腻,脉滑。

[治法]消癥祛瘕,软坚散结。

[方药]

1. 首选药:**散结灵片(胶囊)**

药物组成:乳香(醋炙)、没药(醋炙)、五灵脂(醋炙)、地龙、木鳖子、当归、石菖蒲、草乌(甘草银花炙)、枫香脂、香墨。

方解:方中草乌散寒止痛为主药,乳香、没药、五灵脂、木鳖子、当归、枫香脂、香墨活血消肿止痛,地龙活络止痛,石菖蒲和胃兼可消痛。全方合用,散寒,活血,消肿止痛。

制剂规格:片剂,片芯重0.2g。

胶囊,每粒重0.4g。

用法用量:片剂,口服。一次4片,一日3次。温开水送服。

胶囊,口服。一次3粒,一日3次。温开水送服。

2. **参考药** **小金丸(片、胶囊)**:药物组成为制草乌、没药、乳香、五灵脂、当归、地龙、枫香脂、木鳖子、香墨、麝香。

糊丸,①每100丸重3g;②每100丸重6g;③每10丸重6g;④每瓶(袋)装0.6g。打碎后口服。一次1.2~3g,一日2次;小儿酌减。温开水送服。

片剂,每片重0.36g。口服。一次2~3片,一日2次;小儿酌减。

胶囊,①每粒装0.35g;②每粒装0.30g。口服。一次3~7粒[规格①],一次4~10粒[规格②]。均一日2次;小儿酌减。

用药注意:孕妇禁用。

阳和解凝膏:药物组成为为鲜牛蒡草、鲜白凤仙花梗、生川乌、生草乌、桂枝、大黄、当归、生附子、地龙、僵蚕、赤芍、白芷、白蔹、白及、川芎、续断、防风、荆芥、五灵脂、木香、香橼、陈皮、肉桂、乳香、没药、苏合香、麝香。

黑膏药,每张净重①1.5g;②3g;③6g;④9g。外用。加温软化,贴于患处。

【医嘱】

同"血瘀内阻"证医嘱。

3. 鉴别用药　**散结灵片**和**小金丸**作用基本相似,**小金丸**药效稍强。**阳和解凝膏**为外用膏药。

第八节　跌　打　伤

凡跌仆坠堕,闪挫扭捩,皮肉筋骨受外力而发生损伤,可统称为跌打伤,临床上以局部肿胀、疼痛、青紫及关节屈伸旋转活动不利,甚至于运动障碍、异常活动为表现。中医传统意义上的跌打伤,包括现代的软组织损伤、骨折、脱位等各种损伤状态,目前临床上跌打伤主要还是指软组织(筋)的损伤,可参考本节内容辨证论治。

【病因病机】

引起跌打伤的原因主要有外因和内因两方面。外因是指外来暴力引起的损伤。内因是引发加重损伤的一个方面,脱位的原因以外因为主。

1. 外因　是由直接暴力或间接暴力所致,直接暴力以打击、碰撞、摩擦、扭挫等为常见,以间接暴力以传达、杠杆、扭转暴力等引起者为多见。

2. 内因　从生理上讲,儿童体重轻,骨关节富于弹性,缓冲作用大,肌肉、韧带和关节囊柔软而不易撕裂,但常常造成骨骺滑脱。老年人因骨质松脆,遭外力后易发生骨折。从病理因素上,先天发育不良,体质虚弱,关节囊和周围韧带松弛,是轻微损伤加重的重要因素。

如损伤暴力较大,合并血管、神经损伤,甚则有骨端关节面

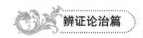

或关节盂边缘的撕脱骨折。或关节脱位后,关节腔及周围裂隙由于出血的填充,形成局限性血肿,如不及时治疗,关节囊内、外血肿机化,结缔组织增生,瘢痕形成,肌肉萎缩、粘连,而造成复位困难。

【诊断要点】

凡有明确外伤史,同时局部以肿胀、疼痛、活动不利为主症,X线检查排除骨折,即可初步诊断为本病。

【辨证论治】

1. 首选药:**活血止痛散(胶囊、橡胶膏)**

药物组成:乳香、当归、土鳖虫、三七、冰片、自然铜。

方解:方中以三七、乳香、当归活血散瘀止痛,以土鳖虫、自然铜以助活血之力,并疗筋骨折伤;以冰片清热消肿止痛。合用共奏活血散瘀,消肿止痛之功。

制剂规格:散剂,每瓶内装①3g;②4.5g。

胶囊,每粒装0.37g。

橡胶膏,每张6.5cm×5cm。

用法用量:散剂,口服。一次1.5g,一日2次。用温黄酒或温开水送服。

胶囊,口服。一次4粒,一日2次。用温黄酒或温开水送服。

橡胶膏剂,外用。贴患处。

2. 参考药 **云南白药(橡胶膏、散、胶囊)**:参见本章第四节骨折病初期参考药。

正骨水:药物组成为九龙川、木香、海风藤、土鳖虫、豆豉姜、皂荚、香加皮、莪术、买麻藤、过江龙、香樟、徐长卿、降香、两面针、碎骨木、羊耳菊、虎杖、五味藤、千斤拔、朱砂根、横经席、穿壁风、鹰不扑、草乌、薄荷脑、樟脑。

酊剂,每瓶装①12ml;②15ml;③30ml。外用。用药棉蘸药液轻搽患处,重症者用药液棉敷患处1小时,一日2~

3 次。

跌打万花油:药物组成为为野菊花、乌药、水翁花、徐长卿、大蒜、马齿苋、葱、金银花叶等。

酊剂,每瓶装①10ml;②15ml;③25ml;④50ml。外用。擦敷患处。

息伤乐酊:药物组成为血竭、红花、三七、鸡血藤、紫草、大黄、草乌、防风、白芷、透骨草、艾叶、肉桂、地黄、雄黄、樟脑、冰片、薄荷脑、辣椒。

酊剂,每瓶装①20ml;②40ml。外用。将患处洗净,涂擦,一次 2 ~ 5ml,一日 3 ~ 5 次。皮下瘀血肿胀严重者可用纱布浸药液,湿敷患处。

消肿止痛酊:药物组成为木香、防风、荆芥、细辛、五加皮、桂枝、牛膝、川芎、徐长卿、白芷、莪术、红杜仲、大罗伞、小罗伞、两面针、黄藤、栀子、三棱、沉香、樟脑、薄荷脑。

酊剂,每瓶 33ml。外用。擦患处。口服。必要时饭前服用,一次 5~10ml,一日 1~2 次。

跌打镇痛膏:药物组成为土鳖虫、草乌、马钱子、大黄、降香、两面针、黄芩、黄柏、虎杖 、冰片、薄荷油、樟脑、水杨酸甲酯、薄荷脑。

橡胶膏剂,每片①10cm×7cm;②10cm×400cm;③10cm×500cm。外用。贴患处。

3. 鉴别用药 **活血止痛散**以活血消肿止痛为长,适用于局部肿痛较重者。**云南白药**活血之中兼有止血之功为其特长,适用于各类跌打损伤兼有出血者。**正骨水**长于通络止痛,适用于跌打损伤,病久未愈者。**跌打万花油**长于清热解毒消肿止痛,适用于外伤合并感染者。**息伤乐酊**活血之中又兼散风解毒,适用于跌打损伤皮下瘀血肿胀症状明显者。**消肿止痛酊**长于清热消肿止痛,适用于外伤局部红肿热痛者。**跌打镇痛膏**长于清热散风通络止痛,适用于跌打损伤局部热痛明

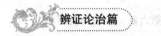

显者。活血止痛散、云南白药、消肿止痛酊既可外用,又可内服,其余均为外用。

【医嘱】

1. 孕妇忌用。

2. 服药一日内,忌食蚕豆、鱼类及酸冷食物。

3. 皮肤破伤、关节炎急性期者禁用,外用药切勿入口。

鉴方别药篇

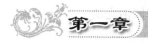

系列中成药

由部分固定药物参与组方,并形成具有某种特征的中成药群体,称为系列中成药。常见的系列中成药有人参系列中成药、地黄系列中成药、牛黄系列中成药、参茸系列中成药、香砂系列中成药、化痰系列中成药、清肺系列中成药、上清系列中成药、解毒系列中成药、舒肝系列中成药、降压系列中成药、降脂系列中成药、降糖系列中成药等。

第一节　人参系列中成药

本系列中成药均由人参为主要药物参与组方,以补益心、肺、脾、胃、肾为基本特征,形成了人参系列中成药。属于该系列的中成药有人参归脾丸、人参健脾丸、人参保肺丸、人参养荣丸、人参固本丸、人参再造丸、人参鹿茸丸及人参蛤蚧散等。

一、人参归脾丸

[处方来源] 宋·《济生方》。

[药物组成] 人参、黄芪、龙眼肉、当归、白术、甘草、木香、茯苓、远志、酸枣仁。

[方解] 本品为补益心脾的常用中成药。因思虑过度,心血暗耗,心失所养,症见心悸怔忡,健忘失眠;心虚及脾,脾失健运,

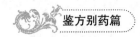

消化功能失常,症见食少便溏,身体倦怠;脾气虚弱,不能统摄血液,症见月经超前,量多色淡或淋沥不止。本品以人参、黄芪、白术、甘草补气健脾为主;辅以当归、龙眼肉养血和营,合主药以益气养血;用茯苓、远志、酸枣仁以养心安神;用木香以理气,使补而不滞,共为佐药。共收益气养血、心脾同治之功。

［功效］益气补血,健脾养心。

［主治］思虑过度,劳伤心脾。症见心悸怔忡、健忘失眠、食少便溏、身体疲倦、面色萎黄、舌质淡、苔薄白、脉细弱,以及妇女月经超前,量多色淡,或淋沥不止者。

按:本品重在调补心脾气血不足,且兼有养心安神之功。药中少佐理气之品,以使补气不壅滞,补血不滋腻,故双补气血之效尤佳。

二、人参健脾丸

［处方来源］明·《景岳全书》。

［药物组成］人参、山药、莲子肉、白术、薏苡仁、白扁豆、茯实、山楂、谷芽、六神曲、枳壳、陈皮、青皮、砂仁、木香、当归、甘草。

［方解］胃主受纳,其气宜降,脾主运化,其气宜升,胃虚失降则不纳,脾虚失升则不化。故用人参、白术补中益气,健脾养胃;山药、薏苡仁、莲子肉、茯实、白扁豆燥湿健脾;六神曲、山楂、谷芽消食导滞;陈皮、木香、砂仁理气醒脾;枳壳、青皮消胀除满;辅以当归养血,血足则气行,有助脾胃运化。甘草调和诸药。本品消补兼施,寓补于消,无伤中之弊。久服能充养气血、健身防病。

［功效］健脾和胃,消食行气。

［主治］脾胃虚弱。症见精神倦怠,多睡少食,面黄肌瘦,食物不消,呕吐恶心,倒饱嘈杂,脾虚久泻,舌淡苔白,脉象沉滑或沉细者。

按：本品以补气健脾为主，兼有理气、消食、祛湿之功，照顾全面，用药平和，可久服以调治脾胃虚弱日久所致诸证。

三、人参保肺丸

[处方来源] 元·《济生拔粹》。

[药物组成] 人参、枳实、生石膏、川贝母、陈皮、麻黄、玄参、苦杏仁、五味子、甘草、砂仁、罂粟壳。

[方解] 久咳伤气，日久肺肾之气均为之耗散。方中人参大补元气，补脾益肺；五味子、罂粟壳收敛肺气，定喘止嗽，共为主药；麻黄、杏仁宣降肺气，止咳平喘；生石膏、玄参、川贝母清热养阴，润肺止咳，同为辅药；陈皮、砂仁、枳实下气除胸满，降痰浊为佐；甘草调和诸药为使。全方有补有散，有宣有敛，有升有降。适用于久咳肺虚或虚劳咳嗽之证。

[功效] 益气敛肺，止嗽定喘。

[主治] 虚劳久嗽。症见咳嗽痰稀，喘急气短，倦怠懒言，语音低微者。

按：本品以补虚收敛为主，重在治疗肺气耗散，久咳虚喘。支气管哮喘或喘息性支气管炎属肺气虚弱者可用本药治疗。若表邪未尽或痰多邪盛所致的咳喘，则非本药所宜。

四、人参养荣丸

[处方来源] 宋·《太平惠民和剂局方》。

[药物组成] 人参、白术、茯苓、甘草、黄芪、熟地黄、当归、白芍、肉桂、陈皮、远志肉、五味子。

[方解] 本品由十全大补丸去川芎加远志、五味子、陈皮而成。去川芎之行血，则补血之效益宏；加远志、五味子宁心安神，陈皮理气健脾，使补而不滞，有利于气血双生。本品以补益气血为基本功效，同时兼有一定的养心安神作用。

[功效] 益气补血，养心安神。

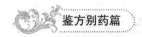

[主治] 气血两亏。症见气短言微，形瘦神疲，面色萎黄，毛发脱落，饮食减少，心悸怔忡，失眠多梦。舌淡苔白，脉细弱者。

按：本品与十全大补丸同为气血双补之剂，但本品兼有宁心安神之效，对气血双虚而心神不安者较为合适。本品与人参归脾丸同具有补益气血、养心安神的功效，但本品补益作用较强，养心安神作用不及人参归脾丸。

五、人参固本丸

[处方来源] 明·《景岳全书》。

[药物组成] 人参、熟地黄、山药、山茱萸、茯苓、牡丹皮、泽泻、麦冬、天冬、生地黄。

[方解] 本品处方是从六味地黄丸衍化而来。为治疗阴虚气弱，劳伤咳嗽的有效成药。以六味地黄丸滋补肝肾，清虚热，以人参培补元气以固本，以麦冬、天冬生津增液，润肺止咳，以生地黄清热凉血滋阴。各药配合既能滋阴又能补气，对于阴虚气亏所致的慢性虚弱病等病用之为宜。

[功效] 滋阴补肾，益气生津。

[主治] 肺肾阴虚。症见咳嗽，咯血，神疲倦怠，心悸气短，腰膝酸软，头晕耳鸣，潮热盗汗，咽干口渴，舌红少苔，脉细数者。

按：本品为补益肺肾，益气养阴，培元固本之剂，适用于气阴俱损，肺肾两虚而致的虚劳咳嗽。临床常用于治疗肺结核、肾结核、糖尿病、慢性支气管炎、慢性咽炎等病。

六、人参再造丸

[处方来源]《卫生部药品标准·中药成方制剂分册》。

[药物组成] 地龙、全蝎、天麻、僵蚕、细辛、防风、白芷、麻黄、草薢、威灵仙、羌活、葛根、桑寄生、骨碎补、乳香、没药、血竭、豹骨、豆蔻、乌药、青皮、沉香、香附、草豆蔻、藿香、母丁香、制附子、肉桂、片姜黄、大黄、黄连、黄芪、人参、蕲蛇、檀香、茯苓、白

术、甘草、当归、赤芍、川芎、玄参、熟地黄、三七、制首乌、龟甲、天竺黄、水牛角、麝香、冰片、朱砂、琥珀、橘红、六神曲、胆南星。

　　[方解]本品药味甚多,按其作用可分为息风通络、祛风胜湿、行气活血、清热化痰、益气补血、强筋健骨等几个方面。息风通络的有地龙、全蝎、僵蚕、蕲蛇、天麻等;祛风胜湿的有防风、白芷、羌活、细辛、麻黄等;行气活血的有香附、沉香、青皮、乌药、乳香、没药、麝香等;清热化痰的有胆南星、天竺黄、水牛角、朱砂、琥珀等;益气补血的有人参、黄芪、茯苓、白术、甘草、当归、熟地黄、制何首乌等;强筋健骨的有豹骨、龟甲、骨碎补、桑寄生等。彼此之间相辅相成,协同发挥作用。方中虽使用了一定数量的补益药,但其目的在于扶正祛邪,故全方的重点在于祛风化痰、活血通络。

　　[功效]祛风化痰,益气补血,舒筋活络。

　　[主治]①风痰阻络。症见半身不遂,口眼㖞斜,语言謇涩,或神志昏迷,舌淡苔白腻,脉弦滑。②风湿久痹,气血亏虚。症见关节疼痛,腰膝酸楚,四肢麻木者。

　　[使用注意]孕妇忌用。

　　按:本品药味众多,但杂而不乱,祛邪兼顾扶正,气血风痰并治,为治疗中风的有效中成药。亦可用于中风病的预防。然方药偏于温燥,若阴虚阳亢所致中风,则非本药所宜。

七、人参鹿茸丸

　　[处方来源]《北京市中药成方选集》。

　　[药物组成]人参、鹿茸、菟丝子、补骨脂、当归、黄芪、牛膝、杜仲、巴戟天、桂圆肉、茯苓、五味子、冬虫夏草、黄柏、香附。

　　[方解]本品以人参大补元气,鹿茸补肾阳益精血共为君药。黄芪、茯苓助人参益气,五味子助人参纳气,菟丝子、补骨脂、巴戟肉、杜仲助鹿茸补肾壮阳,冬虫夏草、当归、桂圆肉助鹿茸益精补血,共为臣药。牛膝活血祛瘀,兼能补益肝

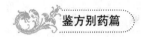

肾,香附行气解郁,使补而不滞;黄柏苦寒坚阴,制诸药之温燥;共为佐使药。诸药配伍有温肾壮阳,健脾益气,养血填精之功。

[功效]益气温阳,补血生精。

[主治]肾阳虚损,精血不足。症见精神萎靡,梦遗滑精,腰膝酸软,心悸失眠,目暗耳鸣或子宫虚冷,崩漏带下,舌淡苔白,脉沉细无力者。

按:本品为温肾阳、补肾气、益精血之剂。肾阳充、肾气旺则精神振奋,房事不倦;精血足则肝肾心脾俱安。临床常用于治疗男子阳痿不举、早泄滑精,女子宫冷虚寒、崩漏带下等病症。

八、人参蛤蚧散

[处方来源]元·《卫生宝鉴》。

[药物组成]蛤蚧、杏仁、甘草、人参、茯苓、川贝母、桑白皮、知母。

[方解]本品以人参大补元气,补脾益肺;蛤蚧补肺肾,益精血,定喘止嗽为君药;茯苓、甘草和中健脾,培土生金,并杜生痰之源,为臣药;杏仁、贝母化痰下气,知母、桑皮泻肺清金,俱为佐药。其中茯苓伍桑皮,可以利水消肿;甘草伍贝母,可以润肺止咳。诸药合用,泄重实之肺气以畅水道,使正复邪祛,久咳喘促、形羸脉虚等症渐愈。

[功效]补肾清肺,平喘止咳。

[主治]久病咳嗽。症见上气喘满,痰稠而黄,或咳吐脓血,胸中烦热,身体羸瘦,或面目浮肿,脉浮而虚,渐成肺痿失音者。

按:本品多用于老年人虚性喘咳,对久嗽不止,肺虚有热,致成肺痿者尤宜,临证以久嗽、气喘、脉虚为使用依据。若伴肺气重实,水道不利的无尿、喘满、面目浮肿者用之更为对证。若新咳而有外邪者,不可误用。

第二节 地黄系列中成药

本系列中成药由地黄为主要药物,以补益肝肾为基本特征,形成了地黄系列中成药。属于该系列的中成药有六味地黄丸、都气丸、杞菊地黄丸、麦味地黄丸、归芍地黄丸、知柏地黄丸、金匮肾气丸(桂附地黄丸)、济生肾气丸、明目地黄丸。

一、六味地黄丸

[处方来源] 宋·《小儿药证直诀》。

[药物组成] 熟地黄、山萸肉、山药、茯苓、牡丹皮、泽泻。

[方解] 本品为滋肾阴、清虚热之代表成药。常用于肝肾阴亏所致的各种疾患。其中熟地黄滋阴填髓、大补真阴,为君药。山萸肉温补肝肾而涩精,山药健脾固肾而益精,共为臣药。佐以泽泻利水渗湿而祛肾中邪水,牡丹皮清热凉肝而泻阴中伏火,茯苓渗湿健脾,既助山药补脾,又助泽泻利水,且防熟地黄滋腻而有碍运化。综观全方,补中有泻,寓泻于补,三补三泻,相辅相成。

[功效] 滋补肾阴。

[主治] 肾阴不足。症见腰膝酸软,头晕目眩,耳鸣耳聋,牙齿动摇,足跟作痛,骨蒸潮热,手足心热,盗汗遗精,消渴,咽喉干痛,或虚火牙痛,舌红少苔,脉沉细数等。

[注意事项] 服药期间忌辛辣油腻之物。脾虚便溏者慎用。

按:本品系由金匮肾气丸减去附子、肉桂而成。原为治疗小儿肝肾不足所设,后世将其视为滋补肾阴的基本方药,并由此化裁出多首补肾方药。中医学认为"肾为先天之本",很多病证皆由肾虚而致,因此本方得到极为广泛的应用。现代常用六味地黄丸治疗慢性肾炎、高血压、糖尿病、肺结核、神经衰弱等病,但

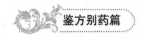

必须符合中医肝肾阴虚的辨证。

二、都气丸

[处方来源] 清·《医方集解》。

[药物组成] 熟地黄、山萸肉、山药、茯苓、牡丹皮、泽泻、五味子。

[方解] 本品即六味地黄丸增加了五味子而成。以六味地黄丸滋补肾阴;五味子敛肺气、滋肾阴、纳肾气。诸药配伍,既能滋补肾阴,又能潜纳肾气。

[功效] 滋补肾阴,纳气平喘。

[主治] 肾虚失摄。症见呼多吸少,气短不续,或咳嗽呃逆,滑精等。

按:本品在六味地黄丸补肾阴的基础上,又新增了纳气平喘作用。可用于治疗慢性喘息型支气管炎属肺肾两虚者。

三、知柏地黄丸

[处方来源] 清·《医宗金鉴》。

[药物组成] 知母、黄柏、熟地黄、山萸肉、山药、茯苓、牡丹皮、泽泻。

[方解] 本品即六味地黄丸增加知母、黄柏而成。以六味地黄丸滋补肾阴,知母生津润燥,清泄相火,配伍黄柏清泄相火之力更强。诸药配伍,共奏滋肾阴,降相火,清虚热之功。

[功效] 滋补肾阴,清泄相火。

[主治] 阴虚火旺。症见骨蒸潮热,五心烦热,颧红面赤,盗汗遗精及虚火牙痛、咽痛,舌质红,脉细数等。

按:本品在六味地黄丸补肾阴之基础上,更增强了泄相火作用,为治疗阴虚火旺之要药。神经衰弱、甲状腺功能亢进,复发性口腔溃疡等属阴虚火旺者可用本药治疗。

四、麦味地黄丸

[处方来源] 清·《医级》。

[药物组成] 麦冬、五味子、熟地黄、山萸肉、山药、茯苓、牡丹皮、泽泻。

[方解] 本品即六味地黄丸增加麦冬、五味子而成。以六味地黄丸滋补肾阴;麦冬清肺养阴,生津润燥;五味子敛肺滋肾,纳气平喘。诸药配伍,既能滋补肾阴,又能补肺阴、敛肺气、平喘止咳。

[功效] 滋阴补肾,敛肺止咳。

[主治] 肺肾阴虚。症见久咳虚喘,口渴咽干,潮热盗汗,舌红少苔,脉细数等。

按:本品在六味地黄丸补肾阴之基础上,又新增了补肺润燥,敛肺平喘作用。肺结核、糖尿病、慢性支气管炎、慢性咽炎等属肺肾阴虚者可用本药治疗。

五、杞菊地黄丸

[处方来源] 清·《医级》。

[药物组成] 枸杞子、菊花、熟地黄、山萸肉、山药、茯苓、牡丹皮、泽泻。

[方解] 本品即六味地黄丸增加枸杞子、菊花而成。以六味地黄丸滋补肾阴;枸杞子补益肾精,养肝明目;菊花清肝益肾明目。诸药配伍可收滋肾养肝,益精明目之功。

[功效] 滋补肝肾,益精明目。

[主治] 肝肾两虚。症见头晕目眩,视物昏暗,两目干涩,腰膝酸软,舌红少苔,脉弦细等。

按:本品为滋水涵木之剂,在补肾阴之基础上更突出了养肝明目作用,为治疗肝肾两虚,目黯不明之常用成药。

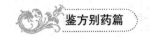

六、归芍地黄丸

[处方来源] 清·《证目方论集要》。

[药物组成] 当归、白芍、熟地黄、山萸肉、山药、茯苓、牡丹皮、泽泻。

[方解] 本品即六味地黄丸增加当归、白芍而成。以六味地黄丸滋补肾阴；当归养血和血，白芍补血柔肝。肾藏精，肝藏血，精血同源，诸药配伍既能补肾阴，又能益精血。

[功效] 滋补肝肾，养血育阴。

[主治] 肾阴虚，精血不足。症见头晕目眩，心悸失眠，两胁作痛，腰酸耳鸣，及女子月经错后，量少色淡。舌红少苔，脉弦细而数等。

按：本品在六味地黄丸补肾阴之基础上又新增了补血养血作用。凡肾阴虚精血不足者，无论内科、妇科疾病，皆可用本药治疗。

七、桂附地黄丸（金匮肾气丸）

[处方来源] 汉·《金匮要略》。

[药物组成] 附子、肉桂、熟地黄、山萸肉、山药、茯苓、牡丹皮、泽泻。

[方解] 本品为温补肾阳之常用中成药。由于本方首载于《金匮要略》一书，故又名金匮肾气丸。以熟地黄滋阴补血，填精补髓为主药。以山茱萸温补肝肾，固涩肾精；山药补脾益气；肉桂、附子温肾阳，补命门火，共为辅药。泽泻、茯苓利水渗湿，牡丹皮清热同为佐使，意在补而不滞，补中寓泻。

[功效] 温补肾阳，散寒利湿。

[主治] 肾气虚，肾阳不足。症见腰酸腿软，肢冷畏寒，尿频量少或小便不利，或痰饮喘咳，及足跟痛，脚气浮肿，舌淡苔白，脉沉细无力等。

[注意事项]舌红苔少,咽干口燥属肾阴不足,虚火上炎者忌用。孕妇忌服。

按:本品为治疗肾气虚、肾阳不足之常用中成药。其特点是在补肾阴的基础上又温补肾阳。所谓"善补阳者,必于阴中求阳",全方温而不燥,补而不腻,故得到极为广泛的应用。慢性肾炎、慢性支气管炎、肺心病、糖尿病及老年病、妇科病属肾阳虚、命门火衰者皆可用本药治疗。现临床中成药桂附地黄丸组成与《金匮要略》中金匮肾气丸组成相同,金匮肾气丸中加入车前子与济生肾气丸组成相同。

八、明目地黄丸

[处方来源]宋·《太平惠民和剂局方》。

[药物组成]生地黄、熟地黄、石斛、怀牛膝、菊花、防风、知母、黄柏、牡丹皮、杏仁、枳壳。

[方解]本品以生地黄、熟地黄、石斛、怀牛膝滋阴血,益肝肾;菊花、防风凉散上焦风热,两组药合用,既能益精血以明目,又能散风热以退翳。知母、黄柏坚肾阴,以抑虚火上炎。牡丹皮清泄肝火,凉血散瘀以助明目退翳。苦杏仁、枳壳降气逆且宣畅气机,诸药合用补中有清、清中有疏,共收滋阴清热,明目退翳之功。

[功效]滋阴清热,明目退翳。

[主治]肝肾阴虚,虚火上炎。症见目涩多泪,云翳遮睛,视物昏花,头昏耳鸣。舌红苔少,脉弦细等。

按:本品为眼科常用中成药。对内眼病证属肝肾阴亏、虚火上炎、内热翳障者尤为适用。可用于白内障、青光眼、干燥性角膜炎等。

第三节 牛黄系列中成药

本系列中成药由牛黄参与组方,以清心、胃实火为基本特

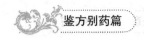

征,形成了牛黄系列中成药。属于该系列的中成药有安宫牛黄丸、牛黄清心丸、牛黄上清丸、牛黄清胃丸、牛黄降压丸、牛黄清火丸、牛黄解毒丸、牛黄镇惊丸、牛黄抱龙丸、牛黄千金散、牛黄清宫丸、牛黄至宝丸、牛黄醒脑丸。

一、安宫牛黄丸

[处方来源] 清·《温病条辨》。

[药物组成] 牛黄、郁金、水牛角、黄连、黄芩、山栀子、朱砂、雄黄、冰片、麝香、珍珠。以金箔为衣。

[方解] 本品以牛黄清心解毒,豁痰开窍;麝香开窍醒神,共为君药。水牛角清心凉血解毒;黄连、黄芩、栀子清热泻火解毒;冰片、郁金芳香辟秽,通窍开闭,共助君药清热解毒,开窍醒神皆为臣药。佐以朱砂、珍珠镇心安神,雄黄豁痰解毒。蜂蜜和胃调中,是为使药。用金箔为衣,亦是取其重镇安神之功。

[功效] 清热开窍,豁痰解毒。

[主治] 温热病,热邪内陷心包。症见高热烦躁,神昏谵语,痉厥,口渴唇焦,尿赤便闭,以及小儿热盛惊厥等。

按:本品解毒、开窍并重,是清热开窍的首选中成药。常用于乙型脑炎,流行性脑脊髓膜炎,中毒性痢疾,中毒性肝炎,肝昏迷,尿毒症及脑血管意外等,证属邪犯心包,或痰热蒙蔽心窍者。神清后即当停药,不可过量服用。

二、牛黄清心丸

[处方来源] 宋·《太平惠民和剂局方》。

[药物组成] 牛黄、水牛角、羚羊角、麝香、冰片、朱砂、山药、人参、茯苓、白术、甘草、六神曲、大枣、干姜、当归、白芍、川芎、阿胶、麦冬、防风、柴胡、杏仁、桔梗、豆黄卷、白蔹、黄芩、蒲黄、雄黄、肉桂。

[方解] 本品以牛黄清心化痰,羚羊角、水牛角清心肝之热,

平肝息风止痉。麝香、冰片芳香开窍以醒神志。朱砂镇心安神。雄黄祛痰解毒。六神曲健脾和胃。防风、柴胡祛风解表。杏仁、桔梗宣肺祛痰。豆黄卷、白薇清热透表。黄芩清热解毒。蒲黄活血行瘀。山药、人参、白术、茯苓、甘草、大枣补气健脾。当归、白芍、川芎、阿胶、麦冬养血滋阴。肉桂、干姜助阳开痹，引火归原。诸药合用，共奏清心化痰，镇惊息风之功。

[功效]化痰息风，镇惊安神。

[主治]心气不足，热入心包。症见神志昏乱、头目眩晕、痰涎壅盛、言语不清、胸中郁热、惊恐虚烦、中风不语、半身不遂、癫痫、惊风。舌苔薄黄而腻、脉细微数等。

按：本品与安宫牛黄丸的功用、主治基本相同，但清热开窍作用不及安宫牛黄丸。由于配伍了补气养血药，故亦适用于热闭神昏兼正气不足者。

三、牛黄清胃丸

[处方来源]《卫生部药品标准·中药成方制剂分册》。

[药物组成]牛黄、黄芩、栀子、黄柏、大黄、枳实、黑白丑、番泻叶、生石膏、冰片、菊花、薄荷、连翘、桔梗、甘草、玄参、麦冬。

[方解]本品以牛黄、生石膏、大黄泄热攻邪为主药。栀子、黄芩、黄柏助牛黄、生石膏清泄胃热，黑白丑、番泻叶助大黄泻火通便，共为辅药。冰片、菊花、薄荷、连翘、桔梗轻清上浮，疏风散热，取"火郁发之"之义，玄参、麦冬甘寒养胃，养阴生津，以防苦寒药物败胃伤津，枳实畅达气机，与冰片、玄参等俱为佐药。甘草调和诸药，兼护胃气为使。

[功效]清胃通便，散风消肿。

[主治]肺胃实热。症见口舌生疮，牙龈肿痛，咽喉不利，大便秘结，小便黄赤，苔黄燥，脉沉实有力等。

按：本品清热、攻下、疏散三法并施，使热邪分消走泄，尤以清热攻邪为主，是治疗三焦实火，特别是热邪壅滞上攻的有效中成药。

639

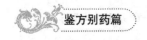

四、牛黄降压丸

[处方来源] 2015 年版《中华人民共和国药典》(一部)。

[药物组成] 羚羊角、珍珠、牛黄、冰片、郁金、黄芪、白芍、水牛角、决明子、党参、川芎、黄芩、甘松、薄荷。

[方解] 本品以牛黄清热豁痰，息风镇惊；以羚羊角、水牛角、珍珠清肝明目，平肝止眩；冰片、薄荷助牛黄清热化痰，开窍醒神。郁金、黄芩、决明子、白芍平肝降压，助羚羊角、水牛角、珍珠平肝止眩。甘松理气和中，川芎活血化瘀，行气止痛。黄芪、党参补中益气。诸药合用共奏降压止眩、清心醒脑之功。

[功效] 清心化痰，平肝潜阳。

[主治] 肝阳上亢、痰火壅盛。症见头痛眩晕，烦躁不安，面赤口苦，睡卧不宁，或见肢体麻木，口眼㖞斜，便秘尿赤，舌红苔黄，脉弦滑等。

按：本品为肝阳肝火亢盛兼有痰热内壅之眩晕、头痛而设。适用于阴虚阳亢，痰火上扰之高血压症。此外还具有清心涤痰开窍之功，故高血压所致中风口噤、神志不清者亦可使用。

五、牛黄清火丸

[处方来源]《卫生部药品标准·中药成方制剂分册》。

[药物组成] 人工牛黄、黄芩、大黄、桔梗、山药、丁香、雄黄、薄荷脑、冰片。

[方解] 本品以牛黄清心凉肝，泻火解毒；黄芩清上焦肺火；大黄荡涤肠胃实热，使热邪从大便排出。桔梗宣通肺气，山药补脾胃，益肺肾，以防伤正。丁香温中降逆，减缓大黄、黄芩之苦寒。雄黄解毒避秽，薄荷脑、冰片宣散透热，消肿止痛。

[功效] 清热通便，散风解毒。

[主治] 肺胃蕴热。症见头目眩晕，口鼻生疮，风火牙痛，咽

喉肿痛,痄腮红肿,耳鸣肿痛,大便秘结,舌红苔黄,脉数等。

按:本品主清泄肺胃实火,荡涤胃肠实热,有解毒之功,无伤正之弊。是治疗实热内结,毒火上攻的有效中成药。

六、牛黄清宫丸

[处方来源]《北京市药品标准》。

[药物组成]石膏、天竺黄、栀子、黄芩、连翘、金银花、玄参、天麻、防风、白芷、羌活、川芎、胆南星(酒炙)、法半夏、桔梗、甘草、人工牛黄、羚羊角、水牛角、朱砂、冰片、雄黄。

[方解]方中金银花、连翘、栀子、黄芩、雄黄、玄参等清热解毒药,以清解瘟毒。以天竺黄、胆南星、法半夏、桔梗、人工牛黄、羚羊角、冰片、天麻化痰开窍,平肝息风;以羌活、防风、白芷、川芎疏散外风止头身痛,以石膏、水牛角、朱砂清气分、血分热邪镇惊安神。以甘草调和诸药。本方能外散风邪,清瘟解毒,内清气血之热,镇惊化痰。

[功效]清瘟解毒,镇惊化痰。

[主治]瘟邪里热引起的头痛身热,四肢酸懒,口渴咽干,咳嗽痰盛。

[使用注意]孕妇忌服。

七、牛黄至宝丸

[处方来源]《卫生部药品标准·中药成方制剂分册》

[药物组成]连翘、栀子、大黄、芒硝、石膏、青蒿、陈皮、木香、广藿香、牛黄、冰片、雄黄。

[方解]方中以牛黄、栀子、冰片、石膏泻心胃实火,清热解毒。以大黄、芒硝泻火通便,导热下行。以藿香、青蒿、连翘化湿解毒,透热外出。以陈皮、木香行气和胃,配雄黄性温以防群药寒凉伤正。诸药配伍,清除胃肠之积热力强。实热既清,则头痛面赤,口干舌燥等有形之热得除。

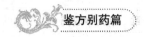

［功效］清热解毒，泻火通便。

［主治］用于胃肠积热引起的头痛眩晕，目赤耳鸣，口燥咽干，大便秘结。

［使用注意］孕妇忌服。

八、牛黄醒脑丸

［处方来源］《卫生部药品标准·中药成方制剂分册》。

［药物组成］黄连、水牛角、黄芩、冰片、栀子、麝香、郁金、朱砂、玳瑁、雄黄、牛黄、珍珠。

［方解］本方为热闭神昏而设。方中以麝香、冰片、牛黄清热豁痰，开窍醒神；以水牛角、玳瑁、珍珠、郁金、朱砂、雄黄清热凉血，镇心安神；黄连、黄芩、栀子苦寒泻火，以助清热解毒之效。诸药合用，共奏清热开窍，解毒镇惊之功。

［功效］清热解毒，镇惊，开窍。

［主治］热病高热，昏迷惊厥，烦躁不安，小儿惊风抽搐，失眠等。

［使用注意］孕妇慎用。

九、牛黄镇惊丸

［处方来源］2015 年版《中华人民共和国药典》（一部）。

［药物组成］防风、钩藤、牛黄、天竺黄、天麻、僵蚕、全蝎、珍珠、琥珀、朱砂、白附子、法半夏、甘草、雄黄、麝香、胆南星、冰片、薄荷。

［方解］本品为治疗感冒夹惊的主要成药之一。方中以薄荷、防风散风解表，驱邪外出；牛黄、胆南星、天竺黄清心热，豁痰定惊；以天麻、钩藤、僵蚕、全蝎平肝息风止搐；以琥珀、珍珠、朱砂养心定悸，镇静安神；配白附子、法半夏散风祛痰；雄黄辟秽解毒；用麝香、冰片辛香开窍，苏醒神明，甘草调和诸药。全方合用，散风解表，清热镇惊。

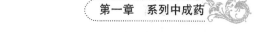

　　［功效］清热镇惊，散风化痰。

　　［主治］用于小儿素有内热，感受外邪，痰热内闭，引动肝风。症见头痛无汗，高热不退，痰涎壅盛，气促作喘，烦躁不宁，睡中惊惕，严重者可出现神志不清，手足抽搐等症。

　　按：本品以清心开窍，化痰息风为主，兼能发散表邪，为外散内清之剂。是治疗小儿感冒夹惊的有效中成药。

十、牛黄抱龙丸

　　［处方来源］明·《古今医鉴》。

　　［药物组成］牛黄、胆南星、天竺黄、全蝎、僵蚕、茯苓、琥珀、朱砂、雄黄、麝香。

　　［方解］本品以牛黄、胆南星、天竺黄清热化痰，清心定惊。全蝎、僵蚕息风化痰止痉。茯苓宁心安神，琥珀、朱砂镇惊安神。麝香开窍醒神。雄黄解毒辟秽。诸药合用，共奏清心化痰，息风定惊之功。

　　［功效］清热镇惊，息风化痰。

　　［主治］小儿痰热内闭、清窍不利。症见急热惊风、痰涎壅盛、咳嗽气促、高烧昏睡、目直天吊、烦躁口渴等。

　　按：本品是治疗小儿痰热惊风的常用中成药。与牛黄镇惊丸虽同可用于急惊风证，但牛黄镇惊丸为外散内清之品，主治感冒夹惊之证；此方则无解表散邪作用。

十一、牛黄千金散

　　［处方来源］2015 年版《中华人民共和国药典》（一部）。

　　［药物组成］牛黄、胆南星、黄连、天麻、全蝎、僵蚕、甘草、朱砂、冰片。

　　［方解］本品为治疗小儿高热抽搐的常用成药。方中主以牛黄、胆南星清热化痰；辅以天麻、全蝎、僵蚕平息肝风定搐，配黄连泻心火除烦，朱砂镇心安神，冰片宣窍开闭；用甘草解毒，协

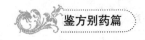

调诸药。

[功效] 清热化痰,镇惊定搐。

[主治] 用于小儿脏腑积热,痰火内闭。症见高热惊风,手足抽搐,痰涎壅盛,烦躁口渴,睡卧不宁等。

按:本品定惊止搐作用较强,是治疗小儿高热抽搐的常用中成药。

十二、牛黄清热散

[处方来源] 经验方。

[药物组成] 黄连、黄芩、生栀子、郁金、生寒水石、牛黄、生玳瑁粉、琥珀粉、朱砂粉、水牛角浓缩粉、冰片。

[方解] 本品即安宫牛黄丸减去麝香、珍珠、明雄黄,增加清热凉血的玳瑁,清热泻火的寒水石,镇惊安神的琥珀而成。方义与安宫牛黄丸略同,故不再重述。

[功效] 清热化痰,清心镇惊。

[主治] 温热火毒内炽,痰热壅盛。证见神昏、惊厥以及中风、小儿急惊风等。

按:本品为清热泻火、凉血解毒、镇惊开窍之剂,所主病证与安宫牛黄丸略同,但开窍作用不及安宫牛黄丸。

十三、牛黄解毒丸

[处方来源] 2015 年版《中华人民共和国药典》(一部)。

[药物组成] 牛黄、雄黄、石膏、大黄、黄芩、桔梗、冰片、甘草。

[方解] 本品为清热解毒常用成药,善治火毒蕴结之证。方中黄芩清肺火;石膏清肺胃之火;大黄泻胃肠之火,且导热下行;牛黄清心热解毒;雄黄散结解毒,桔梗清利咽喉;冰片散结消肿,甘草协调诸药。全方配伍,共奏泻火解毒之效。

[功效] 清热解毒。

［主治］火热内盛。症见咽喉肿痛,牙龈肿痛,口舌生疮,目赤肿痛。

［使用注意］孕妇禁用。

按:本品为清热解毒的常用中成药。急性扁桃体炎、咽炎、牙周炎、口腔溃疡等均可用本品治疗。

十四、牛黄上清丸

［处方来源］明·《医学入门》。

［药物组成］牛黄、菊花、薄荷、连翘、荆芥穗、白芷、川芎、桔梗、甘草、黄芩、黄连、黄柏、栀子、生石膏、冰片、大黄、当归、赤芍、生地黄。

［方解］本品以牛黄清心开窍,泻火解毒;以黄芩、黄连、黄柏、栀子清热燥湿,泻火解毒;以生石膏清气分实热,共为方中之主药。以冰片清头目,利咽喉;以大黄荡涤胃肠实热,凉血解毒;以菊花、薄荷、连翘、荆芥穗、白芷、川芎、桔梗疏散风热,祛风止痛,共为辅药。以赤芍、当归、生地黄清热凉血,散瘀止痛,为佐药。甘草调和诸药为使。诸药合用,共奏清热泻火、散风止痛之功。

［功效］散风止痛,泄热消肿。

［主治］外感风热,内有郁火。症见头痛眩晕、目赤耳鸣、咽喉肿痛、牙龈肿痛,溲赤便秘,舌红脉数等。

按:本品与黄连上清丸药物组成较为相近,主要功用也基本相同,但清热止痛作用强于黄连上清丸。急性结膜炎、急性咽炎、扁桃体炎等病属外有风热,内有郁火者,亦可用本品治疗。

第四节 参茸系列中成药

本系列中成药均有人参、鹿茸参与组方,具有滋补肾精、补

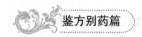

肾益气,或补肾壮阳的功能。属于该系列的中成药有参茸卫生丸、人参鹿茸丸、参茸丸、参桂鹿茸丸、参茸三肾散、参茸三鞭丸、三鞭参茸固本丸。

一、参茸卫生丸

[处方来源] 清·《济世良方合编》卫生丸方加减。

[药物组成] 鹿茸、巴戟肉、肉苁蓉、补骨脂、锁阳、人参、党参、黄芪、白术、苍术、山药、甘草、茯苓、熟地黄、生地黄、麦冬、枸杞子、山茱萸、当归、白芍、何首乌、黑附子、肉桂、杜仲炭、川牛膝、续断、桑寄生、酸枣仁、远志、桂圆肉、琥珀、煅龙骨、煅牡蛎、覆盆子、莲子、木香、砂仁、陈皮、沉香、乳香、没药等。

[方解] 气血两虚,阴阳并损,以致身体衰弱,抵抗力低,疾病丛生,故见上述各种虚弱症状。方中以鹿茸、巴戟肉、肉苁蓉、补骨脂、锁阳补肾壮阳,填精益髓,以振奋活动功能,以人参、党参、黄芪、白术、山药、茯苓、甘草,健脾益气,增强运化,以促进气血生成,以上均为主药;以生地黄、熟地黄、麦冬、枸杞子、山茱萸滋补肝肾,养阴增液,以当归、白芍、何首乌补血养血,以上均为辅药;佐以黑附子、肉桂补命门火,鼓舞肾阳,以杜仲炭、川牛膝、续断、桑寄生、补肝肾、强壮腰膝,以酸枣仁、远志、桂圆肉养心安神,配煅龙骨、煅牡蛎、覆盆子、莲子肉固肾涩精,用木香、砂仁、陈皮、乳香、没药等,疏畅气机,活动血液,以防补药过多而发生腻滞。诸药配伍,共起补气助阳,养血滋阴作用,但仍偏于补气助阳。

[功效] 补肾壮阳,益气养血。

[主治] 用于阴阳俱虚,气血两亏。症见身体衰弱,肌肉消瘦,精神萎靡,腰酸腿软,四肢无力,畏寒肢冷,健忘失眠,阳痿遗精,以及妇女血虚崩漏等症。

按:本品药味众多,功效与主治症亦较为宽泛。以补益肾精、温肾壮阳、益气补血为主,兼有固涩肾精、强壮腰膝、养心安神作用,温补作用比较强。适用于肾精肾气虚损、气血双亏、病情较重、病程较长、症状较多、脑力体力均感不适者。

二、人参鹿茸丸

(见本章第一节人参系列中成药)

按:本品与参茸卫生丸功效主治略同,但温补肾阳、益气补血之力不及参茸卫生丸,且无固涩肾精之功。药性和缓、温而不燥为其所长。

三、参茸丸

[处方来源]经验方。

[药物组成]鹿茸、肉苁蓉、补骨脂、锁阳、人参、茯苓、黄芪、当归身、何首乌、枸杞子、麦冬、黄精、菟丝子、天冬、山茱萸、生地黄、川附子、肉桂、小茴香、红花椒、杜仲炭、牛膝、覆盆子、黄柏、知母、远志。

[方解]本品以鹿茸、肉苁蓉、锁阳、补骨脂温肾壮阳,以何首乌、枸杞子、黄精滋补肾精,以菟丝子、覆盆子、山茱萸固涩肾气,以川附子、肉桂、小茴香、红花椒暖肾散寒,以人参、黄芪、当归补气养血,以杜仲、牛膝强健腰膝,以茯苓、远志养心安神,以生地黄、天冬、麦冬养阴生津,以知母、黄柏清泄相火。共奏温补肾阳、益气补血,暖肾散寒、滋阴清热之功。

[功效]温补肾阳、益气补血。

[主治]肾阳不足、气血两亏。症见腰膝酸软、肢冷畏寒、少腹冷痛、尿频遗精、口燥咽干。

按:本方与参茸卫生丸比较,效用略同,但方中减去了涩精的煅龙骨、煅牡蛎、莲子肉和理气的木香、砂仁、陈皮等;并增加了天冬、黄精、知母、黄柏。所以,加强了滋阴清热作用,减弱了

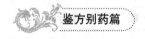

固肾涩精功效。

四、参桂鹿茸丸

[处方来源]《卫生部药品标准·中药成方制剂分册》。

[药物组成] 鹿茸(去毛)、阿胶、熟地黄、生地黄、当归、龟甲(砂烫醋淬)、鳖甲(砂烫醋淬)、山茱萸(酒炙)、天冬、白芍、人参、白术(麸炒)、茯苓、甘草、川牛膝、怀牛膝、杜仲(炒炭)、续断、秦艽、黄芩、泽泻、艾叶(炒炭)、红花、西红花、鸡冠花、川芎、乳香(醋炙)、没药(醋炙)、肉桂、酸枣仁(炒)、琥珀、赤石脂(煅)、延胡索(醋炙)、香附(醋炙)、沉香、砂仁、木香、陈皮。

[方解] 本品所治之证,皆为气血不足,肝肾亏损所致慢性虚弱疾病。方中以鹿茸、阿胶峻补精血,以熟地黄、白芍、当归、川芎补血养血调经,以人参、茯苓、白术、甘草健脾益气,以龟甲、鳖甲、山茱萸、天冬、生地黄滋肾柔肝;以川牛膝、怀牛膝、杜仲炭、续断、沉香补肾强健腰膝;秦艽、黄芩、泽泻等清虚热,配肉桂、艾叶炭温经散寒,以红花、西红花、鸡冠花、乳香、没药通经活血;用延胡索、香附、木香、砂仁、陈皮等理气止痛,赤石脂止血,酸枣仁、琥珀安神。综合本方,具有滋肾填精,益气养血之效。故对于上述的虚弱疾病以及妇女血虚腹痛,月经不调等症,均有较好效果。

[功效] 益气补血,滋肾调经。

[主治] 用于气血不足,肝肾亏损。症见身体衰弱,肌肉消瘦,腰酸腿软,头晕耳鸣,目暗昏花,午后发热,盗汗失眠,以及妇女血虚腹痛,经期不准等症。

按:本品为阴阳双补,气血并调之剂。温补肾阳之力不及参茸卫生丸和参茸丸,但滋阴补血作用相对较强,在益气补血的基础上兼有行气活血之功,除用于气血不足的阴阳两虚之证外,亦可用于妇女月经不调,血虚腹痛之证。

五、参茸三肾散

[处方来源]《卫生部药品标准·中药成方制剂分册》。

[药物组成] 生晒参、鹿茸、牛肾、驴肾、狗肾。

[方解] 本品主治阳虚气弱之证。肾阳不足,则见阳痿遗精。肾主骨,肾虚则腰酸腿软。肾开窍于耳,肾虚髓海失养则耳鸣。自汗乃气虚所致。方中鹿茸补肾壮阳为主药,牛肾、驴肾、狗肾助鹿茸补肾壮阳,生晒参益气固脱止汗,共为辅药。五药合用,补肾壮阳,益气止汗。

[功效] 益气壮阳。

[主治] 肾气不足。症见神经衰弱,阳痿遗精,腰酸腿软,耳鸣自汗,肾囊湿冷。

按:本品为补肾精、壮肾阳之剂,兼有一定的补气作用,主要用于肾阳不足的阳痿少精之证。

六、参茸三鞭丸

[处方来源]《卫生部药品标准·中药成方制剂分册》。

[药物组成] 淫羊藿(羊油炙)、补骨脂(盐炙)、阳起石(煅)、覆盆子、金樱子肉、枸杞子、牛膝、鹿茸、鹿鞭、狗鞭、驴鞭、锁阳、韭菜籽、菟丝子、续断、熟地黄、大青盐、人参、肉桂、附子(制)、八角茴香、杜仲(炭)、白术(炒)、地黄、川芎、木香。

[方解] 本方为肾虚阳痿而设。方中鹿茸、驴鞭、鹿鞭、狗鞭补肾壮阳益精为主药;淫羊藿、补骨脂、覆盆子、韭菜籽、金樱子、菟丝子、枸杞子、锁阳、大青盐、杜仲、附子、肉桂、阳起石补肾助阳,续断、牛膝、熟地黄、地黄补肝肾,强筋骨,人参、白术补气健脾,共为辅药;川芎、八角茴香、木香行气活血,温肾散寒为佐药。诸药合用,补肾壮阳,益精健骨。

[功效] 补肾壮阳,益精健骨。

[主治] 用于肾阳不足,阴精亏虚。症见阳痿,遗精,早泄,

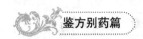

两目昏暗,精疲乏力,腰膝酸软无力等症。

按:本品与参茸三肾散同为温补壮阳之剂,其散寒温补作用强于参茸三肾散,多用于治疗阳痿遗精,兼见畏寒肢冷之证。

七、三鞭参茸固本丸

[处方来源]《卫生部药品标准·中药成方制剂分册》。

[药物组成]鹿鞭(烫)、驴鞭(烫)、狗鞭(烫)、鹿茸、人参、淫羊藿、枸杞子、山茱萸、菟丝子、杜仲、女贞子、制何首乌、茯苓。

[方解]本方主治阳气不足证。方中鹿鞭、驴鞭、狗鞭、鹿茸、淫羊藿、菟丝子、杜仲、山茱萸温补肾阳,人参、茯苓补气,枸杞子、女贞子、制首乌补益阴血,以阴中求阳,并制约温补肾阳药之温燥。合用补阳益气,强筋壮骨。

[功效]补气助阳,强筋壮骨。

[主治]身体虚弱,气血双亏,腰腿酸软,阳痿,遗精早泄。

按:本品温补肾阳作用不及参茸三鞭丸,但方中加入了一定量的滋阴补血之剂,故药性较为平和,兼能补血滋阴,多用于气血两虚、阳痿遗精之证。

第五节　香砂系列中成药

本系列中成药均有木香或香附、砂仁参与组方,意在调理中焦气机,增强脾胃功能,使补而不滞。属于该系列的中成药有香砂枳术丸、香砂养胃丸、香砂平胃丸、香砂六君丸。

一、香砂枳术丸

[处方来源]明·《景岳全书》原方加减。

[药物组成]白术、枳实、木香、砂仁、香附、枳壳、陈皮、山楂、麦芽、六神曲。

[方解]本品以白术为君,健脾燥湿,以助运化。辅以枳实,

下气导滞,消痞散结。佐以木香、砂仁、香附、枳壳、陈皮芳香醒脾,理气和中;山楂、麦芽、六神曲消食导滞、健脾开胃,更加强枳实消痞之力。诸药相合,补消并用,共收健脾消痞之效。

〔功效〕健脾和胃,行气宽中。

〔主治〕脾胃不和,宿食不消。症见饮食减少,痰滞停留、胸膈胀满、脘腹疼痛、消化不良。舌苔厚腻,脉沉滑者。

按:本品在枳术丸的基础上加木香、砂仁而成。枳术丸中白术用量为枳实的二倍,故以健脾益气为主,本品则补虚消痞并重,适于脾虚食停,中焦气滞,痞塞不适较重之证。胃下垂、胃神经官能症、慢性胃炎、消化不良、慢性肠炎有上述症状者,可用本药治疗。

二、香砂养胃丸

〔处方来源〕明·《寿世保元》。

〔药物组成〕白术、香附、陈皮、藿香、茯苓、白豆蔻、厚朴、枳实、半夏曲、木香、砂仁、甘草。

〔方解〕本品由平胃散、枳术丸、保和丸三方化裁而成。以白术、枳实健脾益气,消痞除满为主药。厚朴、陈皮、藿香芳香化湿,健脾和中;半夏曲消食滞,助运化共为辅药。香附、木香、砂仁、白豆蔻舒气滞,畅胸膈,暖脾胃;茯苓、甘草健脾和胃共为佐使。本品集健脾养胃,化湿和中,行气消食于一方,凡脾胃虚弱,气滞感寒及饮食停滞证皆可选用。

〔功效〕和胃止呕,行气消食。

〔主治〕脾胃虚弱,饮食停滞。症见胃脘作痛,倒饱嘈杂,两胁胀满,呕吐酸水,面色萎黄,四肢倦怠。舌淡苔厚腻,脉沉细者。

按:本品既能补脾养胃,又能行气、消食、化湿,为消补兼备之剂。可用于脾虚胃弱,气滞不畅,饮食内停,湿浊不化诸证。慢性胃炎、胃神经官能症、胃及十二指肠溃疡,以及胃大部切除

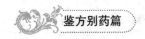

术后见以上临床表现者,皆可使用本品治疗。

三、香砂平胃丸

[处方来源]明·《寿世保元》。

[药物组成]苍术、陈皮、厚朴、甘草、南山楂、麦芽、六神曲、香附、砂仁、藿香、枳实。

[方解]本品系平胃散加理气消食之药而成。以苍术、厚朴、陈皮燥湿健脾,行气除满为主。山楂、麦芽、六神曲健脾胃,化食滞为辅。香附疏肝解郁,砂仁化湿开胃,藿香芳香醒脾,枳实下气消积,共为佐药。甘草调和诸药为使。诸药合用,共奏健脾化湿,消食导滞,和胃止呕之功。

[功效]健脾燥湿,和胃止呕。

[主治]湿浊内停,饮食积滞,胃失和降。症见呕吐恶心,倒饱嘈杂,胸膈胀满,消化不良,不思饮食。舌苔白厚腻,脉缓者。

按:本品以燥湿化湿为主,兼可消食导滞,行气和中,最宜治疗脾湿伤食之证。若单纯脾虚胃弱而致的消化不良则非本品所宜。药名与香砂养胃丸虽只有一字之差,但彼则虚实兼顾,此则无补虚之功,不可互相代用。

四、香砂六君丸

[处方来源]清·《时方歌括》。

[药物组成]木香、砂仁、党参、白术、茯苓、炙甘草、陈皮、制半夏、生姜、大枣。

[方解]本品是在六君子丸基础上加木香、砂仁而成。以党参补脾胃之气为主;辅以白术健脾燥湿,茯苓健脾渗湿,炙甘草、红枣甘温补中;佐以木香、砂仁理气止痛,半夏、陈皮燥湿祛痰,生姜温胃止呕。诸药合用,可使脾胃之气得以健运,痰湿之邪得以消散。

[功效]健脾和胃,燥湿祛痰。

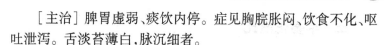

[主治]脾胃虚弱、痰饮内停。症见胸脘胀闷、饮食不化、呕吐泄泻。舌淡苔薄白,脉沉细者。

按:本品集补脾、化痰、行气药于一方,为治疗脾胃虚弱,痰饮内停的有效中成药。其特点是标本兼顾,有补有行,补而不滞。适用于脾虚为主,兼有痰湿气滞之证。

第六节 化痰系列中成药

本系列中成药主要由半夏、陈皮(或橘红)、杏仁、贝母、瓜蒌等化痰药物参与组方,以化痰止嗽或化痰平喘为基本作用,从而形成了化痰系列中成药。属于该系列的中成药有清气化痰丸、千金化痰丸、清肺化痰丸、橘红化痰丸、止嗽化痰丸、保童化痰丸。

一、清气化痰丸

[处方来源]明·《景岳全书》清气化痰丸加减。

[药物组成]黄芩(酒炒)、瓜蒌仁霜、半夏(制)、胆南星、陈皮、苦杏仁、枳实、茯苓。

[方解]本品是治疗痰热蕴肺的常用中成药。痰热蕴肺,肺失清肃,故见咳嗽,痰多黄稠,气促胸满;热伤津液则口渴咽干。治法宜清气降气。方中黄芩清泻肺中实火为君。陈皮、枳实理气降逆,调畅气机为臣药。佐用瓜蒌仁霜清热化痰;半夏、茯苓、胆南星燥湿化痰;苦杏仁宣中有降,化痰止咳。合而用之,具有清热化痰,降气止咳的作用。

[功效]清肺化痰,降气止嗽。

[主治]痰热咳嗽。症见咳嗽,痰多黄稠,气促胸满,口渴咽干。

按:本品药少力专,偏于清化热痰,主要用于治疗痰量多、痰色黄、质黏稠或咯痰不爽等症。

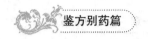

二、千金化痰丸

[处方来源] 明·《寿世保元》。

[药物组成] 枳实、白术(麸炒)、陈皮、法半夏、茯苓、甘草、胆南星(酒炙)、白附子(矾炙)、海浮石(煅)、防风、当归、天麻、知母、天花粉、黄芩、黄柏、熟大黄。

[方解] 本品为治疗肺热痰盛,夹风上扰,咳嗽痰多,头晕目眩而设。治法宜清热化痰,祛风止嗽。方中黄芩、黄柏、熟大黄通泻三焦实火,导热下行。胆南星、海浮石清热化痰;半夏、陈皮、茯苓、甘草燥湿化痰;胆南星、天麻、白附子、防风又可祛风痰止头晕;枳实、白术和胃化痰除痞,知母、天花粉清热生津润燥;当归养血和血;甘草止咳又可调和诸药。

[功效] 清肺化痰,祛风止嗽。

[主治] 肺经实火,热痰夹风。症见咳嗽痰盛,胸膈痞满,喘促不安,头目眩晕,口渴咽干,大便燥结等症。

按:本品化痰作用较为宽泛,既能清化热痰,又能燥湿化痰、祛风化痰,且清泄肺火作用较强,对于肺热痰多、胸膈痞满、头晕目眩,兼见大便秘结者疗效甚佳。

三、清肺化痰丸

[处方来源]《卫生部药品标准·中药成方制剂分册》。

[药物组成] 胆南星(砂炒)、苦杏仁、法半夏(砂炒)、枳壳(炒)、黄芩(酒炙)、川贝母、麻黄(炙)、桔梗、白苏子、瓜蒌子、陈皮、莱菔子(炒)、款冬花(炙)、茯苓、甘草。

[方解] 本品为肺热痰盛之咳喘而设。肺热痰盛,壅阻气机,宣降失常,故见痰多咳喘,呼吸不畅。治法宜清热平喘止咳。方中胆南星、黄芩清热化痰为君。半夏、陈皮燥湿化痰;茯苓渗湿健脾,以除生痰之源;苦杏仁、桔梗、炙麻黄、苏子,降气平喘同为臣。瓜蒌子、款冬花、川贝母,润肺止咳;枳壳、莱菔子,宽胸理

气除满、气机调畅以利消痰同为佐。甘草调和诸药为使。综观全方,具有清热平喘,降气化痰之功。

[功效]降气化痰,清热平喘。

[主治]肺热痰盛证。症见咳嗽,痰多而喘,痰涎壅盛,呼吸不畅。

按:本品与清气化痰丸、千金化痰丸同属于清热化痰之剂,但清气化痰丸善治痰热咳嗽;千金化痰丸既治痰热咳嗽,又治痰湿痞满,还治风痰眩晕;本品清热化痰兼能止咳平喘,主要用于治疗痰热咳嗽,胸闷气喘之证。

四、橘红化痰丸

[处方来源]《卫生部药品标准·中药成方制剂分册》。

[药物组成]橘红、锦灯笼、川贝母、苦杏仁(炒)、罂粟壳、五味子、白矾、甘草。

[方解]本品用于肺肾阴虚,虚火上炎,肺失宣降引起的咳嗽。肺肾阴亏,津液无以上乘,故见咽干,舌红;虚火内扰,灼伤肺津,肺失润降,故见咳嗽,气促喘急;气机升降失司,故见胸膈满闷。治法滋阴清热,敛肺止咳,化痰平喘。方中锦灯笼(挂金灯)性味酸寒,具有清热化痰之功;苦杏仁降气润肺止咳,同为君药。川贝母性味苦甘寒,入肺经,具有润肺止咳化痰的作用;罂粟壳性味涩平,入肺经,具有敛肺止咳止效;五味子敛肺定喘,三药同为臣药。橘红、白矾为佐,橘红理气化痰,消除胸膈满闷;白矾酸涩寒,入肺经,燥湿祛痰。甘草与五味子配伍,酸甘化阴,滋阴生津,防燥散太过而耗阴;甘草调和诸药为使。本方具有滋阴清热,敛肺止咳,化痰平喘之功。

[功效]滋阴清热,敛肺止咳,化痰平喘。

[主治]阴虚内热引起的咳嗽,气促喘急,咽干舌红,胸膈满闷。

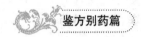

按：本品为清热敛肺、化痰止咳平喘之剂，同时具有一定的收敛作用。主要用于治疗肺热阴虚、久嗽气喘之证，但痰热咳嗽初期不宜使用。

五、止嗽化痰丸

［处方来源］2015 年版《中华人民共和国药典》(一部)。

［药物组成］罂粟壳、桔梗、知母、前胡、陈皮、大黄(制)、甘草(炙)、川贝母、石膏、苦杏仁、紫苏叶、葶苈子、款冬花(制)、百部(制)、玄参、麦冬、密蒙花、天冬、五味子(制)、枳壳(炒)、瓜蒌仁、半夏(姜制)、木香、马兜铃(制)、桑叶。

［方解］本品药物组成较多，但以清肺化痰，止嗽定喘为大法。方中以葶苈子、马兜铃泻肺平喘；以石膏、知母、桑叶清肺润燥，以五味子、罂粟壳敛肺平喘，以紫苏叶、苦杏仁、瓜蒌仁、陈皮、枳壳、木香、半夏理气化痰，以川贝母、前胡、桔梗、款冬花、百部止咳，以天冬、麦冬、玄参养阴生津，以大黄、密蒙花清热泻火化瘀止血，以甘草调和诸药。本方对痰热久嗽效果良好。

［功效］清肺化痰，止嗽定喘。

［主治］用于痰热阻肺，久嗽，咳血，痰喘气逆，喘息不眠。

［使用注意］风寒咳嗽者不宜服用。

按：本品为清热化痰、止嗽平喘之剂，泻肺平喘之力较强，兼有一定敛肺养阴作用，最适用于肺火痰热、久嗽气喘之证。

六、保童化痰丸

［处方来源］《卫生部药品标准·中药成方制剂分册》。

［药物组成］紫苏叶、羌活、葛根、黄芩、胆南星、浙贝母、天竺黄、桔梗、前胡、苦杏仁、橘红、枳壳、陈皮、法半夏、党参、木香、黄连、甘草、茯苓、朱砂、冰片。

[方解]本品主治肺热咳嗽痰多。方中黄芩清泄肺热,胆南星、浙贝母、天竺黄、桔梗、前胡、苦杏仁、橘红、陈皮、法半夏、茯苓、甘草清热化痰,止咳平喘,紫苏叶、羌活、葛根发散表邪,木香、枳壳行气宽胸,朱砂、黄连清热安神,冰片开窍醒神,党参益气扶正。全方合用,清热化痰,止咳平喘。

[功效]清热化痰,止嗽定喘。

[主治]小儿肺胃痰热,感受风寒引起的头痛身热,咳嗽痰盛,气促喘急,烦躁不安。

按:本品为内清外疏之剂,既能清肺化痰,又能疏风散寒,专治小儿肺胃蕴热,外感风寒,发热咳嗽,痰多鼻塞,气急喘促之证。

第七节 清肺系列中成药

本系列中成药由清泄肺热药为主组方,以清泄肺热、利咽消肿、止咳化痰为基本特征,形成了清肺系列中成药。属于该系列的中成药有羚羊清肺丸、养阴清肺丸、解肌清肺丸、儿童清肺丸、清肺抑火丸、清肺化痰丸。

一、羚羊清肺丸

[处方来源]2015年版《中华人民共和国药典》(一部)。

[药物组成]薄荷、桔梗、前胡、陈皮、杏仁、浙贝母、桑白皮、枇杷叶、玄参、麦冬、天冬、天花粉、生地黄、石斛、金银花、板蓝根、牡丹皮、大青叶、金果榄、黄芩、熟大黄、生栀子、羚羊角、甘草。

[方解]本品以薄荷、桔梗、前胡、陈皮、杏仁疏风宣肺化痰;贝母、桑白皮、枇杷叶清肺化痰止咳;玄参、麦冬、天花粉、生地黄、石斛、天冬养阴清肺润燥;金银花、板蓝根、牡丹皮、大青叶、金果榄清热凉血解毒。黄芩、熟大黄、生栀子清热泻火;羚羊角

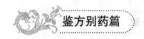

清肺肝之热。甘草调和诸药。共成清肺热,润肺燥,养肺阴,疏风宣肺,止嗽化痰之剂。

[功效] 清肺利咽,除痰止嗽。

[主治] 肺胃热盛、感受时邪。症见身热头晕、四肢酸懒、咳嗽痰盛、咽喉肿痛、鼻衄咳血、口干舌燥等。

按:本品以清肺润燥为主,兼能宣肺疏表,适用于燥热伤肺诸证。临床常用于治疗急性咽喉炎、急性支气管炎证属燥热津伤者。

二、养阴清肺丸

[处方来源] 清·《重楼玉钥》。

[药物组成] 玄参、生地黄、麦冬、白芍、牡丹皮、川贝母、薄荷、甘草。

[方解] 本品为阴津虚损复感燥邪而设。以玄参、生地黄养阴润燥,清肺解毒为主药;麦冬、白芍助生地黄、玄参养阴清肺,生津润燥;牡丹皮助生地黄、玄参凉血解毒共为辅药;贝母润肺止咳清化热痰,薄荷宣肺达邪为佐;甘草泻火解毒,调和诸药为使。合用有养阴津,清肺热,润肺止咳之功。

[功效] 清热养阴,润肺止咳。

[主治] 燥热伤肺,灼伤肺津。症见咳嗽音哑、咽喉肿痛、干咳少痰、口渴咽干及白喉等。

按:本品善养阴润燥,清热解毒,最宜于阴虚津伤,虚火上灼咽喉之证。临床常用于治疗咽炎、喉炎、扁桃体炎,白喉等证属阴虚火旺者。

三、解肌清肺丸

[处方来源]《北京市药品标准》。

[药物组成] 紫苏叶、葛根、杭菊花、前胡、桑白皮、川贝母、白前、苦杏仁、知母、板蓝根、紫苏子、黄芩、栀子、鲜杷叶、牛黄、

冰片。

[方解]本品为小儿内热外感而设。方中紫苏叶、葛根、杭菊花解肌透表,宣散风热;黄芩、栀子、知母、板蓝根清泄肺胃实火;桑白皮、川贝母、白前、前胡清肺祛痰止咳,苦杏仁、紫苏子、枇杷叶降逆镇咳平喘;牛黄、冰片泄热涤痰。诸药合用,共奏疏风泄热,止咳化痰之功。

[功效]疏风清热,止咳化痰。

[主治]小儿内有郁热,复感外邪。症见身热,咳嗽气促,痰黄黏稠,口苦咽干,不思饮食,大便干燥,小便黄赤等。

按:小儿为纯阳之体,脏腑未实,腠理不密,易外感时邪而出现表证未解,内热已盛的证候。本品即根据小儿外感发病的特点而设,全方配伍,既能解肌透表,宣散风热,又可清泄肺胃实火化痰止咳,降逆平喘,实为表里双解之良剂。

四、儿童清肺丸

[处方来源]2015年版《中华人民共和国药典》(一部)。

[药物组成]麻黄、杏仁、生石膏、甘草、紫苏叶、细辛、薄荷、瓜蒌皮、橘红、枇杷叶、桑白皮、浙贝母、青礞石、葶苈子、紫苏子、白前、前胡、法半夏、黄芩、天花粉、板蓝根、石菖蒲。

[方解]本品以麻黄、杏仁、石膏、甘草宣畅肺郁,清泄肺热为主药。配以紫苏叶、细辛、薄荷发汗解表退热。瓜蒌皮、橘红、浙贝母、白前、前胡清肺利气化痰。枇杷叶、法半夏降逆和胃止呕。青礞石、紫苏子降气坠痰,黄芩、天花粉、板蓝根清肺胃热,解毒消炎。石菖蒲、桑皮、葶苈子利窍行水,泻肺除痰,群药配合,具有宣肺气,清肺热,止咳化痰平喘之功。

[功效]清热宣肺,化痰止嗽。

[主治]小儿肺经蕴热、外感风寒。症见咳嗽身热、痰涎壅盛、气促作喘、鼻翼煽动、口干声哑、百日咳等。

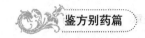

按:本品以清泄肺热为主,兼有宣肺之功,是治疗小儿肺热咳喘的有效中成药。对于新感咳喘、急慢性支气管炎、百日咳初期,均可应用。

五、清肺抑火丸

[处方来源]明·《寿世保元》。

[药物组成]黄芩、栀子、大黄、黄柏、苦参、前胡、桔梗、浙贝母、知母、天花粉。

[方解]本品以黄芩清泻肺火为主。辅以黄柏、栀子、苦参泻火燥湿、清热解毒;知母、浙贝母清肺润肺,止咳化痰;天花粉清热生津,润燥化痰。佐以桔梗开肺气而扬声利咽,前胡清肺下气,疏散风热。使以大黄泄热通腑,腑气得通,肺火自降。诸药合用,共奏清肺抑火之效。

[功效]清肺抑火,止咳化痰。

[主治]肺热痰火内蕴。症见咳痰黄稠,咳引胸痛,或咽喉肿痛,口鼻生疮,或牙龈肿痛,衄血,大便干燥或秘结,小便黄赤,舌质红,苔黄,脉数等。

按:本品善清泄肺经实火,为治疗痰火咳嗽的有效中成药。中医学认为肺开窍于鼻,外合皮毛,故鼻疮、鼻衄、痤疮等,证属肺热者,亦可用本品治疗。

六、清肺化痰丸

(见本章第六节化痰系列中成药)

第八节　上清系列中成药

本系列中成药多由牛黄、黄芩、黄连、大黄、生石膏等清热泻火药组成,以清泻上焦实火为主要特征,从而形成了上清系列中成药。属于该系列的中成药有牛黄上清丸、黄连上清丸、芎菊上清丸、明目上清丸。

一、牛黄上清丸

（见本章第三节牛黄系列中成药）

二、黄连上清丸

[处方来源] 清·《古今医方集成》。

[药物组成] 黄连、黄柏、黄芩、栀子、生石膏、连翘、大黄、防风、蔓荆子、菊花、薄荷、荆芥穗、川芎、白芷、桔梗、甘草、旋覆花。

[方解] 本品以黄连、黄芩、黄柏、生石膏通泻三焦实火，栀子凉血利尿，大黄泻火通便，使热邪从二便而出，共为主药。荆芥穗、防风、白芷、连翘、菊花、薄荷、蔓荆子、川芎疏散风热，清利头目，解毒消肿，共为辅药。旋覆花降逆消痰，桔梗宣肺利咽，合为佐药。甘草调和诸药为使。诸药合用，共奏疏散风热，清热泻火，解毒消肿之功。

[功效] 散风清热，泻火解毒。

[主治] 三焦实火，风热上攻。症见头痛眩晕，面赤烦躁，暴发火眼，牙龈肿痛，口舌生疮，咽喉不利，大便秘结，小便短赤，舌红苔黄，脉数等。

按: 本品所主之证均系火热上攻，风热上犯所致，故拟散、清并用之法以分消热邪，但以清热泻火为主，尤宜于头面诸症。

三、芎菊上清丸

[处方来源] 宋·《太平惠民和剂局方》。

[药物组成] 川芎、菊花、羌活、荆芥穗、防风、白芷、藁本、薄荷、蔓荆子、黄连、黄芩、生栀子、连翘、桔梗、甘草。

[方解] 本品以川芎、菊花为主药，故名芎菊上清丸。其中川芎活血行气，祛风止痛，尤为止头痛要药。羌活、白芷、藁本、

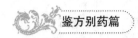

荆芥穗、防风、薄荷、蔓荆子皆可散风止痛,其中羌活主太阳头痛,白芷主阳明头痛,藁本主巅顶头痛。用黄芩清上焦肺经之蕴热,黄连清肝胃之火,生栀子泻三焦之热,连翘清热解毒,桔梗宣肺利咽,甘草调和诸药。全方辛温、辛凉、苦寒并用,共奏疏风清热止痛之功。

[功效] 疏风清热止痛。

[主治] 肺胃蕴热,外感风邪。症见头痛眩晕,鼻塞流涕,咽喉不利,口苦咽干,舌苔薄白或薄黄,脉浮数等。

按:本品外散风邪,内清蕴热,是治疗头痛的有效中成药。尤宜于风热头痛或内有蕴热、外感风寒之头痛。亦可用于三叉神经痛、鼻炎、鼻窦炎等证。

四、明目上清丸

[处方来源] 唐·《银海精微》。

[药物组成] 黄连、玄参、陈皮、黄芩、甘草、赤芍、连翘、栀子、天花粉、车前子、枳壳、菊花、熟大黄、桔梗、薄荷、当归、荆芥、蒺藜、蝉蜕、生石膏、麦冬。

[方解] 本品以黄连、黄芩、栀子、熟大黄、生石膏、连翘、车前子清热泻火为主。以天花粉、玄参、麦冬益阴清热为辅,既能助主药泻火,又能防止苦寒药物伤阴。菊花、薄荷、蒺藜、蝉蜕、荆芥祛风明目退翳为佐。当归、赤芍、陈皮、枳壳、桔梗、甘草和血行气,共为使药。

[功效] 清热散风,明目止痛。

[主治] 上焦火盛。症见暴发火眼,红肿痛痒,热泪昏花,头晕目眩,云翳遮睛,烦躁口渴,大便燥结。舌尖红苔薄微黄,脉弦数等。

按:本品集清热、养阴、散风于一方,为眼科常用中成药。既能治疗火热上攻之目赤肿痛,又能用于治疗风热外袭之翳膜遮睛。

第九节　解毒系列中成药

本系列中成药多由清热泻火药为主组成,以外疏内清,攻邪泄热为主要特征,形成了解毒系列中成药。属于该系列的中成药有银翘解毒丸、羚翘解毒丸、清瘟解毒丸、牛黄解毒丸等。

一、银翘解毒丸

[处方来源] 清·《温病条辨》。

[药物组成] 金银花、连翘、荆芥穗、薄荷、淡豆豉、牛蒡子、桔梗、淡竹叶、甘草、芦根。

[方解] 本品以金银花、连翘清热解毒为主药。配薄荷、淡豆豉、荆芥穗发散表邪,透热外出,为辅药。其中荆芥穗性味虽然辛温,但温而不燥,与辛凉解表药物配合应用,可增强解表发汗之力。桔梗、甘草、牛蒡子合用宣肺祛痰,止咳嗽,且能清利咽喉。淡竹叶清热除烦;芦根清热生津,而且清润不腻。共收辛凉解表,清热透邪之功。

[功效] 疏散风热,清热解毒。

[主治] 外感风热或温病初起。症见发热,微恶风寒,无汗或有汗不多,头痛,咳嗽,咽痛,口渴欲饮,舌尖微红,舌苔薄黄,脉浮数等。

按:本品具有较强的疏散风热作用,是治疗风热感冒的常用中成药。临床除用治风热感冒外,尚可用于咽炎、扁桃体炎、腮腺炎、麻疹、水痘等见有风热表证者。病情较重者可加大服用剂量,增加服药次数。

二、羚翘解毒丸

[处方来源] 清·《温病条辨》。

[药物组成] 羚羊角、金银花、连翘、薄荷、荆芥、淡豆豉、牛

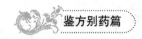

蒡子、桔梗、淡竹叶、甘草、芦根、冰片。

[方解]本品系银翘散加羚羊角、冰片而成。以羚羊角清热解毒;金银花、连翘轻宣透表,清热解毒,共为主药。荆芥、薄荷、淡豆豉辛散表邪,透热外出为辅药。其中荆芥虽属辛温之品,但配入辛凉解表药中,可无温燥之弊,而能增强解表之功。冰片、牛蒡子、桔梗、甘草合用,能解毒利咽散结,宣肺祛痰;淡竹叶、芦根甘凉清透,可增强银翘清热透表之效,均为佐药。甘草调和诸药为使药。本品既能辛凉解表,又有较强的清热解毒作用。

[功效]辛凉透表,清热解毒。

[主治]外感风热或温病初起。症见发热重、恶寒轻、口干口渴或口苦,或咽喉肿痛,或咳嗽,或头痛身痛,舌边尖红,苔薄白或薄黄,脉浮数等。

按:本品所主病证与银翘解毒丸基本相同,由于增加了具有较强清热作用的羚羊角,故有显著的退热作用。临床多用于风热感冒之重症及温病初起伴有明显发热周身疼痛者。

三、清瘟解毒丸

[处方来源]清·《经验方钞》。

[药物组成]葛根、柴胡、羌活、白芷、防风、川芎、黄芩、大青叶、牛蒡子、连翘、赤芍、玄参、天花粉、桔梗、淡竹叶、甘草。

[方解]本品以葛根、柴胡解肌退热,为主药;羌活、白芷、防风疏风解表,透邪外出,川芎活血祛风共为辅药;黄芩、大青叶、牛蒡子、连翘、赤芍清热解毒,凉血利咽,玄参、天花粉清热生津止渴,淡竹叶清热除烦,桔梗宣肺止咳,共为佐药;甘草调和诸药以为使。诸药相合,共奏清热解毒、驱邪透表之功。

[功效]清瘟解毒,发表散邪。

[主治]外感瘟毒。症见恶寒发热无汗头痛,口渴咽干,咽喉肿痛,两腮赤肿,舌边尖红,苔黄,脉浮数等。

按:本品内清里热,外散表邪,善解瘟毒,为表里双解之品。临床多用于治疗流行性感冒,亦可用于内有蕴热,外感风寒之重症。

四、牛黄解毒丸

(见本章第三节牛黄系列中成药)

第十节 舒肝系列中成药

本系列中成药多由香附、木香、柴胡、乌药等舒肝理气药参与组方,以疏肝理气或疏肝和胃为主要作用,从而形成了舒肝系列中成药。属于该系列的中成药有舒肝丸、舒肝止痛丸、舒肝和胃丸、调胃舒肝丸、快胃舒肝丸、舒肝健胃丸、舒肝平胃丸、舒肝保坤丸。

一、舒肝丸

[处方来源] 2015年版《中华人民共和国药典》(一部)。

[药物组成] 川楝子、延胡索、白芍、片姜黄、木香、沉香、砂仁、豆蔻仁、陈皮、厚朴、朱砂、枳壳、茯苓。

[方解] 本品为治疗肝郁气滞的常用成药。所治之症,均由肝气不疏,郁结日久,横逆犯胃所致。肝主疏泄,如疏泄功能失常,必然导致气机不畅,故症见胸闷不舒、两胁胀满。情志抑郁,日久犯胃,则见胃脘胀痛,呕逆嘈杂,嗳气吞酸等。方中主以川楝子疏肝解郁、调理气机。辅以木香、砂仁、豆蔻仁、陈皮疏通脾胃气,和胃降逆。配沉香降上逆之气,快利三焦,枳壳、厚朴消胀除满,延胡索行气止痛,白芍平肝养血,片姜黄行气活血。茯苓健脾利湿。少用朱砂镇静安神。各药合用,共起疏肝解郁,行气消胀止痛的作用。

[功效] 舒肝解郁,和胃止痛。

[主治] 由肝郁不疏,脾胃不和引起的胸闷不舒、两胁胀满,胃脘疼痛,呕逆嘈杂,嗳气吞酸,饮食无味,周身串痛,睡眠不安等症。

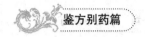

按：本品以疏理肝胃气滞为主，重在治疗两胁胀痛，脘腹胀痛及胁背窜痛。

二、舒肝止痛丸

[处方来源]《卫生部药品标准·中药成方制剂分册》。

[药物组成] 柴胡、香附、川楝子、郁金、延胡索、木香、陈皮、川芎、生姜、莱菔子、法半夏、白术、白芍、赤芍、当归、黄芩、薄荷、甘草。

[方解] 本品为肝胃不和，气滞血瘀所设。方中柴胡、香附、川楝子疏通肝气郁结，木香、陈皮调理脾胃气滞；当归、白芍养血柔肝；郁金、延胡索、川芎、赤芍化瘀止痛，白术、生姜、莱菔子、法半夏健脾和胃；薄荷佐助疏肝，黄芩佐制温燥，甘草调和诸药。本品肝胃同治，气血并调，止痛效佳，故名舒肝止痛丸。

[功效] 疏肝理气，和胃止痛。

[主治] 肝气郁结、肝胃不和引起的胸胁胀满，胃脘疼痛，呕吐吞酸、腹满胀痛等症。

按：本品为肝胃气血并调之剂，有疏肝和胃、理气活血止痛之功。止痛与和胃作用均强于舒肝丸，不仅用于胁肋胀痛，亦可用于胃脘刺痛，还可用于妇女痛经及乳房胀痛。

三、舒肝和胃丸

[处方来源] 2015年版《中华人民共和国药典》(一部)。

[药物组成] 香附、白芍、佛手、木香、郁金、白术、陈皮、柴胡、藿香、炙甘草、莱菔子、槟榔、乌药。

[方解] 肝之经脉布于两胁，肝气郁滞故见两胁胀痛。肝气犯胃故见食欲不振、打嗝呕吐，胃脘疼痛等。方中以香附、柴胡、佛手、郁金疏肝解郁；以木香、陈皮、藿香、白术健脾理气和胃止呕，以槟榔、乌药、莱菔子宽中除胀行气消食，白芍柔肝止痛；以甘草调和诸药。共奏疏肝解郁，和胃止痛之功。

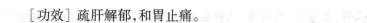

［功效］疏肝解郁,和胃止痛。

［主治］用于两胁胀满,食欲不振,打嗝呕吐,胃脘疼痛,大便失调。

按: 本品为肝胃并调之剂,重在治疗肝胃失和,脘腹胀痛,及胃气上逆,呃逆呕吐、食欲不振等。

四、调胃舒肝丸

［处方来源］《北京市药品标准》。

［药物组成］醋柴胡、醋香附、醋青皮、木香、砂仁、郁金、麸炒枳壳、姜厚朴、豆蔻仁、陈皮、片姜黄、炒山楂、甘草。

［方解］本方为肝胃不和证所设。方中以柴胡、香附、青皮疏肝解郁,以陈皮、木香、枳壳、厚朴行气除胀,以郁金、片姜黄、化瘀止痛,以砂仁、豆蔻仁、山楂健胃消食,以甘草调和诸药。本方以理气疏肝和胃为主,兼有化瘀消食之功。

［功效］疏肝解郁,和胃止痛。

［主治］肝郁不疏、脾胃不和引起的胃脘刺痛,两胁胀满、呕逆嘈杂、嗳气吞酸、饮食无味,周身串痛等症。

按: 本品与疏肝和胃丸均有舒肝解郁、和胃止痛作用,同可用于肝胃不和胁肋、胃脘胀满之证。舒肝和胃丸兼能和胃止呕,调胃舒肝丸兼能消食化滞。

五、快胃舒肝丸

［处方来源］宋·《济生方》沉香丸方加减。

［药物组成］香附、柴胡、青皮、厚朴、木香、砂仁、豆蔻仁、沉香、丁香、枳壳、枳实、延胡索、六神曲、槟榔、莱菔子、鸡内金、白术、白扁豆、当归、白芍、龙胆草、黄连、化橘红、茯苓、甘草。

［方解］本品为肝郁气滞、宿食停滞胃脘所设。以柴胡、香附、青皮疏肝解郁,以枳壳、枳实、厚朴、沉香、丁香行气除胀,以木香、砂仁、豆蔻、白术、白扁豆、茯苓、化橘红、甘草健脾和胃,以

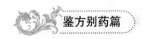

槟榔、莱菔子、鸡内金、六神曲消食导滞,以当归、白芍、延胡索和血止痛,以龙胆草、黄连清泄肝热,防止气郁化火。诸药和用,共收疏肝解郁、行气除胀、健脾和胃之功。

[功效]疏肝解郁,健胃止痛。

[主治]肝郁气滞,宿食不消引起的两胁肋胀,胸脘胀满,胃痛、嗳气吞酸、呕吐恶心,饮食无味、身体倦怠等症。

按:本品与调胃舒肝丸功效主治大略相同,但本品行气止痛,健胃消食之功较强,并兼有清泄肝热的作用,治疗脘腹胀痛,恶心呕吐,烧心反酸效果显著。

六、舒肝健胃丸

[处方来源]《卫生部药品标准·中药成方制剂分册》。

[药物组成]厚朴(姜制)、香附(醋制)、白芍(麸炒)、柴胡(醋制)、青皮(醋炒)、香橼、陈皮、檀香、豆蔻、枳壳、鸡内金(炒)、槟榔、延胡索(醋炒)、五灵脂(醋制)、牵牛子(炒)。

[方解]肝气郁滞,横逆犯胃,肝胃不和,胃失和降,故见胸胁满闷,呕吐吞酸,腹胀便秘。方中以香附、柴胡、青皮、陈皮疏肝解郁,以香橼、檀香、豆蔻、枳壳、厚朴芳香悦脾,以鸡内金、牵牛子、槟榔行气消积,通便导滞。以延胡索、五灵脂活血止痛。白芍养血柔肝。共奏疏肝解郁,导滞和中之功。

[功效]疏肝开郁,导滞和中。

[主治]用于肝胃不和引起的胃脘胀痛,胸胁满闷,呕吐吞酸,腹胀便秘。

按:本品以疏肝和胃为主,兼有消食通便之功,其功效主治与调胃舒肝丸大略相同,同可用于治疗胸胁脘腹胀痛、宿食停滞之证。只是本品导滞通便作用明显,上述病症兼有便秘者用之为宜。

七、舒肝平胃丸

[处方来源]宋·《太平惠民和剂局方》平胃散方加味。

［药物组成］苍术、厚朴、陈皮、甘草、枳壳、法半夏、槟榔。

［方解］脾为湿困，运化失司，故脘腹胀满，纳少胃呆，肢体倦怠。湿阻中焦，胃失和降，故倒饱嘈杂，呕吐吞酸。方中以苍术健脾燥湿，增强运化为主。以厚朴除湿消胀为辅。以陈皮、法半夏理气化痰、和胃降逆为佐。湿邪可导致气滞，气行有助于湿消，故配枳壳、槟榔利气宽中、导行气滞。用甘草调和脾胃，助其运化。各药相伍，可使湿滞得化、脾运复常，诸症自愈。

［功效］燥湿健脾，行气和胃。

［主治］由于脾胃湿滞引起的脘腹胀满，口淡无味，饮食不振，倒饱嘈杂，呕吐吞酸，肢体倦怠等症。

按：本品以燥湿健脾为长，兼有和胃止呕之功，主要治疗脾胃湿滞，脘腹痞闷，不欲饮食，肢体倦怠之证。虽有舒肝之名，并无舒肝之实。

八、舒肝保坤丸

［处方来源］清·《竹林女科证治》决经汤加减。

［药物组成］香附、木香、陈皮、沉香、厚朴、枳实、槟榔、红花、桃仁、蒲黄、五灵脂、益母草、当归、白芍、川芎、生阿胶、白术、茯苓、山药、黄芪、木瓜、山茱萸、官桂、艾叶炭、莱菔子、山楂、法半夏、砂仁、草果仁、干姜、黄芩、石菖蒲、防风。

［方解］情志不遂，精神抑郁，每致气机不利，气滞则血凝，故经来不畅。方中主以香附、木香、陈皮疏肝解郁，条达气机；以沉香、厚朴、枳实、槟榔行气消胀；以莱菔子、山楂健胃助消化；以法半夏、砂仁、草果仁、干姜和胃降逆止呕；以红花、桃仁、蒲黄、五灵脂、益母草活血通经，化瘀止痛；配当归、白芍、川芎、生阿胶补血养血，白术、茯苓、山药、黄芪健脾益气，以助运化；木瓜、山茱萸柔肝养阴，官桂、艾叶炭暖宫散寒。黄芩清热燥湿；石菖蒲除痰开窍；防风祛风止痛。诸药配合，共奏行气解郁，化瘀通经之效。本品对于痛经、闭经、月经错后偏于气滞者有较好效果。

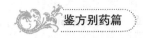

[功效] 疏郁调经,益气养血。

[主治] 用于忧思恼怒,气滞郁结。症见月经错后,闭经,痛经,并伴有胸脘胁胀,胃脘疼痛,呕吐恶心,不思饮食,烦躁易怒等症。

按:本品为调经止痛之剂,有疏肝理气、益气养血、调经止痛之功。主要治疗月经不调、痛经、闭经,因于气滞血瘀者。

第十一节　降压系列中成药

本系列中成药均以降压冠名,具有不同程度的降血压作用。本节收录的药物有降压丸、安宫降压丸、牛黄降压丸、高血压速降丸、醒脑降压丸、清脑降压片、菊明降压丸、复方羚角降压片、山绿茶降压片。需要说明的是用中药治疗高血压必须遵循辨证论治、治病求本的原则。中医学认为导致高血压的病因病机有心肝火炽、肝阳上亢、肾阴亏虚、痰湿上蒙等。本节中成药主要适用于心肝火炽、肝阳上亢者,因此如何合理选用降压中成药,还需要通盘考虑,不要被本节药物所局限。

一、降压丸

[处方来源]《卫生部药品标准·中药成方制剂分册》。

[药物组成] 生地黄、龙胆草、夏枯草、槐米、怀牛膝、珍珠母。

[方解] 方中以生地黄滋补肾阴,以龙胆草、夏枯草、槐米清肝火、降血压,槐米还可防止毛细血管脆硬出血,以珍珠母平肝镇静、潜纳浮阳,以怀牛膝强健腰膝、并可引血下行。诸药合用,共起滋肾阴,清肝火,降血压之效。

[功效] 滋肾阴,清肝热,降血压。

[主治] 由肾阴不足、肝阳上亢引起的高血压,头痛眩晕、耳鸣目胀,烦躁失眠、腿软脚轻等症。

按:本品重在清泄肝热,兼可治疗头痛目赤。

二、安宫降压丸

[处方来源]《卫生部药品标准·中药成方制剂分册》。

[药物组成]郁金、黄连、栀子、黄芩、天麻、珍珠母、黄芪、白芍、党参、麦冬、五味子(炙)、川芎、牛黄、水牛角浓缩粉、冰片。

[方解]肝阳上亢则头晕目眩。热扰神明则心悸失眠。方中牛黄、水牛角为主药,清热凉血,镇惊息风。现代研究表明二者均有一定降压作用。辅以黄连、栀子、黄芩助主药清热泻火,天麻、珍珠母平肝息风,配以党参、黄芪、白芍、麦冬、五味子益气养阴,川芎、郁金活血行气,以防壅滞,冰片开窍醒神。共奏清热镇惊,平肝降压之功。

[功效]清热镇惊,平肝降压。

[主治]用于胸中郁热,肝阳上亢引起的头目眩晕,项强脑胀,心悸多梦,烦躁起急,高血压症等。

按:本品清热泻火力强,重在清泄心肝实火,多用于高血压症见心烦急躁者。

三、牛黄降压丸

(见本章第三节牛黄系列中成药)

按:本品与安宫牛黄丸功效主治略同,只是安宫降压丸清热之力较强,本品则兼有化痰开窍作用。

四、高血压速降丸

[处方来源]《卫生部药品标准·中药成方制剂分册》。

[药物组成]茺蔚子、琥珀、蒺藜(盐炙)、乌梢蛇(酒炙)、天竺黄、阿胶、菊花、法半夏、夏枯草、大黄(酒炒)、白芍、赤芍、白薇、当归、牛膝、僵蚕(麸炒)、远志(甘草水炙)、桂枝、玄参、龙胆草、石膏、玳瑁、钩藤、九节菖蒲、化橘红、西红花、茯神、麦冬、地

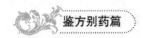

黄、黄芩、川芎(酒炙)、枳实(炒)、天麻、蒲黄、沉香、黄柏、柴胡、连翘、桑叶、地龙、芦荟、全蝎、黄连、降香、牡丹皮、甘草(蜜炙)、羚羊角、朱砂。

[方解] 方中药味较多。本品以羚羊角、朱砂清热息风、镇惊安神。以玳瑁、钩藤、天麻、龙胆草、芦荟等清肝平肝息风降压;以僵蚕、半夏、琥珀、石菖蒲、大黄、枳实、天竺黄等,清热化痰息风开窍;以西红花、阿胶、当归、地黄、赤芍、牛膝、桂枝、地龙、蒲黄、川芎等养血活血通脉。群药相伍,标本兼顾,平肝息风潜镇降压力强。对高血压危象及中风先兆者有一定疗效。

[功效] 清热息风,平肝降逆。

[主治] 用于痰火上升引起的目眩头晕,脑中胀痛,颈项强直,颜面红赤,烦躁不宁,言语不清,头重脚轻,行步不稳,知觉减退。

按:本品集清热泻火、清热息风、平肝潜阳、化痰开窍、活血化瘀等多种药物于一方,作用宽泛,药力颇强。对重症高血压及高血压合并脑中风者疗效较好。

五、醒脑降压丸

[处方来源]《卫生部药品标准·中药成方制剂分册》。

[药物组成] 黄芩、黄连、郁金、栀子、玄精石、珍珠母、辛夷、零陵香、朱砂、雄黄、冰片。

[方解] 本方以朱砂、珍珠母、郁金、珍珠母、冰片清心镇静,醒脑开窍,以黄芩、黄连、玄精石、栀子清热泻火。雄黄性温佐制上药苦寒。辛夷、零陵香辛香上行,通鼻窍以助醒脑。诸药相合,可收醒脑降压之功。

[功效] 通窍醒脑,清心镇静。

[主治] 用于热扰心神,脑窍失聪所致,言语不清,头晕目眩及高血压病。

按:本品以清热泻火、醒脑开窍为主,降压之力较弱,可用于高血压伴有语言障碍者。

六、清脑降压片

[处方来源] 2015 年版《中华人民共和国药典》(一部)。

[药物组成] 黄芩、夏枯草、槐米、磁石、牛膝、当归、地黄、丹参、水蛭、钩藤、决明子、地龙、珍珠母。

[方解] 肝阳上亢,故头昏头晕,扰及心神故失眠健忘。方中磁石、珍珠母、钩藤为主药,重镇潜阳平肝降逆。黄芩、夏枯草、槐米、决明子清肝明目。当归、地黄、丹参、牛膝、地龙、水蛭养血活血,化瘀通络。诸药相合,共奏平肝潜阳,通利脑窍之功。

[功效] 平肝潜阳,活血通络,清脑降压。

[主治] 用于肝阳上亢,血压偏高,或血瘀内阻所致头昏头晕,失眠健忘。

按:本品平肝潜阳作用较强,兼能活血通脉,最适宜高血压症见头晕目眩并伴有肢体麻木者服用。

七、菊明降压丸

[处方来源]《卫生部药品标准·中药成方制剂分册》。

[药物组成] 野菊花、决明子。

[方解] 野菊花、决明子均有清肝明目之功,药理实验证实,二者均有较明显降压作用,合用更可以增强降压效果。此外对高脂血症及肝热目赤,头痛等亦有一定疗效。

[功效] 降低血压。

[主治] 原发性高血压,慢性肾炎性高血压。

按:本品药味平和,降压作用和缓,清肝明目作用较佳。高血压伴目赤、目涩、便秘者最宜服用。

八、复方羚角降压片

[处方来源]《卫生部药品标准·中药成方制剂分册》。

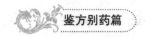

[药物组成] 羚羊角、夏枯草、黄芩、槲寄生。

[方解] 羚羊角清热平肝,息风止痉为方中主药。夏枯草、黄芩助主药清热平肝,槲寄生补肝肾、制虚风内动,四药相合,标本兼固,共奏清热平肝,息风降压之功。

[功效] 清肝息风降压。

[主治] 用于肝阳上亢,风气内动、高血压及中风先兆者。

按:本品以清热息风为主,兼可清肝明目,最适宜高血压病伴目赤目热、手足麻木或抽搐者服用。

九、山绿茶降压片

[处方来源]《卫生部药品标准·中药成方制剂分册》。

[药物组成] 山绿茶经加工制成。

[方解] 本品并非一般茶叶,其为冬青科植物叶片。通过实验和临床有较好的降低血压和降血脂作用。

[功效] 清热解毒、平肝潜阳。

[主治] 用于眩晕耳鸣,头痛头胀,心烦易怒,少寐多梦及高血压、高血脂见有上述证候者。

按:本品组方单一,为清热平肝降压之剂,兼有降血脂作用。

第十二节 降脂系列中成药

中医学认为高血脂一症系因肝肾虚衰、痰湿凝滞、血脉瘀阻所致,故降血脂中成药多由补肝肾、化痰湿、通血脉的药物组成。本系列中成药有降脂宁颗粒、降脂灵片、通脉降脂片、山楂精降脂片、血脂康胶囊。

一、降脂宁颗粒

[处方来源]《卫生部药品标准·中药成方制剂分册》。

[药物组成] 山楂、决明子、荷叶、制何首乌。

[方解]高脂血症是动脉粥样硬化性疾病的主要致病因素，它可引起高血压、冠心病等多种疾病。导致高脂血症的原因很多，但常见的是因嗜食肥甘油腻，致使脂质堆积血液失调，血行失畅所致。方中主以山楂消食导滞，且善消肉食油腻之积，且能活血化瘀降血脂，软化血管；辅以荷叶取其清香醒脾，升清降浊；以决明子清肝热，缓通大便，可协助上药消积导滞，去垢降脂疗效；以制何首乌滋补肝肾。据药理实验本品有降低血清胆固醇作用，对防止动脉粥样硬化有较好的疗效，是为佐使药。各药合用，共起降血脂、软化血管作用。

[功效]降血脂，软化血管。

[主治]用于增强冠状动脉血液循环，抗心律不齐及高脂血症。

按：本品为标本兼顾之剂，有补益肝肾、升清降浊、化瘀降脂之功，适宜较长时间服用。

二、降脂灵片

[处方来源]《卫生部药品标准·中药成方制剂分册》。

[药物组成]制何首乌、枸杞子、黄精、山楂、决明子。

[方解]方中何首乌、枸杞子、黄精滋补肝肾，养血固精，决明子清肝明目，山楂化瘀通脉。全方组合，补通结合，补而不滞。对肝肾两虚，精血不足，血行瘀滞之高血脂患者有效。

[功效]补肝益肾，养血，明目，降脂。

[主治]用于肝肾阴虚，头晕，目昏，须发早白，高脂血症。

按：本品与降脂宁颗粒同为补益肝肾、化瘀降脂之剂，本品补益肝肾作用尤佳，且有明显的抗衰老作用，最适宜高血脂兼有衰老征兆者服用。

三、通脉降脂片

[处方来源]《卫生部药品标准·中药成方制剂分册》。

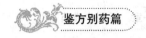

[药物组成] 笔管草、川芎、荷叶、三七、花椒。

[方解] 方中以川芎、三七活血化瘀,通脉止痛。以笔管草、荷叶、花椒祛风清热,升阳化浊。诸药相合,有活血通脉,降脂化浊之功。对血脉不畅,血脂高者有效。

[功效] 活血通脉,降脂化浊。

[主治] 用于血脉瘀阻所致高脂血症。防治动脉粥样硬化。

按:本品擅长化瘀降脂,高脂血症属血脉瘀滞者尤其适宜服用,亦可用于治疗冠心病心绞痛。

四、山楂精降脂片

[处方来源]《卫生部药品标准·中药成方制剂分册》。

[药物组成] 山楂提取物。

[方解] 本品为山楂单味药制剂。山楂有消食健胃、行气散瘀的功效。现代医学研究证明,山楂有改善心肌供血和降血脂作用。故可用治冠心病和高脂血症。

[功效] 行气散瘀,消滞降脂。

[主治] 用于血脉不畅所致高脂血症,亦可作为冠心病和高血压的辅助治疗。

按:本品善消肉积,降血脂,兼可健胃消食,亦可用于冠心病的防治。

五、血脂康胶囊

[处方来源] 经验方。

[药物组成] 红曲。

[方解] 红曲味辛甘,性温能健脾消食,活血化瘀。现代药理研究证明红曲有调节血脂的作用,可降低血胆固醇、甘油三酯、低密度脂蛋白胆固醇和升高高密度脂蛋白胆固醇;抑制血脂在肝脏沉积等作用。可用于脾虚运化失常、痰湿阻滞、血脉不畅

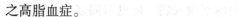

之高脂血症。

[功效]除湿祛痰,活血化瘀,健脾消食。

[主治]用于脾虚痰瘀阻滞,症见气短、乏力、头晕、头痛、胸闷、腹胀、食少纳呆等;也可用于由高脂血症及动脉粥样硬化引起的心脑血管疾病的辅助治疗。

按:本品善祛痰湿,降血脂,兼可健脾养胃,对高血脂和脂肪肝有一定的防治作用。

第十三节　降糖系列中成药

本系列的中成药均冠以降糖之名,具有降低血糖的功能,属于本系列的中成药有养阴降糖片、参芪降糖片、金芪降糖片、益津降糖口服液、消糖灵胶囊。中医学中本无糖尿病之病名,根据症状表现,将其归属于消渴病范畴,导致消渴病的病因病机一般可概括为肺胃燥热,或阴虚火旺,或气阴两虚。因此,临证选药时不要被降糖二字局限,凡能治疗消渴的中成药,如玉泉丸、消渴丸、消渴平片、消乐宁胶囊,以及六味地黄丸、麦味地黄丸、金匮肾气丸、人参固本丸、栀子金花丸等,均可用于糖尿病的治疗。

一、养阴降糖片

[处方来源]《卫生部药品标准·中药成方制剂分册》。

[药物组成]黄芪、党参、葛根、枸杞子、玄参、玉竹、地黄、知母、牡丹皮、川芎、虎杖、五味子。

[方解]该成药主治病症为气阴两虚。方中黄芪、地黄益气养阴为主药;葛根、玄参、知母、玉竹、枸杞子、五味子助地黄养阴生津止渴,党参助黄芪益气共为辅药;川芎、虎杖、牡丹皮活血为佐药。诸药合用,养阴益气,兼能活血。

[功效]养阴益气,清热活血。

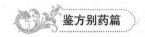

[主治] 用于气阴两虚型糖尿病。症见口渴多饮，多食，倦怠乏力，血糖及尿糖升高。

按：本品名曰养阴降糖，实则为益气养阴降糖，故宜用于治疗糖尿病属于气阴两虚者。

二、参芪降糖片

[处方来源]《卫生部药品标准·新药转正标准》。

[药物组成] 人参皂苷、麦冬、五味子、生地黄、山药、枸杞子等。

[方解] 本方亦为气阴两伤之消渴病而设。方中人参皂苷、麦冬、五味子益气养阴为主；辅以生地黄、枸杞子养阴生津，山药益肾缩尿，补脾益气。诸药相合，共奏益气养阴，滋脾补肾之功。本方对气阴两虚而燥热不甚的消渴病较为适宜。

[功效] 益气养阴，滋脾补肾。

[主治] 用于气阴两虚引起之消渴病。症见多饮、多食、多尿，身体消瘦，腰膝酸软，舌红，苔少，脉细数。

按：本品与养阴降糖片同属益气养阴降糖药，不同之处在于本品尚有一定补肾作用，故糖尿病症见腰膝酸软者用之为宜。

三、金芪降糖片

[处方来源]《卫生部药品标准·新药转正标准》。

[药物组成] 黄连、黄芪、金银花。

[方解] 本方为气虚内热而设。方中黄芪甘温益气除热为主药；金银花、黄连主清燥热，意在燥热清，则津液复，为辅药。三药合用，共奏益气清热之效。

[功效] 益气清热。

[主治] 用于气虚内热之消渴症。症见口渴喜饮，易饥多食，气短乏力。以及轻、中型非胰岛素依赖型糖尿病。

按：本品重在清热泻火，多用于治疗糖尿病初期，肺胃燥热显著者,多食善饥,口渴喜冷饮者。

四、益津降糖口服药

[处方来源] 经验方。

[药物组成] 人参、茯苓、白术、仙人掌等。

[方解] 本方主治消渴一病由气阴两虚所致。治宜益气养阴生津。故方以人参、茯苓、白术益气健脾为主药;仙人掌性味苦寒,能润燥生津,清热解毒,行气活血为辅药。诸药相伍,共奏补气生津,清热润燥,活血解毒之功效。本方药性平和,对气阴两虚之轻证效果较好。

[功效] 健脾益气,生津止渴。

[主治] 用于气阴两虚引起之消渴病。症见乏力自汗,口渴喜饮,多尿,多食善饥,舌苔花剥,少津,脉细无力者。

按:本品偏于补气生津,主要用于治疗糖尿病证属气虚津伤,症见倦怠乏力、口渴自汗者。

五、消糖灵胶囊

[处方来源]《卫生部药品标准·中药成方制剂分册》。

[药物组成] 人参、黄连、天花粉、杜仲、黄芪、丹参、枸杞子、沙苑子、白芍、知母、五味子、格列本脲。

[方解] 本方主治病证为气阴两虚所致。方中人参、黄芪补气,天花粉、枸杞子、白芍、知母、五味子养阴生津止渴,杜仲、沙苑子补肾缩尿,丹参凉血清热,并能活血,黄连清泻胃火。全方合用,益气养阴,补肾缩尿,清热生津。

[功效] 益气养阴,清热泻火,益肾缩尿。

[主治] 用于糖尿病属气阴两虚者。症见口干,多饮,多尿等。

按:本品上清肺胃,下补肾气,用于治疗糖尿病肾气已虚,内热未清,见有小便频数,腰膝酸软,口渴多饮,多食善饥者最为适宜。

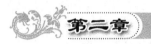

中成药药对的鉴别

第一节 名称相近的中成药药对

名称相近的中成药药对是指药名极为接近,有些药名甚至只有一字之差,然而它们所主治的病证往往存在一定差异,甚至彼此毫不相干。如不明辨异同,很有可能发生误用。因此在没有完全掌握组成和基本功用时,不可仅凭药名极为接近而相互代用。

一、感冒清热颗粒与感冒退热颗粒

感冒清热颗粒

[处方来源] 2015 年版《中华人民共和国药典》(一部)。

[药物组成] 荆芥穗、薄荷、防风、柴胡、紫苏叶、葛根、桔梗、杏仁、白芷、苦地丁、芦根。

[方解] 本品为外感风寒,内有蕴热之证而设。方中荆芥穗、防风散风解表为主药。紫苏叶、白芷散风解表,柴胡、葛根、薄荷解肌退热,共为辅药。芦根清热生津止渴,桔梗、杏仁化痰止咳利咽,地丁清热解毒,同为佐使。诸药配伍,共奏解表清热之功。

[功用] 疏风散寒,解表清热。

[主治] 风寒感冒。症见头痛发热,恶寒身痛,鼻流清涕,咽干咳嗽,苔薄白,脉浮等。

感冒退热颗粒

[处方来源] 2015 年版《中华人民共和国药典》(一部)。

[药物组成]大青叶、板蓝根、连翘、拳参。

　　[方解]本品为清热解毒之剂。所用四药俱为清热解毒之药,大青叶、板蓝根尤以善解瘟毒为长,为主药。连翘、拳参可助主药清热解毒,兼能消肿散结,为辅药。诸药合用,共奏清热解毒,消肿散结之功。

　　[功用]清热解毒,消肿散结。

　　[主治]风热感冒,温病初起。症见发热重,恶寒轻,全身酸痛、咳嗽咽痛、咽干、鼻流浊涕,舌苔薄黄,脉浮数等。

　　对比鉴别

　　感冒清热颗粒与感冒退热颗粒虽只有一字之差,且都可用治感冒,但临床所治证候性质有别。感冒清热颗粒适用于内有蕴热,又感受寒邪所致的风寒型感冒,临床以恶寒明显,伴有发热,头身疼痛,鼻流清涕为辨证选药的要点。感冒退热颗粒适用于风热型感冒,或急性发热性传染病的初期,临床以发热明显,伴轻度恶寒,头身疼痛,咽喉肿痛,鼻流浊涕,舌苔薄黄为辨证选药的要点,现代常用于治疗病毒性感冒、咽喉炎、腮腺炎、乙脑、肺炎等初期见风热外感证型者。总之,感冒清热颗粒以发散风寒为主,兼能清解郁热;感冒退热颗粒以清热解毒为主,兼能发散风热。

二、通宣理肺丸与参苏理肺丸

通宣理肺丸

　　[处方来源]宋·《太平惠民和剂局方》。

　　[药物组成]麻黄、紫苏叶、前胡、杏仁、桔梗、陈皮、半夏、茯苓、枳壳、黄芩、甘草。

　　[方解]本品为外感风寒咳嗽而设。以麻黄、紫苏叶味辛性温,发散风寒,宣肺解表为主药。以前胡、杏仁、桔梗、陈皮、半夏宣通肺气,止咳化痰,均为辅药。茯苓健脾渗湿,清利生痰之源,枳壳配桔梗开胸而宽中下气,以畅达气机;黄芩清热,以防肺气

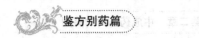

郁久而化热,皆为佐药。甘草调和诸药,清利咽喉以之为使。诸药合用,共奏解表散寒,止咳化痰之功。

[功效] 解表散寒,止咳化痰。

[主治] 风寒咳嗽。症见恶寒重发热轻,头痛鼻塞,咳嗽痰白,无汗而喘,身痛骨节痛,舌苔薄白,脉浮紧者。

参苏理肺丸

[处方来源] 宋·《太平惠民和剂局方》。

[药物组成] 党参、紫苏叶、葛根、前胡、法半夏、茯苓、枳壳(麸炒)、陈皮、桔梗、甘草、木香、大枣、生姜。

[方解] 本品为脾肺气虚,外感风寒之咳嗽而设。以紫苏叶、葛根、生姜解表散邪为主药。以前胡、半夏、桔梗止咳化痰为辅药。陈皮、枳壳、木香醒脾行气,舒郁宽胸;党参、茯苓、甘草、大枣补气健脾,以扶正祛邪为佐使。诸药合用,共奏益气解表,理气化痰之功。

[功效] 益气解表,理气化痰。

[主治] 肺脾气虚,风寒咳嗽。症见恶寒发热,无汗,头痛鼻塞,咳嗽,唾涕黏稠,胸膈满闷,舌苔白,脉弱者。

对比鉴别

通宣理肺丸为辛温发散,宣肺止咳之剂,适用于风寒束表,肺气不宣,咳嗽较重之证。临床以恶寒发热无汗,咳嗽痰白清稀,苔薄白脉浮紧为辨证选药要点。参苏理肺丸为益气解表,宣肺化痰之剂,适用于肺脾气虚,外感风寒,内有痰饮之证。临床以恶寒发热无汗,咳嗽痰多,胸闷呕恶,气短乏力,舌淡苔白,脉浮无力为辨证选药要点。总之,风寒感冒咳嗽较重而正气不虚者,宜用通宣理肺丸;脾肺素虚复外感风寒,咳嗽痰多者,宜用参苏理肺丸。

三、止嗽定喘丸与止嗽化痰丸

止嗽定喘丸

[处方来源] 汉·《伤寒论》。

[药物组成]麻黄、石膏、杏仁、甘草。

　　[方解]本品为邪热壅肺之咳喘而设。以石膏辛甘寒,清泄肺胃之热以生津;麻黄辛苦温,宣肺解表而平喘,二药相制为用,可收宣肺泄热之效,共为主药。杏仁助麻黄宣肺以平喘止咳为佐药。炙甘草调和诸药为使。诸药配伍,共奏辛凉宣肺,清泄肺热之功。

　　[功效]辛凉宣泄,清肺平喘。

　　[主治]肺热炽盛,肺气失宣。症见发热,咳嗽,喘急,甚或鼻煽,有汗或无汗,口渴,舌苔薄白或黄,脉浮滑而数者。

止嗽化痰丸

　　[处方来源]2015年版《中华人民共和国药典》(一部)。

　　[药物组成]紫苏叶、杏仁、前胡、半夏、陈皮、枳壳、川贝母、桔梗、甘草、马兜铃、罂粟壳、桑叶、玄参、天冬、麦冬、石膏、知母、瓜蒌仁、葶苈子、大黄、款冬花、密蒙花、百部、木香、五味子。

　　[方解]本品为内伤痰热久咳而设。以陈皮、半夏、川贝母、杏仁、瓜蒌仁等化痰止咳为主药。以桑叶、紫苏叶、前胡、枳壳、桔梗、马兜铃、款冬花、甘草等宣降肺气,葶苈子泻肺行水,大黄通腑泄热共为辅药。佐以石膏、知母、天冬、麦冬、玄参清肺滋阴。密蒙花凉血祛风。木香行气。使以罂粟壳、五味子、百部收敛肺气。诸药相合,清肺不伤阴,润肺不敛邪,共奏清热化痰,止嗽定喘之功。

　　[功效]清热化痰,止嗽定喘。

　　[主治]痰热壅滞。症见咳嗽日久不愈,痰多黄白,气逆胸满,或有喘息,午后症重,溲黄便干,舌苔黄,脉数而细者。

对比鉴别

　　止嗽定喘丸、止嗽化痰丸都具有清宣肺热,止嗽定喘作用。所不同的是,止嗽定喘丸用治外感风热或风寒之邪化热,邪热内迫于肺,肺气失于宣发所致的咳嗽喘息,久咳虚喘者禁用。止嗽化痰丸属清热之剂,适用于痰热久咳及伤阴化燥者,以清热润

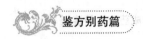

燥，化痰止咳为长。总之，邪热壅肺咳喘实证用止嗽定喘丸；咳喘日久，痰热内盛用止嗽化痰丸。

四、藿香正气丸与藿香正气水

藿香正气丸

[处方来源] 宋·《太平惠民和剂局方》。

[药物组成] 藿香、紫苏、白芷、大腹皮、茯苓、白术、陈皮、半夏、厚朴、生姜、大枣、苦桔梗、甘草。

[方解] 本品中藿香辛温芳香，既可外散风寒，又可内化湿浊，醒脾悦胃，故为主药。紫苏叶、白芷疏散风寒，和中止痛为辅药。厚朴、陈皮、大腹皮、半夏燥湿化痰，行气除满，和胃降逆。白术、茯苓、甘草、生姜、大枣健脾利湿，调养脾胃。桔梗宣畅胸膈，共为佐药。其中炙甘草兼调和诸药，又为使药。诸药配伍，共奏解表化湿，理气和中之功。

[主治] 暑湿感冒，发热恶寒，头身疼痛困重，呕吐恶心，胸膈满闷，脘腹胀痛，泻泄，便下清稀，肠鸣腹痛，湿滞中阻，胃呆不饥，口中黏腻，舌苔白腻，脉象濡缓者。

藿香正气水

[处方来源] 2015 年版《中华人民共和国药典》(一部)。

[药物组成] 苍术、陈皮、厚朴(姜制)、白芷、茯苓、大腹皮、生半夏、甘草浸膏、广藿香油、紫苏叶油。

[方解] 本品以广藿香油芳香化浊，理气和中，发表解暑，为主药；紫苏叶油、白芷芳香化浊，助藿香发散表邪，为辅药；陈皮、生半夏理气降逆、化湿和胃，姜厚朴、大腹皮行气祛湿、宽中化滞，苍术、茯苓燥湿健脾，共为佐药；甘草浸膏调和诸药。诸药配伍，有祛暑解表，化湿和中之功。

[功效] 解表化湿，理气和中。

[主治] 外感风寒，内伤湿滞，头痛昏重，脘腹胀痛，呕吐泄泻。

对比鉴别

藿香正气丸与藿香正气水均具有解表化湿、理气和中之功效，同可用于外感风寒，内伤湿滞所引起的恶寒发热，头痛昏重，脘腹胀痛，呕吐腹泻等症。藿香正气丸出自宋·《太平惠民和剂局方》，原方为藿香正气散，藿香正气水则是在该方基础上经加减化裁而成。藿香正气水分别用广藿香油、紫苏叶油、苍术、生半夏置换了原方的广藿香、紫苏叶、炒白术、法半夏；且减去了原方的桔梗、生姜、大枣。藿香正气水的燥湿、化湿作用略强于藿香正气丸。藿香正气水在制剂过程中由于使用乙醇量较大，口服时辛辣感较为明显。藿香正气丸的系列制剂包括蜜丸、浓缩丸、颗粒剂、胶囊。藿香正气水的系列制剂包括酊剂、口服液、软胶囊、滴丸。目前市场上藿香正气软胶囊的使用较为普遍。

五、人参归脾丸与人参健脾丸

人参归脾丸

[处方来源] 宋·《济生方》。

[药物组成] 人参、甘草、黄芪、当归、龙眼肉、白术、茯苓、酸枣仁、木香、远志。

[方解] 本品为思虑过度，劳伤心脾而设。以人参、黄芪、白术、甘草补脾益气，以当归、龙眼肉补益心血，以茯苓、酸枣仁、远志养心安神。少佐木香理气醒脾，使其补而不滞。诸药合用，共奏健脾益气，补心养血，益智宁神之功。

[功用] 健脾养心，益气补血。

[主治] 心脾两虚，气血不足。症见心悸、失眠、健忘、妇女月经超前、量多，甚至崩漏不止，兼见神疲食少，面色萎黄，舌淡苔白，脉细弱者。

人参健脾丸

[处方来源] 明·《景岳全书》。

[药物组成] 人参、白术、砂仁、枳壳、甘草、山药、木香、薏苡

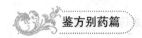

仁、山楂、谷芽、白扁豆、芡实、莲子肉、青皮、陈皮、六神曲、当归。

[方解]本品为脾胃虚弱,运化失常兼饮食停滞而设。以人参、白术补中益气、健脾养胃为主药。山药、薏苡仁、莲子肉、芡实、白扁豆燥湿健脾为辅药。六神曲、山楂、谷芽消食导滞;砂仁、陈皮、木香理气醒脾;枳壳、青皮消胀除满共为佐药;使以当归养血活血,血足则气行,有助脾胃运化;甘草调和诸药。诸药合用,消补兼施,寓补于消,无伤中之弊,共奏健脾养胃、消食除胀之功。

[主治]脾胃虚弱,饮食停滞。症见纳差食少,甚或厌食、拒食、食后腹胀,脘闷不舒,面色萎黄,倦怠乏力,大便时溏时泻,或久泄,完谷不化,舌淡苔白,脉弱者。

[功用]健脾和胃,消食导滞。

对比鉴别

人参归脾丸为补气养血安神之剂,适用于心脾两虚,气血不足,心神失养等证。临床以心悸、失眠,神疲食少,面色萎黄等症为辨证选药的要点。人参健脾丸为消补兼施之健脾养胃之剂,适用于食欲不振,消化不良,久泻便溏等症。临床以面色萎黄,不思饮食,脘腹胀满,腹泻便溏等症,为辨证选药要点。慢性胃、肠疾患,消化性溃疡病,消化不良性腹泻属脾胃虚弱者多用。总之,人参归脾丸重在补气养血,人参健脾丸重在健脾和胃。

六、保和丸与越鞠保和丸

保和丸

[处方来源]元·《丹溪心法》。

[药物组成]山楂、六神曲、莱菔子、麦芽、半夏、陈皮、茯苓、连翘。

[方解]本品为治疗食积停滞的常用成药。伤食之证,是由于饮食过度,贪食酒肉油腻,或不易消化的食物所致。即《素问·痹论》所说"饮食自倍,肠胃乃伤"之理。脾主运化,胃主受

纳,如果暴饮暴食,势必损伤脾胃,影响胃肠消化传导功能,造成上述诸症。方中山楂、六神曲、莱菔子消食导滞,但其各有特点。山楂长于消肉食油腻,莱菔子长于消面食之积,兼能豁痰下气,快膈宽胸,六神曲长于消酒食,可除陈腐停滞,均为主药。麦芽助上药和胃消食,法半夏、陈皮行气化滞和胃止呕。茯苓健脾利湿,和中止泻,同为辅药。食积易于化热,故以连翘清热散结为佐。诸药相伍,则有和胃降逆,消食导滞之效。对于饮食停滞、消化不良等症,均可应用。

[功效] 消食导滞,和胃清热。

[主治] 饮食停滞。症见胸膈痞满,腹胀时痛,不思饮食,嗳气吞酸,恶心呕吐,大便泄泻臭秽,舌苔厚腻,脉滑者。

越鞠保和丸

[处方来源] 清·《沈氏尊生书》。

[药物组成] 香附(醋炙)、木香、陈皮、苍术(米泔水制)、白术(麸炒)、茯苓、法半夏、当归、川芎、连翘、黄芩、栀子(姜炙)、黄连、神曲(麸炒)、山楂、炒莱菔子、枳实。

[方解] 忧思郁结,必损伤脾胃,故见胸膈痞满,脘腹胀痛。郁久化热、胃失和降,故见呕吐嘈杂,不思饮食等症。方中以香附、木香、陈皮、枳实舒气解郁、宽畅胸膈,和中开胃,均为主药。以苍术、白术、茯苓健脾祛湿,恢复运化功能,均为辅药。佐法半夏和胃降逆,神曲、山楂、莱菔子健胃消食。配连翘、黄芩、黄连、栀子清泻郁火。用当归、川芎养血和血。群药配伍,共成舒气解郁、和胃化滞之效。

[功用] 理气解郁,和胃消食。

[主治] 肝郁气滞,脾胃失和。症见胃脘胀满,两胁胀痛,嗳腐吞酸,呕恶,胸闷,舌苔厚腻,脉弦滑者。

对比鉴别

保和丸为消食和胃之剂,适用于饮食不节或暴饮暴食,而致的食积证。临床以脘腹胀满,厌食呕恶,大便臭秽为辨证选药要

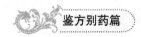

点。越鞠保和丸是在保和丸的基础上加香附、木香、枳实、白术、苍术、川芎等而成,增强了行气导滞作用,为理气解郁,消食和胃之剂,适用于肝胃不和食积证。临床以胃脘胸胁胀满疼痛,嗳腐吞酸,嗳气频作,病情多因情志变化有关,为辨证选药要点。总之,前者偏重于消食导滞,后者理气解郁与消食导滞并重。

七、开胸顺气丸与搜风顺气丸

开胸顺气丸

[处方来源] 明·《寿世保元》利气丸加减。

[药物组成] 槟榔、枳实、山楂片、木香、乌药、莱菔子、六神曲、麦芽、厚朴、大黄、青皮、甘草。

[方解] 本品为气滞不舒,宿食停滞所致胸脘腹部胀痛而设。本品中用大黄消积导滞为主药。木香、槟榔、枳实、乌药、厚朴、青皮行气导滞,疏通肠胃,调畅气机,以解除痞满胀痛诸症为辅药。山楂、莱菔子、六神曲、麦芽消食化积,其中山楂长于消肉食、油腻,六神曲、麦芽善化谷食积滞,莱菔子能消麦面等积滞,共为佐药。甘草甘缓和中为使药。诸药合用,共奏开胸顺气、消积导滞之功。

[功效] 开胸顺气,消积导滞。

[主治] 气郁不舒,宿食停滞。症见胸腹痞满胀痛,胃脘疼痛,呕吐恶心,大便秘结,舌苔黄腻,脉实有力者。

[使用注意] 孕妇忌用,年老体弱者慎用。

搜风顺气丸

[处方来源] 宋·《太平圣惠方》。

[药物组成] 熟大黄、山药、车前子、怀牛膝、火麻仁、郁李仁、独活、菟丝子、槟榔、防风、枳壳。

[方解] 本品为气机壅滞,腑气不通之便秘而设。本品重用熟大黄配以火麻仁、郁李仁,润肠通便泄热为主药。辅以枳壳、槟榔理气宽肠,顺气破滞;独活、防风搜散风邪。佐以车前子利

水渗湿。山药益气健脾；菟丝子、怀牛膝补益肝肾。诸药合用，共奏搜风顺气，润肠通便之功。

［功效］搜风顺气，润肠通便。

［主治］阴虚肠燥，风邪阻络。症见大便秘结，四肢无力，关节疼痛，手足麻木，偏身虚痒者。

［使用注意］孕妇忌用，年老体弱者慎用。

对比鉴别

开胸顺气丸与搜风顺气丸都具有消积导滞，调畅气机的作用，均可以治疗大便秘结。然开胸顺气丸所治之证，由饮食不节，积滞内停，气郁胸腹胃脘，而致呕吐恶心，病在中上二焦，攻伐之力较强。搜风顺气丸所治之证，由素体阴亏津少，复感风邪，大肠传化失职所致大便秘结，腑气不通，病在下焦，故导滞与扶正并用，兼以散风祛邪，为攻补兼施之剂。

八、木香槟榔丸与木香顺气丸

木香槟榔丸

［处方来源］2015年版《中华人民共和国药典》（一部）。

［药物组成］木香、槟榔、枳壳、陈皮、青皮、香附、三棱、莪术、黄连、黄柏、大黄、牵牛子、芒硝。

［方解］本品为胃肠积滞内停，气机受阻，脘腹胀痛而设。以木香、槟榔行气导滞、消胀止痛为主药。青皮、陈皮、枳壳、香附行气除痞，散积消滞；大黄、牵牛子、芒硝泻火通便，除积导滞，疏通肠胃；黄连、黄柏清热燥湿、泻火解毒，共为辅药。三棱、莪术活血行气，消积止痛为佐药。诸药合用，共奏行气导滞，除胀止痛之功。

［功效］行气导滞，泄热通便。

［主治］湿热内蕴，气机壅遏，积滞内停。症见脘腹胀痛，胃肠积滞，赤白痢疾，里急后重，以及小儿虫积，疳积，食积，兼见苔腻，脉滑有力者。

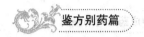

［使用注意］孕妇忌用,年老体弱者慎用。

木香顺气丸

［处方来源］清·《沈氏尊生书》木香枳壳丸加味。

［药物组成］青皮(炒)、枳壳、槟榔、香附(醋炙)、木香、砂仁、厚朴(制)、陈皮、乌药、枳实、甘松、三棱、莪术、黑牵牛子、大黄、桔梗、官桂、吴茱萸。

［方解］方中用木香,香附、乌药、青皮、陈皮、枳实、槟榔、枳壳、砂仁、厚朴、甘松大队辛药行气之品,以顺气宽中,畅胸腹气滞;用黑牵牛子、大黄、山楂泄热攻积,消食导滞;因肺与大肠相表里,故用桔梗宣畅肺气,三棱、莪术入血分,破血行气,以助消积散结;官桂、吴茱萸温经散寒,以佐制牵牛,大黄之苦寒。本品行气泻下力强,对食积气滞,胸膈脘腹胀满疼痛较重者,确有疗效。

［功效］行气导滞,燥湿除满。

［主治］气机郁滞,湿浊中阻。症见胸膈痞闷,胁腹胀满,呕吐恶心,停食纳呆,嗳气吐酸,舌质红,苔白腻,脉沉滑者。

［使用注意］孕妇忌用,年老体弱便溏者慎用。

对比鉴别

木香槟榔丸与木香顺气丸,都具有行气导滞,除满止痛的作用,均为中焦气滞湿阻证的常用中成药。然木香槟榔丸行气攻积作用较强,对湿热积滞,气滞较甚,而出现便秘或腹泻不爽,赤白痢疾,腹痛,里急后重,最为适宜,行气导滞,泄热通便常用。木香顺气丸善于疏理肝胃之气,理气解郁作用较强,长于治疗气机郁滞,升降失常之胸脘痞满。嗳气呕吐,脘腹胀痛,肝胃不和气滞胀痛者常用。总之,湿热阻滞胃肠泄痢者用木香槟榔丸,肝郁脾湿气滞胀满者用木香顺气丸。

九、舒肝丸与舒肝止痛丸

舒 肝 丸

［处方来源］2015年版《中华人民共和国药典》(一部)。

[药物组成]白芍、川楝子、枳壳、木香、延胡索、厚朴、陈皮、沉香、片姜黄、豆蔻仁、茯苓、朱砂。

　　[方解]本品为肝气郁滞,肝胃失和而设。以白芍补血敛阴、柔肝止痛,川楝子疏泄肝热、解郁止痛,二者共为主药。枳壳、木香、沉香、厚朴、陈皮、豆蔻仁理气止痛,健脾和胃为辅药。延胡索、片姜黄活血散瘀,理气止痛,茯苓健脾利湿,少用朱砂安神平肝,共为佐使药。诸药合用,共奏疏肝理气、和胃止痛之功。

　　[功效]疏肝理气,和胃止痛。

　　[主治]肝气郁滞,胃失和降。症见胁肋胀满疼痛,或攻撑作痛,或痛连胃脘,饮食无味,呕吐酸水,嗳气频作脉弦者。

　　[使用注意]孕妇慎用。

舒肝止痛丸

　　[处方来源]《卫生部药品标准·中药成方制剂分册》。

　　[药物组成]柴胡、黄芩、当归、白芍、郁金、木香、赤芍、陈皮、香附、延胡索、川芎、生姜、薄荷、白术、半夏、川楝子、莱菔子、甘草。

　　[方解]本品为肝气郁滞,气病及血的证候而设。以柴胡疏肝解郁,当归、白芍养血补肝,四药配伍,补肝体而助肝用为主药。川楝子、木香、香附、陈皮、薄荷舒肝理气,赤芍、川芎、延胡索、郁金活血行气,白术、生姜、莱菔子、半夏补中理脾,共为辅药。黄芩清肝舒肝,防其理气过于温燥为佐药。甘草调和诸药为使。诸药合用,共奏舒肝理气,行气活血之功。

　　[功效]舒肝理气,和胃止痛,行气活血。

　　[主治]肝气郁结,血行不畅。症见胸胁胀满,脘腹疼痛,嗳气呃逆,呕吐酸水,心情抑郁,情绪不宁,善太息,脉弦者。

　　[使用注意]孕妇慎用。

　　对比鉴别

　　舒肝丸为舒肝理气,和胃止痛之剂,适用于肝郁气滞,肝胃不和之证。临床以胃脘或胸胁胀满,攻撑作痛,呕吐酸水,脉弦为辨证选药要点。舒肝止痛丸由逍遥散加活血行气之品而成，故为舒肝理气，行气活血之剂，适用于肝气不舒，气机郁结所致的多种证候，临床应用甚广，凡胁痛，脘腹胀痛，呃逆，精神抑郁等，由情志引发或加重者均可辨证选用。总之，舒肝丸重在舒肝和胃，肝胃不和消化不良者多用。舒肝止痛丸则重在理气活血，气结及气滞血瘀者适宜选用。

十、左归丸与右归丸

左 归 丸

[处方来源] 明·《景岳全书》。

[药物组成] 熟地黄、山药、山茱萸、鹿角胶、龟甲胶、枸杞子、菟丝子、怀牛膝。

[方解] 肾脏有二，左者属水，右者属火。因本品适用于真阴肾水不足之证，故名"左归丸"。本品重用熟地黄甘温滋肾以填真阴为主药。山茱萸、枸杞子滋养肝肾，养阴益精，合熟地黄可增强滋补肾阴的作用；山药健脾滋肾，可补养脾胃之阴，开拓肾精化源，共为辅药。鹿角胶能峻补精血，龟甲胶最能滋补肾阴，同为佐药。菟丝子，补而不峻，益阴而固阳；怀牛膝性善下行能补肝肾，强腰膝壮筋骨，共为使药。诸药合用，共奏补益肾阴之功。

[功效] 滋阴补肾，填精益髓。

[主治] 肾阴不足。症见头晕目眩、耳鸣、腰膝酸软无力、遗精盗汗、骨蒸潮热，腰痛绵绵不休，休息后可暂时减轻，稍遇劳累则疼痛加重，舌体瘦，色红少苔，脉象沉细、尺弱者。

右 归 丸

[处方来源] 明·《景岳全书》。

[药物组成] 熟地黄、川附子、肉桂、山药、山萸肉、菟丝子、鹿角胶、枸杞子、当归、杜仲。

[方解] 右指命门, 即肾阳, 因本品可用于肾阳不足证, 故名右归丸。"善补阳者必于阴中求阳", 本品重用熟地黄滋补肾阴以助肾阳化生, 鹿角胶咸温纯阳, 为血肉有情之品, 补肾阳而温督脉, 并能生精血、强筋骨, 性偏温热, 与熟地黄相伍配用, 温补精血之力更宏。山茱萸、山药、枸杞子、菟丝子滋养肝肾而涩精, 肉桂、附子温肾助阳, 当归、杜仲养血强筋。诸药合用, 共奏温补元阳之功。

[功效] 温补肾阳, 填精补血。

[主治] 肾阳不足, 命门火衰。症见倦怠乏力, 畏寒肢冷, 阳痿滑精, 腰膝酸软, 面色㿠白, 精神不振; 尿少色清, 舌质淡胖, 脉沉细尺弱者。

对比鉴别

左归丸为纯甘壮水, 滋补肾阴之剂, 适用于真阴肾水不足之证。临床以头晕耳鸣, 遗精盗汗, 骨蒸潮热, 舌质红, 脉细数为辨证选药要点。右归丸为温壮肾阳, 填精止遗之品, 适用于肾阳不足, 命门火衰之证。临床以畏寒肢冷, 面色㿠白, 舌质淡胖, 脉沉细尺弱为辨证选药要点。总之, 真阴肾水不足者, 以左归丸治之; 真阳肾火不足者, 以右归丸治之。

十一、金锁固精丸与锁阳固精丸

金锁固精丸

[处方来源] 清·《医方集解》。

[药物组成] 沙苑子、芡实、莲须、龙骨、牡蛎、莲肉。

[方解] 本品为肾虚精关不固之遗精滑泄而设。用沙苑子为主药, 取其补肾益精止遗。辅以莲肉、芡实补肾涩精, 且莲肉能滋脾宁心。佐以龙骨、牡蛎、莲须涩精秘气。诸药合用, 共奏补肾固精之功。

[功效] 补肾涩精。

[主治] 肾精不固。症见遗精滑泄, 神疲乏力, 四肢酸软, 腰

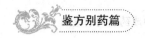

痛耳鸣,舌淡苔白,脉细弱者。

锁阳固精丸

[处方来源] 2015 年版《中华人民共和国药典》(一部)。

[药物组成] 锁阳、熟地黄、肉苁蓉、山萸肉、菟丝子、巴戟天、补骨脂、杜仲、八角茴香、韭菜籽、鹿角霜、芡实、莲子、莲须、牡蛎、龙骨、牡丹皮、山药、茯苓、泽泻、知母、黄柏、牛膝、大青盐。

[方解] 本品为肾阳不足所致遗精、阳痿而设。以熟地黄、山萸肉、锁阳、肉苁蓉、菟丝子补肾填精为主药,即"善补阳者,必于阴中求阳"之意。以八角茴香、韭菜籽、巴戟天、补骨脂、鹿角霜、杜仲温肾壮阳;以山药、芡实、莲子肉健脾益气,固涩精气;以茯苓、泽泻渗利湿浊;以煅龙骨、煅牡蛎、莲须涩精止遗共为辅药。少用知母、黄柏、牡丹皮坚阴清虚热为佐药。以牛膝、大青盐取其引诸药下行入肾,直达病所为使药。诸药合用,共奏益肾填精、温肾壮阳、涩精止遗之功。

[功效] 益肾填精,温肾壮阳,涩精止遗。

[主治] 肾阳亏虚,精关不固。症见遗精早泄,阳事不举,或举而不坚,兼见精神倦怠,腰膝酸软,四肢乏力,头晕目眩,舌质淡,苔白,脉沉细者。

对比鉴别

金锁固精丸与锁阳固精丸均可用于肾虚精关不固所导致的遗精滑精之证。然金锁固精丸组成多为收敛之品,偏于固涩。锁阳固精丸是在前药处方基础上加滋阴清热及温补肾阳之品化裁而成,既可滋肾填精,又能温壮肾阳,具有阴阳双补,水火相济之效,作用偏重于补,故凡肾气不足,肾阴亏虚,肾阳不足所致遗精、阳痿者都可应用。

十二、通窍耳聋丸与耳聋左慈丸

通窍耳聋丸

[处方来源]《北京市药品标准》。

［药物组成］龙胆草、青黛、木香、当归、柴胡、陈皮、芦荟、青皮(醋制)、天南星(矾制)、黄芩、熟大黄、栀子(姜水制)。

　　［方解］本品为郁怒伤肝或肝胆湿热循经上扰所致的耳鸣、耳聋而设。以龙胆草、青黛泻肝火,清热毒为主药。黄芩、栀子清热燥湿,泻火解毒;芦荟、大黄清热通便,导热下行为辅药;柴胡、当归养血疏肝;天南星祛风通络;青皮、陈皮、木香行气为佐药。诸药合用,共奏清肝泄热,宣通耳窍之功。

　　［功效］清肝泄热,宣通耳窍

　　［主治］肝胆湿热,循经上扰。症见耳聋、耳鸣,兼见面红目赤,头胀头痛,口苦胸闷,大便燥结,小便黄赤,舌红苔黄,脉弦数者。

耳聋左慈丸

　　［处方来源］2015 年版《中华人民共和国药典》(一部)。

　　［药物组成］熟地黄、泽泻、山萸肉、牡丹皮、山药、茯苓、磁石、柴胡。

　　［方解］本品为肝肾阴虚,肝阳上亢之耳鸣、耳聋而设。以六味地黄丸加味而成,熟地黄滋补肾水,泽泻宣泄肾浊以济之;山茱萸温涩肝经,牡丹皮清泻肝火以佐之;山药收摄脾经,茯苓渗湿脾湿以和之。磁石重镇平肝,潜纳阳气。柴胡疏肝解郁,宣通开窍。诸药合用,共奏滋肾养阴,平肝清热之功。

　　［功效］滋补肾阴,平肝清热。

　　［主治］肝肾阴虚,肝阳上亢。症见耳聋、耳鸣、头晕目眩,目涩昏花,视物不清,兼有腰膝酸软,神疲倦怠,遗精,舌红少苔,脉细数无力者。

　　对比鉴别

　　通窍耳聋丸为清泄肝胆实热,通窍利湿之剂,适用于肝郁化火或肝胆湿热,循经上扰,郁闭耳窍所致之证。临床以耳鸣、耳聋伴有面红目赤,口苦胸闷,头胀头痛,舌红苔黄,脉弦数有力为辨证选药要点。耳聋左慈丸由滋阴泄热之六味地黄丸加味而

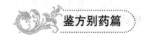

成,为滋阴平肝清热开窍之剂,适用于肝肾阴虚,肝阳上亢,上闭耳窍之证。临床以耳聋,耳鸣伴有腰膝酸软,全身乏力,病程持续,日久不愈,舌红苔少,脉沉细无力为辨证选药要点。总之,通窍耳聋丸适用于湿热实火上扰,突发性耳鸣耳聋。耳聋左慈丸善治肝肾阴虚,清窍失养之虚人、老人耳鸣、耳聋。

十三、天王补心丸与柏子养心丸

天王补心丸

[处方来源] 元·《世医得效方》。

[药物组成] 地黄、玄参、天冬、麦冬、丹参、当归、党参、茯苓、石菖蒲、远志、五味子、酸枣仁、柏子仁、朱砂、桔梗、甘草。

[方解] 本品为心肾不足,虚火上炎之心悸失眠而设。其重用地黄、玄参、天冬、麦冬滋阴凉血,补肾养心,清热安神为主药;丹参、当归清心除烦,补血养心,使心血足心火降而神自安;党参、茯苓益气养血,宁心安神;石菖蒲、远志安神定志,交通心肾;更用五味子、酸枣仁、柏子仁以养血安神,收敛心气,以防耗散,使心血足心气平则神自宁,共为辅药。朱砂镇惊安神,桔梗载药上浮以入心经,甘草调和药性共为佐使药。诸药合用,共奏滋阴养血,补心安神之功。

[功效] 滋阴养血,补心安神。

[主治] 心肾阴亏,虚火上炎。症见失眠多梦,心悸不宁,健忘迷惑,五心烦热,或口舌生疮,舌质红,大便干燥,脉细数者。

柏子养心丸

[处方来源] 2015年版《中华人民共和国药典》(一部)。

[药物组成] 黄芪、党参、当归、川芎、柏子仁、酸枣仁、五味子、朱砂、远志、茯苓、半夏曲、肉桂、甘草。

[方解] 本品为心气虚弱,心血不足所致心悸、失眠而设。以黄芪、党参、当归、川芎益心气养心血为主药。以柏子仁、酸枣仁、五味子、朱砂、远志安神定志为辅药。茯苓、半夏曲健脾和

胃、肉桂鼓舞气血运行为佐药。甘草调和诸药为使。诸药合用,共奏养心安神之功。

[功效] 补心养血,安神定志。

[主治] 心气不足,心血亏虚。症见心悸怔忡,气短自汗,精神倦怠,失眠健忘,头晕目眩,舌质淡苔白,脉细弱或结代者。

对比鉴别

天王补心丸为滋阴养血,养心安神之剂,适用于心肾不足,阴亏血少,虚火上炎,心失所养而致的心悸,失眠。临床以兼见五心烦热,口舌生疮,舌质红,脉细数为辨证选药要点。柏子养心丸为补气养血,安神定志之剂,适用于心气虚弱,心血不足之心悸,失眠。临床以兼见精神倦怠,气短自汗,舌质淡,脉细弱或结代为辨证选药要点。总之,天王补心丸药性偏凉,重在滋阴降火,交通心肾而安神;柏子养心丸药性偏温,重在补气养血而宁心安神。

十四、牛黄清心丸与万氏牛黄清心丸

牛黄清心丸

[处方来源] 宋·《太平惠民和剂局方》。

[药物组成] 牛黄、水牛角、羚羊角、黄芩、白蔹、桔梗、苦杏仁、肉桂、蒲黄、柴胡、防风、人参、茯苓、白术、甘草、干姜、大枣、山药、当归、白芍、川芎、麦冬、阿胶、神曲、大豆黄卷、麝香、雄黄、冰片、朱砂。

[方解] 本品为气血亏虚所致中风、眩晕而设。方中以牛黄清心开窍、豁痰定惊,以水牛角、羚羊角两清心肝、安神息风,以黄芩、白蔹、桔梗、苦杏仁清肺化痰,开郁散结;肉桂引火归原,蒲黄活血行滞,柴胡、防风除风邪而散热,以人参、茯苓、白术、甘草、干姜、大枣、山药补脾益气,以当归、白芍、川芎、麦冬、阿胶补血柔肝,以神曲、大豆黄卷健脾化湿,以麝香、雄黄、冰片、朱砂开窍醒脑,通络定惊。诸药合用,共奏清心开窍、豁痰定惊、息风通络、扶正安神之功。

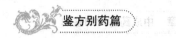

［功效］清心化痰，益气养血，镇惊祛风。

［主治］气血亏虚，痰热内闭。症见中风，眩晕，惊悸，语言不利，神志不清，半身不遂，舌质红，脉滑数者。

万氏牛黄清心丸

［处方来源］明·《景岳全书》。

［药物组成］牛黄、黄连、黄芩、栀子、郁金、朱砂。

［方解］本品为邪气内陷，热扰心包之窍闭神昏而设。以牛黄苦凉，清心解毒，豁痰开窍，为主药。黄连、黄芩、栀子苦寒泻火、清热解毒，助牛黄以泻心火，共为本方之辅药。郁金芳香辟秽、豁痰开窍，朱砂镇心安神，共为本品之佐药。诸药合用，共奏解毒泄热、开窍安神之功。

［功效］清热解毒，开窍安神。

［主治］温热病痰热壅盛，内闭心窍。症见高热神昏，谵语烦躁，小儿高热，四肢抽搐，以及中风窍闭，神昏谵语。

对比鉴别

牛黄清心丸为清心豁痰，开窍通络，益气养血之剂，适用于气血亏虚，痰热内阻，心窍不利，肝风内动，经络阻滞之证。临床以中风既久，体气虚弱，半身不遂，神志不清，手足时感麻木等为辨证选药要点。万氏牛黄清心丸为清热解毒，豁痰开窍，清心安神之剂，适用于邪气内陷，热扰心包之窍闭神昏证。临床以热病神昏谵语，面赤口渴，中风闭证卒然昏仆，两手固握，牙关紧闭，面赤气粗，兼见舌红苔黄，脉滑数或弦数，为辨证选药要点。总之，牛黄清心丸为攻补兼施之品，风痰眩晕，惊悸久病不愈属气血不足者多用。万氏牛黄清心丸功专清心开窍解毒化痰，不具补益之功，故只用于窍闭神昏之实证、急证。

十五、黄连上清丸与黄连羊肝丸

黄连上清丸

［处方来源］清·《古今医方集成》。

[药物组成]黄连、黄芩、黄柏、生石膏、栀子、大黄、川芎、荆芥穗、防风、桔梗、连翘、菊花、薄荷、白芷、旋覆花、蔓荆子、甘草。

　　[方解]本品为风热上犯或肺胃蕴热所致病证而设。以黄连、黄芩、黄柏、石膏清热泻火,栀子、大黄引热从二便而出,共为主药。连翘、菊花、荆芥穗、白芷、蔓荆子、川芎、防风、薄荷疏散风热,清热解毒为辅药。佐以旋覆花降逆和中;桔梗宣肺气,利咽喉,引药上行。甘草调和诸药为使药。诸药相合,共奏疏风泄热解毒之功。

　　[功效]疏散风热,泻火解毒。

　　[主治]风热上犯,肺胃蕴热。症见头晕耳鸣、口舌生疮、牙龈肿疼、暴发火眼、小便黄赤、大便秘结、舌尖红、苔黄、脉滑数或弦数者。

黄连羊肝丸

　　[处方来源]宋·《太平惠民和剂局方》秘传羊肝丸加味。

　　[药物组成]黄连、胡黄连、龙胆草、黄芩、黄柏、决明子、生石决明、夜明砂、密蒙花、木贼草、茺蔚子、柴胡、青皮、鲜羊肝。

　　[方解]肝经郁火上冲凝滞,则为目疾翳障。方中以龙胆草、黄连、胡黄连、黄芩、黄柏清泻肝胆火为主;辅以石决明、决明子、夜明砂、密蒙花、木贼草清肝热,明目退翳,茺蔚子凉血活血;肝喜条达,故以柴胡条达肝郁,青皮舒通肝气;肝为藏血之脏,郁热日久必伤肝血,故用羊肝补肝血,养肝阴。诸药合用,具有清肝热,解肝郁,养肝阴之效。本品毕竟以苦寒之品为主,不可连续久服,避免伤胃。

　　[功效]清心泻肝,明目退翳。

　　[主治]心肝火盛,暴风客热,天行赤眼。症见白睛红赤,灼热刺痛;黑睛生翳,眼睑疼挛;抱轮红赤,眼痛剧烈;目痛暴盲,视力减退;兼有口渴心烦,舌红苔黄,脉弦数者。

对比鉴别

　　黄连上清丸为泻火解毒,疏散风热之剂,适用于风热火毒上

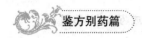

犯于上、中二焦所导致的证候。临床以头晕耳鸣，目赤肿痛，羞明多泪，牙龈肿痛，口舌生疮，伴有便结尿赤，舌红苔黄，脉滑数为辨证选药要点。黄连羊肝丸为清心凉肝，泻火明目之剂，适用于心肝火盛，熏蒸目窍之眼病。临床以目赤目痛，眵多羞明，视力下降，口渴心烦，舌红苔黄，脉弦数为辨证选药为要点。总之，二方虽都具有清热泻火之效，然黄连上清丸旨在清肺胃火热兼能疏散风热。黄连羊肝丸重在清泄心肝之火而明目，功专治疗眼病。

十六、人参养荣丸与内补养荣丸

人参养荣丸

[处方来源] 宋·《太平惠民和剂局方》。

[药物组成] 人参、茯苓、白术、甘草、熟地黄、白芍、当归、五味子、远志、陈皮、黄芪、肉桂。

[方解] 本方即十全大补丸原方减去川芎，加入五味子、远志、陈皮而成。本品功效虽与十全大补丸相仿，但偏于补血养心。由于血虚较甚，心失所养，故伴有惊悸怔忡，失眠多梦等症。方中减去了辛散活血的川芎，加入了酸涩的五味子，用以补心阴，收敛心气，配远志宁心安神，用陈皮疏导气滞，以防过补发生气塞。

[功效] 益气补血，养心安神。

[主治] 用于气虚血亏，积劳虚损。症见呼吸气少，形瘦神疲，面色萎黄，毛发脱落，饮食减少，惊悸怔忡，失眠多梦，筋惕肉瞤，以及妇女月经不调等症。

内补养荣丸

[处方来源] 清·《胎产心法》。

[药物组成] 当归、川芎、白芍、熟地黄、阿胶、黄芪、白术、茯苓、甘草、香附、陈皮、砂仁、艾叶炭、杜仲炭、益母草。

[方解] 本方所治月经不调系由气血不足所致，方中以黄

芪、白术、茯苓、甘草健脾补气;以当归、川芎、白芍、熟地黄、阿胶补血养血;佐香附、陈皮、砂仁疏导肝脾气滞;以艾叶炭暖宫散寒;以杜仲炭强健腰膝;配益母草活血通经。综观本方是以补益气血为主。

[功效]补气养血,调经止痛。

[主治]气血两虚,月经不调。症见经期不准,经期错后,少腹空痛,腰腿酸痛,头晕心悸,身体消瘦,精神倦怠等。

对比鉴别

人参养荣丸与内补养荣丸均有益气补血的功效,同可以治疗气血两虚证。人参养荣丸在益气补血药物基础上又增加了养心安神之品,改为益气补血、养心安神之剂,主要用于气血两虚、心神失养,气血两虚伴有心悸怔忡、失眠、多梦者用之为宜。妇女月经不调因气血两虚所致者亦可应用。内补养荣丸为益气补血、调经止痛之剂,补血之力强于补气,专用于妇科月经错后,量少色淡,经行腹痛,因气血两虚错后者。人参养荣丸主要用于治疗内科疾病,尚可用于妇科,内补养荣丸则为妇科专剂。

十七、润肠丸、五仁润肠丸与麻仁润肠丸

润 肠 丸

[处方来源]元·《东垣十书》润肠丸加味。

[药物组成]火麻仁、苦杏仁(去皮炒)、郁李仁、当归、肉苁蓉、熟大黄、枳壳(去瓤麸炒)、陈皮、荆芥、防风、羌活、秦艽。

[方解]本品是治疗血虚津少便秘的常用中成药。用于年老体弱,大病后,产后血虚津少,不能润滑肠道所致的大便秘结。血虚无力养心,荣养清窍,故心跳头晕;阴血亏少故见口唇及爪甲发白;血虚气少,气运迟缓,故见腹胀隐痛;阴血津液不足,则精神倦怠。治法宜润肠养血通便。方中当归、肉苁蓉,补血养血,兼以润肠。火麻仁、郁李仁、苦杏仁润滑肠道;陈皮、枳壳下气宽肠。配以荆芥、防风、羌活、秦艽疏散肠中风热。熟大黄泄

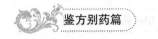

热通便而不峻,缓通秘结。诸药配伍,具有润肠通便,养血疏风之用。

[功效] 养血疏风,润肠通便。

[主治] 血虚津少,肠道失润。症见大便秘结,头晕心跳,口唇及爪甲发白,腹胀隐痛,精神倦怠。

五仁润肠丸

[处方来源]《卫生部药品标准·中药成方制剂分册》。

[药物组成] 地黄、桃仁、火麻仁、郁李仁、柏子仁、肉苁蓉(酒蒸)、陈皮、大黄(酒蒸)、当归、松子仁。

[方解] 本品为年老体弱,津亏肠燥,习惯性便秘的常用中成药。年老体弱,阴亏液少,脾胃运化功能减弱,故见食少;阴液化源不足,肠道失润,故大便秘结;运化失职,气机升降失调,故腹胀。治法宜润肠通便。方中肉苁蓉、当归温阳养血,润肠通便。桃仁、火麻仁、郁李仁、柏子仁、松子仁、润燥滑肠。大黄泄热导滞通便。地黄养阴润燥,陈皮行气除胀。诸药配伍,具有养血滋阴,润肠通便之功。

[功效] 养血滋阴,润肠通便。

[主治] 津液亏少,肠道失润。症见便秘,腹胀食少。

麻仁润肠丸

[处方来源] 2015 年版《中华人民共和国药典》(一部)。

[药物组成] 火麻仁、苦杏仁(去皮炒)、大黄、木香、陈皮、白芍。

[方解] 本品为治疗习惯性便秘,产妇便秘,老人肠燥便秘,痔疮便秘的常用中成药。老年及产后,阴液虚少不能润滑肠道,致使大便秘结。方用火麻仁、苦杏仁润燥滑肠;大黄泻热导滞通便;陈皮、木香行气消胀;白芍养血缓痛。诸药配伍,具有润肠通便,通腑泄热之功。

[功效] 泄热,润肠通便。

[主治] 肠胃积热。症见脘腹胀满,大便秘结。

［使用注意］孕妇忌服。

对比鉴别

润肠丸、五仁润肠丸与麻仁润肠丸均有润肠通便之功,皆可治疗肠燥便秘之证。润肠丸与五仁润肠丸药性和缓,兼有补益之功,适用于老人、虚人及病后体虚未复之人的便秘。五仁润肠丸的润肠作用最佳,润肠丸兼有疏风作用,虚人便秘伴有腹胀头晕、皮肤瘙痒者用之为宜。麻仁润肠丸兼有泄热作用,胃肠积热、大便燥结、身体未虚之人用之为宜。简言之,此三药皆能润肠通便,润肠丸兼能疏风,五仁润肠丸兼能养阴,麻仁润肠丸兼能泄热。

十八、再造丸、消栓再造丸与华佗再造丸

再 造 丸

［处方来源］《清内廷法制丸散膏丹各药配本》原方加减。

［药物组成］地龙肉、全蝎、天麻、僵蚕、细辛、防风、白芷、麻黄、萆薢、威灵仙、羌活、油松节、葛根、桑寄生、骨碎补、红花、三七、乳香、没药、血竭、穿山甲、蕲蛇、豹骨、紫豆蔻、乌药、青皮、檀香、沉香、香附、草豆蔻、藿香、橘红、建曲、母丁香、川附子、肉桂、竹节香附、片姜黄、大黄、黄连、黄芪、人参、茯苓、白术、甘草、当归、赤芍、川芎、玄参、熟地黄、何首乌、龟甲、牛黄、天竺黄、水牛角、麝香、冰片、朱砂等。

［方解］此药为治疗中风后遗症的常用中成药。本方药味甚多,按其作用可分为息风通络、祛风胜湿、行气活血,清热化痰以及滋补气血等方面。息风通络的有地龙肉、全蝎、蕲蛇、天麻、僵蚕等;祛风胜湿的有防风、白芷、羌活、豹骨、威灵仙等;行气活血的有沉香、紫豆蔻、香附、乳香、没药、麝香、血竭等;清热化痰的有牛黄、天竺黄、水牛角等;滋补气血的有人参、黄芪、白术、当归、熟地黄、何首乌、茯苓、甘草等。上述几方面的药物作用,并不是孤立进行的,而是有主有从,相互协调,共同发挥作用的。

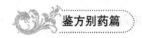

综观本方效用,重点在于散风活血通经络,辅以滋补气血,清热化痰息风之品。此药对于中风后遗症以及风湿痹痛等症,均有卓越之效。

[功效] 舒筋活血,祛风化痰。

[主治] 中风口眼㖞斜,半身不遂、手足麻木或拘挛、言语謇涩、筋骨无力,行走艰难,并治风寒湿痹、筋骨疼痛等症。

消栓再造丸

[处方来源]《卫生部药品标准·中药成方制剂分册》。

[药物组成] 血竭、赤芍、没药(醋炙)、当归、牛膝、丹参、川芎、桂枝、三七、豆蔻、郁金、枳壳(麸炒)、白术(麸炒)、人参、沉香、金钱白花蛇、僵蚕(麸炒)、白附子、天麻、防己、木瓜、全蝎、铁丝威灵仙、黄芪、泽泻、茯苓、杜仲(炭)、槐米、麦冬、五味子(醋炙)、骨碎补、松香、山楂、肉桂、冰片、苏合香、安息香、朱砂。

[方解] 气行血行,气虚则血滞,荣卫虚则邪气独留,风痰阻络而半身不遂。本方药物甚多,按其功效可分为补气养血类,活血化瘀通络类,和平肝潜阳、息风化痰开窍药三类。补气养血药有人参、黄芪、茯苓、白术、当归、川芎等,以充养气血扶正祛邪。活血化瘀通络药有血竭、丹参、三七、没药、山楂、牛膝等,化瘀血以通血脉。平肝潜阳,息风开窍,化痰通络有天麻、全蝎、安息香、苏合香、白附子、金钱白花蛇等,以祛风痰邪气。综观本方,立义全面,补而不滞,补中寓通。既补气养血通络,又活血化瘀消栓,同时兼息风开窍化痰,用于气虚血滞,风痰阻络引起的中风后遗症,虚实相兼,日久不愈者。

[功效] 补气养血通络,活血化瘀消栓,息风化痰开窍。

[主治] 用于气虚血滞、风痰阻络引起的中风后遗症,肢体偏瘫,半身不遂,口眼㖞斜,言语障碍,胸中郁闷等症。

华佗再造丸

[处方来源] 2015 年版《中华人民共和国药典》(一部)。

[药物组成] 川芎、吴茱萸、冰片等。

[方解]方中川芎为血中气药,其性善行,内透外达,横通四肢,活血行气,化瘀止痛,故为主药。吴茱萸温中散寒,舒肝开郁,祛经络之寒邪。冰片芳香开窍,治疗神昏痉厥。本品活血化瘀,行气通络,是治疗半身不遂之常用成药。

　　[功效]活血化瘀,化痰通络,行气止痛。

　　[主治]用于瘀血或痰湿闭阻经络之中风瘫痪,拘挛麻木,口眼㖞斜,言语不清。

　　[使用注意]孕妇忌服。

　　对比鉴别

　　再造丸、消栓再造丸与华佗再造丸均有祛风化痰、活血通络之功效,皆可用于治疗中风偏瘫,口眼㖞斜,言语不清之证。再造丸与消栓再造丸作用相近,有一定的补气养血作用,主要用于中风后遗症,虚实相兼,日久不能愈者。华佗再造丸专于攻邪祛瘀,无补益之功,主要用于中风初起,邪气偏盛者,此外尚可用于冠心病、心绞痛,证属气滞血瘀者。

十九、大活络丸与小活络丸

大 活 络 丸

　　[处方来源]清·《经验良方》。

　　[药物组成]人参、茯苓、白术、甘草、熟地黄、赤芍、川芎、当归、蕲蛇、乌梢蛇、地龙、僵蚕、骨碎补、威灵仙、麻黄、防风、羌活、白芷、葛根、肉桂、丁香、沉香、木香、香附、乌药、藿香、青皮、豆蔻、乳香、没药、血竭、松香、何首乌、附子、龟甲、大黄、黄连、黄芩、玄参、贯众、细辛、麝香、安息香、冰片、天麻、全蝎、天竺黄、牛黄、水牛角。

　　[方解]本品为气血虚弱或肝肾不足之中风而设。由四物汤(当归、川芎、熟地黄、白芍)、四君子汤(人参、茯苓、白术、甘草)合祛风通络药物化裁而成,意在使气血得充,而风邪自息,故用四君补气、四物养血以扶正祛邪;以蕲蛇、乌梢蛇、地龙、僵

蚕、全蝎,取其善行走窜之性,而通络祛风以止拘挛抽搐;骨碎补、威灵仙,滋肝肾坚筋骨以利关节;麻黄、防风、羌活、白芷、葛根透肌肤而发散风寒,附子、肉桂、丁香、藿香温里救逆以去内蕴之风寒;沉香、木香、香附、乌药、青皮、豆蔻理气而促进血行;乳香、没药、松香、血竭散血活血而止挛痛;首乌、龟甲滋阴益气以充血脉,以大黄、黄连、黄芩、玄参、贯众泻风热之邪以去浮游之火,以细辛、麝香、安息香、冰片开窍醒神以通经络。以天麻、牛黄、天竺黄、水牛角清热镇静,息风化痰。全方配伍,共奏舒筋活络、祛风之功。

［功效］舒筋活络,祛风止痛。

［主治］气血双亏,肝肾不足或风痰阻络引起的中风。症见口眼㖞斜、语言不利或半身不遂,重者猝然昏仆,不省人事或痰涎壅盛。痹证周身关节疼痛,或关节肿胀、重着、麻木、肢体屈伸不利。胸痹胸前区憋闷不舒或胸痛彻背、背痛彻心,或放射至肩背上肢疼痛,甚或伴喘息气短者。

［使用注意］孕妇忌用。

小 活 络 丸

［处方来源］宋·《太平惠民和剂局方》。

［药物组成］胆南星、川乌、草乌、地龙、乳香、没药。

［方解］本品为实邪阻络,肢体筋脉麻木疼痛而设。以川乌、草乌温经活络、祛风散寒为主药;制南星燥湿活络,以祛络中之痰,并能祛风为辅药。乳香、没药行气活血,以化络中之瘀血,并能止痛为本品之佐药。地龙通经活络,引导诸药直达病所,为本品之使药。诸药合用,共奏温经活络,搜风除湿,祛痰逐瘀之功。

［功效］活血通络,搜风祛湿。

［主治］风寒湿痹,痰湿阻络。症见肢体关节疼痛,酸楚,关节肿大,屈伸不利以及中风,半身不遂者。

［使用注意］孕妇忌用。

对比鉴别

大活络丸为调理气血,舒筋活络,祛风化痰之剂,适用于由气血双亏,肝肾不足,风痰阻络引起的中风,痹证,胸痹等症。临床以中风偏瘫,半身不遂;风湿久痹,关节疼痛;胸痹疼痛诸症,伴有舌淡苔薄白,脉细滑数为辨证选药的要点。小活络丸为活血通络,搜风祛湿之剂,适用于治疗痰湿死血阻滞经络,或风寒湿邪闭阻经络关节引起的中风及痹证。临床以一侧偏废,手足麻木不仁或疼痛;肢体关节疼痛屈伸不利苔白或白腻,脉弦紧或濡缓为辨证选药的要点。总之,二方虽均可用于治疗中风、痹证,然大活络丸多用于正虚邪实之证,具攻补兼施之效,小活络丸以祛邪为主,无补益气血之功。

二十、大败毒膏与小败毒膏

大 败 毒 膏

[处方来源]《卫生部药品标准·中药成方制剂分册》。

[组成]金银花、蒲公英、天花粉、木鳖子、甘草、白芷、黄柏、乳香、当归、赤芍、陈皮、蛇蜕、干蟾、蜈蚣、全蝎、大黄、芒硝。

[方解]本品为痈疽肿毒,热毒内蕴之证而设。以金银花、蒲公英、天花粉、木鳖子、甘草清热解毒,散结消肿为主药。白芷散风祛湿排脓;黄柏清热燥湿;当归、乳香、赤芍活血消肿止痛;陈皮疏通气滞,使热结毒壅得以消散为辅。蛇蜕、干蟾、蜈蚣、全蝎散风解毒、疗疥疮为佐;大黄、芒硝泻火通便,使热毒积滞一并从大便排出共为使。诸药合用,共奏解毒消肿之功。

[功效]泻火通便,解毒消肿。

[主治]热毒内蕴、血热瘀滞之疔疮痈疽。症见疮疡红肿,热作痛,大便秘结,小便短赤,或尿道刺痛,以及梅毒、疥疮等。

[使用注意]孕妇忌用。

小 败 毒 膏

[处方来源]《卫生部药品标准·中药成方制剂分册》。

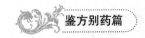

[药物组成]金银花、蒲公英、木鳖子、天花粉、白芷、黄柏、当归、乳香、赤芍、大黄、陈皮、甘草。

[方解]本品为热毒内结之疮疖痈疽而设。以金银花、蒲公英、木鳖子清热解毒、消肿散结为主药。辅以黄柏清热燥湿,大黄泄热通便。佐以白芷、天花粉消肿排脓,当归、乳香、赤芍活血止痛,陈皮理气止痛。使以甘草,既调和诸药又解毒清热。诸药配伍,共奏清热解毒、消肿止痛之功。

[功效]清热解毒,消肿止痛。

[主治]热毒郁结,疖疔痈肿。症见疮疡初起,红肿硬痛,兼有身热,咽痛,口渴,尿赤,便干,舌质红,苔薄黄,脉滑数等。

对比鉴别

大败毒膏与小败毒膏都具有清热解毒,消肿止痛的功效,临床都可用于治疗湿热火毒蕴结所致的痈疽疔疮等阳性疮疡,为外科的常用药。然大败毒膏中重用大黄、芒硝,泻火通便力较强,且佐以蝉蜕、干蟾、蜈蚣、全蝎等动物药以散风解毒,其降泻解毒作用峻猛,热毒炽盛,正盛邪实者方可使用。小败毒膏较之清热解毒,降泻作用缓和,故凡阳性疮疡,无论正虚与否都可使用。

二十一、益母丸与八珍益母丸

益 母 丸

[处方来源]2015 年版《中华人民共和国药典》(一部)。

[药物组成]益母草、当归、川芎、木香。

[方解]本品为血瘀气滞之妇科诸证而设。本品重用益母草,活血调经为主药,辅以当归、川芎养血活血,佐以木香行气止痛。共奏活血行气、调经止痛之功。

[功效]活血调经,行气止痛。

[主治]瘀血阻络,气滞不行。症见行经腹痛、月经错后,胸胁胀痛,闭经,产后恶露不尽,舌黯或有瘀点、瘀斑、脉弦涩或沉涩者。

［使用注意］孕妇及月经过多者禁用。

八珍益母丸

［处方来源］明·《景岳全书》。

［药物组成］党参、熟地黄、白术、茯苓、当归、白芍、甘草、川芎、益母草。

［方解］本品为气血两虚之月经不调而设。由八珍汤合益母草而成。以党参、熟地黄甘温益气养血为主药。白术、茯苓健脾益气,实后天气血生化之源,增强党参补气之力;当归、白芍养血和营,助熟地黄养肝生血,充盈血海,四药合而为辅药。炙甘草和中益气,川芎活血行气共为佐药。更加大益母草剂量,补血行瘀,可补新血而不留瘀滞,行瘀血而不伤新血,与八珍汤合用,共奏益气养血,活血调经之功。

［功效］益气养血,健脾养胃,活血调经。

［主治］气血两虚,月经不调。症见月经错后、闭经、行经腹痛并见体弱乏力、头晕心悸、面色苍白或萎黄、舌淡、脉细无力者。

对比鉴别

益母丸为活血化瘀,调经止痛之剂,适用于血瘀气滞,邪实而正气不虚之证,临床以痛经、产后恶露不尽,闭经兼见少腹疼痛,经血色黯有块为辨证选药要点。八珍益母丸为补虚益气,养血调经之剂,适用于气血两虚,月经不调之病证。临床以月经不调,经色淡,经量少,并见面色白或萎黄,头晕眼花,心悸气短,倦怠乏力,舌淡,脉细为辨证选药要点。总之前者以祛瘀通经为主,适用于血瘀气滞的月经不调。后者以双补气血为主,补中有行,适用于气血双亏,因虚而滞的月经不调。

二十二、白带丸、除湿白带丸与立止白带丸

白 带 丸

［处方来源］2015 年版《中华人民共和国药典》(一部)。

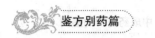

[药物组成]椿皮、黄柏、香附、白芍、当归。

[方解]本病由肝郁化热,脾虚生湿,湿热下注,带脉失约所致。治宜清湿热,止带下。方中以椿皮、黄柏清热燥湿止带为主药;辅以香附疏肝解郁,白芍、当归养血和血。诸药合用,热清湿化,带下自止。

[功效]清湿热,止带下。

[主治]用于湿热下注引起的带下证。症见带下色黄,其气腥秽,舌红,苔黄腻等。

除湿白带丸

[处方来源]《卫生部药品标准·中药成方制剂分册》。

[药物组成]党参、白术、山药、白芍、芡实、车前子、白果仁、苍术、陈皮、当归、荆芥、柴胡、黄柏、茜草、海螵蛸、牡蛎。

[方解]方中党参、白术、山药益气健脾,山药兼可收敛止带,同为主药;苍术、陈皮燥湿健脾,以绝生带之源,黄柏、车前子清利湿热以防湿从热化,使水湿从小便而去,当归、白芍资血以生气,海螵蛸、白果仁、芡实、牡蛎收涩止带,共为辅药;荆芥辛散祛风,柴胡疏木达土,茜草活血行滞,使补而不滞,为佐药。全方合用,健脾除湿。

[功效]健脾除湿。

[主治]用于脾虚湿盛带下病。症见白带增多、清稀,面色㿠白,倦怠乏力,舌淡苔白,脉缓。

立止白带丸

[处方来源]清·《济阴纲目》白带丸方加减。

[药物组成]人参、白术(麸炒)、茯苓、甘草、山药、党参、当归、白芍、川芎、生阿胶、巴戟天(甘草炙去心)、补骨脂(盐炒)、续断、山茱萸(酒炙)、肉桂、牡丹皮、黄柏、煅赤石脂、煅牡蛎、乌贼骨、煅龙骨。

[方解]方中以人参、党参、白术、茯苓、甘草、山药补气健脾,运化水湿;以当归、白芍、川芎、牡丹皮、生阿胶补血活血;以

巴戟天、补骨脂、续断、山茱萸、肉桂温肾散寒;以赤石脂、煅牡蛎、煅龙骨、乌贼骨收涩止带;方中多为温燥之品,故佐以苦寒之性的黄柏,以防过燥伤阴,且可清利下焦湿热。各药合用,具有健脾利湿,温肾止带作用。

　　[功效]补气养血,祛湿止带。

　　[主治]用于子宫虚寒。症见白带过多,小腹隐痛,腰酸腿软,身体倦怠等症。

对比鉴别

　　白带丸、除湿白带丸与立止白带丸同为治疗妇女带下症的常用中成药,然所治带下症有显著区别。白带丸以清热燥湿为主,用于治疗湿热带下,症状为带下色黄黏稠,气味腥秽。除湿白带丸以健脾燥湿为主,用于治疗脾虚湿盛带下,症状为带下色白、量多、清稀,伴有面色㿠白、倦怠乏力。立止白带丸以补气养血温阳为主,用于治疗脾肾虚寒带下,症状为带下色白量多,伴小腹隐痛,腰膝酸软,乏力畏寒等。

二十三、至宝丸与至宝锭

至 宝 丸

　　[处方来源]宋·《太平惠民和剂局方》。

　　[药物组成]牛黄、水牛角、玳瑁、麝香、安息香、冰片、雄黄粉、朱砂粉、琥珀粉。

　　[方解]本品为痰热内闭,扰及心神而设。以牛黄豁痰开窍,清热定惊,水牛角、玳瑁清热解毒,凉血清心为主药;麝香、冰片、安息香芳香化浊、开窍醒脑为辅药;朱砂、琥珀镇心安神为佐药,雄黄辟秽解毒为使药。诸药合用,共奏清热解毒、开窍醒神之功。

　　[功效]清热开窍,化浊解毒。

　　[主治]中暑、中风及温病痰热内闭。症见神昏谵语,身热烦躁,痰盛气粗,舌红苔黄垢腻,脉滑数,以及小儿惊厥属痰热内

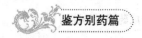

闭者。

至 宝 锭

[处方来源] 明·《婴童百问》琥珀散方加减。

[药物组成] 紫苏叶、广藿香、薄荷、羌活、陈皮、白附子、胆南星、白芥子、川贝母、槟榔、山楂、茯苓、六神曲、麦芽、琥珀、冰片、天麻、钩藤、僵蚕、蝉蜕、全蝎、牛黄、雄黄、滑石、朱砂。

[方解] 本品为小儿外感发热,食滞吐泻及惊风抽搐等症而设。以紫苏叶、广藿香、薄荷、羌活疏风退热;陈皮、白附子、胆南星、白芥子、川贝母化痰止咳为主药。槟榔、山楂、茯苓、六神曲、麦芽消食导滞;琥珀、冰片、牛黄、朱砂镇惊安神开窍醒脑为辅药。天麻、钩藤、僵蚕、蝉蜕、全蝎息风止痉为佐。雄黄解毒,滑石利尿、引热下行为使。诸药合用,共奏清热解表,消食化滞,化痰息风之功。

[功效] 疏风镇惊,化痰导滞。

[主治] 小儿感冒风寒。症见恶寒发热,鼻塞流涕;停食停乳,不思饮食,呕吐酸腐;痰热惊风,身热面赤,牙关紧闭;痰热咳嗽,气粗痰稠者。

对比鉴别

至宝丹与至宝锭虽只一字之差,但临床主治证候与使用范围迥然不同。至宝丹为清热开窍之剂,适用于邪热亢盛,痰浊蒙闭心包所致闭证神昏。临床以中暑、中恶、中风而见神昏谵语,身热烦躁,痰盛气粗,舌红苔黄脉滑数等为辨证选药要点。至宝锭为疏风镇惊,导滞之剂,适用于小儿外感风寒,饮食停滞而夹惊夹痰之证。临床以恶寒发热,不思饮食,呕吐酸腐,甚则身热惊风,四肢抽搐为辨证选药要点。总之至宝丹主治痰热内闭神昏证,为温病三宝之一,凉开法的代表成药。至宝锭则主治小儿停食着凉又见内热痰盛者,为儿科常用药。

二十四、肥儿丸与肥儿散

肥 儿 丸

[处方来源] 2015 年版《中华人民共和国药典》(一部)。

[药物组成] 六神曲、麦芽、使君子仁、槟榔、木香、胡黄连、肉豆蔻。

[方解] 本品为小儿脾胃虚弱所致消化不良而设。以六神曲、麦芽消导积滞,健胃消食为主药,肉豆蔻温脾止泻,使君子、槟榔驱蛔虫为辅药。木香利气导滞消胀满,胡黄连消疳清热,共为佐使。诸药合用,共奏健脾,消食,杀虫之功。

[功效] 健脾、消食、杀虫。

[主治] 小儿脾胃虚弱,食积、乳积、虫积。症见腹痛、食少泄泻、面黄肌瘦、午后发热等。

肥 儿 散

[处方来源]《北京市药品标准》。

[药物组成] 山楂、鸡内金、白术、茯苓、山药、甘草。

[方解] 本品为小儿脾胃虚弱消化不良而设。以山楂、鸡内金健胃消食,化积导滞为主药。白术、山药、茯苓、甘草益气健脾,促进运化功能恢复为辅药。诸药配伍,则能使宿食消除,脾胃健运。

[功效] 健脾、消食、化积。

[主治] 小儿脾胃虚弱,饮食停滞。症见腹泻、面黄肌瘦、食欲不振、神倦嗜卧、睡觉露睛、四肢不温等。

对比鉴别

肥儿散与肥儿丸都具有消食,化积,健脾开胃的功效,都可用治小儿脾胃虚弱引起的消化不良证。所不同的是,肥儿丸尚具治疗虫积作用,故小儿虫积腹痛,疳积发热亦可使用。肥儿散虽不具消除虫积的作用,但健脾益气作用较强,故脾虚证候明显者用之效果更佳。

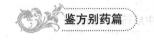

二十五、一捻金与一厘金

一 捻 金

[处方来源]《北京市药品标准》。

[药物组成]大黄、牵牛子(炒)、槟榔、人参、朱砂。

[方解]本品是治疗食积便秘的常用成药之一。方中主以大黄、牵牛子泄热通便,荡涤胃肠积滞;辅以槟榔破气导滞,逐水消胀;由于小儿脏腑娇嫩,病理变化易虚易实,为防攻伐过甚,损伤脾胃,故佐以人参补脾益气以固正;用朱砂镇惊安神。本方药物虽简,配伍得当,如用之得当,效用颇宏。

[功效]导滞通便,清热消痰。

[主治]用于小儿胃肠积滞,痰涎壅盛。症见停饮,停食,停乳,腹胀便秘,惊惕不安等症。

一厘金(镇惊导滞散)

[处方来源]《卫生部药品标准·中药成方制剂分册》

[药物组成]大黄、牵牛子(炒)、黄连、天竺黄、琥珀、人参。

[方解]本品导滞通便,清热镇惊并重,方中大黄、牵牛子通便导滞,黄连清泻心火,天竺黄、琥珀清热镇惊,人参益气扶正。六药合用,通便导滞,清热镇惊。

[功效]清热镇惊,导滞通便。

[主治]小儿胃肠积热,烦躁身热,食积腹胀,大便燥结,内热惊风,睡卧不安。

对比鉴别

一捻金与一厘金为泄热通便导滞之剂,属于儿科专用药,药味少,药效强,用量轻为其共同特点。皆可用于治疗小儿饮食停滞,胃肠积热,脘腹胀痛,大便秘结之证。不同之处在于一捻金通便导滞力强,用于痰食内停,腹胀便秘较重者。一厘金尚有清热镇惊之功,故又名镇惊导滞散,除用于食积腹胀外,还可用于痰热惊风,烦躁不宁之症。

二十六、牛黄抱龙丸、琥珀抱龙丸与金黄抱龙丸

牛黄抱龙丸

［处方来源］明·《古今医鉴》。

［药物组成］牛黄、胆南星、天竺黄、全蝎、僵蚕、茯苓、琥珀、朱砂、雄黄、麝香。

［方解］本品为小儿因风痰邪热所致急性惊风抽搐而设。以牛黄、胆南星、天竺黄豁痰凉心，清热镇惊为主药。全蝎、僵蚕息风止痉为辅药。朱砂、琥珀镇心安神定惊，雄黄解毒，麝香开窍辟秽，茯苓渗湿化痰为佐药。诸药配伍，共奏涤痰清热、镇心定惊、解毒辟秽之功。

［功效］涤痰息风，清热镇惊。

［主治］小儿热急惊风，痰热内闭。症见痰涎壅盛、呼吸气促、高热神昏、抽搐痉厥、牙关紧闭、目直天吊、两手紧握，舌红绛少苔，指纹青紫等。

琥珀抱龙丸

［处方来源］明·《六科证治准绳》琥珀抱龙丸方加减。

［药物组成］琥珀粉、朱砂粉、檀香、枳实、胆南星、天竺黄、枳壳、人参、茯苓、山药、甘草。

［方解］本品为小儿内热外感，体虚食滞而引起痰热内闭而设。以胆南星、天竺黄清热化痰定惊，以琥珀、朱砂镇心安神，以枳壳、枳实、檀香理气化痰宽胸；人参、茯苓、山药、甘草补气健脾以扶正。诸药合用，共奏解热化痰，息风止痉之功。

［功效］解热化痰，息风止痉。

［主治］小儿感冒夹惊。症见面赤惊惕肉，手足蠕动；暴受惊吓，双目直视，睡中惊抖；惊恐夜啼，神志不安；或虚风内动，手足抽搦等。

金黄抱龙丸

［处方来源］明·《古今医鉴》。

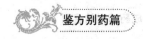

［药物组成］牛黄、胆南星、天竺黄、朱砂、琥珀、雄黄。

［方解］本品为小儿痰热内盛,烦躁不安而设。以牛黄、胆南星、天竺黄清心凉肝,化痰定惊为主药。朱砂、琥珀镇静安神为辅药。雄黄燥湿解毒,祛风邪、疗惊痫为佐使。诸药合用,共奏清热化痰镇惊之功。

［功效］清热化痰,镇惊安神。

［主治］小儿痰热内盛。症见面赤身热,痰盛气促,夜卧惊惕,烦躁不安者。

对比鉴别

牛黄抱龙丸、琥珀抱龙丸、金黄抱龙丸,三方均具有清热化痰,息风定搐的作用,均可用于小儿高热惊风,痰盛抽搐等证。然牛黄抱龙丸主要用于治疗痰热内闭之高热不退,气促痰盛的急性惊风,热毒炽盛无表证者宜用。琥珀抱龙丸兼有益气健脾作用,故无论痰热惊风,外感惊风,还是脾虚惊风,皆可使用。金黄抱龙丸清热息风作用较弱,临床治疗小儿发热,烦躁不安更为适宜。

第二节　加味中成药药对

顾名思义,加味中成药是指在原有中成药基础上,又增加了某些药物,从而形成了一个新的中成药。这个新的中成药与原有中成药共同构成了加味中成药药对。本节重点介绍中成药在加味前后之异同。

一、左金丸与加味左金丸

左　金　丸

［处方来源］元·《丹溪心法》。

［药物组成］黄连、吴茱萸。

［方解］本品为肝火犯胃,胃失和降而设。取名"左金"者,

是取泻火保金,强金制木,肝平则胃和之义。黄连、吴茱萸用量为六比一,重用苦寒的黄连以泻心火,此即"实则泻其子"之意。黄连又可清泄肝经横逆之火,肝火得清则不致横逆犯胃。黄连亦善清胃热,胃火得清,其气自降。一味黄连,可一举三得,故为本品主药。肝经火郁,法当疏达气机,故少佐辛热降逆的吴茱萸,既可疏肝行气解郁,又可兼制黄连过于苦寒伐胃,并能协同黄连以加强降逆止呕的力量。二药相伍,辛开苦降,一寒一热,相反相成,共奏清泻肝火、降逆止呕之功。

［功效］疏肝和胃,清热止痛。

［主治］肝郁化火,胃失和降。症见胁肋胀痛、胃脘灼热、恶心呕吐、嗳气吞酸、口苦、舌质红、脉弦数等。

加味左金丸

［处方来源］《北京市药品标准》。

［药物组成］香附、白芍、延胡索、青皮、陈皮、枳壳、当归、柴胡、郁金、黄芩、黄连、吴茱萸、木香、甘草。

［方解］本品为肝郁化火,肝火犯胃而设。以黄连、吴茱萸即左金丸清肝泻火,降逆止呕为主药。柴胡、白芍、黄芩、香附、疏肝解郁,清泻肝火为辅药。陈皮、青皮、枳壳、木香理气止痛;当归、延胡索、郁金活血止痛共为佐药。炙甘草调和诸药以为使。诸药合用,具有清肝泻火、理气活血、降逆止痛之功。

［功效］清肝泻火、理气活血、降逆止痛。

［主治］肝火犯胃。症见胁肋胀痛,嘈杂吞酸,呕吐口苦,脘痞嗳气,舌质红苔黄,脉弦数等。

对比鉴别

左金丸与加味左金丸都具有清肝泻火,和胃止痛的作用。肝失调达,郁而化火,肝火犯胃,胃失和降之胁肋胀痛,呕吐口苦者均可使用。然左金丸药味及功用专一,主要用于肝火犯胃,肝胃不和证。而加味左金丸由于增加了大量行气疏肝、和血止痛药物,故可用于气郁肝旺,兼有肝胃郁热的多种证候,临床适用

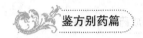

范围较广。总之,左金丸重在清热止呕,加味左金丸重在行气止痛。

二、保和丸与加味保和丸

保和丸

[处方来源]元·《丹溪心法》。

[药物组成]山楂、六神曲、莱菔子、麦芽、半夏、陈皮、茯苓、连翘。

[方解]本品为各种食积证而设。以山楂消各种饮食积滞,尤善消肉食油腻之积;六神曲消食健脾,善化酒食陈腐之积;莱菔子消食下气,长于消面食痰气之积;麦芽健脾而消面乳之积,共为主药。以半夏、陈皮行气化滞,和胃止呕,茯苓健脾利湿,共为辅药,食积易于化热,故以连翘清热,散结为佐。诸药合用,共奏健脾和胃,消食导滞之功。

[功效]消食和胃。

[主治]饮食停滞。症见脘腹胀满,嗳腐吞酸,厌食呕恶,舌苔厚腻,脉滑等。

加味保和丸

[处方来源]《北京市药品标准》。

[药物组成]白术、茯苓、六神曲、枳壳、炒山楂、香附、厚朴、陈皮、制半夏、炒麦芽、枳实。

[方解]本品为脾胃运化失常之食积证而设。以六神曲、山楂、麦芽消食化积为主药,其中山楂善消肉食之积;六神曲善消酒食陈腐之积;麦芽善消面食之积。白术、茯苓、半夏健脾化湿,以助消化为辅药。香附、厚朴、陈皮、枳壳、枳实理气行滞,以气行则湿化,气畅则食积消,共为佐使药。诸药合用,共奏消食导滞、健脾利湿之功。

[功效]消食导滞,健脾利湿。

[主治]食滞不化,脾胃失和。症见胸膈痞满,嗳腐厌食,呕

吐酸水,饮食不消,腹痛作泻,苔白腻,脉滑等。

对比鉴别

保和丸与加味保和丸均为消导之剂,长于消食化积,和胃健脾,均可用于各种消化不良食积停滞之证。然保和丸偏重于消导积滞,消食导滞之力较强。加味保和丸增加了健脾理气药物,兼有行气除胀作用,故适用于饮食积滞,兼有明显胸膈、脘腹痞满胀痛者。

三、香连丸与加味香连丸

香　连　丸

[处方来源]宋·《太平惠民和剂局方》。

[药物组成]黄连、木香。

[方解]本品为湿热泄痢而设。黄连善于清热解毒,燥湿止痢,用吴茱萸炮制既可佐制黄连苦寒之性,又可增加行气止痛的作用,木香善调大肠气滞,改善里急后重之症。二药同用,共奏清肠化湿,行气止痛之功。

[功效]清热燥湿,行气导滞。

[主治]湿热内滞大肠。症见腹泻,腹痛,下痢赤白,里急后重等。

加味香连丸

[处方来源]明·《医学入门》原方加减。

[药物组成]黄连、黄柏、黄芩、木香、枳壳、槟榔、厚朴、吴茱萸、延胡索、当归、白芍、甘草。

[方解]本品为湿热痢疾而设。以黄连、黄柏、黄芩利肠中湿热,解毒止痢为主药。木香、枳壳、槟榔、厚朴下气散结,促进肠中毒滞排除为辅药。吴茱萸温中利气,延胡索活血止痛,当归、白芍养血和血,扶助正气共为佐药。甘草清热解毒,且与白芍相配缓急止痛为使。诸药合用,共奏清热利湿,化滞止痢之功。

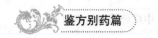

[功效]　清热化湿。行气导滞。

[主治]　湿热蕴结大肠。症见下利脓血、腹痛、里急后重,小便短赤,四肢倦怠,舌红苔黄腻,脉濡数等。

对比鉴别

香连丸与加味香连丸均为清热燥湿,行气导滞之品,均可用于湿热蕴结大肠所引起的湿热泄泻、湿热痢疾。然香连丸药味专一,作用较为缓和,大肠湿热,腹痛腹泻湿热火毒不甚者用之为宜。加味香连丸在香连丸原方基础上增加了燥湿解毒,行气止痛,调营和血之药物,其清热燥湿,泻火解毒作用大大加强,故临床上治疗大肠湿热泄泻,痢疾里急后重,下利脓血较重者较为适用。

四、逍遥丸与加味逍遥丸

逍 遥 丸

[处方来源]　宋·《太平惠民和剂局方》。

[药物组成]　柴胡、当归、白芍、炒白术、茯苓、甘草、薄荷、生姜。

[方解]　本品为肝郁血虚所引起的病证而设。以柴胡疏肝解郁为主药。以当归、白芍养血柔肝为辅药。白术、茯苓、生姜健脾和中,薄荷增强柴胡疏郁散热之力,均为佐药。甘草既能健脾和中,又可调和诸药,为使药。诸药合用,肝脾并治,补疏共施,气血兼顾,共奏疏肝、养血、健脾之功。

[功效]　疏肝解郁,健脾和营。

[主治]　肝郁脾虚。症见两胁作痛,头痛目眩,口燥咽干,神疲食少,月经不调,乳房作胀,脉弦而虚等。

加味逍遥丸

[处方来源]　明·《内科摘要》。

[药物组成]　柴胡、当归、白芍、白术、茯苓、生姜、牡丹皮、栀子、薄荷、甘草。

[方解]本品为肝郁血虚,化生火热之证而设。以柴胡疏肝解郁,为主药。当归、白芍养血柔肝为辅药。白术、茯苓、生姜健脾和中,牡丹皮、栀子清肝经郁热,薄荷助柴胡疏肝同为佐药。甘草调和诸药为使。诸药合用共奏养血疏肝、健脾清热之功。

　　[功效]养血疏肝,健脾清热。

　　[主治]肝郁脾虚,化火生热。症见两胁胀痛,烦躁易怒,自汗盗汗,头痛目涩,颊赤口干,月经不调,少腹作痛。或小腹坠胀,小便涩痛,脉象弦数等。

对比鉴别

　　逍遥丸与加味逍遥丸都具有疏肝解郁,健脾养血作用,用于治疗肝郁脾虚诸证。逍遥丸补肝体,助肝用,气血兼顾,调和肝脾多用。加味逍遥丸为逍遥丸加牡丹皮、栀子而成,牡丹皮、栀子皆入营血,可泄血中伏火,故肝郁脾虚,化火生热者宜用。总之,单纯肝郁脾虚证宜用逍遥丸,兼有化火生热者,宜用加味逍遥丸。

五、理中丸与附子理中丸

理 中 丸

　　[处方来源]汉·《伤寒论》。

　　[药物组成]干姜、人参、白术、炙甘草。

　　[方解]本品为中焦虚寒证而设。以干姜性味辛热,温散脾寒为主药。人参甘温大补元气为辅药。白术健脾燥湿为佐药。炙甘草补中益气,调和诸药为使药。四药配合,中焦之寒得辛热自解,中焦之虚得甘温自复,共奏温中健脾之功。

　　[功效]温中祛寒,补气健脾。

　　[主治]中焦虚寒。症见脘腹疼痛,肢体倦怠,手足不温,或口泛清涎,恶心呕吐,或腹痛纳差,口淡不渴,喜热饮,大便稀溏,小便清利,舌淡苔白滑,脉沉紧或迟缓者。

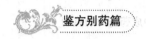

附子理中丸

[处方来源] 汉·《伤寒论》理中丸加味。

[药物组成] 制附子、党参、炒白术、干姜、甘草。

[方解] 本品为脾阳素虚,脾胃虚寒证而设。以附子、干姜温运中焦,祛寒散邪,使脾阳来复为主药。党参补气健脾,振奋脾胃功能为辅药。佐以白术健脾燥湿。使以甘草调和诸药。共奏温中散寒,补益脾胃之功。

[功效] 温阳祛寒,益气健脾。

[主治] 阳虚火衰,脾胃虚寒。症见胃脘冷痛、腹痛、呕吐、泄泻等证,兼有食少腹满,四肢欠温,面色㿠白,身倦乏力,舌淡苔白,脉沉缓者。

[使用注意] 孕妇慎用。

对比鉴别

理中丸与附子理中丸均为脾胃虚寒而设,皆具有温中健脾的功效。用于治疗中焦虚寒,脘腹冷痛,呕吐、泄泻之证。所不同的是,附子理中丸增加了一味辛甘大热之附子,其温中散寒之力更强,正如程应旄所说:"若水寒互胜,即当脾肾双补,加以附子,则命门益,土母温矣"。所以因脾胃虚寒,又受风冷所致脘腹冷痛,霍乱吐利转筋者,附子理中丸更为适宜。

六、枳术丸与香砂枳术丸

枳 术 丸

[处方来源] 金·《内外伤辨惑论》。

[药物组成] 白术、枳实。

[方解] 本品为脾虚而致气滞食积证而设。以白术健脾化湿以助运化为主药;枳实下气消痞以导滞除满为辅药。白术用量倍于枳实,意在以补为主、寓消于补,使之具有补而不滞腻,消而不伤正的特点,故本品有健脾消积之功。

〔功效〕健脾和胃,除胀消痞。

〔主治〕脾胃虚弱、气滞食积。症见腹胀,胸闷,不思饮食,舌淡苔白,脉虚弱者。

香砂枳术丸

〔处方来源〕明·《景岳全书》。

〔药物组成〕白术、枳实、木香、砂仁、香附、枳壳、陈皮、山楂、麦芽、六神曲。

〔方解〕本品为脾虚食少,宿食不消之证而设。该方是在枳术丸的基础上,增加了理气除胀的木香、砂仁、香附、枳壳、陈皮,消食化滞的山楂、麦芽、六神曲而成。故在调畅气机、消胀导滞、开胃进食方面作用较佳。

〔功效〕顺气宽胸,健脾和胃。

〔主治〕脾胃虚弱,气滞食积。症见胸脘痞满疼痛,食少不化,腹满泄泻,舌淡苔白腻,脉缓者。

对比鉴别

枳术丸与香砂枳术丸均为健脾消食,行气化滞之剂,皆可用于治疗脾胃虚弱,运化失职所致的饮食停滞,气机受阻,食少不饥,胸脘痞满疼痛等症。不同的是香砂枳术丸在枳术丸的基础上,增加了行气消食之品,故调畅气机,宽胸利膈,消胀化滞,开胃进食之功,较枳术丸为强,临床使用更为广泛。

七、八珍丸与十全大补丸

八 珍 丸

〔处方来源〕元·《瑞竹堂经验方》。

〔药物组成〕人参、炒白术、茯苓、白芍、当归、熟地黄、川芎、炙甘草。

〔方解〕本品为血气两虚而设,即由四君子汤合四物汤化裁而成。以人参补脾肺之气,熟地黄滋阴补血共为主药。以白术、茯苓健脾利湿,助人参补气,以当归、白芍养血和营,助熟地补血

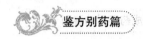

同为辅药;炙甘草和中益气,川芎活血行气,同为佐使药。诸药合用,共奏补气养血之功。

[功效] 补气养血。

[主治] 气血两虚。症见面色苍白或萎黄,周身无力,语声低微,头晕心悸,气短懒言,舌淡苔白,脉细弱或虚大无力者。

十全大补丸

[处方来源] 宋·《太平惠民和剂局方》。

[药物组成] 人参、当归、黄芪、熟地黄、茯苓、白芍、白术、川芎、甘草、肉桂。

[方解] 本品为气血两虚证而设,由四君子汤、四物汤加黄芪、肉桂化裁而成。四君子汤有益气补中,健脾养胃的功效,是治疗脾胃气虚,运化乏力的良方;四物汤是补血调经的常用方剂,具有补血而不滞,祛瘀而不伤的特点。加用黄芪补气升阳,固表止汗;肉桂温补命门,填培真元。诸药合用,共奏养气育神,醒脾健胃,温暖命门,养血调经之功。

[功效] 温补气血。

[主治] 气血两虚,阳气不足。症见形体消瘦,气短乏力,面色萎黄,心悸失眠,头晕肢冷,食欲不振,妇女月经失调,产后体虚及气血不足所致痈疽久不收口者。

对比鉴别

八珍丸与十全大补丸均为气血双补之剂,可用治气血两虚证。不同的是八珍丸由四君子汤合四物汤化裁而成,性质平和,为治疗气血两虚的基本成药,可统治一切气血两虚的病证。十全大补丸在八珍丸基础上加入黄芪、肉桂,加强了益气温阳作用,可进一步促进血液的化生,所以比八珍丸滋补作用更强。然其性质偏温,适用于气血两虚,兼见阳气不足,证候偏于虚寒者。总之,八珍丸以平补气血为主,十全大补丸则以温补气血为主。

八、良附丸与十香胃痛丸

良　附　丸

〔处方来源〕明·《良方集腋》。

〔药物组成〕高良姜、香附。

〔方解〕胃脘疼痛,成因很多。此药所治之症,属于肝郁气滞,胃有寒凝所致。气滞寒凝,不通则痛。方中用高良姜温胃散寒。用香附疏肝行气,气行寒散,其痛自止。本方药物虽简,疗效颇佳。

〔功效〕疏肝和胃,散寒止痛。

〔主治〕肝胃失和,寒凝气滞。症见胃脘胀满,胃冷作痛,喜暖喜按,得热则减,不思饮食。舌质淡,苔薄白,脉沉弦等。

十香胃痛丸

〔处方来源〕经验方。

〔药物组成〕丁香、小茴香、肉豆蔻、草豆蔻、砂仁、高良姜、吴茱萸、白胡椒、香附、厚朴、莪术、三棱、延胡索。

〔方解〕本品所治之症,与良附丸略同,但舒气散寒作用较强,所适应的疾病也比较严重。方中以香附为主药,疏肝解郁。三棱、莪术破气消积。以丁香、小茴香、肉豆蔻、草豆蔻、白胡椒、高良姜、吴茱萸大组辛温之品,温散胃肠中之寒邪,并以砂仁、吴茱萸、高良姜安胃止呕、和中降逆。佐延胡索行气活血止痛。厚朴宽中消胀除满。综观本方具有理气温中、散寒止痛之效,对于寒凝气滞引起的胃痛、腹痛、胀满呕逆,均可应用。

〔功效〕温中散寒,行气止痛。

〔主治〕寒凝气滞,中寒腹痛。症见胃脘胀满,脘腹冷痛,或胀满呃逆,恶心欲吐,喜暖喜按,得热则舒。舌质淡,苔薄白,脉弦紧等。

对比鉴别

良附丸与十香胃痛丸均为理气散寒之剂,同可用治胃脘胀

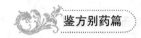

满,脘腹冷痛等症。良附丸行气散寒并重,药少力专,为胃脘痛之常用中成药。十香胃痛丸是在良附丸基础上又增加多味温中散寒药和行气止痛药,因此在散寒和行气作用方面均强于良附丸,多用于脘腹冷痛较剧者。总之,病情尚轻者宜选用良附丸,病情严重者宜选用十香胃痛丸。

九、槐角丸与地榆槐角丸

槐 角 丸

[处方来源] 2015 年版《中华人民共和国药典》(一部)。

[药物组成] 槐角(炒)、地榆(炭)、黄芩、枳壳(炒)、当归、防风。

[方解] 本品以槐角苦寒沉降,清热祛湿,凉血止血,为君药;地榆清肠泄热,凉血止血,黄芩上清肺热,下清大肠,凉血解毒,为臣药;佐以枳壳宽肠行气,当归养血活血,防风祛风除湿,通调肠胃。诸药配伍,共奏清肠疏风,凉血止血之功。

[功效] 清肠疏风,凉血止血。

[主治] 肠风便血,痔疮肿痛。

地榆槐角丸

[处方来源]《卫生部药品标准·中药成方制剂分册》。

[药物组成] 地榆(炭)、槐角(蜜炙)、槐花(炒)、黄芩、大黄、防风、荆芥穗、赤芍、当归、红花、枳壳(麸炒)、生地黄。

[方解] 本品为治疗大便下血、痔瘘出血的常用成药。大便下血,原因很多,中医认为色鲜红者为"肠风",色黯红者为"脏毒"。此药治症,系属于风热或湿热壅遏大肠血分,血渗肠道而成。方中以槐角、槐花清泻大肠湿热,兼能止血为主药;辅以防风、荆芥穗理血疏风,以地榆炭收涩止血;佐以当归、红花、赤芍行血和血,以防留瘀,配生地黄清热凉血,枳壳利气宽肠,黄芩、大黄清肠中湿热,兼能导滞通便,促使湿热下行。综合本方,具有疏风清热,除湿止血之效。

[功效]凉血止血,疏风清热。

　　[主治]用于大肠热盛,湿热郁积引起的肠风便血,痔瘘肿痛,灼热便秘,肛门痛痒等症。

　　对比鉴别

　　槐角丸与地榆槐角丸同为清肠疏风、凉血止血之剂,可用于治疗痔疮肿痛,肠风便血之证。槐角丸药力较为平和,药效稍弱,用于病症较为轻浅者。地榆槐角丸是在槐角丸基础上又增加了清肠通便、凉血止血、化瘀止痛的药物,具有一定的通便作用,用于大肠热盛、肿痛较重、大便秘结之症。总之,病程短、症状轻者宜用槐角丸,病程长、病情重者宜用地榆槐角丸。

十、益母草膏与加味益母草膏

益母草膏

　　[处方来源]2015年版《中华人民共和国药典》(一部)。

　　[药物组成]益母草。

　　[方解]本品为气血不和的妇科病证而设。以益母草有活血化瘀、养血调经的作用,具有行血而不伤新血,养血而不留瘀血的特点,历来被誉为妇科要药。本品为益母草单味制成,能治疗月经不调和产后恶露不尽。

　　[功效]活血化瘀,养血调经。

　　[主治]瘀血阻滞,月经不调。证见月经不畅,行经腹痛,经血量少,甚则经闭。产后恶露不尽,舌紫黯或边有瘀点,脉沉涩者。

　　[使用注意]孕妇禁用。

加味益母草膏

　　[处方来源]《湖北省药品标准》(1981年)。

　　[药物组成]益母草、当归、川芎、白芍、熟地黄。

　　[方解]本品系由四物汤(当归、川芎、白芍、熟地黄)加益母草而成。适用于血虚、血滞引起的月经不调、经期腹痛、产后

瘀血腹痛诸证。故重用益母草为主药,活血化瘀,调经止痛。四物汤养血活血,祛瘀生新,共为辅药,辅助主药养血活血,诸药共奏养血祛瘀、调经止痛之功。

［功效］养血祛瘀,调经止痛。

［主治］血虚夹瘀,月经不调。证见月经量少,或月经错后;经期腹痛,或产后瘀阻,腹痛,恶露不尽;舌质黯,脉沉细者。

对比鉴别

益母草膏与加味益母草膏均为化瘀调经之剂,治疗妇女月经不调,行经腹痛及产后恶露不尽,为妇产科常用药。然益母草膏药用专一,偏于化瘀调经,多用于气滞血瘀,瘀血阻滞之证。加味益母草膏在益母草膏原方基础上配以养血补血之四物汤,使其具有养血活血,破瘀调经作用,故气血不足或血虚兼有瘀滞者用之更宜。

附篇　辨体用药

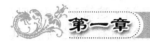

体质的概念与疾病发生的关系

一、体质的概念

体质是指人体生命过程中，由先天禀赋和后天获得的基础上所形成的形态结构、生理功能和心理状态方面综合的、相对稳定的固有特质。

二、理想体质的标准

理想体质是人们追求的目标，临床可以依照以下标准作为参照来衡量自己体质，找到不足，从而采取正确的养生方法，向理想体质的目标来努力。

1. 身体发育良好，体格健壮，体型匀称，体重适当。
2. 面色红润，双目有神，须发润泽，肌肉皮肤富有弹性。
3. 声音洪亮有力，牙齿清洁坚固，双耳聪敏，脉象和缓均匀，睡眠良好，二便正常。
4. 动作灵活，有较强的运动与劳动等身体活动能力。
5. 精力充沛，情绪乐观，感觉灵敏，意志坚强。
6. 处事态度积极、镇定、有主见，富有理性和创造性。
7. 应变和适应能力强，具有较强的抗干扰、抗不良刺激和抗病的能力。

三、体质与发病和疾病的关系

疾病发生关系到正气与邪气两方面的因素，而正气是疾病发生的根本，邪气是发病的重要条件，正邪斗争胜负决定发病与不发病，并且决定疾病的预后转归。《素问·遗篇刺法论》曰："正气存内，邪不可干"，《素问·评热病论》也有"邪之所凑，其气必虚"的记载。一般言正气旺盛者，气血充足，经络通利，脏腑功能正常，体质强健，不容易得病，即使得了病也容易痊愈；正气不足者，气血虚弱，脏腑经络功能低下，体质较差，抗病能力较弱，容易受外邪的侵袭，得病后预后较差。

由于体质是机体自身生理范围内阴阳寒热的盛衰偏颇，所以不但与发病与否有关，而且也会影响产生疾病的性质。"治未病"，是中医一贯的思想。针对不同体质采用相应的养生方法，防患于未然，对提高人们健康水平，减少疾病发生有重要意义。

四、体质九分法及中成药的选择

对于体质的分类，古今医家从不同角度有三分法、四分法、五分法、六分法、七分法、九分法、十二分法等不同的分类。现临床最常用的是王琦教授创立的九分法，分别是阴阳平和质、气虚质、阳虚质、阴虚质、痰湿质、湿热质、血瘀质、气郁质、特禀质。

阴阳平和质是我们理想的体质，属于健康人群，其他八类偏颇体质者在疾病发生之前属于亚健康状态人群，介于健康人和病人之间，这部分人群占的比例很大，是"治未病"最大的受众者。

对阴阳平和质人群的养生保健，可遵照四季养生原则和方法进行，一般不需要药物调理。偏颇体质除需要精神、饮食、体育锻炼、起居等方面综合调理外，尚可配合中药进行调理。由于中成药携带、使用方便，所以更受人们的欢迎。

为了便于大家了解自己体质状况，我们将中华中医药学会颁布的关于体质划分方法、自测体质表附上，便于进行自我预测，如果仍不能确定，可以到社区医院中医科找大夫协助诊断。

　　配合中成药进行调理者，除按照书中规格、用量应用外，还应参看药盒内说明书，症状轻者用最小量或酌减，一般服药2~3周症状改善即可停止，若要长期服用应到医院听从医嘱，切不可盲目长期使用。另外一定要参看说明书中服药注意事项。

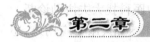

不同体质的辨识与中成药调理

第一节 平 和 质

[总体特征] 阴阳气血调和,以体态适中,面色红润,精力充沛为主要特征。

[形体特征] 体形匀称健壮。

[常见表现] 面色、肤色润泽,头发稠密有光泽,目光有神,鼻色明润,嗅觉通利,口味正常,唇色红润,不易疲劳,精力充沛,耐受寒热,睡眠良好,胃纳佳,二便正常,舌色淡红,苔薄白,脉和缓有力。

[心理特征] 性格随和开朗。

[发病倾向] 平素患病较少。

[对外环境的适应能力] 对自然、社会环境适应能力较强。

平和体质的人群平时应该根据四季气候变化合理调节精神、饮食、起居等保持稳定的体质特征,一般不需要药物的调理。

第二节 气 虚 质

[总体特征] 元气不足,以疲乏、气短、自汗等气虚表现为特征。

[形体特征] 肌肉松软不实。

[常见表现] 平素语音低弱,气短懒言,容易疲乏,精神不振,易出汗,舌淡苔薄白,舌边有齿痕,脉弱。若伴有面色苍白或

偏黄,目光少神,口淡,唇色少华,毛发不泽,头晕,健忘是气虚兼有血虚。

[心理特征]性格内向,不喜欢冒险。

[发病倾向]易患感冒;易患内脏下垂等病,病后康复缓慢。

[对外界环境适应能力]不耐受风、寒、暑、湿等邪气。

[治法]健脾益气。

[方药]

1.首选药:四君子丸(颗粒)

药物组成:党参、炒白术、茯苓、炙甘草。

方解:方中党参为君药,甘温益气,健脾养胃;臣以白术,健脾燥湿,加强益气助运之力;佐以茯苓,健脾渗湿,苓术相配,则健脾祛湿之功益著;使以炙甘草益气和中,调和诸药。四药相配,共奏益气健脾之功。

制剂规格:水丸,每袋装6g。

颗粒剂,每袋装15g。

用法用量:水丸,口服。一次3~6g,一日3次。温开水送服。

颗粒剂,口服。一次1袋,一日3次。开水冲服。

2.参考药 六君子丸:本品药物组成为党参、白术(麸炒)、茯苓、姜夏(制)、陈皮、甘草。水丸,每袋重9g。口服。一次9g,一日2次。温开水送服。

人参健脾丸:本品药物组成为人参、白术(麸炒)、茯苓、山药、陈皮、木香、砂仁、炙黄芪、当归、酸枣仁(炒)、远志(制)。

丸剂。蜜丸,每丸重6g。口服。一次2丸;水蜜丸,口服。一次8g。均一日2次。温开水送服。

肠泰合剂:本品药物组成为红参、白术、茯苓、甘草、双歧杆菌培养液、陈皮糖浆。

合剂,每支装10ml。口服。一次10~20ml(1~2支),一日3次。

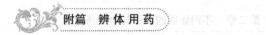

用药注意:糖尿病患者忌服。感冒发热病人不宜服用。

参苓白术丸(散、颗粒):本品药物组成为白扁豆、白术、茯苓、甘草、桔梗、莲子、人参、砂仁、山药、薏苡仁。

水丸,每100粒重6g。口服。一次6g,一日3次。温开水送服。

散剂,每袋装6g。口服。一次6~9g,一日2~3次。温开水送服。

颗粒剂,每袋装6g。口服。一次6g,一日3次,温开水冲服。

补中益气丸(合剂、颗粒):本品药物组成为黄芪、党参、甘草、白术、当归、升麻、柴胡、陈皮、生姜、大枣。

丸剂。水丸,每袋装6g;小蜜丸,每袋装9g;蜜丸,每丸重9g。口服。水丸一次6g;小蜜丸一次9g;蜜丸一次1丸。均一日2~3次。温开水送服。

合剂,每瓶装100ml。口服。一次10~15ml,一日3次。

颗粒剂,每袋装3g。口服。一次1袋,一日2~3次。温开水冲服。

用药注意:本品不适用于恶寒发热表证者,暴饮暴食脘腹胀满实证者,高血压患者慎服。

补心气口服液:本品药物组成为黄芪、人参、石菖蒲、薤白。

口服液,每支装10ml。口服。一次10ml,一日3次。

生脉饮:本品药物组成为红参、麦冬、五味子。

口服液,每支装10ml。口服。一次10ml,一日3次。

柏子养心丸(片):本品药物组成为柏子仁,党参,炙黄芪,川芎,当归,茯苓,制远志,酸枣仁,肉桂,醋五味子,半夏曲,炙甘草,朱砂。

丸剂,蜜丸每丸重9g。口服。蜜丸一次1丸;水蜜丸一次6g;小蜜丸一次9g。均一日2次。温开水送服。

片剂,片芯重0.3g。口服。一次3~4片,一日2次。温开水送服。

归脾丸(合剂、颗粒)：本品药物组成为党参、白术、黄芪、茯苓、远志、酸枣仁、龙眼肉、当归、木香、大枣、甘草。

浓缩丸，每 8 丸相当于饮片 3g。口服。一次 8~10 丸，一日 3 次。温开水送服。

合剂，①每支装 10ml；②每瓶装 100ml；③每瓶装 120ml。口服。一次 10~20ml，一日 3 次。用时摇匀。

颗粒剂，每袋装 3g。口服。一次 1 袋，一日 3 次。开水冲服。

人参归脾丸：本品药物组成为人参、甘草、黄芪、当归、龙眼肉、白术、茯苓、酸枣仁、木香、远志。

蜜丸，每丸重 9g。口服。一次 1 丸，一日 2 次。温开水送服。

用药注意：体质壮实不虚者忌服。

玉屏风颗粒(胶囊、口服液)：本品药物组成为黄芪、白术、防风。

颗粒剂，每袋装 5g。口服。一次 1 袋，一日 3 次。开水冲服。

胶囊，每粒装 0.5g。口服。一次 2 粒，一日 3 次。温开水送服。

口服液，每支装 10ml。口服。一次 10ml，一日 3 次。温开水送服。

桂附地黄丸(胶囊)：参见本章阳虚质首选药。

金匮肾气丸：参见本章阳虚质参考药。

人参养荣丸：本品药物组成为人参、白术(土炒)、茯苓、炙甘草、当归、熟地黄、白芍、炙黄芪、陈皮、远志、肉桂、五味子。

丸剂。水蜜丸，每袋重 6g。口服。一次 6g；蜜丸，每丸重 9g。口服。一次 1 丸。均一日 1~2 次。温开水送服。

八珍颗粒(丸)：本品药物组成为党参、炒白术、茯苓、甘草、

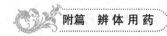

当归、白芍、川芎、熟地黄。

颗粒剂,①每袋装 8g;②每袋装 3.5g(无蔗糖)。口服。一次 1 袋,一日 2 次。开水冲服。

丸剂。水蜜丸,每袋重 6g,口服。一次 6g;蜜丸每丸重 9g,口服。一次 1 丸。均一日 2 次。温开水送服。

八珍益母丸(胶囊):本品药物组成为益母草、党参、炒白术、茯苓、甘草、当归、酒白芍、川芎、熟地黄。

丸剂。蜜丸,每丸重 9g ,口服。一次 1 丸;水蜜丸,口服。一次 6g,小蜜丸,口服。一次 9g。均一日 2 次。温开水送服。

胶囊,每粒装 0.28g,口服。一次 3 粒,一日 3 次。温开水送服。

3. 辨体选药　若在气虚质常见表现基础上伴有心悸,心痛为心气虚,可选用**补心气口服液**。伴面色苍白,舌体淡白,为心之气血两虚,可选用**柏子养心丸**;气阴两虚用**生脉饮**。

伴食少,腹胀,便溏为脾气虚,选用**四君子丸**;若湿盛痰多用**六君子丸**。

归脾丸、人参健脾丸、人参归脾丸为消补兼施之剂,功能重在健脾和胃,养心安神,适用于食欲不振,消化不良,久泻便溏,心悸失眠,体弱食少等症,**人参健脾丸**和**人参归脾丸**补益作用强于**归脾丸**。

有气虚下陷致久泻不止甚至内脏下垂者可用**补中益气丸**。

脾胃气虚偏寒者可用**肠泰合剂**。

伴气短而喘,咳嗽无力,动则尤甚,咯痰清稀为肺气虚可用**玉屏风颗粒**。

肺脾气虚见食少便溏,气短咳嗽,肢倦乏力者可用**参苓白术丸**。

伴腰膝酸软,男子有滑精早泄,女子带下清稀量多为肾气虚,固摄失职所致,可用**桂附地黄丸**,若浮肿明显者用**金匮肾气丸**以加强利水的功效。**桂附地黄丸**和**金匮肾气丸**功效虽为补肾助阳之品,然药物组成是少量补阳药与大队滋阴药为伍,旨在微微生火,"少火生气"故在温阳同时也有补益肾气作用。

气血两虚者,可选用**八珍颗粒**,若兼见血瘀所致月经不调者可选用**八珍益母丸**,兼见四肢不温者用**十全大补丸**。**人参养荣丸**重在温补气血,用于气血虚弱兼有虚寒者。

【医嘱】

1. 忌不易消化食物。

2. 忌辛辣、生冷、油腻食物。

3. 本类药品均为补益之剂,故感冒发热表证者不宜服用。

第三节 阳 虚 质

[总体特征]阳气不足,以畏寒怕冷,手足不温等虚寒表现为特征。

[形体特征]肌肉松软不实。

[常见表现]平素畏寒,手足不温,喜热饮食,精神不振,舌淡胖嫩、苔润。脉沉迟。

[心理特征]性格多沉静,内向。

[发病倾向]易患痰饮,肿胀,泄泻等病,感邪易寒化。

[对外环境适应能力]耐夏不耐冬,易感风、寒、湿邪。

[治法]温补阳气。

[方药]

1. 首选药:**桂附地黄丸(胶囊)**

药物组成:肉桂、附子、熟地黄、山萸肉、牡丹皮、山药、茯苓、泽泻。

方解:本方地黄、山茱萸补益肾阴;山药、茯苓健脾渗湿;泽泻泻肾中水邪;牡丹皮清肝胆相火;肉桂、附子温补命门真火。诸药合用,共成温补肾中阳气之效。

制剂规格:蜜丸,每丸重 9g。

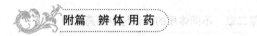

胶囊,每粒装 0.34g。

用法用量:丸剂。口服。蜜丸,一次 1 丸;水蜜丸一次 6g;小蜜丸一次 9g。均一日 2 次。温开水送服。

胶囊,口服。一次 7 粒,一日 2 次。温开水送服。

2. 参考药　**右归丸:**熟地黄、附子、肉桂、山药、山茱萸、菟丝子、鹿角胶、枸杞子、当归、杜仲。

丸剂。小蜜丸,每 10 丸重 1.8g。口服。一次 9g;蜜丸,每丸重 9g。一次 1 丸。均一日 3 次。温开水送服。

金匮肾气丸:本品药物组成为地黄、山药、山茱萸、茯苓、牡丹皮、泽泻、桂枝、附子、牛膝、车前子。

丸剂,水蜜丸,每 100 粒重 20g,口服。一次 4～5g(20～25 粒);蜜丸,每丸重 6g,口服。一次 1 丸,均一日 2 次。温开水送服。

用药注意:孕妇忌服。

五子衍宗丸(片):本品药物组成为枸杞子、菟丝子、覆盆子、五味子、车前子。辅料为赋形剂蜂蜜。

丸剂,蜜丸,每丸重 9g,口服。一次 1 丸;水蜜丸,口服。一次 6g;小蜜丸,口服。一次 9g。均一日 2 次。温开水送服。

片剂,糖衣片,片芯重 0.3g。口服。一次 6 片,一日 3 次。温开水送服。

参桂胶囊:本品药物组成为红参、川芎、桂枝。

胶囊,每粒装 0.3g。口服。一次 4 粒,一日 3 次。温开水送服。

固本益肠片:本品药物组成为党参、炒白术、补骨脂、麸炒山药、黄芪、炮姜、酒当归、炒白芍、醋延胡索、煨木香、地榆炭、煅赤石脂、儿茶、炙甘草。

片剂,每片 0.6g。口服,一次 4 片,一日 3 次。温开水送服。

四神丸(片):本品药物组成为肉豆蔻、补骨脂、五味子、吴茱萸、大枣。

水丸,每袋 9g。口服。一次 9g,一日 1~2 次。温开水送服。

片剂,①素片,每片重 0.6g;②薄膜衣片,每片重 0.3g。口服,均一次 4 片,一日 2 次。

虚寒胃痛颗粒:本品药物组成为黄芪(炙)、党参、桂枝、白芍、高良姜、干姜、甘草(炙)、大枣。辅料为蔗糖和糊精。

颗粒剂,每袋装 5g。口服。一次 1 袋,一日 3 次。开水冲服。

附子理中丸:本品药物组成为附子(制)、党参、白术(炒)、干姜、甘草。辅料为蜂蜜。温开水送服。

蜜丸,每丸重 9g。口服。一次 1 丸,一日 2~3 次。温开水送服。

香砂养胃丸:本品药物组成为木香,砂仁,白术,陈皮,茯苓,半夏(制),醋香附,枳实(炒),豆蔻(去壳),姜厚朴,广藿香,甘草。

水丸,每袋装 9g。口服,一次 9g,一日 2 次。温开水送服。

温胃舒胶囊(颗粒):本品药物组成为党参、附子(制)、黄芪(炙)、肉桂、山药、肉苁蓉(制)、白术(炒)、山楂(炒)、乌梅、砂仁、陈皮、补骨脂。辅料为糊精、蔗糖。

胶囊,每粒装 0.4g。口服。一次 3 粒,一日 2 次。温开水送服。

颗粒剂,每袋装 10g。口服。一次 1~2 袋,一日 2 次。开水冲服。

3. 辨体选药　若在阳虚质常见表现基础上伴有心悸、胸闷、胸痛,多为心阳虚,用**参桂胶囊**。

伴有脘腹冷痛,食少便溏,四肢倦怠,多为脾阳虚,可选用**附子理中丸**;

呕吐酸水,胃中嘈杂者用**香砂养胃丸**;

胃脘隐痛、喜温喜按,遇冷或空腹加重者用**虚寒胃痛颗粒**或**温胃舒胶囊**。

伴有腰膝酸冷,身半以下常有冷感,性欲减退,水肿等为肾阳虚,可用**桂附地黄丸**或**金匮肾气丸**,水肿明显者用**金匮肾气丸**以加强了利水的效果。

右归丸纯补无泻,保全补益之力,使药效专于温补,用于单纯肾阳不足,命门火衰证。

性功能减退、阳痿、遗精早泄者选用**五子衍宗丸**。

伴有脾肾阳虚所致的泄泻,症见腹痛绵绵、大便清稀、食少腹胀、腰酸乏力、形寒肢冷者用**固本益肠片**。

脾肾阳虚所致五更泻者用**四神丸**。

【医嘱】

1. 忌不易消化食物。

2. 感冒发热病人不宜服用。

3. 治疗期间,宜节制房事。

4. 阴虚内热者不适用。

第四节　阴　虚　质

[总体特征]阴液亏少,以口燥咽干,手足心热等虚热表现为主要特征。

[形体特征]形体偏瘦。

[常见表现]手足心热,口燥咽干,鼻微干,喜冷饮,大便干燥,舌红少津,脉细数。

[心理特征]性情急躁,外向好动,活泼。

[发病倾向]易患虚劳、失精、不寐等病。感邪易从热化。

[对外环境的适应能力]耐冬不耐夏,不耐受暑、热、燥邪。

[治法]滋养阴液。

[方药]

1. 首选药:**六味地黄丸(胶囊、颗粒)**

药物组成:熟地黄、山萸肉、干山药、泽泻、牡丹皮、茯苓。

方解:方中重用熟地黄滋阴补肾,填精益髓,为君药。山萸肉补养肝肾,并能涩精,取"肝肾同源"之意;山药补益脾阴,亦能固肾,共为臣药。三药配合,肾肝脾三阴并补,是为"三补",但熟地黄用量是山萸肉与山药之和,故仍以补肾为主。泽泻利湿而泄肾浊,并能减熟地黄之滋腻;茯苓淡渗脾湿,并助山药之健运,与泽泻共泻肾浊。助真阴得复其位;丹皮清泄虚热,并制山萸肉之温涩。三药称为"三泻"均为佐药。六味合用,三补三泻,其中补药用量重于泻药;肝、脾、肾三阴并补,以补肾阴为主,这是本方的配伍特点。

制剂规格:丸剂。蜜丸,每丸重9g;水丸,每袋装5g;浓缩丸,8丸重1.44g(每8丸相当于饮片3g)。

胶囊。软胶囊,每粒装0.38g;胶囊,①每粒装0.3g;②每粒装0.5g。

颗粒剂,每袋装5g。

用法用量:丸剂,口服。蜜丸一次1丸;水丸一次5g均一日2次。浓缩丸,一次8丸,一日3次。温开水送服。

胶囊,口服。软胶囊,一次3粒;胶囊,一次1粒[规格①]或一次2粒[规格②]。均一日2次。温开水送服。

颗粒剂,口服。一次1袋,一日2次。开水冲服。

2. 参考药　左归丸:本品药物组成为熟地黄、菟丝子、牛膝、龟甲胶、鹿角胶、山药、山茱萸、枸杞子。辅料为:蜂蜜。

水丸,每10粒重1g。口服。一次9g,一日2次。温开水送服。

知柏地黄丸:本品药物组成为知母、熟地黄、黄柏、山茱萸(制)、山药、牡丹皮、茯苓、泽泻。

丸剂,蜜丸,每丸重9g。口服。蜜丸,一次1丸;水蜜丸一次6g,小蜜丸一次9g。均一日2次。淡盐汤或温开水送服。浓缩丸,每10丸重1.7g。口服。一次8丸,一日3次。淡盐汤或

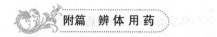

温开水送服。

杞菊地黄丸（片、胶囊、口服液）：本品药物组成为枸杞子、菊花、熟地黄、酒萸肉、牡丹皮、山药、茯苓、泽泻。

丸剂。蜜丸，每丸重9g。口服。水蜜丸一次6g；小蜜丸，一次9g；蜜丸一次1丸。均一日2次。温开水送服。浓缩丸，每8丸相当于药材3g。口服。一次8丸，一日3次。温开水送服。

片剂，片芯重0.3g。口服。一次3~4片，一日3次。温开水送服。

胶囊，每粒装0.3g。口服。一次5~6粒，一日3次。温开水送服。

口服液，每支装10ml。口服。一次1支，一日2次。

麦味地黄丸：本品药物组成为麦冬、五味子、熟地黄、酒萸肉、牡丹皮、山药、茯苓、泽泻。

蜜丸，每丸重9g。口服。一次1丸，一日2次。温开水送服。

大补阴丸：本品药物组成为熟地黄、盐知母、盐黄柏、醋龟甲、猪脊髓。

丸剂。蜜丸，每丸重9g。口服。一次1丸，一日2次。水丸一次6g。口服。均一日2~3次。温开水送服。

用药注意：火热属实证者不宜使用。

养阴清肺丸（口服液、膏）本品药物组成为地黄、麦冬、玄参、川贝母、白芍、牡丹皮、薄荷、甘草。辅料为赋形剂蜂蜜。

丸剂。水蜜丸，每100粒重10g。口服。一次6g；蜜丸，每丸重9g。口服。一次1丸。均一日2次。温开水送服。

口服液，每支装10ml。口服。一次10ml，一日2~3次。

煎膏剂，每大瓶装100g，小瓶装50g。口服。一次10~20ml，一日2~3次。温开水冲服。

天王补心丸：本品药物组成为丹参，当归，石菖蒲，党参，茯苓，五味子，麦冬，天冬，地黄，玄参，远志（制），酸枣仁（炒），柏子仁,桔梗,甘草,朱砂。

丸剂。蜜丸,每丸重9g。口服。水蜜丸,一次6g;小蜜丸,一次9g;蜜丸,一次1丸。均一日2次。温开水送服。浓缩丸,每8丸相当于饮片3g。口服。一次8丸,一日3次。温开水送服。

阴虚胃痛颗粒:本品药物组成为北沙参、麦冬、石斛、川楝子、玉竹、白芍、炙甘草。

颗粒剂,每袋装10g。开水冲服。一次10g,一日3次。开水冲服。

养胃舒胶囊(颗粒):本品药物组成为党参、陈皮、黄精(蒸)、山药、玄参、乌梅等。

胶囊,每粒装0.4g。口服。一次3粒,一日2次。温开水送服。

颗粒剂,每袋装10g。口服。一次1~2袋,一日2次。开水冲服。

二至丸:本品药物组成为女贞子(蒸)、墨旱莲。

水丸,每瓶50g。口服。一次9g,一日2次。温开水送服。

3. 辨体选药　若在阴虚质常见表现基础上伴有心悸、失眠、健忘多梦,为心阴虚,可用**天王补心丸**。

伴干咳,少痰为肺阴虚,可用**养阴清肺丸**。若虚烦劳热,咳嗽,潮热盗汗者为肺肾阴虚,可选用具有滋肾敛肺作用的**麦味地黄丸**。

伴有胃脘隐痛,手足心热,纳呆等为胃阴虚,可选用**阴虚胃痛颗粒**或**养胃舒胶囊**。

伴两目干涩,视力下降,迎风流泪等为肝阴虚,可选用**杞菊地黄丸**。

伴脱发、耳鸣、腰酸、男子遗精、早泄,女子月经量少为肾阴虚,轻者用药性平和之**六味地黄丸**,重者用补肾阴作用强的**左归丸**。

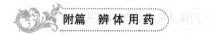

阴虚火旺者可分别选用**大补阴丸**、**知柏地黄丸**。**大补阴丸**用于潮热盗汗,咳嗽,耳鸣等。**知柏地黄丸**主治头目昏眩,耳鸣耳聋,虚火牙痛,五心烦热,血淋尿痛,遗精梦泄等。

若伴有眩晕耳鸣,咽干鼻燥,腰膝酸痛,月经量多为肝肾阴虚,可用**二至丸**。

【医嘱】

1. 忌不易消化食物。

2. 虚寒性病证患者其表现为怕冷,手足凉,喜热饮的不适用。

3. 感冒发热病人不宜服用。

4. 脾虚泄泻者慎用。

第五节　痰　湿　质

[体质特征]痰湿凝聚,以形体肥胖,腹部肥满,口黏苔腻等痰湿表现为主要特征。

[形体特征]形体肥胖,腹部肥满松软。

[常见表现]面部皮肤油脂较多,多汗而黏,胸闷,痰多,口中黏腻或甜,喜食肥甘甜腻之品,舌体胖大,苔白腻,脉滑。

[心理特征]性格偏温和,稳重,多善于忍耐。

[发病倾向]易患消渴,中风,胸痹等病。

[对外环境适应能力]对梅雨季节及湿重环境适应能力差。

[治法]燥湿运脾,行气和胃。

[方药]

1. 首选药:**平胃丸**

药物组成:苍术(炒)、厚朴(制)、陈皮、甘草(炙)。辅料为大枣、生姜。

方解:方中苍术为君药,以其辛香苦温,入中焦能燥湿健脾,使湿去则脾运有权,脾健则湿邪得化。湿邪阻碍气机,且气行则湿化,故方中臣以厚朴,本品芳化苦燥,长于行气除满,且可化湿。与苍术相伍,行气以除湿,燥湿以运脾,使滞气得行,湿浊得去。陈皮为佐,理气和胃,燥湿醒脾,以助苍术、厚朴之力。使以甘草,调和诸药,且能益气健脾和中。生姜温散水湿且能和胃降逆,大枣补脾益气以襄助甘草培土制水之功,姜枣相合能调和脾胃。综合全方,燥湿与行气并用,而以燥湿为主。燥湿以健脾,行气以祛湿,使湿去脾健,气机调畅,脾胃自和。

制剂规格:水丸,每19粒重1g。

用法用量:口服。一次6g,一日2次。饭前温开水送服。

2. 参考药　六君子丸:参见本章气虚质参考药。

参苓白术丸(散、颗粒):参见本章气虚质参考药。

香砂平胃丸:本品药物组成为木香,砂仁,白术,陈皮,茯苓,半夏,醋香附,枳实,豆蔻,姜厚朴,广藿香,甘草。

水丸。每瓶装①6g;②60g。口服。一次6g,一日1~2次。温开水送服。

舒肝平胃丸:本品药物组成为姜厚朴,陈皮,麸炒枳壳,法半夏,苍术,炙甘草,焦槟榔。

水丸,每10粒重0.6g。口服。一次4.5g,一日2次。温开水送服。

用药注意:孕妇慎用。

二陈丸:本品药物组成为陈皮、半夏、茯苓、甘草。

水丸,每8丸相当于原生药3g。口服。一次9~15g,一日2次。温开水送服。

3. 辨体选药　平胃丸为痰湿体质首选药,在痰湿体质常见表现基础上若见食少,痰多,腹胀便溏为脾虚痰盛,用**六君子丸**或**参苓白术丸。**

伴胃痛、痞满,症见胃痛隐隐、脘闷不舒、呕吐酸水、嘈杂不适、不思饮食、四肢倦怠为胃阳不足,湿阻气滞用**香砂平胃丸。**

伴胸胁胀满,胃脘痞塞疼痛,嘈杂嗳气,呕吐酸水,大便不调

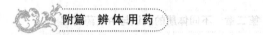

为肝胃不和,湿浊中阻用**舒肝平胃丸**。

若见咳嗽痰多,胸脘胀闷,胸闷呕恶用**二陈丸**。

【医嘱】

1. 忌食生冷、油腻不易消化食物。

2. 脾胃阴虚,表现为口干,舌红少津,大便干者不宜使用。

3. 不适用于急性肠道传染病,主要表现为剧烈恶心,呕吐,大便水泻不止,脘腹作痛,或发烧。

第六节 湿 热 质

[总体特征] 湿热内蕴,以面垢油光,口苦,苔黄腻等湿热表现为主要特征。

[形体特征] 形体中等或偏瘦。

[常见表现] 面垢油光,易生痤疮,口苦口干,身重困倦,大便黏滞不畅,或燥结,小便短黄,男性易阴囊潮湿,女性易带下增多,舌质偏红,苔黄腻,脉滑数。

[心理特征] 容易心烦急躁。

[发病倾向] 易患疮疖、黄疸、热淋等病。

[对外环境适应能力] 对夏末秋初湿热气候;湿重或气温偏高环境较难适应。

[治法] 清热燥湿。

[方药]

1. 首选药:**二妙丸**

药物组成:苍术、黄柏。

方解:方中以黄柏为君药,取其寒以胜热,苦以燥湿,且善祛下焦之湿热。湿自脾来,故臣以苍术燥湿健脾,使湿邪去而不再生。两药相合,清流洁源,标本兼顾,使湿热得除,诸证自解。

制剂规格:水丸,每袋装6g。

用法用量:口服。一次6~9g,一日2次。温开水送服。

2. 参考药　**当归苦参丸**：本品药物组成为当归、苦参。

丸剂。蜜丸，每丸重 9g。口服。一次 1 丸；水丸，每 100 粒重 10g(每袋装 6g)。口服。一次一袋。均一日 2 次。温开水送服。

苦参片：本品药物组成为单味苦参。

片剂，薄膜衣片，每片重①0.25g；②0.35g；③0.4g。糖衣片，片芯重①0.25g；②0.30g；③0.32g。口服。一次 4~6 片，一日 3 次。温开水送服。

四妙丸：本品药物组成为苍术、牛膝、盐黄柏、薏苡仁。

水丸，每 15 粒重 1g。口服。一次 6g，一日 2 次。温开水送服。

用药注意：孕妇慎用。

龙胆泻肝丸：龙胆、柴胡、黄芩、栀子(炒)、泽泻、木通、车前子(盐炒)、当归(酒炒)、地黄、炙甘草。

丸剂。小蜜丸，每 100 丸重 20g，口服。一次 6~12g(30~60丸)；蜜丸，每丸重 6g，口服。一次 1~2 丸；水丸，每袋装 6g，口服。一次 3~6g。均一日 2 次。温开水送服。

用药注意：孕妇慎用。

3. 辨体选药　湿热体质若见头面生疮，粉刺疙瘩，湿疹刺痒，酒糟鼻赤为血燥湿热，用**当归苦参丸**。

苦参片用于湿热蕴蓄下焦所致之痢疾、肠炎、热淋及阴肿阴痒，湿疹，湿疮等。

伴两足麻木，痿软，足膝红肿，筋骨疼痛者为湿热下注之痹病，用**四妙丸**。

若伴有头晕目赤，耳鸣耳聋，胁痛口苦，尿赤，湿热带下为肝胆湿热，用**龙胆泻肝丸**。

【医嘱】

1. 饮食宜清淡，忌酒及辛辣、生冷、油腻食物。

2. 不宜在服药期间同时服用滋补性中药。

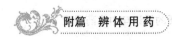

3. 忌急躁恼怒。

第七节 血 瘀 质

[总体特征]以血行不畅,肤色晦暗,舌质紫暗等血瘀表现为主要特征。

[形体特征]胖瘦均见。

[常见表现]肤色晦暗,色素沉着,容易出现瘀斑,口唇暗淡,舌暗或有瘀点,舌下络脉紫暗或增粗,脉涩。

[心理特征]易烦,健忘。

[发病倾向]易患癥瘕及痛证、血证等。

[对外环境适应能力]不耐受寒邪。

[治法]活血化瘀。

[方药]

1. 首选药:**血府逐瘀口服液(丸、胶囊)**

药物组成:本品药物组成为炒桃仁、红花、当归、川芎、地黄、赤芍、牛膝、柴胡、麸炒枳壳、桔梗、甘草。

方解:方中桃仁、红花活血祛瘀,通络止痛,共为君药。地黄、川芎、赤芍、当归、牛膝活血化瘀,宣痹止痛,以助君药之力,为臣药。柴胡疏肝解郁,升达清阳;桔梗开宣肺气,载药上行;枳壳升降气机,开胸行气,使气行则血行,为佐药。甘草调和诸药,为使药。诸药相合,共奏活血祛瘀,行气止痛之功。

制剂规格:口服液,每支装 10ml。

蜜丸,每丸重9g。

胶囊,每粒0.4g。

用法用量:口服液,口服。一次 20ml,一日 3 次。

蜜丸,一次 1~2 丸,一日 2 次。空腹时用红糖水送服。

胶囊,口服,一次 6 粒,一日 2 次。温开水送服。

2. 参考药 **复方丹参丸(片、胶囊、颗粒、滴丸、喷雾剂)**:本品药物组成为丹参,三七,冰片。

丸剂。浓缩丸,①每 1g 相当于生药量 1.80g;②每 1g 相当于生药量 2.57g,口服。一次 1g[规格①]或一次 0.7g[规格②]。均一日 3 次。温开水送服。滴丸,①每丸重 25mg;②薄膜衣滴丸每丸重 27mg。吞服或舌下含服。一次 10 丸,一日 3 次,28 天为一疗程;或遵医嘱。

片剂,①薄膜衣小片,每片重 0.32g(相当于饮片的 0.6g);②薄膜衣大片,每片重 0.8g(相当于饮片的 1.8g);③糖衣片(相当于饮片的 0.6g)。口服。一次 3 片[规格①③]或 1 片[规格②]。均一日 3 次。温开水送服。

胶囊,每粒装 0.3g。口服。一次 3 粒,一日 3 次。温开水送服。

颗粒剂,每袋装 1g。口服,一次 1 袋,一日 3 次。开水冲服。

喷雾剂,①每瓶装 8ml;②每瓶装 10ml。口腔喷射,吸入。一次喷 1~2 下,一日 3 次;或遵医嘱。

丹七片:本品药物组成为丹参、三七。

片剂,①素片,每片重 0.3g;②薄膜衣片,每片重 0.32g;③糖衣片,片芯重 0.3g。口服。一次 3~5 片,一日 3 次。温开水送服。

心可舒片:本品药物组成为丹参、葛根、三七、山楂、木香。

片剂,每片重①0.31g;②0.62g。口服,一次 4 片[规格①]或 2 片[规格②]。均一日 3 次;或遵医嘱。温开水送服。

参松养心胶囊:本品药物组成为人参、麦冬、山茱萸、丹参、酸枣仁(炒)、桑寄生、赤芍、土鳖虫、甘松、黄连、南五味子、龙骨等。

胶囊,每粒装 0.4g。口服,一次 2~4 粒,一日 3 次。温开水送服。

稳心颗粒(胶囊):本品药物组成为党参、黄精、三七、琥珀、

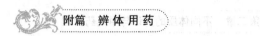

甘松。

颗粒剂,①每袋装 9g;②每袋装 5g(无蔗糖)。口服。一次 1 袋,一日 3 次;或遵医嘱。开水冲服。

胶囊,每粒装 0.45g。口服。一次 4 粒,一日 3 次;或遵医嘱。温开水送服。

用药注意:缓慢性心律失常禁用。

心元胶囊:本品药物组成为制何首乌、丹参、地黄等。

胶囊,每粒装 0.3g。口服。一次 3~4 粒,一日 3 次。

麝香保心丸:本品药物组成为人工麝香、人参提取物、人工牛黄、肉桂、苏合香、蟾酥、冰片。

水丸,每丸重 22.5mg。口服。一次 1~2 丸,一日 3 次;或症状发作时服用。温开水送服。

少腹逐瘀颗粒(丸):本品药物组成为当归、蒲黄、五灵脂、赤芍、小茴香、延胡索、没药、川芎、肉桂、炮姜。

颗粒剂,每袋装 6g。口服。一次 6g,一日 2~3 次。开水冲服。

蜜丸,每丸重 9g。口服。一次 1 丸,一日 2~3 次。温黄酒或温开水送服。

3. 辨体选药　**血府逐瘀口服液**有活血祛瘀,行气止痛作用,应用面较广,凡气滞血瘀所致胸痛、头痛等均可服用。

丹七片、**复方丹参丸**均有活血止痛的作用。**复方丹参丸**的主要组成成分比**丹七片**多了一味冰片,所以芳香开窍,行气止痛效果优于**丹七片**。

若在血瘀体质常见表现基础上伴有心悸,胸痹,头痛,颈椎疼痛等可选用**心可舒片**。

参松养心胶囊和**稳心颗粒**均具有益气养阴,活血通络,镇静安神的作用,**参松养心胶囊**补益作用略强于**稳心颗粒**。

心元胶囊用于心肾阴虚,心血瘀阻之症见胸闷不适、刺痛、心悸盗汗、心烦不寐、腰膝酸软、耳鸣头晕者。

复方丹参滴丸、**麝香保心丸**等均用于心血瘀阻较重者,舌下含服,见效迅速,应在医生指导下服用。

若伴有血瘀有寒引起的月经不调,小腹胀痛,腰痛,白带等选用**少腹逐瘀颗粒**。

【医嘱】

1. 以上所有药物孕妇慎用或禁用。

2. 过敏体质者慎用。

3. 服药期间忌食生冷、辛辣、油腻之物。

第八节 气 郁 质

[总体特征]气机郁滞,以神情抑郁、忧虑脆弱等气郁表现为主药特征。

[形体特征]形体瘦者为多。

[常见表现]神情抑郁,情感脆弱,烦闷不乐,舌淡红,苔薄白,脉弦。

[心理特征]性格内向不稳定,敏感多虑。

[发病倾向]易患脏躁,梅核气,百合病及郁证等。

[对外界环境适应能力]对精神刺激适应能力较差,不适应阴雨天气。

[治法]疏肝理气解郁。

[方药]

1. 首选药:①**越鞠丸**

药物组成:醋香附,川芎,炒栀子,苍术(炒),六神曲。

方解:方中香附行气解郁,以治气郁;川芎活血行气,以治血郁;苍术燥湿健脾,以治湿郁;栀子清热除烦,以治火郁;神曲消食和中,以治食郁。此方虽无治痰郁之品,然痰郁多由脾湿引起,并与气、火、食郁有关,所以方中不另设治痰药,亦治病求本之意。

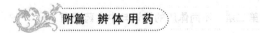

制剂规格:水丸,每袋装18g;每袋装60g。

用法用量:口服。一次6~9g,一日2次。温开水送服。

②逍遥丸(片、胶囊、颗粒)

药物组成:柴胡,当归,白芍,白术(炒),茯苓,炙甘草,薄荷,生姜。

方解:方中柴胡疏肝解郁为君药。白芍酸苦微寒,养血敛阴,柔肝缓急;当归味甘辛温,养血和血,且辛香行气,为血中之气药;归、芍与柴胡相合,养血柔肝调气,共为臣药。肝气横逆易于犯脾,以白术、茯苓、炙甘草健脾益气,非单实土以抑木,且使营血生化有源;薄荷疏肝解郁,透达肝经之郁热;生姜温胃降逆而和中,共为佐药。柴胡为肝经引经药,又兼使药;炙甘草益气补中,调和诸药,为使药。诸药相合,可使肝郁得舒,血虚得养,脾弱得复,共奏疏肝健脾,养血调经之功。

制剂规格:丸剂。小蜜丸,每100丸重20g;蜜丸,每丸重9g。水丸,每袋装6g,浓缩丸,每8丸相当于饮片3g。

片剂,每片重0.35g。

胶囊,每粒装①0.4g;②0.34g。

颗粒,①每袋装15g;②每袋装4g;③每袋装5g;④每袋装6g;⑤每袋装8g。

用法用量:丸剂,口服。小蜜丸,一次9g;蜜丸一次1丸,一日2次。水丸,口服。一次6~9g。均一日1~2次。浓缩丸,口服。一次8丸,一日3次。

片剂,口服。一次4片,一日2次。

胶囊,口服。一次5粒[规格①],或一次4粒[规格②],一日2次。颗粒,口服。一次1袋。均一日2次。

2. 参考药 加味逍遥丸(口服液):本品药物组成为柴胡、当归、白芍、白术(麸炒)、茯苓、甘草、牡丹皮、栀子(姜炙)、薄荷、生姜。

水丸,每100丸重6g。口服。一次6g,一日2次。温开水送服。

口服液,①每支装 10ml;②每瓶装 100ml;③每瓶装 150ml。口服。一次 10ml,一日 2 次。

舒肝解郁胶囊:本品药物组成为贯叶金丝桃、刺五加。

胶囊,每粒装 0.36g。口服。一次 2 粒,一日 2 次,早晚各 1 次。疗程为 6 周。温开水送服。

舒肝和胃丸:本品药物组成为香附(醋制),白芍,佛手,木香,郁金,白术(炒),陈皮,柴胡,广藿香,炙甘草,莱菔子,槟榔(炒焦),乌药。

蜜丸,每丸重 6g。口服,一次 2 丸,一日 2 次。温开水送服。

胃苏颗粒:本品药物组成为紫苏梗、香附、陈皮、香橼、佛手、枳壳、槟榔、鸡内金(制)。辅料为糊精、甜菊苷、羧甲淀粉钠。

颗粒剂,①每袋装 15g;②每袋装 5g(无糖型)。口服。一次 1 袋。均一日 3 次。15 天为一个疗程,可服 1~3 个疗程或遵医嘱。开水冲服。

气滞胃痛颗粒(片):本品药物组成为柴胡、醋延胡索、醋香附、枳壳、白芍、炙甘草。

颗粒剂,每袋装 5g。口服。一次 1 袋,一日 3 次。开水冲服。

片剂,①薄膜衣片,每片重 0.5g;②糖衣片,片芯重 0.25g。口服。每次 3 片[规格①]或 6 片[规格②]。均一日 3 次。温开水送服。

舒肝止痛丸:本品药物组成为柴胡、当归、白芍、赤芍、白术(炒)、薄荷、甘草、生姜、香附(醋制)、郁金、延胡索(醋制)、川楝子、木香、半夏(制)、黄芩、川芎、莱菔子(炒)。

水丸,每 100 粒重 12g。口服,一次 4~4.5g,一日 2 次。温开水送服。

沉香舒气丸:本品药物组成为木香、砂仁、沉香、青皮(醋炙)、厚朴(姜炙)、香附(醋炙)、乌药、枳壳(去瓤麸炒)、草果仁、豆蔻、片姜黄、郁金、延胡索(醋炙)、五灵脂(醋炙)、柴胡、山楂(炒)、槟榔、甘草。

蜜丸,每丸重3g。口服。一次2丸,一日2~3次。温开水送服。

3. 辨体选药 **越鞠丸**具有理气解郁,宽中除满的功效,对因气郁出现的食滞、痰湿、血瘀、内热的"五郁"效果较好。**逍遥丸**疏肝健脾,调经养血,对肝郁脾虚所致的郁闷不舒、胸胁胀痛、头晕目眩、食欲减退、月经不调者效果较好。**逍遥丸**与**加味逍遥丸**的区别是后者加入丹皮、栀子两味药加强了疏肝清热的作用,肝郁化热者宜用。

在气郁体质常见表现基础上若出现肝胃不和之两胁胀满、胃脘疼痛,食欲不振,大便失调等可用**舒肝和胃丸**或**胃苏颗粒**。

若见轻、中度单相抑郁症属肝郁脾虚证者,症见情绪低落、兴趣下迟滞、入睡困难、早醒、多梦、紧张不安、急躁易怒、食少纳呆、胸闷、疲乏无力、多汗、疼痛、舌苔白或腻,脉弦或细。可用**舒肝解郁胶囊**。

若因肝气郁结导致胸胁胀满,胃脘疼痛明显者可选用**气滞胃痛颗粒**。

若即有胸胁胀满,胃脘疼痛,伴有呕吐酸水者可用**舒肝止痛丸、沉香舒气丸**,后者还有降气作用,对兼见呃逆嗳气,烦躁易怒者疗效较好。

【医嘱】

1. 忌气恼劳碌,忌食生冷油腻。

2. 孕妇慎用。

第九节 特 禀 质

[总体特征] 先天失常,以生理缺陷、过敏反应等为主要

特征。

[形体特征]过敏体质者一般无特殊;先天禀赋异常者或有畸形,或有生理缺陷。

[常见表现]患遗传性疾病者有垂直遗传、先天性、家族性特征;患胎传性疾病者具有母体影响胎儿个体生长发育及相关疾病特征。

[心理特征]随禀赋不同情况各异。

[发病倾向]过敏体质者易患哮喘、荨麻疹、花粉及药物过敏等;遗传病如血友病、先天愚型等;胎传疾病如五迟(立迟、行迟、发迟、齿迟和语迟)、五软(头软、项软、手足软、肌肉软、口软)、解颅、胎惊、胎痫等。

[对外界环境适应能力]适应能力差,如过敏体质者对易致敏季节适应能力差,易引发宿疾。

[治法]益气,固表,止汗。

[方药]以下方药只适用于过敏体质。

1. 首选药:**玉屏风颗粒(胶囊、口服液)**

药物组成:黄芪、防风、白术。

方解:方中黄芪补肺益气,固表止汗,是为君药;白术补气健脾,与黄芪合用,可增强固表止汗之功,是为臣药;防风走肌表而散风邪,是为佐使药。诸药配合成方,固表不留邪,祛邪而不伤正。

制剂规格:颗粒剂,每袋装 5g。

胶囊,每粒装 0.5g。

口服液,每支装 10ml。

用法用量:颗粒剂,口服。一次 5g,一日 3 次。开水冲服。

胶囊,口服。一次 2 粒,一日 3 次。温开水送服。

口服液,口服。一次 10ml,一日 3 次。

2. 参考药　**防风通圣丸(颗粒)**:本品药物组成为防风、荆芥穗、薄荷、麻黄、大黄、芒硝、栀子、滑石、桔梗、石膏、川芎、当归、白芍、黄芩、连翘、甘草、白术(炒)。包衣辅料为滑石粉。

水丸,每20丸重1g。口服。一次6g,一日2次。温开水送服。

颗粒剂,每袋装3g。口服。一次1袋,一日2次。开水冲服。

用药注意:孕妇慎用。

3. 辨体选药 **玉屏风颗粒**为补益剂,具有益气、固表、止汗之功效,该药预防作用大于治疗作用。**防风通圣丸**解表通里,清热解毒。在患病期间即可服用,主要用于荨麻疹,湿疹,大便秘结者。

【医嘱】

1. 忌烟、酒及辛辣、油腻、鱼虾海鲜类食物。

2. 不宜在服药期间同时服用滋补性中药。

3. 高血压、心脏病患者慎用。

中医体质分类与判定自测表
中华中医药学会标准

编号:ZZYXH/T157-2009

中医体质分类与判定

（Classification and Determination of Constitution in TCM）

1. 中医体质分类的判定

1.1　判定方法

回答《中医体质分类与判定表》中的全部问题（见附录），每一问题按 5 级评分,计算原始分及转化分,依标准判定体质类型。

原始分＝各个条目分值相加

转化分＝[（原始分－条目数）/（条目数×4）]×100

1.2　判定标准

平和质为正常体质,其他 8 种体质为偏颇体质。判定标准见下表。

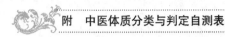

平和质与偏颇体质判定标准

体质类型	条件	判定结果
平和质	转化分≥60分	是
	其他8种体质转化分均<30分	
	转化分≥60分	基本是
	其他8种体质转化分均<40分	
	不满足上述条件者	否
偏颇体质	转化分≥40分	是
	转化分30~39分	倾向是
	转化分<30分	否

1.3　示例

示例1:某人各体质类型转化分如下:平和质75分,气虚质56分,阳虚质27分,阴虚质25分,痰湿质12分,湿热质15分,血瘀质20分,气郁质18分,特禀质10分。根据判定标准,虽然平和质转化分≥60分,但其他8种体质转化分并未全部<40分,其中气虚质转化分≥40分,故此人不能判定为平和质,应判定为是气虚质。

示例2:某人各体质类型转化分如下:平和质75分,气虚质16分,阳虚质27分,阴虚质25分,痰湿质32分,湿热质25分,血瘀质10分,气郁质18分,特禀质10分。根据判定标准,平和质转化分≥60分,且其他8种体质转化分均<40分,可判定为基本是平和质,同时,痰湿质转化分在30~39分之间,可判定为痰湿质倾向,故此人最终体质判定结果为基本是平和质,有痰湿质倾向。

附　录

（规范性附录）

中医体质分类与判定表

平和质（A型）

请根据近一年的体验和感觉，回答以下问题。

问题。	没有 （根本不）	很少 （有一点）	有时 （有些）	经常 （相当）	总是 （非常）
(1) 您精力充沛吗？	1	2	3	4	5
(2) 您容易疲乏吗？*	1	2	3	4	5
(3) 您说话声音低弱无力吗？*	1	2	3	4	5
(4) 您感到闷闷不乐，情绪低沉吗？*	1	2	3	4	5
(5) 您比一般人耐受不了寒冷（冬天的寒冷，夏天的冷空调，电扇等）吗？*	1	2	3	4	5
(6) 您能适应外界自然和社会环境的变化吗？	1	2	3	4	5
(7) 您容易失眠吗？*	1	2	3	4	5
(8) 您容易忘事（健忘）吗？*	1	2	3	4	5

判断结果：　□是　　□基本是　　□否

（注：标有*的条目需要先逆向计分，即1→5,2→4,3→3,4→2,5→1,再用公式计算转化分）

气虚质（B型）

请根据近一年的体验和感觉，回答以下问题。

问题	没有（根本不）	很少（有一点）	有时（有些）	经常（相当）	总是（非常）
(1) 您容易疲乏吗？	1	2	3	4	5
(2) 您容易气短（呼吸短促，接不上气）吗？	1	2	3	4	5
(3) 您容易心慌吗？	1	2	3	4	5
(4) 您容易头晕或站起时晕眩吗？	1	2	3	4	5
(5) 您比别人容易患感冒吗？	1	2	3	4	5
(6) 您喜欢安静、懒得说话吗？	1	2	3	4	5
(7) 您说话声音低弱无力吗？	1	2	3	4	5
(8) 您活动量稍大就容易出虚汗吗？	1	2	3	4	5

判断结果：□是　　□倾向是　　□否

阳虚质（C型）

请根据近一年的体验和感觉，回答以下问题。	没有（根本不）	很少（有一点）	有时（有些）	经常（相当）	总是（非常）
(1) 您手脚发凉吗？	1	2	3	4	5
(2) 您胃脘部、背部或腰膝部怕冷吗？	1	2	3	4	5
(3) 您感到怕冷、衣服比别人穿得多吗？	1	2	3	4	5
(4) 您比一般人耐受不了寒冷（冬天的寒冷，夏天的冷空调、电扇等）吗？	1	2	3	4	5
(5) 您比别人容易患感冒吗？	1	2	3	4	5
(6) 您吃（喝）凉的东西会感到不舒服或者怕吃（喝）凉的东西吗？	1	2	3	4	5
(7) 您受凉或吃（喝）凉的东西后，容易腹泻（拉肚子）吗？	1	2	3	4	5

判断结果：□是　　□倾向是　　□否

阴虚质（D 型）

问题。 请根据据近一年的体验和感觉,回答以下	没有 （根本不）	很少 （有一点）	有时 （有些）	经常 （相当）	总是 （非常）
(1) 您感到手脚心发热吗？	1	2	3	4	5
(2) 您感觉身体、脸上发热吗？	1	2	3	4	5
(3) 您皮肤或口唇干吗？	1	2	3	4	5
(4) 您口唇的颜色比一般人红吗？	1	2	3	4	5
(5) 您容易便秘或大便干燥吗？	1	2	3	4	5
(6) 您面部两颧潮红或偏红吗？	1	2	3	4	5
(7) 您感到眼睛干涩吗？	1	2	3	4	5
(8) 您感到口干咽燥、总想喝水吗？	1	2	3	4	5

判断结果：□是 □倾向是 □否

痰湿质（E 型）

请根据近一年的体验和感觉，回答以下问题。	没有（根本不）	很少（有一点）	有时（有些）	经常（相当）	总是（非常）
（1）您感到胸闷或腹部胀满吗？	1	2	3	4	5
（2）您感到身体沉重不轻松或不爽快吗？	1	2	3	4	5
（3）您腹部肥满松软吗？	1	2	3	4	5
（4）您有额部油脂分泌多的现象吗？	1	2	3	4	5
（5）您上眼睑比别人肿（上眼睑有轻微隆起的现象）吗？	1	2	3	4	5
（6）您嘴里有黏黏的感觉吗？	1	2	3	4	5
（7）您平时痰多，特别是咽喉部总感到有痰堵着吗？	1	2	3	4	5
（8）您舌苔厚腻或有舌苔厚的感觉吗？	1	2	3	4	5

判断结果：□是　　□倾向是　　□否

湿热质（F型）

请根据近一年的体验和感觉,回答以下问题。	没有 （根本不）	很少 （有一点）	有时 （有些）	经常 （相当）	总是 （非常）
(1) 您面部或鼻部有油腻感或者油亮发光吗?	1	2	3	4	5
(2) 您易生痤疮或疮疖吗?	1	2	3	4	5
(3) 您感到口苦或嘴里有异味吗?	1	2	3	4	5
(4) 您大便黏滞不爽、有解不尽的感觉吗?	1	2	3	4	5
(5) 您小便时尿道有发热感、尿色浓(深)吗?	1	2	3	4	5
(6) 您带下色黄(白带颜色发黄)吗?（限女性回答）	1	2	3	4	5
(7) 您的阴囊部位潮湿吗?（限男性回答）	1	2	3	4	5

判断结果:　□是　　□倾向是　　□否

血瘀质（G 型）

请根据近一年的体验和感觉，回答以下问题。	没有（根本不）	很少（有一点）	有时（有些）	经常（相当）	总是（非常）
（1）您的皮肤在不知不觉中会出现青紫瘀斑（皮下出血）吗？	1	2	3	4	5
（2）您两颧部有细微红丝吗？	1	2	3	4	5
（3）您身体上有哪里疼痛吗？	1	2	3	4	5
（4）您面色晦黯，或容易出现褐斑吗？	1	2	3	4	5
（5）您容易有黑眼圈吗？	1	2	3	4	5
（6）您容易忘事（健忘）吗？	1	2	3	4	5
（7）您口唇颜色偏黯吗？	1	2	3	4	5

判断结果：□是　　□倾向是　　□否

气郁质（H 型）

问题： 请根据近一年的体验和感觉，回答以下问题。	没有 （根本不）	很少 （有一点）	有时 （有些）	经常 （相当）	总是 （非常）
（1）您感到闷闷不乐、情绪低沉吗？	1	2	3	4	5
（2）您容易精神紧张、焦虑不安吗？	1	2	3	4	5
（3）您多愁善感、感情脆弱吗？	1	2	3	4	5
（4）您容易感到害怕或受到惊吓吗？	1	2	3	4	5
（5）您胁肋部或乳房胀痛吗？	1	2	3	4	5
（6）您无缘无故叹气吗？	1	2	3	4	5
（7）您咽喉部有异物感，且吐之不出、咽之不下吗？	1	2	3	4	5

判断结果：□是　□倾向是　□否

特禀质（Ⅰ型）

请根据近一年的体验和感觉，回答以下问题。

问题	没有（根本不）	很少（有一点）	有时（有些）	经常（相当）	总是（非常）
（1）您有感冒时也会打喷嚏吗？	1	2	3	4	5
（2）您没有感冒时也会鼻塞、流鼻涕吗？	1	2	3	4	5
（3）您有因季节变化、温度变化或异味等原因而咳喘的现象吗？	1	2	3	4	5
（4）您容易过敏（对药物、食物、气味、花粉或在季节交替、气候变化时）吗？	1	2	3	4	5
（5）您的皮肤容易起荨麻疹（风团、风疹块、风疙瘩）吗？	1	2	3	4	5
（6）您的皮肤因过敏出现过紫癜（紫红色瘀点、瘀斑）吗？	1	2	3	4	5
（7）您的皮肤一抓就红，并出现抓痕吗？	1	2	3	4	5

判断结果：□是　□倾向是　□否

根据自测结果可以在辨体选药中选择适合自己体质的中成药。

767

中成药汉语拼音索引

778

28